Ingrid Völkel · Marlies Ehmann

Spezielle Pflegeplanung in der Altenpflege

In stationären und ambulanten Einrichtungen

4. Auflage

ELSEVIER
URBAN & FISCHER

URBAN & FISCHER München

Zuschriften und Kritik an:
Elsevier GmbH, Urban & Fischer Verlag, Hackerbrücke 6, 80335 München
E-Mail: pflege@elsevier.de

Wichtiger Hinweis für den Benutzer
Die Erkenntnisse in der Pflege und Medizin unterliegen laufendem Wandel durch Forschung und klinische Erfahrungen. Herausgeber und Autoren dieses Werkes haben große Sorgfalt darauf verwendet, dass die in diesem Werk gemachten therapeutischen Angaben (insbesondere hinsichtlich Indikation, Dosierung und unerwünschten Wirkungen) dem derzeitigen Wissensstand entsprechen. Das entbindet den Nutzer dieses Werkes aber nicht von der Verpflichtung, anhand weiterer schriftlicher Informationsquellen zu überprüfen, ob die dort gemachten Angaben von denen in diesem Buch abweichen und seine Verordnung in eigener Verantwortung zu treffen.
Für die Vollständigkeit und Auswahl der aufgeführten Medikamente übernimmt der Verlag keine Gewähr.
Geschützte Warennamen (Warenzeichen) werden in der Regel besonders kenntlich gemacht (®). Aus dem Fehlen eines solchen Hinweises kann jedoch nicht automatisch geschlossen werden, dass es sich um einen freien Warennamen handelt.

Bibliografische Information der Deutschen Nationalbibliothek
Die Deutsche Nationalbibliothek verzeichnet diese Publikation in der Deutschen Nationalbibliografie; detaillierte bibliografische Daten sind im Internet über http://dnb.d-nb.de abrufbar.

10 11 12 13 14 5 4 3 2 1

Um den Textfluss nicht zu stören, wurde bei Patienten und Berufsbezeichnungen die grammatikalisch maskuline Form gewählt. Selbstverständlich sind in diesen Fällen immer Frauen und Männer gemeint.

Planung und Lektorat: Andrea Kurz und Regina Papadopoulos, München
Redaktion: Ute Villwock, Heidelberg
Herstellung: Christine Kosel, München
Satz: abavo GmbH, Buchloe/Deutschland; TnQ, Chennai/Indien
Druck und Bindung: L.E.G.O. S.p.A., Lavis/Italien
Umschlaggestaltung: SpieszDesign, Neu-Ulm
Titelfotografie: Werner Krüper, Steinhagen

ISBN 978-3-437-47941-0

Aktuelle Informationen finden Sie im Internet unter **www.elsevier.de** und **www.elsevier.com.**

Vorwort zur 4. Auflage

Das seit eineinhalb Jahrzehnten etablierte Standardwerk für die Praxis wird laufend an die neuen Gesetze und wissenschaftlichen Erkenntnisse angepasst. Es hat sich bewährt, dass es in einer auch für Laien und Hilfskräfte verständlichen Sprache gehalten ist. Medizinische Fachbegriffe werden – wo allgemein bekannt – verwendet, ansonsten erklärt. Insbesondere wird jedoch stets die ins Deutsche übersetzte allgemeinverständliche Pflegefachsprache verwendet. Der Ausgangspunkt der Pflege ist der Mensch mit seinen Fähigkeiten, Kraftquellen oder Möglichkeiten (= Ressourcen) und seinen Einschränkungen oder Problemen (= Pflegediagnosen). Selbstverständlich müssen Pflegefachkräfte auch fundierte medizinische Kenntnisse besitzen, da sie den pflegebedürftigen Menschen und seine Angehörigen informieren, anleiten und beraten, Symptome von Krankheiten erkennen und gesundheitliche Risiken abschätzen und minimieren müssen. Darüber hinaus kommunizieren und kooperieren sie fachkompetent mit den verschiedensten medizinischen Berufen. Dieses Buch bietet hierzu die wesentlichen Informationen und Standards in kompakter Form. Es hat sich daher auch als Lehrbuch für Pflegende bewährt. Im Hinblick auf die Pflegedokumentation gibt es laufend neue Bestimmungen, so z.B. das neue Pflegeweiterentwicklungsgesetz, das unter anderem eine laienverständliche Veröffentlichung von Prüfergebnissen des MDK vorsieht.

Die Prüfergebnisse des MDK zeigen, dass bei den MDK-Prüfungen die Pflegedokumentation bis heute immer noch am häufigsten bemängelt wird. Insbesondere betreffen die Mängel die Informationssammlung und den Pflegebericht.

In der 4. Auflage wurde daher das Pflegeassessment im Hinblick auf Praktikabilität und Systematik überarbeitet. Ein neues Kapitel wurde der Optimierung des Pflegeberichtes mit Formulierungshilfen gewidmet. Desweiteren sind die neuen Vorgaben des MDK zur Begutachtungsschulung sowie neue wissenschaftliche Erkenntnisse, insbesondere im Zusammenhang mit den aktuellen Expertenstandards, berücksichtigt.

Eine grundlegende Neuerung ist, dass zusätzliche Inhalte mittels der mit dem Buch erworbenen PIN im Internet angesehen und für Praxis und Unterricht ausgedruckt werden können.

Wir bedanken uns wie bisher bei den vielen positiven Kritikern und Kritikerinnen, die uns immer wieder Mut machen „am Ball" zu bleiben und unser Buch auch weiterhin in aktualisierter Form anzubieten. Insbesondere bedanken wir uns bei der Lektorin Frau Kurz sowie dem Elsevier-Verlag, mit deren Hilfe wir die 4. Auflage des anhaltend erfolgreichen Buches verwirklichen konnten.

Ulm und Biberach, im August 2010
Ingrid Völkel und Marlies Ehmann

Vorwort zur 1. Auflage

Um der in § 80 des Pflegeversicherungsgesetzes formulierten Forderung nach Qualitätsplanung zu entsprechen, ist es notwendig, Pflege anhand des Pflegeprozessmodells zu planen.
Als Ausbilderinnen in der Altenpflege wissen wir, dass Schüler, Schülerinnen und Pflegende in der Ausbildung und Praxis enorme Zeit darauf verwenden, Pflegeplanungen zu formulieren. Dieses Buch soll hierzu Anregungen und Vorschläge geben.
Als Grundlage verwendeten wir die Lehrpläne der dreijährigen Altenpflegeausbildung. Die beispielhaften Pflegeplanungen und die dargestellten Pflegestandards können – je nach angewandtem Pflegemodell bzw. der Zielrichtung der Institution – in der Praxis modifiziert und kombiniert werden.
Da sich in Deutschland bisher kein einheitliches Pflegemodell durchsetzen konnte, basieren unsere Pflegeplanungen auf einer in der Praxis üblichen Mischform.
Die individuellen Pflegeplanungen stützen sich auf Fallbeispiele (alle Namen sind frei erfunden), wobei uns bewusst ist, dass nur die Ausschnitte einer realen Pflegesituation beleuchtet werden, die sich auf das jeweils besprochene Krankheitsbild beziehen. Um den Rahmen des Buches nicht zu sprengen, konnten nur die Aktivitäten des täglichen Lebens in den Pflegeplanungen erfasst werden, die im Fallbeispiel ausdrücklich erwähnt wurden. Wir gehen jedoch davon aus, dass in der Praxis alle Lebensaktivitäten Berücksichtigung finden.
Die in Kapitel 6 enthaltenen Pflegestandards beschreiben Pflegetätigkeiten, deren Standardisierung uns sinnvoll erscheint. Alles wird sich aber in der Pflege unserer Ansicht nach nicht bis ins kleinste Detail standardisieren lassen, denn es geht darum, dass die Pflegenden auf dem Fundament qualifizierter Aus- und Weiterbildung immer wieder neu gestalten, probieren und gemeinsam mit den alten Menschen ihren Weg zum Ziel suchen. So verschieden die Menschen sind, so verschieden sind auch die Wege, die zum Ziel pflegerischen Tuns führen – der Zufriedenheit des hilfsbedürftigen Menschen.
An dieser Stelle bedanken wir uns bei Rudolf Ehmann, Maria Bagass, Maria Plepla und lieben Freundinnen und Kolleginnen für die Unterstützung und konstruktiven Anregungen sowie beim Gustav Fischer Verlag, insbesondere bei Dr. Arne Schäffler und Dr. Grit Wurlitzer.
Wir sind überzeugt, dass dieses Buch im Pflegealltag von hohem Nutzen sein wird und bitten gleichzeitig um Ihre Kritik und Verbesserungsvorschläge.

Ulm, im Januar 1997
Ingrid Völkel und Marlies Ehmann

Benutzerhinweise

Im Buch gibt es Tipp, Merke und Fallbeispielkästen, damit Sie auf einen Blick Wissen strukturiert aufnehmen oder leicht wiederholen können.

Wichtiges auf den Punkt gebracht, zur besseren Einprägung.

Fallbeispiel

Die individuellen Pflegeplanungen stützen sich auf Fallbeispiele, wobei die Namen frei erfunden sind. Es werden Ausschnitte einer realen Pflegesituation beleuchtet und die dazugehörige Aktivitäten des täglichen Lebens.

TIPP

Praktische Tipps für den Pflegealltag.

Hinweis zur Verwendung von Pflegediagnosen:

In den strukturierten Tagespflegeplänen in ➤ Kapitel 6 sind die „Pflegediagnosen in der Altenpflege" entsprechend der Tabelle im ➤ Kapitel 2.3 zu Kapiteln zugeordnet. Mit Hilfe der Tabelle lassen sich Pflegediagnosen und deren Erläuterung im Buch schnell auffinden. In den Pflegeplanungen in ➤ Kapitel 5 werden sie mit * gekennzeichnet.

Kennzeichnung bei speziellen Pflegemaßnahmen

In den Pflegeplanungstabellen ab dem Kapitel 5 sind Pflegemaßnahmen, die zuvor ärztlich angeordnet werden müssen, *kursiv* gedruckt.

Kennzeichnung bei Standards, die eine Mitarbeit bei ärztlicher Diagnostik und Therapie betreffen

Diese Maßnahmen bedürfen der ärztlichen Anordnung. Da Materialien und Techniken der ärztlichen Anordnung bzw. Aufsicht bedürfen, ist es erforderlich, dass diese Standards in Zusammenarbeit mit den verantwortlichen Ärztinnen erstellt werden. Sie entsprechen der sogenannten **„Behandlungspflege".** Diese Standards sind in der Darstellung (z. B. im Kapitel 7) mit dem Kürzel **(B)** gekennzeichnet.

Abbildungsnachweis

Der Verweis auf die jeweilige Abbildungsquelle befindet sich bei allen Abbildungen im Buch am Ende des Legendentextes in eckigen Klammern. Alle nicht besonders gekennzeichneten Grafiken und Abbildungen © Elsevier GmbH, München.

A300-119	K. Wurlitzer, Greifswald, in Verbindung mit der Reihe Klinik- und Praxisleitfaden, Elsevier GmbH, Urban & Fischer Verlag, München
A300-190	G. Raichle, Ulm, in Verbindung mit der Reihe Klinik- und Praxisleitfaden, Elsevier GmbH, Urban & Fischer Verlag, München
A300-157	S. Adler, Lübeck, in Verbindung mit der Reihe Klinikleitfaden, Urban & Fischer Verlag, München
A300-215	S. Weinert-Spieß, Neu-Ulm, in Verbindung mit der Reihe Klinik- und Praxisleitfaden, Elsevier GmbH, Urban & Fischer Verlag, München
A400	Reihe Pflege konkret, Elsevier GmbH, Urban & Fischer Verlag, München
A400-190	G. Raichle, Ulm, in Verbindung mit der Reihe Pflege konkret, Elsevier GmbH, Urban & Fischer Verlag, München
A500-119	K. Wurlitzer, Greifswald, in in Verbindung mit der Reihe Altenpflege konkret, Elsevier GmbH, Urban & Fischer Verlag, München
E293	M. A. Mir: „Atlas of Clinical Diagnosis“, W.B. Saunders Company Ltd., 5.Aufl. 2003
J666	Getty Images/ PhotoDisc
K115	A. Walle, Hamburg
K151	T. Oberheitmann, Witten
K157	W. Krüper, Bielefeld
K183	E. Weimer, Würselen
L119	K. Wurlitzer, Greifswald
L190	G. Raichle, Ulm
L215	S. Weinert-Spieß, Neu-Ulm
M215	G. Lotz, Stuttgart
M270	W. Schädle, Babenhausen
M294	B. Hein, München
R130	Goerke, Valet: Kurzlehrbuch Gynäkologie und Geburtshilfe, 5. Aufl. 2002, Urban & Fischer Verlag, München
T127	P. Scriba, München
T173	U. Vogel, Tübingen
U107	Novo Nordisk Pharma GmbH, Dänemark
U135	Aventis Pharma Deutschland GmbH, Bad Soden am Taunus
U142	Abbott GmbH, Wiesbaden
V121	Fa Meyra, Wilhelm Meyer GmbH & Co. KG, Kalktal-Kalldorf
V137	Siemens AG, Erlangen
V430	GoDo Systems GmbH, Neuss

Inhaltsverzeichnis

KAPITEL

1 Die Pflegeversicherung – Gesetzliche Grundlage für die Pflegeplanung

1.1 Regelungen im SGB IX

Mit Einführung der **Pflegeversicherung** (SGB XI) rückte die Diskussion um Qualität und Qualitätssicherung immer mehr in die Öffentlichkeit. Seit April 1995 gelten für die ambulante Pflege und seit Juli 1996 für die stationäre Pflege die in § 80 SGB XI festgelegten „Grundsätze und Maßstäbe zur Qualität und Qualitätssicherung einschließlich des Verfahrens zur Durchführung von Qualitätsprüfungen".

Qualität wollen und müssen alle ambulanten und stationären Einrichtungen entwickeln und umsetzen. Jedoch versteht nicht jeder dasselbe unter Qualität, denn der Begriff Qualität ist bis heute nicht allgemein gültig definiert. Zum Beispiel definierte der amerikanische Wissenschaftler Avedis Donabedian 1970 die Qualität in der Pflege folgendermaßen: „Qualität ist der Grad der Übereinstimmung zwischen den Zielen des Gesundheitswesens und der wirklich geleisteten Pflege. Qualität der Krankenpflege ist die Übereinstimmung zwischen der wirklich geleisteten Pflege und der zuvor dafür formulierten Standards und Kriterien."

1990 wurde von der Pflegewissenschaftlerin Doris Schiemann folgende Definition zur Qualitätssicherung in der Pflege veröffentlicht: „Die Qualitätssicherung ist der Vorgang des Beschreibens von Zielen in Form von Pflegestandards und Kriterien. Das Messen des tatsächlichen Pflegeniveaus und, falls erforderlich, das Festlegen und Evaluieren von Maßnahmen zur Modifizierung der Pflegepraxis."

Das seit 2002 in Kraft getretene **Pflegequalitätssicherungsgesetz** mit Ergänzungsregelungen zum SGB XI hat zum Ziel, die Pflegequalität zu definieren und zu sichern sowie die Pflegequalität weiterzuentwickeln. Für die dort aufgeführten Leistungs- und Qualitätsvereinbarungen (LQV) gibt es ein grobes Raster, das jedoch mit einem sehr detaillierten Plan geprüft wird. Aus dieser **Prüfhilfe** wurden folgende Beispielfragen, die für den Bereich der Pflegedokumentation und -beurteilung Gültigkeit haben, entnommen:

- Liegt ein geeignetes und einheitliches Pflegedokumentationssystem vor?
- Sind die MitarbeiterInnen in die Führung der Dokumentation eingewiesen?
- Ist sichergestellt, dass die MitarbeiterInnen nach den in der Pflegeplanung definierten Zielen und Maßnahmen arbeiten?
- Wird die fachliche Anleitung und Überprüfung der Pflege und Versorgung in regelmäßigen Abständen gewährleistet?

Es sind ausschließlich schwarz hinterlegte Fragen, also Fragen die 100 % positiv beantwortet werden müssen.

Am 1. Juli 2008 trat das Pflegeweiterentwicklungsgesetz in Kraft und brachte für Pflegebedürftige zahlreiche Änderungen im ambulanten und stationären Bereich.

Das Pflegegeld und die Pflegesachleistungen wurden ebenso wie die Leistungen für Menschen mit eingeschränkter Alltagskompetenz im ambulanten Bereich erhöht. Die Betreuung der Demenzerkrankten in den Heimen wurde verbessert, Pflegestützpunkte und eine Pflegezeit für Beschäftigte eingeführt. Außerdem wurde das generationsübergreifende bürgerschaftliche Engagement gestärkt.

§ 80 und § 80a, Maßstäbe und Grundsätze zur Sicherung und Weiterentwicklung der Pflegequalität, sind aufgehoben worden. Die Regelungen wurden im SGB XI im § 113 zusammengeführt, ergänzt durch den § 113a (Expertenstandards zur Weiterentwicklung der Pflege) und neu strukturiert, indem die internen Qualitätsprüfungen mehr an Bedeutung bekommen (§§ 114 Abs. 3 und 115 Abs. 1a) und die Weiterentwicklung von Prüfverfahren des MDK eine wichtige Verantwortung (durch die §§ 112, 114, 114a und 115) erhalten!

„§ 113 Maßstäbe und Grundsätze zur Sicherung und Weiterentwicklung der Pflegequalität:

(1) Der Spitzenverband Bund der Pflegekassen, die Bundesarbeitsgemeinschaft der überörtlichen Träger der Sozialhilfe, die Bundesvereinigung der kommunalen Spitzenverbände und die Vereinigungen der Träger der Pflegeeinrichtungen auf Bundesebene vereinbaren bis zum 31. März 2009 gemeinsam und einheitlich unter Beteiligung des Medizinischen Dienstes des Spitzenverbandes Bund der Krankenkassen, des Verbandes der privaten Krankenversicherung e. V., der Verbände der Pflegeberufe auf Bundesebene, der maßgeblichen Organisationen für die Wahrnehmung der Interessen und der Selbsthilfe der pflegebedürftigen und behinderten Menschen sowie unabhängiger Sachverständiger Maßstäbe und Grundsätze für die Qualität und die Qualitätssicherung in der ambulanten und stationären Pflege sowie für die Entwicklung eines einrichtungsinternen Qualitätsmanagements, das auf eine stetige Sicherung und Weiterentwicklung der Pflegequalität ausgerichtet ist. Die Vereinbarungen sind im Bundesanzeiger zu veröffentlichen. Sie sind für alle Pflegekassen und deren Verbände sowie für die zugelassenen Pflegeeinrichtungen unmittelbar verbindlich. In den Vereinbarungen nach Satz 1 sind insbesondere auch Anforderungen zu regeln…“

„1.… an eine praxistaugliche, den Pflegeprozess unterstützende und die Pflegequalität fördernde Pflegedokumentation, die über ein für die Pflegeeinrichtungen vertretbares und wirtschaftliches Maß nicht hinausgehen dürfen“…

1.2 Qualitätsebenen

Fast alle Versuche, Pflegequalität zu definieren, gehen auf einen Aufsatz von Avedis Donabedian zurück. Er nannte 1966 drei Qualitätsebenen: die Struktur, den Prozess und das Ergebnis. Isoliert betrachtet sollen sie helfen, die Qualität in der Pflege besser beurteilen zu können.

Unter **Strukturqualität** werden alle Voraussetzungen, die zur Erbringung einer Pflegeleistung notwendig sind, verstanden. Es werden die Mittel und Ressourcen, die eine Organisation zur Verfügung stellt, hinsichtlich ihrer Qualität beurteilt. Zum Beispiel werden die personelle, räumliche und technische Ausstattung, Qualifikation der Beschäftigten sowie Aus-, Fort- und Weiterbildungsbedingungen aufgeführt. Aber auch die Form der Kooperation einzelner Berufsgruppen und die Koordination der Arbeitsabläufe zählen dazu.

Unter **Prozessqualität** werden Art und Umfang der pflegerischen Arbeit verstanden. Im Rahmen der Prozessqualität werden alle Schritte des Pflegeprozesses beurteilt. Es muss z. B. die Informationssammlung, die Pflegeplanung, die Durchführung und Zielkontrolle sowie die Dokumentation beurteilt werden. Dazu braucht die Einrichtung ein Pflegeleitbild, ein pflegetheoretisches Modell. Die Prozessqualität bezieht sich auf alle Elemente im Bereich der direkten Pflege. Dazu gehört auch die Entwicklung standardisierter Pflegepläne. Aber auch die Erstellung individueller Pflegepläne, die die Bedürfnisse und Probleme der alten Menschen berücksichtigen, ist von entscheidender Bedeutung.

Die **Ergebnisqualität** bezieht sich auf den Erfolg der Pflege und beinhaltet den Gesundheits- und Zufriedenheitszustand der alten Menschen sowie der an der Pflege beteiligten Gruppen.

Die Pflegeplanung ist ein wesentliches Instrument der Qualitätssicherung sowohl bezüglich der Struktur- und Prozess- als auch der Ergebnisqualität.

1.3 Pflegeplanung und Pflegedokumentation als Instrumente der Qualitätssicherung

Die erfolgreiche und kreative Gestaltung des Pflegeprozesses stellt hohe Erwartungen an die Professionalität der Pflegenden. So sind vor allem eine positive Einstellung zum Menschen, insbesondere zum Pflegebedürftigen, aber auch soziale und personale Kompetenzen, wie Kommunikations- und Konfliktfähigkeit, Einfühlungsvermögen, Teamfähigkeit, fachliches Grundlagenwissen und -können, wesentliche Voraussetzungen für den Erfolg von Pflege. Gezielte Wahrnehmung, systematisches Assessment unter Anwendung von wissenschaftlich anerkannten Skalen und sprachliche Kompetenz zur präzisen Beschreibung der Beobachtungen im Pflegebericht sind Voraussetzungen, um diese Anforderungen zu erfüllen.

Der Pflegeprozess und seine Dokumentation gehören zum unveräußerlichen Handwerkszeug pflegefachlicher Kompetenz und sind aus dem Pflegealltag nicht mehr wegzudenken.

KAPITEL

2 Professionalisierung der Pflege

2.1 Qualifiziert ausgebildetes Pflegepersonal

Bei der Diskussion um Qualität und der damit verbundenen Effektivität (Wirksamkeit bzw. Erfolg einer Organisation oder Maßnahme) und Effizienz (Verhältnis von Aufwand und Ergebnis) darf nicht vergessen werden, dass dies nur von qualifiziert ausgebildeten Pflegepersonen im interdisziplinären Team geleistet werden kann.

Wandel in der Altenpflege

In der stationären Altenpflege ist in den letzten Jahren ein wesentlicher Wandel eingetreten. Vor Jahren wurden noch überwiegend leicht pflegebedürftige alte Menschen aufgenommen, von denen noch viele in der Lage waren, sich selbstständig zu versorgen. Heute werden diese von der ambulanten Altenhilfe in der häuslichen Umgebung versorgt. In den Heimen werden immer ältere und schwerstpflegebedürftige Menschen aufgenommen. Ihr **Durchschnittsalter** stieg auf 86 Jahre an.

Mit zunehmendem Alter der Menschen wird die **Multimorbidität** zu einem wachsenden Problem. Sie leiden z. B. an Herzinsuffizienz und Herzrhythmusstörungen, an Diabetes, Bluthochdruck, Durchblutungsstörungen der Beine sowie an gerontopsychiatrischen Erkrankungen, wie z. B. an Morbus Parkinson und Demenz. Gerade die Zahl der Dementen nahm zu. Inzwischen sind in „normalen“ Pflegegruppen 50–80 % der HeimbewohnerInnen verwirrt. Diesen Menschen mit Würde und Respekt zu begegnen und ihre sozialen, kulturellen und psychischen Bedürfnisse als solche anzuerkennen und in der Pflege zu berücksichtigen, macht den oben geforderten Einsatz von qualifiziertem Pflegepersonal notwendig.

Das Pflegeweiterentwicklungsgesetz setzt Standards für die Qualität der Pflege und verpflichtet zur Umsetzung der Expertenstandards. Die Richtlinien der Spitzenverbände der Pflegekassen zur Begutachtung von Pflegebedürftigkeit nach dem XI. Buch des Sozialgesetzbuches Buchstabe E beschreiben das Verfahren zur Feststellung von Personen mit eingeschränkter Alltagskompetenz. Die Kriterien sind Grundlage für das Assessment bei Demenz und anderen Krankheiten im Alter.

Was qualifiziert ausgebildetes Personal kann

Nur qualifiziert ausgebildetes Personal kann ganzheitlich, individuell aktivierend und nach dem **allgemein anerkannten Stand medizinisch-pflegerischer Erkenntnisse** pflegen. Es sind Schlagwörter, die sich jede Einrichtung zwecks Kundenwerbung gerne auf die Fahnen schreibt und auch vom Gesetzgeber (z. B. in § 11 SGB XI) oft verwendet werden.

Während ihrer Ausbildung haben Pflegekräfte gelernt, den alten Menschen in seiner Ganzheitlichkeit wahrzunehmen, ihn mit seinen Bedürfnissen in den Mittelpunkt zu stellen sowie seine Selbstständigkeit zu fördern, Ressourcen zu nutzen und seine aktuellen Bedürfnisse zu erkennen, um entsprechend handeln zu können. Für das, was in der Pflege tatsächlich getan wird, spielen neben einem Plan, den auch in manchen Fällen eine angelernte Hilfskraft ausführen kann, andere Dinge eine wichtige Rolle, z. B.:

- Interaktion und Kommunikation
- Sinnliche Wahrnehmung
- Emphatische Beziehung, in der der alte Mensch mit all seinen Bedürfnissen wahrgenommen wird
- Präzise Dokumentation des Pflegeprozesses unter Berücksichtigung der nationalen Expertenstandards und der Vorgaben in SGB XI § 113.

Nur qualifiziert ausgebildetes Personal kann solch eine Pflege gewährleisten. Darüber hinaus ist der Träger einer Einrichtung verpflichtet, Fort- und Weiterbildung der MitarbeiterInnen sicherzustellen.

2.2 Pflegemodelle

Um effektiver zu werden und einen bestimmten Pflegestandard zu garantieren, muss sich die Pflege von der intuitiven zur vorsätzlich geplanten Pflege entwickeln. Professionelle Pflege benötigt deshalb eine systematische Beschreibung (Klassifikation) ihrer Tätigkeitsfelder. Pflegemodelle können hierbei eine Hilfe sein.

Die Pflege im deutschsprachigen Raum wurde vor allem von den Modellen nach Virginia Henderson und Nancy Roper et al. beeinflusst, die die Ausbildung sowie die Pflegepraxis durch die Begriffe **Lebensaktivitäten** und **Aktivitäten des täglichen Lebens** geprägt haben.

Seit Beginn der neunziger Jahre gewinnt das **Modell des Selbstpflegedefizits** von Dorothea E. Orem und in Deutschland das **Modell der fördernden Prozesspflege** von Monika Krohwinkel vermehrt an Bedeutung in der Ausbildung und Praxis. Obwohl alle drei Modelle einen hohen Bekanntheitsgrad haben, werden sie in der täglichen Arbeit nur wenig umgesetzt. Sie helfen nur ungenügend, die einzelnen Phänomene in der Pflege exakt genug zu beschreiben, um daraus die tägliche Arbeit ableiten zu können. Sie bilden jedoch den Rahmen der Pflege, die in jeder Institution unterschiedlich stattfindet. Somit bieten sie eine Orientierung, wie bestimmte Ereignisse beobachtet und interpretiert werden sollen. Nach Reilly (1975) wollen sie uns ihre persönlichen Bilder bewusst machen, damit wir nach Gemeinsamkeiten suchen und schließlich für möglichst viele ein gültiges, wohl durchdachtes Konzept entwickeln können.

Um die verschiedenen Modelle miteinander vergleichen zu können, sollten sie unter folgenden Kriterien betrachtet werden:

- Menschenbild
- Gründe pflegerischen Eingreifens
- Einschätzung (Problemerfassung)
- Zielsetzung und Planung
- Durchführung der Pflege
- Kontrolle und Bewertung der Pflege
- Rolle der Pflegekraft.

Es muss also neben den Pflegemodellen, die den äußeren Rahmen bilden, eine Klassifikation (systematische Beschreibung) gefunden werden, die den Aufgabenbereich der Pflege definiert. Dies sind die Pflegediagnosen.

2.3 Pflegediagnosen

Der Begriff Diagnose stammt aus dem Griechischen und bedeutet „Entscheidung, auf Grund genauer Beobachtung und Untersuchung abgegebene Feststellung, Beurteilung eines Zustandes." Der Diagnosetitel entspricht einer zusammenfassenden **Problembeschreibung**.

Bei genauer Betrachtung wird deutlich, dass Pflegekräfte schon immer Diagnosen gestellt haben, nur wurden diese nicht so benannt. Neu ist deshalb vor allem das Wort. Im Pflegebereich stellt sich nicht die Frage, ob Diagnosen gestellt werden, sondern was und in welcher Form diagnostiziert werden soll.

Warum Pflegediagnosen?

Pflegediagnosen beschreiben die Reaktion eines Menschen auf ein Gesundheitsproblem, dessen Behandlung in den Aufgabenbereich der Pflege fällt. Die Pflegepersonen sind in dieser Verantwortung und müssen fähig sein, eigenständige Entscheidungen zu fällen, die detailliert begründet sind. Durch Pflegediagnosen werden Leistungen der Pflege exakt definiert. Nur so werden die Leistungsträger in der Zukunft bereit sein, die Kosten für Personal und Material zu übernehmen. „Wenn wir etwas nicht benennen können, können wir es nicht kontrollieren, nicht finanzieren, nicht lehren, nicht erforschen und auch nicht in die Politik einbringen", schreibt Norma Lang.

Das Klassifikationssystem nach NANDA

Der Begriff „Pflegediagnose" tauchte 1953 erstmalig bei Virginia Frey in der amerikanischen Literatur auf. In den USA wurde 1972 die nordamerikanische Pflegediagnosenvereinigung (NANDA) zum Zweck der Entwicklung von Pflegediagnosen gegründet.

Um im europäischen Raum Pflegediagnosen zu entwickeln und einzuführen, wurde 1995 die **Europäische Vereinigung zur gemeinsamen Entwicklung von Pflegediagnosen (ACENDIO)** ins Leben gerufen. Ihr Bestreben ist es, einen Qualitätsstandard innerhalb von Europa zu schaffen, so dass die Pflege überall auf gleichem Niveau geleistet werden kann. Außerdem gibt es Ansätze, Klassifikationssysteme von Pflegediagnosen zu erstellen, die aus bestimmten Pflegemodellen abgeleitet werden, z. B. Pflegediagnosen in Form verschiedener Selbstpflegedefizite gemäß des Pflegemodells nach Dorothea E. Orem.

Das Klassifikationssystem NANDA hat weltweit gesehen in Bezug auf Entwicklung und Definition die größte Verbreitung. Für dieses System gibt es entsprechende Literatur in deutscher Sprache, weshalb sich das vorliegende Buch an dieses System anlehnt. Trotzdem ist es nicht ohne Weiteres möglich, die nordamerikanischen Verhältnisse auf unseren Kulturraum zu beziehen, z. B.

- sind Trauerprozesse in verschiedenen Kulturen sehr unterschiedlich,
- basiert die von der NANDA verwendete Pflegedefinition auf der Auffassung, dass sich Pflege nicht nur an Individuen, sondern auch an ganze Familien und an ganze Gemeinschaften richten kann,
- gibt es sprachliche Übersetzungsprobleme.

Deshalb wurde in diesem Buch auf bestimmte NANDA-Diagnosen verzichtet und die Merkmale der Pflegediagnosen nach NANDA an die europäische Kultur angepasst.

Zurzeit stehen ca. 200 Pflegediagnosen zur Verfügung, die ständig ergänzt, geändert oder entfernt und alle zwei Jahre auf einer Konferenz der NANDA diskutiert werden. Sofern für den Pflegebereich noch keine Diagnosen in der NANDA-Liste vorliegen, sind ohnehin bei vielen Pflegesituationen noch selbstformulierte Entscheidungen erforderlich. Letzteres trifft besonders im Bereich der Orientierungsstörungen und Verwirrtheit in der Altenpflege zu.

Elemente einer Pflegediagnose

Pflegediagnosen bestehen aus den Elementen **Problem, Ursache** und **Symptome** (erkennbare Zeichen). Bei der Einschätzung muss also nach folgenden Punkten gefragt werden:

- Was, welches Problem liegt vor?
- Warum und wodurch ist es entstanden?
- Wie zeigt sich dieses Problem?

Zu einer Pflegediagnose gelangt nur, wer

- Informationen analysiert und dabei gezielt nach Zeichen und Symptomen sucht,
- Informationen auf der Grundlage wissenschaftlich anerkannter Skalen und fachlicher Kriterien interpretiert und
- abschließend eine Diagnose formuliert.

Vorteil einer systematischen und definierten Pflegefachsprache ist es, dass alle Pflegefachkräfte unter denselben Begriffen dasselbe verstehen. Dies führt unter anderem zu einer verkürzten und präziseren Pflegedokumentation.

Pflegediagnosen in der Altenpflege

Die „Pflegediagnosen in der Altenpflege" (➤ Tab. 2.1) sind eine Auswahl aus den NANDA-Pflegediagnosen, die häufig in der Altenpflege vorkommen, aber auch für Planungen bei anderen pflegebedürftigen Menschen verwendet werden können. Sie wurden an die Gegebenheiten der Pflege im deutschsprachigen Raum angepasst. In der Praxis können darüber hinaus weitere NANDA-Diagnosen und differenzierte Problemformulierungen verwendet werden. In den strukturierten Tagespflegeplänen in ➤ Kapitel 6 sind die „Pflegediagnosen in der Altenpflege" entsprechend der folgenden Tabelle nummeriert. In den Pflegeplanungen in ➤ Kapitel 5 werden sie mit * gekennzeichnet.

Tab. 2.1 Pflegediagnosen in der Altenpflege

Pflegediagnosenbereiche	Pflegediagnosen
1. Pflegediagnosen im Bereich „Kommunikation"	1.1 Eingeschränkte Sprachfähigkeit 1.2 Eingeschränkte Sehfähigkeit 1.3 Eingeschränkte Hörfähigkeit 1.4 Eingeschränktes Tast- und Berührungsempfinden 1.5 Halbseitige Vernachlässigung (Neglect) 1.6 Wissensdefizit
2. Pflegediagnosen im Bereich „Sich bewegen"	2.1 Eingeschränkte Beweglichkeit 2.2 Gefahr einer eingeschränkten Beweglichkeit 2.3 Gefahr von Hautschädigung – Dekubitusgefahr
3. Pflegediagnosen im Bereich „Vitale Funktionen des Lebens aufrecht erhalten"	3.1 Fieber 3.2 Eingeschränkte Herzleistung 3.3 Durchblutungsstörung arteriell (peripher) 3.4 Durchblutungsstörung venös 3.5 Atemnot 3.6 Eingeschränkte Selbstreinigungsfunktion der Atemwege 3.7 Gestörte Wärmeregulation
4. Pflegediagnosen im Bereich „Essen und trinken"	4.1 Untergewicht 4.2 Übergewicht 4.3 Irritationen der Mundschleimhaut 4.4 Gefahr von Flüssigkeitsmangel 4.5 Flüssigkeitsmangel 4.6 Flüssigkeitsansammlung im Gewebe 4.7 Selbstversorgungsdefizit bei der Ernährung 4.8 Schluckstörung 4.9 Beeinträchtigter Geruchs- und Geschmackssinn

Tab. 2.1 Pflegediagnosen in der Altenpflege (Forts.)

Pflegediagnosenbereiche	Pflegediagnosen
5. Pflegediagnosen im Bereich „Ausscheiden"	5.1 Obstipation 5.2 Diarrhö 5.3 Stuhlinkontinenz 5.4 Harninkontinenz 5.5 Selbstversorgungsdefizit bei der Ausscheidung
6. Pflegediagnosen im Bereich „Sich waschen, kleiden und pflegen"	6.1 Hautschädigung 6.2 Selbstversorgungsdefizit bei der Körperpflege 6.3 Selbstversorgungsdefizit beim An- und Auskleiden
7. Pflegediagnosen im Bereich „Ruhen und schlafen"	7.1 Schlafstörungen 7.2 Gesteigerte Müdigkeit
8. Pflegediagnosen im Bereich „Sich beschäftigen"	8.1 Selbstversorgungsdefizit bei der Haushaltsführung 8.2 Machtlosigkeit 8.3 Eingeschränkte Beschäftigungsfähigkeit
9. Pflegediagnosen im Bereich „Sich als Frau oder Mann fühlen und verhalten"	9.1 Vergewaltigungssyndrom 9.2 Körperbildstörung
10. Pflegediagnosen im Bereich „Für Sicherheit sorgen"	10.1 Sturzgefahr 10.2 Verletzungsgefahr 10.3 Infektionsgefahr 10.4 Aspirationsgefahr 10.5 Suizidgefahr 10.6 Vergiftungsgefahr
11. Pflegediagnosen im Bereich „Soziale Bereiche des Lebens sichern"	11.1 Überlastung der pflegenden Angehörigen 11.2 Soziale Isolation 11.3 Eingeschränkte Entscheidungsfähigkeit
12. Pflegediagnosen im Bereich „Mit existenziellen Erfahrungen des Lebens umgehen"	12.1 Schmerzen, chronisch 12.2 Angst 12.3 Hoffnungslosigkeit 12.4 Trauer 12.5 Verwirrtheit, akut 12.6 Verwirrtheit, chronisch

2.4 Altenpflegeausbildung im Wandel – Lernbereiche und Lernfelder

Aus dem grundlegenden Strukturwandel in der beruflichen Arbeitswelt mit steigenden Anforderungen an Flexibilität, Effektivität und Anpassung an veränderte Arbeitsformen haben sich gravierende Veränderungen für die Berufsausbildung ergeben. Am 29. November 2002 wurde die **Altenpflege-Ausbildungs- und Prüfungsverordnung** vom 26. November 2002 ausgegeben. Zum 01. August 2003 trat das Gesetz über die Berufe in der Altenpflege (Altenpflegegesetz – AltPflG) in Kraft.

Das Leitziel beruflicher Ausbildung besteht heute in der Vermittlung von Handlungskompetenz. Das **Ausbildungsziel** für die Altenpflege ist deshalb das Bewältigen von komplexen beruflichen Lernsituationen in der Praxis. Anhand von Fallbeispielen, in denen Lernsituationen in der Praxis dargestellt sind, werden auf der Grundlage von wissenschaftlichen Erkenntnissen Lösungswege erarbeitet. Den zentralen Teil dieses Buches bilden die Fallbeispiele mit Lernsituationen (➤ Kap. 5). Die Pflegestandards (➤ Kap. 7) beschreiben Pflegehandlungen als Grundlage für die erforderliche Handlungskompetenz.

Der theoretische und praktische Unterricht erfolgt auf der Basis des **Lernfeldkonzeptes**. Gemäß Altenpflege-Ausbildungs- und Prüfungsverordnung (AltPflAPrV) gliedert sich der theoretische und praktische Unterricht in der Altenpflege (A) in 4 Lernbereiche und 14 Lernfelder (➤ Tab. 2.2). Die praktische Ausbildung in der Altenpflege (B) gliedert sich in 5 aufeinander aufbauende Teilabschnitte (➤ Tab. 2.3). Die Kapitelangaben in der Tabelle 2.2 verweisen auf konkrete Informationen zu den entsprechenden Lernfeldinhalten in diesem Buch.

2.5 Akademisierung der Pflege in Deutschland

Die Akademisierung der Pflege hat sich in Deutschland in den vergangenen Jahren zunehmend durchgesetzt. Dazu haben sich pflegewissenschaftliche Studiengänge mittlerweile an deutschen Hochschulen etabliert. Das Altenpflegegesetz fordert konsequenterweise die Umsetzung von pflegewissenschaftlichen Erkenntnissen. Hiermit ist der Grundstein für die Professionalisierung der Pflege gelegt.

Pflege, die wissenschaftliche Erkenntnisse integriert, nennt man auch **„evidenzbasierte" Pflege**. Aussagen, die auf wissenschaftliche Ergebnissen oder Expertenmeinungen beruhen, werden in 4 Stufen bzw. Evidenzklassen eingeteilt:

- **Stufe Ia**: höchste wissenschaftliche Absicherung, die auf Ergebnissen mehrerer hochwertiger randomisierter, kontrollierter und klinischer Studien beruht
- **Stufe Ib**: mindestens eine einzelne hochwertige randomisierte, kontrollierte, klinische Studie
- **Stufe II**: methodisch hochwertige kontrollierte Studien ohne Randomisierung
- **Stufe III**: nicht experimentelle Vergleichsstudien
- **Stufe IV**: Meinungen bzw. Berichte von Expertenkommissionen, Konsensuskonferenzen oder klinischen Erfahrungen anerkannter Autoritäten.

Evidenzen aufgrund von Expertenmeinungen (z. B. nationale Expertenstandards) entsprechen dem Grad IV. Sie bilden derzeit die Grundlage für die rechtliche Beurteilung von sicherer Pflege. Auch die Kranken- und Pflegekassen fordern auf der Grundlage des SGB V evidenzbasierte Leitlinien, da sie bestrebt sind, nur noch Leistungen zu finanzieren, die durch wissenschaftliche Studien belegt sind.

Tab. 2.2 A. Theoretischer und praktischer Unterricht in der Altenpflege

1	Aufgaben und Konzepte in der Altenpflege	Stundenzahl
1.1	Theoretische Grundlagen in das altenpflegerische Handeln einbeziehen • Alter, Gesundheit, Krankheit, Behinderung und Pflegebedürftigkeit (➢ Kap. 1.1) • Konzepte, Modelle und Theorien der Pflege (➢ Kap. 2.2) • Handlungsrelevanz von Konzepten und Modellen der Pflege anhand konkreter Pflegesituationen (➢ Kap. 5) • Pflegeforschung und Umsetzung von Forschungsergebnissen (➢ Kap. 2.5) • Gesundheitsförderung und Prävention (➢ Kap. 7.2, 7.3.1, 7.4.2, 7.4.5, 7.5.4, 7.6.3, 7.8.1, 7.9.1, 7.9.7, 7.10.2, 7.11.2, 7.11.3) • Rehabilitation (➢ Kap. 7.5.4, 7.8, 7.9.7, 7.10.2, 7.11.2, 7.11.3) • Biografiearbeit (➢ Kap. 4.1, 7.10.1) • Pflegerelevante Grundlagen der Ethik	80
1.2	Pflege alter Menschen planen, durchführen, dokumentieren und evaluieren • Wahrnehmung und Beobachtung (➢ Kap. 4.1) • Pflegeprozess (➢ Kap. 4) • Pflegediagnostik (➢ Kap. 4.2) • Planung, Durchführung und Evaluation der Pflege (➢ Kap. 4.4, 4.5, 6.1, 6.2) • Grenzen der Pflegeplanung • Pflegedokumentation, EDV (➢ Kap. 3.3, 3.4)	120
1.3	Alte Menschen personen- und situationsbezogen pflegen • Pflegerelevante Grundlagen, insbesondere der Anatomie, Physiologie, Geriatrie, Gerontopsychiatrie, Psychologie, Arzneimittelkunde, Hygiene und Ernährungslehre • Unterstützung alter Menschen bei der Selbstpflege (➢ Kap. 7.4.1, 7.4.2, 7.5.1, 7.6) • Unterstützung alter Menschen bei präventiven und rehabilitativen Maßnahmen(➢ Kap. 7.2, 7.3.1) • Mitwirkung bei geriatrischen und gerontopsychiatrischen Rehabilitationskonzepten (➢ Kap. 7.11.2, 7.11.3) • Umgang mit Hilfsmitteln und Prothesen (➢ Kap. 5.7.6) • Pflege alter Menschen mit eingeschränkter Funktion von Sinnesorganen (➢ Kap. 5.7) • Pflege alter Menschen mit Behinderungen (➢ Kap. 5.6, 5.7, 5.9) • Pflege alter Menschen mit akuten und chronischen Erkrankungen (➢ Kap. 5) • Pflege infektionskranker alter Menschen (➢ Kap. 5.5.2) • Pflege multimorbider alter Menschen (➢ Kap. 5 und 6) • Pflege alter Menschen mit chronischen Schmerzen (➢ Kap. 5.11.1, 6.2.12, 7.11.1) • Pflege alter Menschen in existenziellen Krisensituationen (➢ Kap. 5.10 bis 5.12) • Pflege dementer und gerontopsychiatrisch veränderter alter Menschen (➢ Kap. 5.9.5, 5.10.1) • Pflege alter Menschen mit Suchterkrankungen (➢ Kap. 5.10.3) • Pflege und Begleitung schwerstkranker alter Menschen • Pflege und Begleitung sterbender alter Menschen (➢ Kap. 5.12) • Handeln in Notfällen, Erste Hilfe (➢ Kap. 7.3.7–7.3.13) • Überleitungspflege, CASE-Management (➢ Kap. 7.1.2)	720
1.4	Anleiten, beraten und Gespräche führen • Kommunikation und Gesprächsführung • Beratung und Anleitung alter Menschen (➢ Kap. 7.10.2) • Beratung und Anleitung von Angehörigen und Bezugspersonen (➢ Kap. 7.10.2) • Anleitung von Pflegenden, die nicht Pflegefachkräfte sind	80
1.5	Bei der medizinischen Diagnostik und Therapie mitwirken • Durchführung ärztlicher Verordnungen (➢ Kap. 7 Kennzeichnung „B" = Behandlungspflege) • Rechtliche Grundlagen • Rahmenbedingungen • Zusammenarbeit mit Ärztinnen und Ärzten • Interdisziplinäre Zusammenarbeit, Mitwirkung im therapeutischen Team • Mitwirkung an Rehabilitationskonzepten (➢ Kap. 7.11.2)	200

2

Tab. 2.2 A. Theoretischer und praktischer Unterricht in der Altenpflege (Forts.)

2	Unterstützung alter Menschen bei der Lebensgestaltung	Stundenzahl
2.1	Lebenswelten und soziale Netzwerke alter Menschen beim altenpflegerischen Handeln berücksichtigen • Altern als Veränderungsprozess • Demographische Entwicklungen • Ethniespezifische und interkulturelle Aspekte • Glaubens- und Lebensfragen • Alltag und Wohnen im Alter • Familienbeziehungen und soziale Netzwerke alter Menschen • Sexualität im Alter • Menschen mit Behinderung im Alter	120
2.2	Alte Menschen bei der Wohnraum- und Wohnumfeldgestaltung unterstützen (➢ Kap. 7.9.8) • Ernährung, Haushalt • Schaffung eines förderlichen und sicheren Wohnraums und Wohnumfelds • Wohnformen im Alter • Hilfsmittel und Wohnraumanpassung	60
2.3	Alte Menschen bei der Tagesgestaltung und bei selbst organisierten Aktivitäten unterstützen • Tagesstrukturierende Maßnahmen (➢ Kap. 7.8.1) • Musische, kulturelle und handwerkliche Beschäftigungs- und Bildungsangebote • Feste und Veranstaltungsangebote (➢ Kap. 7.8.2) • Medienangebote • Freiwilliges Engagement alter Menschen • Selbsthilfegruppen • Seniorenvertretungen, Seniorenbeiräte	120
3	**Rechtliche und institutionelle Rahmenbedingungen altenpflegerischer Arbeit**	
3.1	Institutionelle und rechtliche Rahmenbedingungen beim altenpflegerischen Handeln berücksichtigen • Systeme der sozialen Sicherung • Träger, Dienste und Einrichtungen des Gesundheits- und Sozialwesens • Vernetzung, Koordination und Kooperation im Gesundheits- und Sozialwesen • Pflegeüberleitung, Schnittstellenmanagement • Rechtliche Rahmenbedingungen altenpflegerischer Arbeit • Betriebswirtschaftliche Rahmenbedingungen altenpflegerischer Arbeit	120
3.2	An qualitätssichernden Maßnahmen in der Altenpflege mitwirken • Rechtliche Grundlagen (➢ Kap. 1.2, 1.3) • Konzepte und Methoden der Qualitätsentwicklung (➢ Kap. 1.2, 1.3) • Fachaufsicht	40
4	**Altenpflege als Beruf**	
4.1	Berufliches Selbstverständnis entwickeln • Geschichte der Pflegeberufe • Berufsgesetze der Pflegeberufe • Professionalisierung der Altenpflege, Berufsbild und Arbeitsfelder • Berufsverbände und Organisationen der Altenpflege • Teamarbeit und Zusammenarbeit mit anderen Berufsgruppen • Ethische Herausforderungen in der Altenpflege • Reflexion der beruflichen Rolle und des beruflichen Handelns	40
4.2	Lernen lernen • Lernen und Lerntechniken • Lernen mit neuen Informations- und Kommunikationstechnologien • Arbeitsmethodik • Zeitmanagement	40

Tab. 2.2 A. Theoretischer und praktischer Unterricht in der Altenpflege (Forts.)

4	**Altenpflege als Beruf**	**Stundenzahl**
4.3	Mit Krisen und schwierigen Situationen umgehen • Berufstypische Konflikte und Befindlichkeiten • Spannungen in der Pflegebeziehung • Gewalt in der Pflege	80
4.4	Die eigene Gesundheit erhalten und fördern • Persönliche Gesundheitsförderung • Arbeitsschutz • Stressprävention und -bewältigung • Kollegiale Beratung und Supervision	80
	Zur freien Gestaltung des Unterrichts	200
Gesamtstundenzahl		**2100 Std.**

Tab. 2.3 B. Praktische Ausbildung in der Altenpflege

1	Kennenlernen des Praxisfeldes unter Berücksichtigung institutioneller und rechtlicher Rahmenbedingungen und fachlicher Konzepte	Stundenzahl
2	Mitarbeiten bei der umfassenden und geplanten Pflege alter Menschen einschließlich der Beratung, Begleitung und Betreuung und mitwirken bei ärztlicher Diagnostik und Therapie unter Anleitung	
3	Übernehmen selbstständiger Teilaufgaben entsprechend dem Ausbildungsstand in der umfassenden und geplanten Pflege alter Menschen einschließlich Beratung, Begleitung und Betreuung und mitwirken bei ärztlicher Diagnostik und Therapie unter Aufsicht	
4	Übernehmen selbstständiger Projektaufgaben, z. B. bei der Tagesgestaltung oder bei der Gestaltung der häuslichen Pflegesituation	
5	Selbstständig planen, durchführen und reflektieren der Pflege alter Menschen einschließlich Beratung, Begleitung und Betreuung und mitwirken bei der ärztlichen Diagnostik und Therapie unter Aufsicht	
Gesamtstundenzahl		**2500 Std.**

2.6 Expertenstandards

Expertenstandards werden von Pflegeforschern auf Konsensuskonferenzen erarbeitet. Die Basis dieser Konferenzen bilden Expertenstandardentwürfe und eine fach- und gesundheitspolitische Diskussion innerhalb der Pflegeberufe unter Einbeziehung von Vertretern der Spitzenorganisationen und Verbänden im Gesundheitswesen. Nach der Konferenz wird der Expertenstandard mit wissenschaftlicher Begleitung in verschiedenen Einrichtungen des Gesundheitswesens und der Altenhilfe über einen Zeitraum von 6 Monaten modellhaft eingeführt und anschließend ausgewertet.

Gemäß SGB XI **§ 113a sind Expertenstandards** für alle Pflegekassen und deren Verbände sowie für die zugelassenen Pflegeeinrichtungen unmittelbar verbindlich.

Die Vertragsparteien haben die Pflegeeinrichtungen bei der Einführung der Expertenstandards in die Praxis zu unterstützen, zum Beispiel durch Schulungen und Multiplikatorenkonferenzen (§ 113a Abs. 3 SGB XI).

Zu folgenden Themen liegen derzeit nationale Expertenstandards vor:

- Dekubitusprophylaxe in der Pflege
- Entlassungsmanagement in der Pflege
- Schmerzmanagement in der Pflege

- Sturzprophylaxe in der Pflege
- Förderung der Harnkontinenz in der Pflege
- Pflege von Menschen mit chronischen Wunden
- Ernährungsmanagement zur Sicherstellung und Förderung der oralen Ernährung in der Pflege.

2.7 Systematisierung von Pflegezielen und -maßnahmen

Forscher der University of Iowa waren es auch, die 1997 die **Nursing outcomes Classifikation (NOC)** veröffentlichten. Der Gebrauch von systematisierten Pflegezielen erleichtert das Formulieren von Pflegezielen und das Bewerten der Ergebnisse des pflegerischen Handelns.

Ähnlich der Pflegeziele wird zuerst ein erwünschter beobachtbarer Zustand, ein Verhalten oder eine Äußerung des Klienten benannt, z. B. „arbeitet beim Transfer aktiv mit" oder „äußert, dass die Schmerzen erträglich sind". Mittels einer 5-Punkte-Skala (5 steht für den höchsten Erreichungsgrad des erwünschten Zustandes) wird der Grad der Ergebniserreichung gemessen.

Auch Pflegemaßnahmen können systematisiert werden. Als Klassifikation von Pflegeinterventionen wurde 1992 die **Nursing Interventions Classifikation (NIC)** als Ergebnis eines Projektes der University of Iowa veröffentlicht. Mittlerweile wurden 486 Interventionen definiert, klassifiziert, kodiert und beschrieben. Bisher hat sich in Deutschland noch kein einheitliches Klassifikationssystem zur Systematisierung von Pflegemaßnahmen durchgesetzt. In der Schweiz und vereinzelt in Deutschland werden Pflegemaßnahmen teilweise mittels des **Leistungserfassungssystems für Pflegemaßnahmen (LEP®)** erfasst. Nähere Informationen unter www.Lep.ch. Software zur Erfassung der Leistungen findet eher im ambulanten Bereich Anwendung. Auch Scanner, mit denen die Leistungen anhand einer Strichcodeliste ähnlich der Kassen in Warenhäusern und Supermärkten erfasst werden können, werden zur Leistungserfassung in der Altenpflege eingesetzt.

Im Zeitalter der Informationstechnologie (IT) zeichnet sich ab, dass der Nachweis von Zusammenhängen zwischen Diagnose und Pflegeaufwand sowie den messbaren Ergebnissen der Pflege zumindest in Durchschnittswerten möglich und von großem betriebswirtschaftlichem Interesse sein wird.

KAPITEL

3 Voraussetzungen für individuelle Pflegeplanung und Dokumentation

3.1 Qualifikation der Pflegepersonen

Professionelle **Pflegepersonen** müssen neben psychologischen und sozialen Qualifikationen folgende fachliche Fertigkeiten und Kenntnisse besitzen:

- Durch Einfühlen Beziehungen zu alten Menschen aufbauen und erhalten können, dabei auch eigene Bedürfnisse und Grenzen wahrnehmen
- Direkte Pflege, Mitarbeit bei ärztlicher Diagnostik und Therapie, Aktivierung und Rehabilitation, Psychologie, Ernährungslehre, Arzneimittellehre und Krankheitslehre
- Besonderheiten bei alten Menschen kennen, um daraus spezielle Pflegemaßnahmen ableiten zu können
- Gesetzliche Regelungen kennen, um die alten Menschen umfassend beraten und ihnen bei der Hilfsmittelbeschaffung behilflich sein zu können. Kontakte zu Selbsthilfegruppen vermitteln können
- Aufgrund gezielter Beobachtung des pflegebedürftigen Menschen Pflegeprobleme, Pflegeziele und Pflegemaßnahmen erkennen und formulieren sowie Standards individualisieren
- Auszubildende, Hilfskräfte, Angehörige anleiten und überwachen können, da sie an der Pflegeplanung mitwirken sollen, ihnen aber erforderliche Spezialkenntnisse fehlen
- Die geplante Pflege korrekt durchführen, die Wirkung beurteilen und die Planung aktualisieren.

Diese Qualifikationen werden während der dreijährigen Ausbildung zur staatlich anerkannten Pflegefachkraft (z. B. in der Alten- oder Gesundheits- und Krankenpflege) erworben. Neben der intensiven theoretischen Auseinandersetzung mit dem Pflegeprozess sind auch praktische Erfahrungen vonnöten, um Pflege planen zu können.

3.2 Überwindung von Planungshindernissen

Um Pflege erfolgreich planen zu können, müssen Hindernisse, die eine Pflegeplanung erschweren oder unmöglich erscheinen lassen, analysiert und beseitigt werden. Bei den Pflegenden vorhandene Vorbehalte und Ängste müssen z. B. durch **Information** und **Schulung** aufgelöst werden. Behindern festgefahrene Strukturen, Organisationsformen und Rahmenbedingungen der jeweiligen Pflegeeinrichtung eine sinnvolle Pflegeplanung, müssen diese kritisch hinterfragt und geändert werden.

Barrieren, Pflege zu planen und zu dokumentieren:

- Angst vor dem Neuen und Ungewohnten
- Angst vor Nähe und zu engen Beziehungen
- Angst vor Überforderung und Schreibarbeit, für die keine zusätzliche Zeit gegeben wird
- Angst, dass Wissenslücken und Formulierungsschwierigkeiten beim Aufschreiben deutlich werden und man sich lächerlich machen könnte
- Angst, zu viel Zeit für das Schreiben zu brauchen, weil die Einweisung in das Dokumentationssystem sehr knapp gehalten wurde

- Angst vor dem Umgang mit EDV bei entsprechender Dokumentation
- Hoher Zeitbedarf für die Dokumentation und ein nicht auf die Bedürfnisse der Institution ausgerichtetes Dokumentationssystem
- Mangelnde Motivation, sich auf etwas Neues einzulassen und schöpferisch umzusetzen (z. B. durch Überforderung, Erschöpfung)
- Abwertung mitdenkender und kreativer Pflegepersonen, z. B. durch Vorgesetzte, den Träger der Einrichtung, Kolleginnen und die Gesellschaft (Vorurteile wie z. B. „Pflegen kann jeder", „Um zu pflegen, muss man nicht drei Jahre lang lernen")
- Erschwerende Rahmenbedingungen: bauliche Gegebenheiten, Ausstattung, Pflegematerial, Organisation, Betriebsklima, Stellenschlüssel, Anzahl der Fachkräfte.

3.3 Geeignete Dokumentationsformen

Pflegeplanung und Dokumentation **„auf Papier"**:

- Mappen (Hängemappen, Planetten) oder Ordner mit entsprechenden Formularen
- Farbige „Reiter" mit festgelegter Bedeutung zur schnellen Orientierung
- Gut sichtbar gekennzeichnete Schübe für Leerformularaufbewahrung (z. B. Pflegestandards, Überwachungsblätter, Pflegepläne, Pflegeberichtsbögen)
- Übersichtliche und vollständige Formulare sowie nummerierte, leistungsbeschreibende Standards (➤ Kap. 7) für rationelles Arbeiten.

Zur Pflegedokumentation stellen Firmen, wie z. B. DAN-Produkte®, Standard-Systeme®, Hinz®, Optiplan®, GODO Systems®, eine Vielzahl vorgefertigter Formulare her.

Bei **EDV- bzw. computergestützter Pflegeplanung** und Dokumentation reicht das Softwareangebot von der reinen Leistungserfassung über vorgefertigte Standards bis hin zur Möglichkeit einer individuellen Pflegeplanung mit Pflegediagnosen, z. B. von DAN PRODUKTE®. Größter Vorteil ist, dass viele Vorgänge vereinfacht und damit beschleunigt werden können. Um diesen Vorteil auch effektiv nutzen zu können, ist ein anwenderbezogenes EDV-Training wichtige Voraussetzung.

> Unbedingt Platz und Möglichkeiten für individuell formulierte Dokumentation lassen. Nur so können wichtige Details aus der Beobachtung sowie spezifische Pflegemaßnahmen und Verhaltungsmaßregeln weitergegeben und individuelle Zeitpläne zur Zielerreichung festgelegt werden.

3.4 Informationssammlung systematisieren

Die Informationssammlung ist keine einmalige Angelegenheit. Im Verlauf des Pflegeprozesses kann sich die Situation des pflegebedürftigen Menschen verändern. Die Wirkung und Qualität der Pflege kann nur anhand von regelmäßigen systematischen Gesprächen, Beobachtungen und deren Dokumentation erfasst werden.

Ziel ist das regelmäßige Erfassen und Evaluieren von:

- Ressourcen in der Biografie und aktuellen Lebenssituation, in Form von Hilfsmitteln, im Umfeld oder in den sozialen Bezügen des pflegebedürftigen Menschen

- Pflegediagnosen, Symptomen und Einschränkungen: in Dokumentationssystemen (➤ Kap. 4.1) sind hierzu z. B. systematische Erfassungssysteme, wie RAI®, CMAI® (Cohen-Mansfield Agitation Inventory), IDA® Innovatives Demenzorientiertes Assessmentsystem, Bewegungsprotokolle, Wundassessmentbögen und andere; integriert
- Risiken: Skalen, wie sie z. B. in den Expertenstandards empfohlen werden, dienen der Systematisierung der Risikoerfassung
- der Sichtweise des alten Menschen im Hinblick auf seine individuelle Situation; dies beinhaltet insbesondere das Erleben der Belastungen, aber auch der Möglichkeiten, die gegebene Situation positiv zu beeinflussen
- der Sichtweise des alten Menschen und der Pflegenden im Hinblick auf den Verlauf des Pflegeprozesses
- Pflegezielen aus der Sicht des pflegebedürftigen Menschen und aus der Sicht der Pflegenden
- Hilfebedarf, wie vollständige Übernahme (VÜ), teilweise Übernahme (TÜ), Unterstützung (U), Anleitung (A), Beaufsichtigung (B)
- sonstigen pflegerischen Maßnahmen, wie z. B. Validation, basale Stimulation, laufende Beobachtung, Beratung, Behandlungspflege.

Die Qualität der Informationssammlung beeinflusst in entscheidendem Maße die Qualität der Pflege

3.5 Vereinfachte Planung durch strukturierte individuelle Tagespflegepläne

Eine vereinfachte und zeitsparende Methode stellt die Durchführung und Bestätigung der Leistungen anhand eines strukturierten individuellen Tagespflegeplanes mit drei **Schichtplänen** dar (➤ Kap. 6). Solche Tagesstrukturpläne sind zeitlich gegliederte Pflegepläne, in denen alle routinemäßig erforderlichen Pflegemaßnahmen bei einem alten Menschen in chronologischer Reihenfolge aufgelistet sind. Sie sind unmittelbares und verbindliches Arbeitsinstrument.

In den tabellarischen Pflegeplanungen (➤ Kap. 5) werden Pflegemaßnahmen bezogen auf die Ziele aufgelistet und die Häufigkeit festgelegt. Da sich diese jedoch zeitlich gegliedert auf den Tag und die Nacht verteilen, benötigt die Pflegekraft einen entsprechenden zeitlich gegliederten Plan über jeweils eine Schicht, aus dem in chronologischer Reihenfolge ersichtlich ist, was wann zu tun ist. Mit etwas Übung kann dieser Plan direkt aufgrund der Ziele erstellt werden.

Anhand des folgenden Planes können die Maßnahmen ausgeführt werden. Die durchführende Pflegekraft bestätigt am Ende der Schicht die Durchführung aller Routinemaßnahmen gemäß Tagesplan. Abweichende, zusätzliche oder weggelassene Maßnahmen werden gesondert dokumentiert.

Der individuelle strukturierte Tagesplan erfüllt drei Funktionen in einem: Die erforderlichen Pflegemaßnahmen werden sofort in Form eines zeitlich strukturierten Tagesplanes geplant. Der Zeitaufwand für eine **doppelte Planung** entfällt somit. Der Plan dient direkt als **Arbeitsinstrument**. Es entfällt der Zeitaufwand, bei der Übergabe mitschreiben zu müssen, bei wem wann was zu tun ist, da dies für jede Schicht im Tagesplan festgehalten ist. Aufgrund dieses Planes kann letztendlich die **Leistungserfassung** (➤ Kap. 6.2) erfolgen. Sie erfolgt spätestens am Ende einer Schicht mittels Abzeichnen mit dem Namenskürzel (Handzeichen, Hz) (➤ Tab. 3.1). Hierbei müssen nur die Abweichungen gesondert dokumentiert werden.

Tab. 3.1 Leistungsnachweis – Durchführungsdokumentation

Früh: Datum	1	2	3	4	5	6	7	8	9	10	11	12	13	bis	31
Durchführung nach Plan	Hz		Hz		Hz	Hz	Hz	Hz		Hz					
Änderung siehe Bericht		Hz		Hz					Hz						
Spät: Datum	**1**	**2**	**3**	**4**	**5**	**6**	**7**	**8**	**9**	**10**	**11**	**12**	**13**	**bis**	**31**
Durchführung nach Plan	Hz		Hz		Hz	Hz	Hz	Hz		Hz					
Änderung siehe Bericht		Hz		Hz					Hz						
Nacht: Datum	**1**	**2**	**3**	**4**	**5**	**6**	**7**	**8**	**9**	**10**	**11**	**12**	**13**	**bis**	**31**
Durchführung nach Plan	Hz		Hz		Hz	Hz	Hz	Hz		Hz					
Änderung siehe Bericht		Hz		Hz					Hz						

Daraus ergibt sich eine merkliche *Zeitersparnis.* Darüber hinaus resultiert aus der Arbeit mit dem strukturierten Tagesplan die *Sicherung der Qualität,* weil sofort ersichtlich ist, ob die geplanten Maßnahmen wirklich auch durchgeführt werden. Die Wirkung der Maßnahmen wird im Pflegebericht dokumentiert.

3.6 Mitarbeiterschulung

Möglichkeiten, Pflegepersonal in Pflegeplanung und Dokumentationssysteme einzuführen, bieten z. B.:

- Hersteller des verwendeten Dokumentationssystems
- Spezielle Dienstleistungsunternehmen
- Freiberufliche Fachkräfte
- FachlehrerInnen und DozentInnen von Berufsfachschulen für Pflege
- Erfahrene und motivierte Fachkräfte der eigenen Einrichtung.

Teaminterne Schulungen (v. a. durch „eigene“ Pflegekräfte) bieten mehrere Vorteile: Pflegeplanung kann an bekannten pflegebedürftigen Menschen auch über längere Zeiträume geübt werden. Außerdem ist bei teaminterner Einführung und Einübung das gesamte Team an der Planung beteiligt und kann sich damit identifizieren. Für die Ersteinführung müssen längere Übungsphasen eingeplant werden.

Übergreifende Schulungen können innerhalb eines vorgegebenen Zeitrahmens Grundlagen der Pflegeplanung vermitteln. Meistens fehlt aber die fachliche Begleitung und Kontrolle.

Besonders motivierte und engagierte MitarbeiterInnen können **Qualitätszirkel** bilden, die sich das Ziel setzen, die Pflegequalität ihrer Einrichtung auch langfristig zu erhalten und zu fördern. In diesen Arbeitskreisen lassen sich z. B. Pflegestandards laufend aktualisieren, die Gruppen bei der Umsetzung der Pflegeplanung begleiten oder geeignete Fortbildungsthemen für die KollegInnen aussuchen oder anbieten.

KAPITEL

4 Das Pflegeprozessmodell mit Fallbeispiel

Der Pflegeprozess in der Altenpflege entsteht durch eine systematische, an den Bedürfnissen des alten Menschen orientierte Pflegeplanung. Ein lebendiger Pflegeprozess entsteht einerseits durch die menschlichen Beziehungen, die sich zwischen der Pflegeperson und dem alten Menschen herausbilden (Beziehungsprozess), andererseits durch das Bemühen beider Beteiligter, Ressourcen zu erhalten und zu fördern und Probleme zu lösen oder zu lernen, damit zu leben (Handlungsprozess).

Die Weltgesundheitsorganisation (WHO) hat den Pflegeprozess als strukturierten Stufenplan beschrieben (➤ Abb. 4.1). Es werden die einzelnen Schritte dargestellt, die aus einer spontanen, ungeplanten Pflege einen geplanten Prozess werden lassen:

- Der Pflegeprozess beginnt mit der **Informationssammlung** (➤ Kap. 4.1) zum Ist-Zustand des pflegebedürftigen Menschen
- Es werden **Pflegediagnosen** (Probleme) und **Ressourcen** (➤ Kap. 4.2) erfasst und je nach Dringlichkeit Prioritäten gesetzt
- Auf dieser Grundlage werden **Pflegeziele** (➤ Kap. 4.3) formuliert und dokumentiert
- Im Pflegeplan werden danach alle **pflegerischen Maßnahmen** (➤ Kap. 4.4) aufgeschrieben, die zur Erreichung der Pflegeziele angewendet werden sollen; in den Pflegeplan können Pflegestandards (➤ Kap. 7) einbezogen werden
- Die zeit- und fachgerechte **Durchführung** der Pflegemaßnahmen wird im *Interventionsblatt* dokumentiert (Pflegebericht ➤ Kap. 4.5.1), um die tatsächlich erbrachte Pflegeleistung zu belegen
- Die zeit- und fachgerechte Durchführung der Pflegemaßnahmen wird im **Leistungsnachweis** (➤ Kap. 4.5.1, 6.2) dokumentiert, um die tatsächlich erbrachte Pflegeleistung zu belegen
- Im **Pflegebericht** (➤ Kap. 4.5.2) werden Besonderheiten dokumentiert.

Jeder Pflegeprozess wird von hemmenden oder fördernden Faktoren beeinflusst, z. B. von der:

- wechselnden Wahrnehmung des pflegebedürftigen Menschen,
- Möglichkeit und Motivation der Pflegebedürftigen und ihrer Angehörigen, am Pflegeprozess mitzuwirken,
- Art und Qualität der Beziehung, z. B. konstruktiv oder destruktiv, zwischen Pflegenden und Pflegebedürftigen,
- fachlichen Kompetenz der Pflegenden,
- Kooperation des interdisziplinären Teams,
- Bereitschaft von Gesetzgeber, Pflegekassen und Trägern, die Pflegebedürftigen und Pflegenden bei der Umsetzung des Pflegeprozesses zu unterstützen und die entsprechenden Rahmenbedingungen sicherzustellen sowie von der
- Bereitschaft der Gesellschaft, die Professionalität der Pflegekräfte anzuerkennen und zu honorieren.

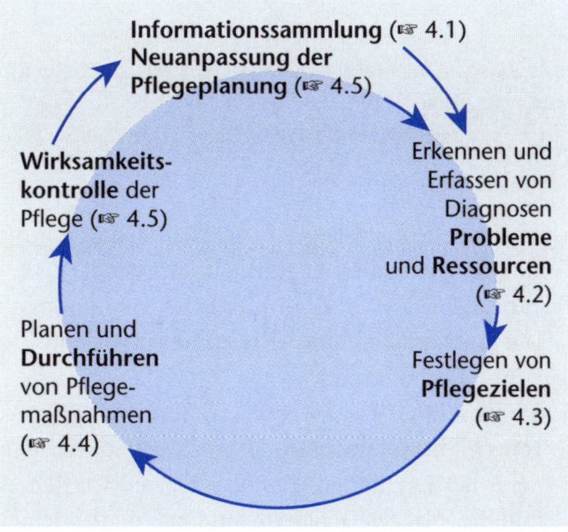

Abb. 4.1 Die Phasen des Pflegeprozesses [A300–178]

4.1 Informationssammlung

Die Informationssammlung (➤ Abb. 4.2) dient der Erhebung aller für die Pflege relevanten Daten. Sie ist die Basis der Zusammenarbeit zwischen alten Menschen und allen an der Pflege beteiligten Personen. Ziel ist es, dem alten Menschen ein selbstbestimmtes, individuelles Leben z. B. innerhalb seines neuen oder vertrauten Zuhauses zu ermöglichen. Deshalb sind Kenntnisse über Gewohnheiten, Wünsche sowie Einschränkungen, die eine Hilfestellung unumgänglich machen, aber auch über Kraftquellen (Ressourcen) unerlässlich. Je intensiver sich eine Beziehung zwischen dem alten Menschen und der Pflegeperson entwickelt, es zu einer vertrauensvollen Atmosphäre kommt, in der der alte Mensch mit seinen Anliegen und Bedürfnissen ernst genommen und als gleichberechtigter Partner wahrgenommen wird, um so leichter kann er sich in seiner neuen Situation zurechtfinden.

Die Informationssammlung ist ein Spiegelbild des alten Menschen. Sie ist keine einmalige Erhebung von Daten, sondern ein fortlaufender Prozess. Eckpfeiler sind die Biografie, das aktuelle Erleben und das Befinden des Menschen. Nationale Expertenstandards sind verbindlich und tragen zur Differenzierung, Systematisierung und Professionalisierung bei. Pflegemodelle beeinflussen die Informationssammlung und den gesamten Pflegeprozess. Der Informationssammlung kommt eine zentrale Bedeutung zu, weil sich alle anderen Schritte aus ihr ableiten.

Am Anfang steht der alte Mensch mit seinen Wahrnehmungen, Wünschen, Erwartungen und Ängsten. Zuzuhören, beobachten ist der erste Schritt für das Wahrnehmen seines Erlebens und seiner Sichtweisen im Hinblick auf Pflege und Betreuung. Hierbei bietet sich die Gelegenheit, darüber zu reden, in welchen Lebensbezügen (Vergangenheit, Zukunft, physische, psychische, soziale oder finanzielle Aspekte, Wohnsituation) diese Wünsche stehen und welche Ressourcen derzeit verfügbar sind oder wieder mobilisiert werden können.

Erst danach (jedoch in Zusammenhang mit dem Erstgespräch) erfolgt die Beurteilung (Assessment) und Dokumentation aus der Sicht der Pflegefachkraft. Assessmentinstrumente und Skalen (➤ Kap. 2.7) (Empfehlungen von Expertenstandards, Skalen, Tests, strukturierte Fragen) im Hinblick auf Einschränkungen und Risiken im Zusammenhang ergänzen die Beobachtung. Die Strukturierung der Ressourcen, Probleme und Ziele und deren Dokumentation erfolgt im Idealfall gemeinsam mit dem pflegebedürftigen Menschen oder, wo dies nicht möglich ist, mit seiner Bezugsperson. Um die Problembeschreibung zu systematisieren, empfiehlt sich die international anerkannte Systematik der Pflegediagnosen. Sie wird durch andere Erfassungsinstrumente (Screening) ergänzt.

Die Darstellung der Informationssammlung kann unterschiedlich sein und richtet sich nach den Dokumentationssystemen der Einrichtung. In der Regel erscheint es übersichtlicher, wenn die Probleme zuerst benannt werden, weil Pflege in erster Linie ein **Problemlösungsprozess** unter Berücksichtigung der Wünsche und Ressourcen ist.

Umfangreiche von PflegewissenschaftlerInnen mitgestaltete Dokumentationssysteme sind auf den Internet-Seiten der Hersteller ausführlich dargestellt, z. B. bei DAN-Produkte unter http://www.dan-produkte.de/; oder bei GODO® (➤ Abb. 4.2) unter www.godo-systems.de.

Die im Rahmen einer AKI-Studie entwickelte Dokumentationssystematik favorisiert die Dokumentation auf nur 4 Formularen:

1. **Stammblatt**: vervollständigt in Bezug auf pflegeversicherungsrelevante Daten
2. **Informationssammlung**: zum aktuellen Arbeitsblatt (nicht nur einmalige Datenerhebung), Angaben anderer Berufsgruppen können integriert werden, die zusammenfassende Beschreibung der Pflegeprobleme und die Pflegeziele werden am Ende der Informationssammlung dokumentiert

GODO Systems GmbH
Falkenweg 13 • 41468 Neuss
Tel. (02131) 298 47-0 • Fax (02131) 298 47-69

GODO SYSTEMS GmbH · Karla Kämmer Beratungsgesellschaft

Name ☐

Bitte den Hilfebedarf in der Spalte Hilfe ankreuzen
U=Unterstützung • TÜ= Teilweise Übernahme • VÜ= vollständige Übernahme • B= Beaufsichtigung • A= Anleitung

Bitte den Risikopotenzialen eine Risikostufe zuordnen
Risikostufe 0 = kein Risiko • 1 = schwach ausgeprägtes Risiko • 2 = mittleres Risiko • 3 = hohes Risiko

1 kommunizieren können

Fähigkeiten / Ressourcen	Individuelle Vorlieben / Abneigungen

Einschätzung der Sinne		Keine Hilfe	U	TÜ	VÜ	B	A	Hilfsmitteleinsatz	Unterstützungsbedarf	Risikopotenzial (RIP®)	Risikostufe	Pflegeplan	Tag.-Strukt. F	S	N
Sehen	☐ uneingeschränkt ☐ zeitweise eingeschränkt ☐ eingeschränkt ☐ nicht möglich									○ Gefahr der sensorischen Deprivation					
Hören	☐ uneingeschränkt ☐ zeitweise eingeschränkt ☐ eingeschränkt ☐ nicht möglich									○ Gefahr durch Störung des Ausdrucks von Bedürfnissen					
Sprechen	☐ uneingeschränkt ☐ zeitweise eingeschränkt ☐ eingeschränkt ☐ nicht möglich														
Verstehen	☐ uneingeschränkt ☐ zeitweise eingeschränkt ☐ eingeschränkt ☐ nicht möglich														
nonverbale Kommunik.	☐ uneingeschränkt ☐ zeitweise eingeschränkt ☐ eingeschränkt ☐ nicht möglich														

2 sich bewegen können

Fähigkeiten / Ressourcen	Individuelle Vorlieben / Abneigungen

Einschätzung der Mobilität		Keine Hilfe	U	TÜ	VÜ	B	A	Hilfsmitteleinsatz	Unterstützungsbedarf	Risikopotenzial (RIP®)	Risikostufe	Pflegeplan	Tag.-Strukt. F	S	N
Aufstehen/ Hinlegen	☐ uneingeschränkt ☐ zeitweise eingeschränkt ☐ eingeschränkt ☐ nicht möglich									○ Thrombosegefahr					
Stehen	☐ uneingeschränkt ☐ zeitweise eingeschränkt ☐ eingeschränkt ☐ nicht möglich									○ Gefahr durch Ortsfixierung					
Gehen	☐ uneingeschränkt ☐ zeitweise eingeschränkt ☐ eingeschränkt ☐ nicht möglich									○ Dekubitusgefahr					
Eigenbewegung	☐ uneingeschränkt ☐ zeitweise eingeschränkt ☐ eingeschränkt ☐ nicht möglich									○ Kontrakturengefahr					
	☐ uneingeschränkt ☐ zeitweise eingeschränkt ☐ eingeschränkt ☐ nicht möglich														

○ vorhandene Kontrakturen

3 Vitale Funktionen erhalten können

Fähigkeiten / Ressourcen	Individuelle Vorlieben / Abneigungen

Einschätzung der Vitalfunktion		Keine Hilfe	U	TÜ	VÜ	B	A	Hilfsmitteleinsatz	Unterstützungsbedarf	Risikopotenzial (RIP®)	Risikostufe	Pflegeplan	Tag.-Strukt. F	S	N
Atmung	☐ uneingeschränkt ☐ zeitweise eingeschränkt ☐ eingeschränkt ☐ Schmerzen									○ Pneumoniegefahr					
Atemfrequenz	☐ Bradypnoe ☐ Tachypnoe ☐ Apnoe ☐ atmet schwer									○ pflegerelevante Probleme bei Diabetes Mellitus					
Atemnot bei	☐ größerer ☐ mäßiger ☐ geringer körperlicher Anstrengung														
Kreislauf	RR Puls														
Wärme/ Kälte	☐ friert schnell ☐ schwitzt stark														

4 sich pflegen können

Fähigkeiten / Ressourcen	Individuelle Vorlieben / Abneigungen

Einschätzung der Körperpflege		Keine Hilfe	U	TÜ	VÜ	B	A	Hilfsmitteleinsatz	Unterstützungsbedarf	Risikopotenzial (RIP®)	Risikostufe	Pflegeplan	Tag.-Strukt. F	S	N
Duschen/ Baden	☐ uneingeschränkt ☐ zeitweise eingeschränkt ☐ eingeschränkt ☐ nicht möglich									○ Gefahr der Hautschädigung					
Waschen	☐ uneingeschränkt ☐ zeitweise eingeschränkt ☐ eingeschränkt ☐ nicht möglich									○ Gefahr durch Munderkrankungen					
Intimpflege	☐ uneingeschränkt ☐ zeitweise eingeschränkt ☐ eingeschränkt ☐ nicht möglich									○ chronische Wunde					
Mund/ Zahnpflege	☐ uneingeschränkt ☐ zeitweise eingeschränkt ☐ eingeschränkt ☐ nicht möglich														
Hautpflege	☐ uneingeschränkt ☐ zeitweise eingeschränkt ☐ eingeschränkt ☐ nicht möglich														
Rasieren	☐ uneingeschränkt ☐ zeitweise eingeschränkt ☐ eingeschränkt ☐ nicht möglich														
	☐ uneingeschränkt ☐ zeitweise eingeschränkt ☐ eingeschränkt ☐ nicht möglich														

www.godo-systems.de *Einschätzung des Pflegebedarfs* *1751*

Abb. 4.2a Informationssammlung von GODO Nr. 1751 oder Folgenummer (neueste Nummer) [V430]

3. **Interventionsformular**: Pflegemaßnahmen, Durchführungszuständigkeiten, zeitlicher Pflegeverlauf, Ergebniskontrolle, Anordnungen anderer Berufsgruppen
4. **Pflegebericht**: aktuell auftretende Probleme, Begründungen für Maßnahmenveränderungen.

Bitte den Hilfebedarf in der Spalte Hilfe ankreuzen
U=Unterstützung • TÜ= Teilweise Übernahme • VÜ= vollständige Übernahme • B= Beaufsichtigung • A= Anleitung

Bitte den Risikopotenzialen einer Risikostufe zuordnen
Risikostufe 0 = kein Risiko • 1 = schwach ausgeprägtes Risiko • 2 = mittleres Risiko • 3 = hohes Risiko

5 essen und trinken können

Fähigkeiten / Ressourcen	Individuelle Vorlieben / Abneigungen

Einschätzung der Nahrungs- und Flüssigkeitsaufnahme	Keine Hilfe	U	TÜ	VÜ	B	A	Hilfsmitteleinsatz	Unterstützungsbedarf	Risikopotenzial (RIP®)	Risikostufe	Pflegeplan	Tag.-Strukt. F	S	N
Essen ☐ uneingeschränkt ☐ zeitweise eingeschränkt ☐ eingeschränkt ☐ nicht möglich							○ PEG		○ mangelnde Nahrungsaufnahme					
Trinken ☐ uneingeschränkt ☐ zeitweise eingeschränkt ☐ eingeschränkt ☐ nicht möglich									○ mangelnde orale Flüssigkeitsaufnahme					
Ernährungszustand ☐ gut ☐ kachektisch ☐ adipös ☐ exsikkiert							Appetit							
Tagestrinkmenge							○ Adipositas							
Größe Gewicht BMI Bz. Kostform														

6 ausscheiden können

Fähigkeiten / Ressourcen	Individuelle Vorlieben / Abneigungen

Einschätzung der Ausscheidungen	Keine Hilfe	U	TÜ	VÜ	B	A	Hilfsmitteleinsatz	Unterstützungsbedarf	Risikopotenzial (RIP®)	Risikostufe	Pflegeplan	Tag.-Strukt. F	S	N
Stuhlgang ☐ normal ☐ regelmäßig ☐ neigt zu Durchfall ☐ neigt zu Verstopfung									○ Gefahr durch Stuhlgangprobleme					
Stuhl inkontinenz ☐ nein ☐ gelegentlich ☐ immer ☐ nimmt Abführmittel							○ Inkontinenzmaterial		○ gefährdete Harnkontinenz					
Wasserlassen ☐ normal ☐ vermehrt ☐ vermindert							○ ableitendes System							
Harn inkontinenz ☐ nein ☐ gelegentlich ☐ immer ☐ schwer							○ Inkontinenzmaterial							
Blasenkatheter Typ/Größe							Anus praeter Typ/Größe							
Inkontinenzmaterial ☐ tagsüber Typ/Größe							☐ nachts Typ/Größe							

7 sich kleiden können

Fähigkeiten / Ressourcen	Individuelle Vorlieben / Abneigungen
	Lieblingskleidung

Einschätzung des An-/Auskleidens	Keine Hilfe	U	TÜ	VÜ	B	A	Hilfsmitteleinsatz	Unterstützungsbedarf	Risikopotenzial (RIP®)	Risikostufe	Pflegeplan	Tag.-Strukt. F	S	N
Ankleiden ☐ uneingeschränkt ☐ zeitweise eingeschränkt ☐ eingeschränkt ☐ nicht möglich														
Auskleiden ☐ uneingeschränkt ☐ zeitweise eingeschränkt ☐ eingeschränkt ☐ nicht möglich														
Kleidung wählen ☐ uneingeschränkt ☐ zeitweise eingeschränkt ☐ eingeschränkt ☐ nicht möglich														

8 ruhen und schlafen können

Fähigkeiten / Ressourcen	Individuelle Vorlieben / Abneigungen
	aufstehen morgens um Uhr schlafengehen abends Uhr
	Ruhezeiten

Schlafgewohnheiten	Hilfsmitteleinsatz	Unterstützungsbedarf	Risikopotenzial (RIP®)	Risikostufe	Pflegeplan	Tag.-Strukt. F	S	N
			○ Gefahr durch gestörten Tag-/Nachtrhythmus					

9 sich beschäftigen können

Fähigkeiten / Ressourcen	Individuelle Vorlieben / Abneigungen

Aktivitäten / Interessen / Hobbies	Unterstützungsbedarf	Risikopotenzial (RIP®)	Risikostufe	Pflegeplan	Tag.-Strukt. F	S	N
		○ Gefahr durch gestörte Tagesablaufplanung					

Abb. 4.2b Informationssammlung von GODO Nr. 1751 oder Folgenummer (neueste Nummer)

Bitte den Hilfebedarf in der Spalte Hilfe ankreuzen
U=Unterstützung • TÜ= Teilweise Übernahme • VÜ= vollständige Übernahme • B= Beaufsichtigung • A= Anleitung

Bitte den Risikopotenzialen einer Risikostufe zuordnen
Risikostufe 0 = kein Risiko • 1 = schwach ausgeprägtes Risiko • 2 = mittleres Risiko • 3 = hohes Risiko

10 sich als Mann/Frau fühlen können

Fähigkeiten / Ressourcen	Individuelle Vorlieben / Abneigungen
	Pflegemaßnahmen erwünscht durch ☐ weibliche Pflegeperson ☐ männliche Pflegeperson ☐ kein geschlechtsbezogener Wunsch
	Intimpflege erwünscht durch ☐ weibliche Pflegeperson ☐ männliche Pflegeperson ☐ kein geschlechtsbezogener Wunsch

Individueller Schmuck / spezielle Schönheitspflege / dekorative Kosmetik	Unterstützungsbedarf	Risikopotenzial (RIP®)	Risikostufe	Pflegeplan	Tag.-Strukt. F	S	N
Kleidung / Unterwäsche							

Besonderes zum Bedürfnis nach Nähe / Distanz

11 für sichere Umgebung sorgen können

Fähigkeiten / Ressourcen	Individuelle Vorlieben / Abneigungen

Orientierung					Keine Hilfe	U	TÜ	VÜ	B	A	Hilfsmitteleinsatz	Unterstützungsbedarf
örtlich	☐ uneingeschränkt	☐ zeitweise eingeschränkt	☐ eingeschränkt	☐ nicht möglich								
zeitlich	☐ uneingeschränkt	☐ zeitweise eingeschränkt	☐ eingeschränkt	☐ nicht möglich								
persönlich	☐ uneingeschränkt	☐ zeitweise eingeschränkt	☐ eingeschränkt	☐ nicht möglich								
situativ	☐ uneingeschränkt	☐ zeitweise eingeschränkt	☐ eingeschränkt	☐ nicht möglich								

☐ sedierende Medikamente ☐ freiheitsentziehende Maßnahmen

Risikopotenzial (RIP®)	Risikostufe	Pflegeplan	Tag.-Strukt. F	S	N	§ 87b
○ Sturzgefahr						
○ Eigengefährdung						
○ Gefahr durch Verursachung gefährdender Situationen						
○ Hin- /und Weglaufgefahr						
○ Gefahr durch mangelnde Kooperation						
○ unkontrolliert emotionales Verhalten						
○ Störung höherer Hirnfunktionen						
○ zeitlich überwiegende Niedergeschlagenheit						
○ tätlich oder verbal aggressives Verhalten						

12 Soz. Bereiche d. Lebens sichern können

Fähigkeiten / Ressourcen	Individuelle Vorlieben / Abneigungen

					Keine Hilfe	U	TÜ	VÜ	B	A		Unterstützungsbedarf	Risikopotenzial (RIP®)	Risikostufe	Pflegeplan	Tag.-Strukt. F	S	N
Pflege sozialer Beziehungen	☐ uneingeschränkt	☐ zeitweise eingeschränkt	☐ eingeschränkt	☐ nicht möglich														
Finanzielle Angelegenh.	☐ uneingeschränkt	☐ zeitweise eingeschränkt	☐ eingeschränkt	☐ nicht möglich														

Kontakte zu

Begleitung bei

13 mit existenz. Erfahrungen umgehen können

Fähigkeiten / Ressourcen (Lebensstolz · Bewältigungsstrategien · Reaktionstyp)	Individuelle Vorlieben / Abneigungen (kleine Helfer · kleine Tröster)

Trauer · Krisen · Verluste	Unterstützungsbedarf	Risikopotenzial (RIP®)	Risikostufe	Pflegeplan	Tag.-Strukt. F	S	N
		○ Schmerzen					

Die Einschätzung des Pflegebedarfs erfolgte von bis

Unterschrift verantwortliche Pflegefachkraft bzw. Bezugspflegeperson

Abb. 4.2c Informationssammlung von GODO Nr. 1751 oder Folgenummer (neueste Nummer)

Die für die Informationssammlung verantwortlichen Pflegepersonen brauchen **Qualifikationen** wie:
- Akzeptanz: wertfreies Eingehenkönnen auf den alten Menschen
- Empathie: Einfühlenkönnen in die Sichtweise und das Erleben des alten Menschen
- Kommunikationsfähigkeit: Fähigkeit, bei einem Gespräch auch auf nonverbale Äußerungen zu achten
- Beobachtungsfähigkeit: Erkennen von Befindensstörungen, Gewohnheiten, Einschränkungen in den Lebensaktivitäten und Krankheitszeichen
- Ausdrucksfähigkeit: Fähigkeit, Beobachtungen kurz und knapp zu dokumentieren und weiterzugeben
- Pflegefachliches Wissen
- Fähigkeit zur Umsetzung der nationalen Expertenstandards.

Als **Informationsquellen** können genutzt werden:
- Beobachtungen durch das Pflegepersonal
- Spontane Äußerungen und Erzählungen des Pflegebedürftigen und seiner Angehörigen
- Gezieltes Befragen des Pflegebedürftigen und/oder seiner Angehörigen, Freunde, Nachbarn
- Messen körperlicher Funktionen
- Arztberichte, Einweisungspapiere, Akten, Befunde (Hausarzt, Krankenhaus)
- Skalen, z. B. Empfehlungen in Nationale Expertenstandards (➤ Kap. 2.6)
- Empfehlungen und Begutachtungsrichtlinien des MDK.

Beim **Erstgespräch** für eine offene und einfühlsame Gesprächsatmosphäre sorgen:
- Ruhiger Raum, in vertrauter Umgebung ohne Anwesenheit Unbeteiligter
- Sich ausreichend Zeit nehmen
- Interesse für die Lebenswelt des pflegebedürftigen Menschen zeigen, dabei Privatsphäre respektieren
- Langsam und deutlich sprechen
- Kurze, gut verständliche Fragen stellen, Suggestivfragen vermeiden.

Stammblatt

- Name, Geburtstag, Familienstand, Beruf(e)
- Finanzierungsart (z. B. Selbstzahler, Kranken- bzw. Pflegekasse, Sozialhilfe), Pflegestufe nach SGB XI
- Finanzielle Angelegenheiten (z. B. Rezeptgebührenbefreiung), Schwerbehinderung (%)
- Bisheriger Wohnort, Heimaufnahmedatum, mitgebrachtes Eigentum
- Anschrift und Telefonnummer von Angehörigen oder Freunden und vom behandelnden Arzt
- Kontakt zu Selbsthilfegruppen
- Unterbringung (z. B. Einzelzimmer)
- Kulturelle Zugehörigkeit, religiöse Ansprechpartner
- Verfügungen (z. B. Reanimation, Testament)
- Gerichtliche Anordnungen (z. B. Betreuung, Fixierung)
- Krankenhausaufenthalte von–bis, aktuelle pflegerelevante ärztliche Diagnosen, weitere medizinische Diagnosen und medizinisch-pflegerische Messergebnisse (z. B. Puls, BZ), ärztliche Anordnungen.

Wahrnehmungsbereiche des alten Menschen

Die Einschätzung der Situation durch den alten Menschen oder seine Angehörigen selbst kann frei, entsprechend der Wahrnehmungsbereiche oder anhand strukturierter Formulare erfolgen. Sinnvoll ist eine Kombination dieser Möglichkeiten.

1. Biografie (Lebensgeschichtliche Ereignisse, Beziehungen, Krisen)

- Beziehungen und soziales Umfeld, Hobbys, besondere Kenntnisse und Fähigkeiten
- Einschneidende Ereignisse, erfreuliche bzw. bereichernde, belastende Situationen im Leben (z. B. Krieg, Nachkriegszeit, Scheidung)
- Frühere bewältigte und unbewältigte Erkrankungen und Lebenskrisen, Trauer
- Erfolge im Leben
- Bedeutung der Pflegebedürftigkeit, Erleben der Heimsituation, jetziges Befinden
- Positive oder negative Einflussfaktoren für das Befinden
- Aktuelle soziale Kontakte zu Familie, Freunden, anderen BewohnerInnen
- Möglichkeiten zur Selbstbestimmung der eigenen Lebenssituation
- Wünsche des alten Menschen bzw. der Bezugspersonen an die Pflegeeinrichtung.

2. Aktuelle Gewohnheiten, Selbstfindung, Selbstverwirklichung (sich situativ anpassen können)

- Wie wird der Tag eingeteilt?
- Welche speziellen Wünsche, Vorlieben, Gewohnheiten sind grundsätzlich zu beachten?
- Wie kann sich der alte Mensch in den Ablauf des Alltags einbringen?
- Können soziale Kontakte hergestellt bzw. aufrechterhalten werden?

3. Kognitiver Bereich

- Orientierung (Personal, Zeit, Ort, Situation)
- Gedächtnis, Konzentration
- Bewältigen der Alltagssituation, z. B. Lesen und Beantworten von Briefen; Ausführen von ärztlichen Anordnungen, z. B. Medikamenteneinnahme.

4. Kommunikativer Bereich

- Kommunikationsformen und -fähigkeiten
- Sprache, Hören und Verstehen
- Haltung, Mimik, Gestik
- Berührung, Tasten
- Störungen im Bereich der Kommunikation und ihre Ursachen
- Vorhandene oder erwünschte Hilfsmittel (z. B. Hörgerät, Brille, Zeigetafel).

5. Schmerzen

Der nationale **Expertenstandard „Schmerzmanagement in der Pflege“** gibt vor, dass die Pflegefachkraft über das notwendige Wissen zur systematischen Schmerzeinschätzung verfügt (➤ Kap. 7.11.1). Es kann mit verschiedenen Skalen gearbeitet werden, z. B.:

- VRS = **V**erbale **R**ank **S**kala, Zuordnung nach: keine, leichte, mäßige, starke, stärkste vorstellbare Schmerzen
- NRS = **N**umerische **R**ang**s**kala von 0–10 (kein bis stärkster vorstellbarer Schmerz)
- VAS = **V**isuelle **A**nalog**s**kala, 10 cm lange horizontale Linie von „keine bis stärkster vorstellbarer Schmerz“, Markierung auf der Linie
- BESD = **BE**urteilung von **S**chmerzen bei **D**emenz erstellt durch den Arbeitskreis „Alter und Schmerz“

Es erfolgt eine lückenlose und zeitnahe Dokumentation aller schmerzbezogenen Informationen.

4

6. Schlaf

- Welche Gewohnheiten hat der Betroffene (z. B. offenes Fenster)?
- Ist er nach dem Schlaf im Allgemeinen ausgeruht und bereit für die täglichen Aktivitäten?
- Wenn nein, wo liegen die Störungen, z. B. Einschlafstörungen, Durchschlafstörungen, frühzeitiges Aufwachen und ihre Ursachen?
- Welche Einschlafhilfen werden verwendet/sind erwünscht?
- Welche Hilfen zur Förderung eines Tag-Nacht-Rhythmus sind erwünscht/möglich?

7. Sicherheitsbedürfnisse

- Kann der Betroffene Risiken/Gefahrensituationen für seine Gesundheit erkennen?
- Welche Möglichkeit hat er, erkannte Risiken/Gefahrensituationen zu bewältigen?

8. Funktionaler Bereich

Mobilität

- Wie bewältigt der alte Mensch
  - Aufstehen und zu Bett gehen?
  - Aufstehen von Stuhl und Sessel, Hinsetzen?
  - An- und Auskleiden?
  - Stehen, Gehen, Treppen steigen, Gang zur Toilette?
- Sind Gehhilfen oder ein Rollstuhl vorhanden bzw. erwünscht?
- Sind Bewegungsstörungen vorhanden und wo liegen die Ursachen?
- Welche Möglichkeiten hat der alte Mensch, seine Beweglichkeit zu verbessern?

Der nationale **Expertenstandard „Sturzprophylaxe in der Pflege"** gibt vor, dass die Pflegefachkraft über das notwendige Wissen zur Identifikation von Sturzrisikofaktoren verfügt. In der Praxis wird mit verschiedenen Skalen gearbeitet. Allerdings gibt es laut Expertenstandard keinen validen Test, der die Sturzgefährdung messen kann.

Der nationale **Expertenstandard „Dekubitusprophylaxe in der Pflege"** gibt ebenfalls vor, dass die Pflegefachkraft über das notwendige Wissen zur systematischen Einschätzung der Dekubitusgefahr verfügt. In der Praxis wird mit verschiedenen Skalen gearbeitet, z. B. Braden-Skala.

Körperpflege

- Wie bewältigt der alte Mensch
  - Waschen, Duschen und Baden, was wird bevorzugt?
  - Zahnpflege, Haar-und Nagelpflege, Kosmetik, Rasur (Nass- oder Trockenrasur)
  - Reinigung, Pflege oder Einsetzen z. B. von Hörgeräten
  - Bettwäschewechsel, Auswahl und Wechsel der Bekleidung
- Sind Hilfsmittel vorhanden bzw. erwünscht?
- Welche Einschränkungen sind vorhanden und wo liegen die Ursachen?
- Welche Möglichkeit hat der alte Mensch, seine Einschränkung zu verbessern?

Ernährung

- Wie bewältigt der alte Mensch das Zubereiten und die Aufnahme von fester Nahrung und Getränken?
- Gibt es Unverträglichkeiten?
- Essgewohnheiten, z. B. Essenszeiten, bevorzugte Getränke, Lieblingsgerichte
- Sind Hilfsmittel vorhanden bzw. erwünscht?
- Sondenernährung
- Zahnprobleme
- Welche Störungen oder Einschränkungen sind vorhanden und wo liegen die Ursachen?

Der nationale **Expertenstandard „Ernährungsmanagement zur Sicherstellung und Förderung der oralen Ernährung in der Pflege“** hat zum Ziel, dass für jeden Menschen mit pflegerischem Unterstützungsbedarf oder einem Risiko für oder Anzeichen von Mangelernährung die orale Nahrungsaufnahme entsprechend seinen Bedürfnissen und seinem Bedarf sichergestellt ist. Zum Erfassen der Ernährungssituation werden neben dem BMI verschiedene Skalen, wie z. B. MNA = Mini Nutritional Assessment, eingesetzt.

Ausscheidungen

- Gibt es Probleme bei der Ausscheidung von Stuhl und Urin?
- Wenn ja, wo liegen die Störungen und ihre Ursachen, z. B. Harninkontinenz, Katheter?
- Sind Hilfsmittel vorhanden bzw. erwünscht?
- Sind personelle Hilfen erwünscht und erforderlich, z. B. bei Katheter, Stomapflege?

Der nationale **Expertenstandard „Förderung der Harnkontinenz“** zielt wie alle anderen Expertenstandards auch schon während der Informationssammlung auf die Erfassung der Problematik im Bereich Harnkontinenz. Hierzu werden zur pflegerischen Differenzierung in erster Linie die „Kontinenzprofile“ eingesetzt (➢ Kap. 5.5.3).

Hauswirtschaftliche Versorgung

- Kann der Betroffene seine hauswirtschaftliche Versorgung bezüglich
  - Zimmer bzw. Wohnungseinrichtung
  - Bekleidung waschen, Bügeln, Instandsetzen
  - Kochen
  - Besorgungen (z. B. Einkaufen, Apotheke, Krankenkasse) selbstständig durchführen?
- Wenn nein, wo liegen die Störungen und ihre Ursachen?

Die Einschränkungen in den funktionellen Bereichen sind häufig Folge von Störungen in den vorangegangenen Bereichen. Ressourcen in den Bereichen 1–6 müssen deshalb besondere Berücksichtigung finden. Die „nationalen Expertenstandards" geben vor, dass die Einschätzung unter anderem immer zu Beginn der Pflege, das heißt im Rahmen der Informationssammlung, erfolgen muss.

Aus dem Grad der Selbstständigkeit lässt sich der erforderliche Hilfebedarf ermitteln.

Hilfebedarf ermitteln

Um den Hilfebedarf des alten Menschen zu ermitteln, müssen Kriterien zur Auswertung bestimmt werden. Eine entscheidende Rolle spielen dabei die Unterstützungswünsche des alten Menschen. Der tatsächliche Unterstützungsbedarf wird nach Information und Beratung durch die Pflegefachkraft gemeinsam mit dem pflegebedürftigen Menschen bzw. den Angehörigen festgehalten. Zur weiteren Differenzierung können zum Beispiel die gesetzlichen Formulierungen nach SGB XI verwendet werden. In den Richtlinien der Spitzenverbände der Pflegekassen zur Begutachtung von Pflegebedürftigkeit nach dem SGB XI werden dafür folgende Grade eingeteilt:

- **Selbstständig**: Fähigkeit zur selbstständigen Versorgung bzw. Durchführung, keine Hilfsperson und keine Hilfsmittel erforderlich
- **Bedingt selbstständig**: Fähigkeit zur selbstständigen bzw. unabhängigen Versorgung mit einer oder mehreren Einschränkungen, Hilfsmittelvorrichtungen sind vorhanden und werden genutzt; der alte Mensch benötigt ggf. mehr Zeit als üblich für die Verrichtungen, bewältigt sie aber mit Mühe; ggf. bestehen Sicherheitsbedenken im Zusammenhang mit einzelnen Verrichtungen
- **Teilweise unselbstständig**: Fähigkeit zur selbstständigen Versorgung bzw. Verrichtung ist eingeschränkt, Einzelverrichtungen werden unvollständig ausgeführt, eine Hilfsperson ist zur Anleitung oder Beaufsich-

tigung bei der Vorbereitung und Durchführung von Verrichtungen bzw. zu ihrer zeitweisen oder teilweisen Übernahme erforderlich
- **Unselbstständig**: Fähigkeit zur selbstständigen Versorgung bzw. Verrichtung ist nicht vorhanden, Hilfestellung bzw. Übernahme durch Hilfsperson in allen Phasen der Versorgung bzw. Verrichtung erforderlich.

Aus dem Grad der Selbstständigkeit lässt sich der erforderliche Hilfebedarf ermitteln. Systematisierte Formulare zur Informationssammlung bieten Systemhäuser für Dokumentationssysteme, z. B. Fa. DAN-Produkte oder GODO® an. Formulare oder Software können über die Homepage dieser Firmen eingesehen und bestellt werden.

4.2 Erkennen und Formulieren von Pflegediagnosen (Pflegeproblemen) und Ressourcen

Aus der Informationssammlung ergeben sich die individuellen Gewohnheiten und Wünsche sowie Probleme und Ressourcen des alten Menschen. Die gesammelten Informationen sind die Grundlage für das Stellen der Pflegediagnose. In Deutschland sind die Pflegediagnosen noch nicht standardisiert, trotzdem sollten sie exakt formuliert werden, da sie die Inhalte der Pflege festlegen und beschreiben.

Problem + Ursache + Symptome (erkennbare Zeichen) = Pflegediagnose

Pflegeprobleme (➤ Abb. 4.3) ergeben sich aus dem Erleben des alten Menschen. Sie entstehen durch eine eingeschränkte Selbstständigkeit und Selbstversorgung, die nicht mehr kompensiert werden kann.

Pflegeprobleme können erkannt werden durch:
- direkte und indirekte verbale und nonverbale Äußerungen des alten Menschen,
- professionelles Wissen,
- Beobachtung,
- Messung und
- Risikoeinschätzung.

Beide Sichtweisen, die des Pflegebedürftigen und die der Pflegekraft, müssen miteinander verglichen werden. Das Pflegeproblem wird dann möglichst aus der Sicht des Pflegebedürftigen formuliert. Jedes formulierte Pflegeproblem erfordert zielgerichtetes Handeln.

Fallbeispiel

Pflegeprobleme: Der alte Mensch leidet unter Hitzegefühl und ist zu schwach zum Aufstehen. Er kann sich aufgrund seiner Immobilität nicht selbstständig waschen und kleiden und sich nicht vor Folgeerkrankungen schützen. Aus diesen Problemen ergeben sich folgende Pflegediagnosen.

Pflegediagnosen

1. Pflegediagnose (➤ Abb. 4.4): Fieber (Hyperthermie)

Mögliche Ursachen
- Entzündungen, Infektionen, die die Immunabwehr aktivieren
- Verbrennungen, Trauma, die zu einem erhöhten Stoffwechsel führen
- Flüssigkeitsmangel (Dehydration)
- Störung der Temperaturregulation im Gehirn

- Unangemessene Bekleidung, Schwitzen
- Große Wärmeeinwirkung von außen bei verminderter Fähigkeit zu schwitzen.

Symptome (erkennbare Zeichen)
- Gemessene Temperatur von mehr als 38 °C (rektal)
- Gerötete, überwärmte Haut
- Schnelle Atmung (Tachypnoe)
- Schneller Puls (Tachykardie)
- Schüttelfrost, Krämpfe
- Glieder- und Kopfschmerzen
- Unruhe, Angst
- Bewusstseinsstörung, Verwirrtheit.

2. Pflegediagnose: Eingeschränkte Beweglichkeit
Mögliche Ursachen
- Bettruhe wegen Fieber
- Schmerzen oder Verletzungen
- Schwäche
- Lähmung
- Veränderte Bewusstseinslage, verminderter Antrieb.

Symptome (erkennbare Zeichen): zeigen aktuelle und mögliche Gesundheitsprobleme, die abgewendet werden müssen, z. B.
- Kann nicht aufstehen und bewegt sich auch im Bett kaum selbstständig
- Hautschädigungen (Dekubitus und Intertrigo)
- Atmungsprobleme (Pneumonie)
- Veränderung der Beweglichkeit der Gelenke (Kontraktur)
- Störungen der venösen Durchblutung (Thrombose)
- Veränderung der Stuhlausscheidung (Obstipation)
- Veränderung von Stimmung, Antrieb und Denken
- Veränderung der Orientierung.

3. Pflegediagnose: Selbstversorgungsdefizit beim Waschen und Kleiden
Mögliche Ursachen
- Eingeschränkte Beweglichkeit, z. B. Lähmungen, Schwäche, Fieber
- Verwirrtheit/Bewusstseinsveränderungen
- Fehlende Motivation.

Symptome (erkennbare Zeichen)
- Kann nicht an Waschwasser und Kleidung gelangen
- Kann die Handlungsabläufe nicht erfassen und koordinieren
- Kann nicht alle Körperteile erreichen
- Erkennt die Notwendigkeit der Körperpflege und sich Kleiden nicht.

Erkrankungsbedingte Probleme, z. B. Beinödeme oder Atemnot, müssen durch gezielte Beobachtung erkannt und dokumentiert werden. Sie werden nach Absprache mit dem alten Menschen an den Arzt weitergeleitet, denn sie machen ein ärztliches Eingreifen in Form von Anordnungen notwendig. Kann der alte Mensch die Anordnungen nicht selbst ausführen, ergibt sich daraus eine pflegerische Maßnahme, z. B. Verabreichung der verordneten Medikamente, Beobachtung von Wirkung und Nebenwirkung, Vitalzeichenkontrollen.

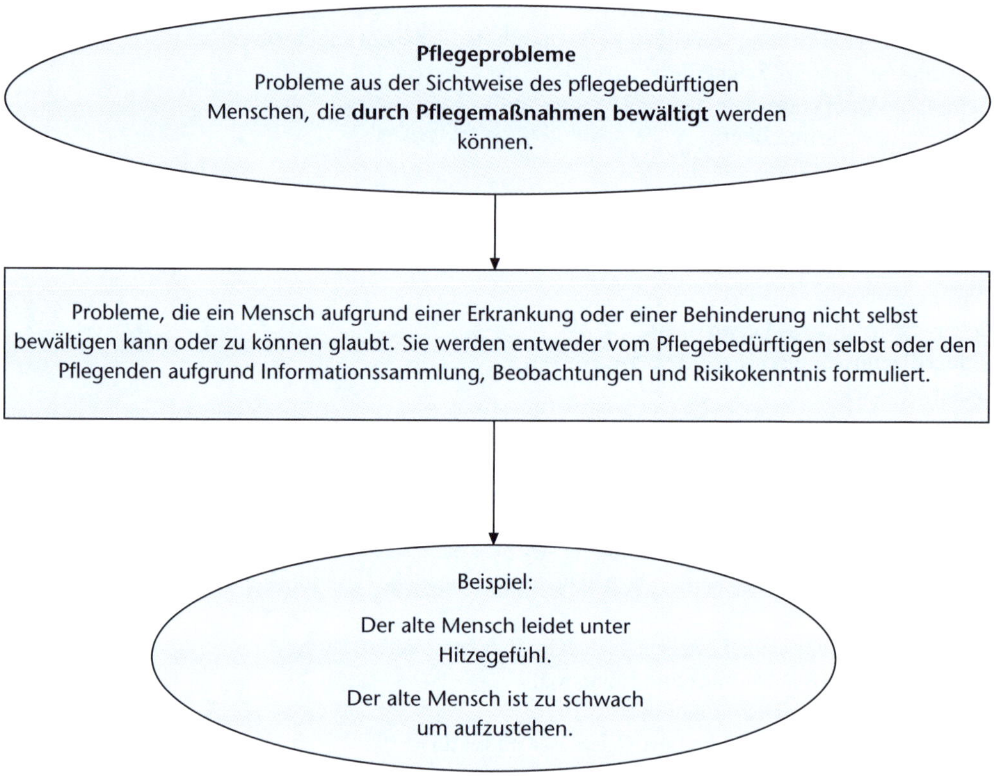

Abb. 4.3 Pflegeprobleme

Ressourcen *(Kraftquellen)* (➤ Abb.4.5) sind Möglichkeiten, die ein Mensch hat, um sein selbstbestimmtes Handeln in allen Lebensbereichen zu erhalten und zu fördern. Sie ergeben sich aus bestimmten Persönlichkeitsmerkmalen, z. B. Ehrgeiz, Durchhaltevermögen (innere Ressourcen) und Hilfsmöglichkeiten aus der Umgebung, z. B. Ehepartner, materielle oder technische Hilfen, Infrastruktur im Wohnbereich (äußere Ressourcen). Ressourcen gehen aus der Informationssammlung hervor.

Die professionelle Pflegeplanung beinhaltet grundsätzlich nur pflegerische Probleme.

4.3 Festlegen von Pflegezielen

Zu jeder erkannten Pflegediagnose wird mindestens ein konkretes Ziel formuliert. Es beschreibt, was der Pflegebedürftige selbst oder unter Hilfestellung der Pflegenden in einem überschaubaren Zeitraum erreichen möchte. Sie lassen sich von der Pflegediagnose ableiten.

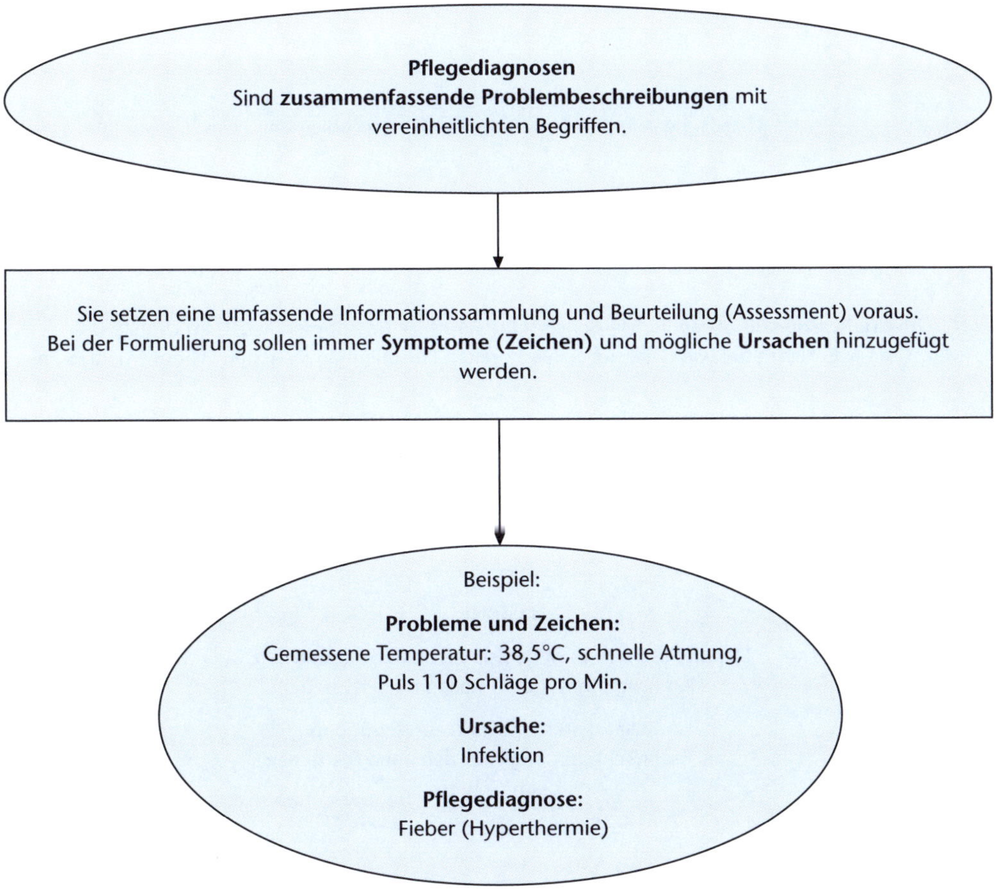

Abb. 4.4 Pflegediagnosen

Kriterien für das Festlegen von Pflegezielen

Gemeinsam mit dem alten Menschen und evtl. mit Angehörigen

Pflegeziele können nur erreicht werden, wenn der Pflegebedürftige diese mitbestimmt hat. Deswegen ist es wichtig, Pflegeziele gemeinsam mit dem alten Menschen und evtl. mit seinen Angehörigen zu besprechen und festzulegen. Die so gewonnene Zustimmung und Akzeptanz erhöhen die **Motivation** des Pflegebedürftigen und seiner Angehörigen zur Mitarbeit.

Pflegeziele konkret formulieren

Pflegeziele konkret und bezogen auf den alten Menschen zu formulieren bedeutet:

- Das angestrebte, beobachtbare (Pflege-)Ergebnis beim alten Menschen genau beschreiben, z. B.:
  - den Grad der Selbstständigkeit, z. B. kann Gesicht und Hände alleine waschen
  - das Wissen, z. B. weiß um die Folgen von anhaltendem Druck auf die Haut und kennt Möglichkeiten und Zeitabstände der Druckentlastung

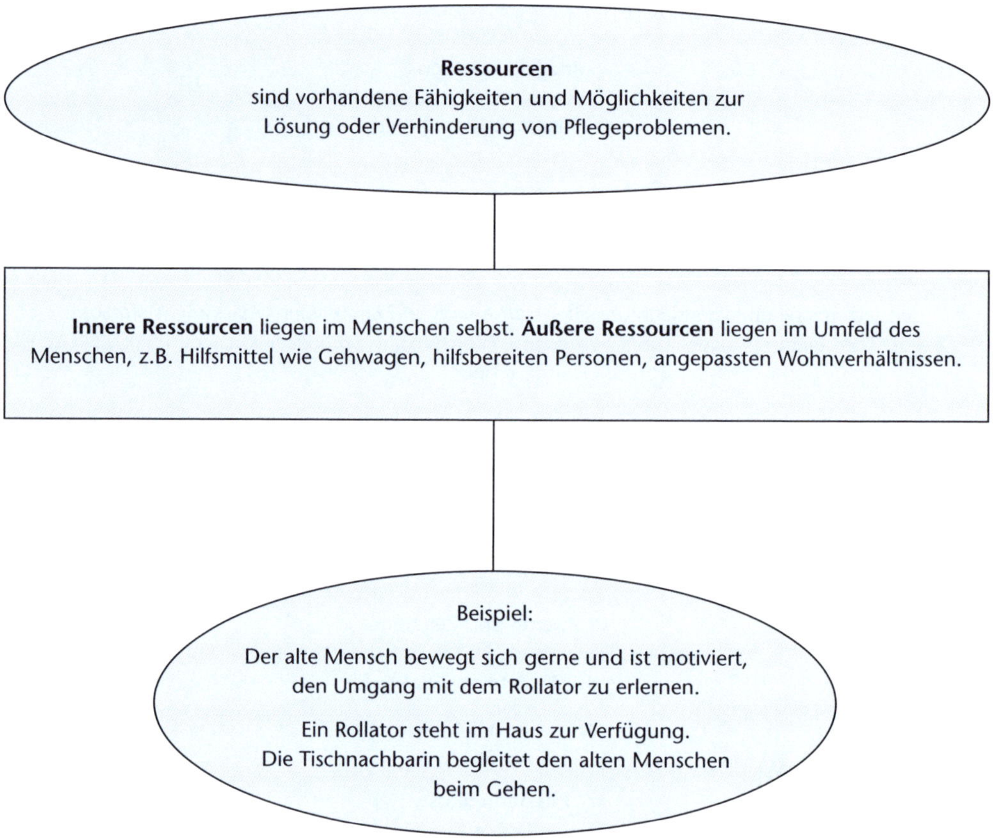

Abb. 4.5 Ressourcen

  - das Wollen, z. B. ist bereit, mit der linken Hand den rechten Arm zu waschen
  - das Verhalten, z. B. kann seine Gefühle äußern
  - der Zustand, z. B. intakte Haut, Kontinenz
- Falls möglich angeben, in welchem Zeitrahmen sich das gewünschte Verhalten zeigen soll, z. B. wäscht sich der alte Mensch bis in 2 Wochen sein Gesicht, seinen Oberkörper und den Intimbereich selbst oder er geht bis in 4 Wochen 2 × am Tag 20 m mit Unterstützung.

Realistische und erreichbare Ziele wählen

Nur die Ziele sind auch wirklich sinnvoll und erreichbar, die der individuellen Situation eines Pflegebedürftigen entsprechen. So ist es für einen alten Menschen mit einer Hemiplegie ein erreichbares Pflegeziel, sich mit einem elektrischen Rollstuhl fortzubewegen.

Der Weg zur Erreichung von Pflegezielen besteht aus vielen einzelnen Schritten. Ziele lassen sich nach dem Zeitbedarf unterscheiden, der vom „Start" bis zur „Ziellinie" benötigt wird:

- **Nahziel**: Frühziel oder Kurzzeitziel, das der Pflegebedürftige in relativ kurzer Zeit erreichen kann (z. B. innerhalb von 7 Tagen, evtl. aber auch schon nach einmaliger Anwendung einer Pflegemaßnahme)
- **Fernziel**: Spätziel oder Langzeitziel, das der Pflegebedürftige nach Erreichen von mehreren Nahzielen als höchstmögliches Ziel erreichen kann.

Oberstes Pflegeziel ist laut Pflegegesetz die eigenständige Übernahme der Verrichtungen des täglichen Lebens. Vor allem in der Langzeitpflege ist eine eigenständige Übernahme der Verrichtungen des täglichen Lebens bei realistischer Einschätzung oft nicht erreichbar. Dann sind Pflegeziele sinnvoll, die dem Pflegebedürftigen größtmögliche Zufriedenheit, Selbstbestimmung, Wohlbefinden und Lebensqualität ermöglichen.

Überprüfbar machen

Überprüfbar ist ein Pflegeziel (➤ Abb. 4.6) dann, wenn ein angestrebtes Verhalten durch Äußerungen des alten Menschen oder durch Beobachtung festgestellt werden kann. Bei der Überprüfung (z. B. an festgelegtem Datum) wird dokumentiert, ob das Ziel erreicht wurde. Wenn nicht, muss dies ebenfalls evtl. unter Angabe der Gründe dokumentiert und ein neues Ziel formuliert werden.

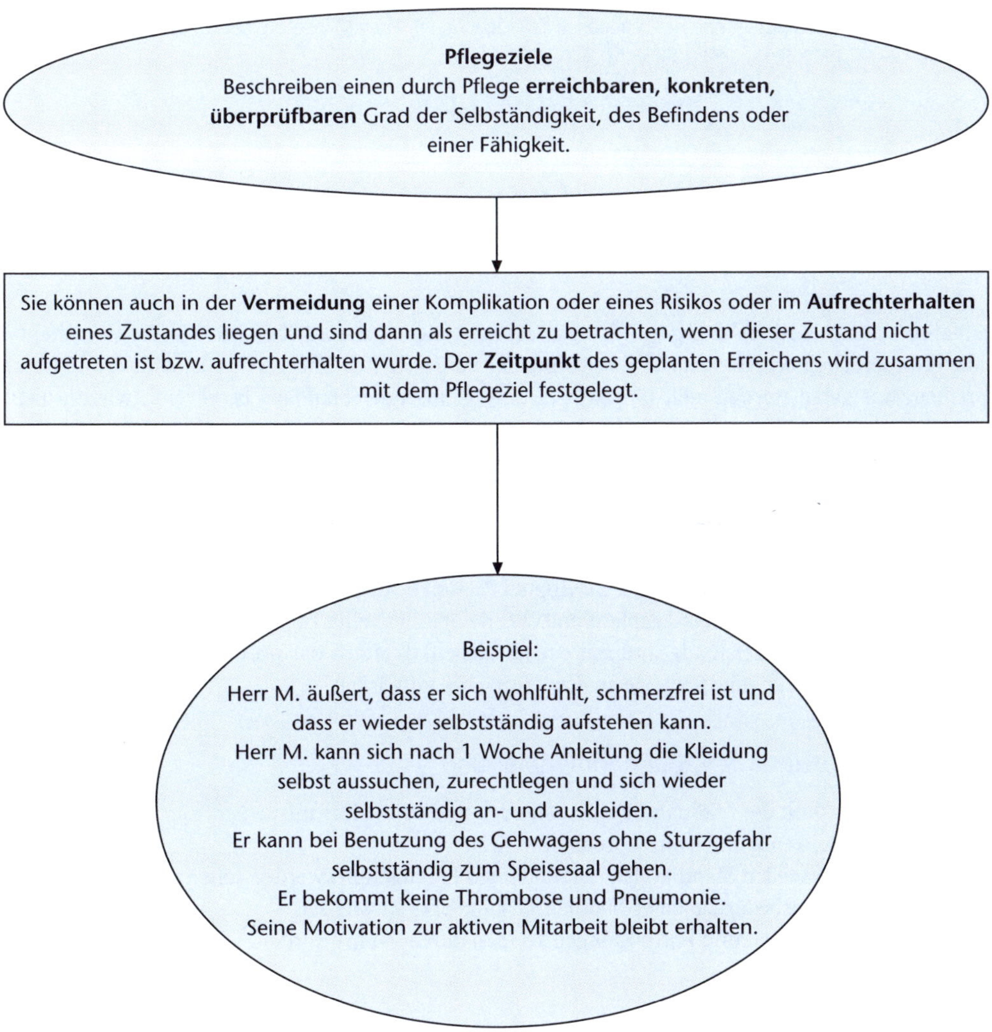

Abb. 4.6 Pflegeziele

Vermeiden von Komplikationen als Ziel

Ziel kann sein, einen Zustand zu erhalten, zu verbessern, zu verarbeiten oder ein Risiko, eine Folgeerkrankung (Komplikation) zu verhindern. Das Ziel „Folgeerkrankungen und Komplikationen zu verhindern" ist dann als erreicht zu betrachten, wenn gefährdete Personen diese Folgeerkrankungen und Komplikationen nicht bekommen.

Diese Pflegeleistung hat einen bis heute unterschätzten wirtschaftlichen Stellenwert, da sie von den Kostenträgern nicht im Vergleich zu den hohen Folgekosten der Unterlassung beurteilt wird.

Die Gefahr einer Folgeerkrankung kann nur von Fachkräften erkannt werden, die die Risiken kennen. Eine nachprüfbar erbrachte Pflegeleistung besteht bereits in der schriftlich festgehaltenen Risikoabschätzung und in der gezielten Beobachtung, die in der Leistungsbeurteilung zu berücksichtigen ist. Die nationalen Expertenstandards und die MDK-Stellungnahmen geben Anforderungen vor und sind Grundlage für die rechtliche Beurteilung.

> Wird die Gefahrenabwendung unterlassen, entstehen Schäden für den alten Menschen. Die Nichterbringung dieser Leistung hat für Fachpersonal haftungsrechtliche Konsequenzen.

4.4 Planen, Durchführen und Dokumentieren von Pflegemaßnahmen

Pflegemaßnahmen (bei Abrechnung mit den Kassen Leistungen genannt) beschreiben die Vorgehensweise bzw. die erforderlichen Schritte bis zur Erreichung der vorgegebenen Pflegeziele (➤ Abb. 4.7). Leistungen beschreiben, was getan werden soll. Ein zur Leistung gehörender Standard beschreibt, wie die Leistung durchgeführt wird, also Materialien, Handlungsschritte, Zeit, Personal und Überprüfungskriterien.

Gemeinsame Maßnahmenplanung

Pflegemaßnahmen werden im Beisein aller beteiligten Personen, also auch mit dem alten Menschen und evtl. seinen Angehörigen, besprochen und geplant und chronologisch in eine Tagesstruktur eingefügt. Auch PraktikantInnen und Zivildienstleistende sind mit einzubeziehen, da ihnen das professionelle Wissen des Fachpersonals über Zusammenhänge fehlt, sie an der Pflege aber mitwirken.

Vorteile einer gemeinsamen Maßnahmenplanung

- Der alte Mensch ist mit der Maßnahme einverstanden und kann aktiv mitwirken
- Emotionale Belastungen können angesprochen werden
- Alle sind auf dem aktuellen Stand, welche Maßnahmen durchgeführt werden sollen
- Zusätzlicher Schulungsbedarf zu einer Maßnahme kann erkannt werden
- Notwendige Einweisungen und Fortbildungen können durchgeführt werden.

Tipps zur Formulierung von Pflegemaßnahmen

Maßnahme nach der 7 × W-Regel beschreiben: Wer, Was, Welche Form der Hilfe (z. B. vollständige Übernahme), Wann, Wo, Wie, Wie oft. Standards in die Planung einbeziehen.

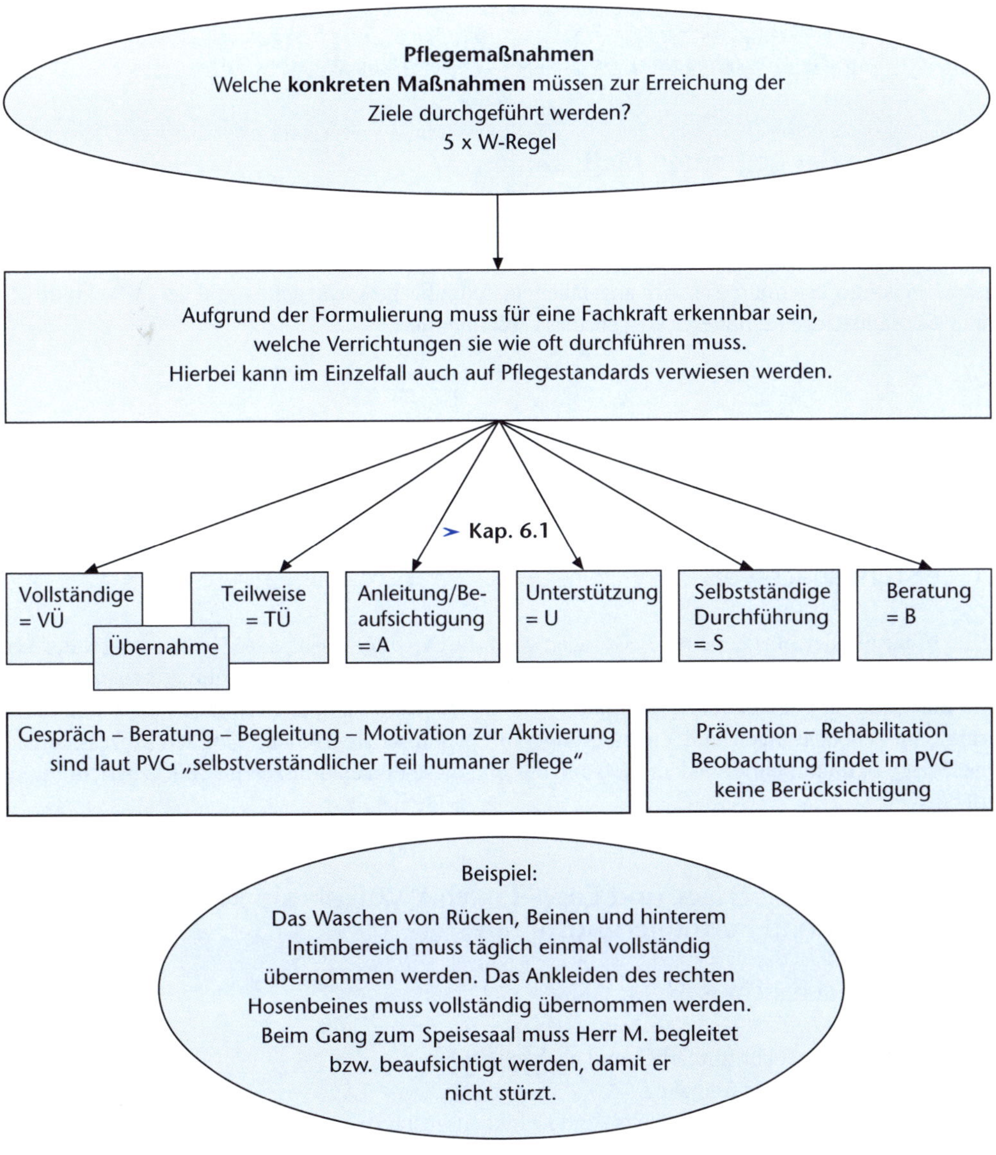

Abb. 4.7 Pflegemaßnahmen

Diese nicht beschreiben, nur mit einem Kürzel in die Planung aufnehmen, evtl. notwendige Abweichungen schriftlich im Bericht vermerken.

Auch die Art der in der Regel erforderlichen Hilfestellung, wie vollständige Übernahme, teilweise Übernahme, Unterstützung, Beratung, Anleitung und Beaufsichtigung, soll eingeplant werden. Aufgrund des wechselnden Befindens und Zustandes der alten Menschen kann es aber sein, dass sich die geplante Form der Hilfestellung häufiger ändert.

Der Zeitbedarf einer aktivierenden Pflege mit Unterstützung und Anleitung ist in der Regel höher als der einer vollständigen Übernahme. Wenn jedoch damit die Ziele „Selbstständigkeit" und „Selbstbestimmung" „Würde" und „Zufriedenheit" des alten Menschen erreicht werden können, ist diese Zeit sinnvoll eingesetzt.

Durchführung der geplanten Maßnahmen

Um alle geplanten Pflegemaßnahmen fachgerecht durchführen zu können, müssen die Pflegekräfte entsprechend qualifiziert sein und verantwortungsbewusst handeln. Jede durchgeführte Maßnahme wird im Leistungsnachweis zum Teil mit tatsächlich angefallenem Zeitaufwand sowie der Anzahl der Pflegekräfte (2 Pflegekräfte ≙ 2 Handzeichen ≙ höherer Pflegebedarf) dokumentiert.

4.5 Wirksamkeitskontrolle der Pflege und Neuanpassung der Pflegeplanung

4.5.1 Leistungsnachweis

Die Durchführung der pflegerischen Leistungen wird durch Unterschrift oder Namenskürzel der verantwortlichen Pflegefachkraft im **Leistungsnachweis** zeitnah dokumentiert. Es können Leistungen einzeln oder in individuellen Tagesplänen gesammelt dokumentiert werden. Einzelleistungen werden in der Regel aufgrund von Beobachtungen und Veränderungen oder Wünschen erbracht. Um den prozesshaften Verlauf der Pflege zu dokumentieren, kann es sinnvoll sein, diese Einzelleitungen im „Pflegebericht" zu dokumentieren.

4.5.2 Pflegebericht „Quick und Easy"© nach I. Völkel und M. Ehmann: Struktur, Inhalt und Formulierungshilfen

Struktur des Pflegeberichtes

Der Pflegebericht umfasst kontinuierlich und nachvollziehbar:

- Veränderungen der Selbstständigkeit
- Veränderungen im Pflege-, Gesundheits- und Krankheitszustand
- Veränderung von Wünschen und Bedürfnissen
- Verhalten und Motivation des pflegebedürftigen Menschen
- Neue Ressourcen und pflegerelevante Informationen aus der Biografie
- Auswirkungen auf die Pflege.

Inhalt des Pflegeberichtes

Der Pflegebericht besteht aus:

- Strukturierten Formblättern zu vorgegebenen Kriterien
- Einem frei formulierter Bericht, dem eigentlichen „Pflegebericht".

Strukturierte Formblätter

Strukturierte Formblätter umfassen:
- Dokumentation von konkreten Messergebnissen, z. B. Puls, Blutdruck, Temperatur, Blutzucker, Atmung
- Protokolle über regelmäßige gezielte Beobachtungen, z. B. Bewegen (Bewegungs- und Lagerungsprotokoll), Essen, Trinken (Ernährungsprotokoll), Ausscheiden.

Pflegebericht mit freier Formulierung

- Veränderungen des Befindens und des Verhaltens; Beobachtungen, die für das Verstehen der zu betreuenden Person wichtig sind, z. B.: Frau Muster ist, nachdem sie gestern eine Auseinandersetzung mit ihrem Sohn hatte, traurig und in sich gekehrt
- Besonderheiten bei der Durchführung der Pflege und Abweichungen vom festgelegten „Standard", falls nicht dort vermerkt, z. B.: da Frau Muster z. Zt. über starke Rückenschmerzen klagt, kann die Oberkörperhochlagerung nur jeweils zeitlich befristet durchgeführt werden
- Veränderungen bzgl. der Selbstständigkeit
- Veränderungen des Gesundheitszustandes
- Notfälle
- Neue Ressourcen, vereinbarte Ziele oder Wünsche.

4

Akute Veränderungen

Wenn akute Veränderungen auftreten, erfordern sie häufig einmalige Leistungen. Der dauerhafte Pflegebedarf ändert sich jedoch in der Regel nicht. Die akute Veränderung und die damit verbundene einmalige Intervention muss im **Pflegebericht** dokumentiert werden.

Dauerhafte Veränderungen

Wenn neue Probleme oder Ressourcen gehäuft oder regelmäßig auftreten, muss dies in der **Informationssammlung** dokumentiert werden. Es ändert sich damit in der Regel der **Pflegebedarf**. Dies hat zur Folge, dass auch das **Interventionsformular** aktualisiert werden muss.

Aktuelle Ereignisse und neue Informationen können eine Überprüfung und Aktualisierung der Pflegeplanung erforderlich machen.

Formulierungshilfen zum Pflegebericht

Oft haben Pflegende nicht die Zeit, sich für ihre Beobachtungen und Interventionen treffende freie Formulierungen zu überlegen. Die folgenden Formulierungshilfen sollen Impulse sein, die individuelle Situation fachgerecht und präzise zu formulieren. Formulierungshilfen in ➤ Tab. 4.1 beziehen sich auf häufig auftretende Veränderungen und erleichtern das Formulieren von häufig vorkommenden Beobachtungen sowie folgenden Interventionen.

Die Formulierungsbeispiele umfassen die Bereiche: **Veränderungen, Notfälle, einmalige Leistungen**.

Es muss in der Dokumentation die Problemlösung zu erkennen sein.

Das bedeutet, dass jedes akute oder sich wiederholende neue „pflegerelevante" Problem und jede „Veränderung" eine Pflegemaßnahme nach sich ziehen muss. Nur in wenigen Ausnahmen kann es bei der Dokumentation der Beobachtung belassen werden.

Die hier tabellarische Form dient vor allem der Verdeutlichung der Problemlösung und des zusätzlichen Pflegezeitaufwandes (➤ Tab. 4.1).

Tab. 4.1 Formulierungshilfen zum Pflegebericht „Quick und Easy"© nach I. Völkel und M. Ehmann

Kommunizieren	
Veränderungen	**Einmalige Leistungen**
1. Kann Brille, Hörgerät aufgrund von starkem Zittern nicht selbstständig reinigen und einsetzen	1. Brille und Hörgerät bereitgestellt , gereinigt, eingesetzt
2. Möchte trotz Gehunsicherheit wegen Zittern zur „Gruppe"	2. Durch PK zur „Gruppe" begleitet, Frau XY hat Gehwagen benutzt
3. Versucht, gelähmte Hand mit gesunder Hand zu berühren, wahrzunehmen	3. Von PK zur Eigenaktivität bestärkt und zum zusätzlichem Gebrauch von Igelball und Kirschkernsäckchen angeleitet, Ressource in der Informationssammlung vermerkt
4. Wurde von ihrer Nichte im Rollstuhl durch den Park gefahren, hatte große Freude an den Begegnungen	4. Information: Besuchsdienst bietet auf Wunsch bei schönem Wetter Rollstuhlausfahrten an
Notfälle	**Einmalige Leistungen**
1. Klagt über plötzliche Hörverschlechterung oder Hörverlust mit anhaltenden Ohrgeräuschen	Sofort Arzt oder Notdienst verständigt; warmes Getränk angeboten, (bei Bewusstsein), in ruhige Umgebung begleitet
2. Wahrnehmungsstörung, Sehstörung, Kribbeln, Taubheit, Lähmung, Schwindel, kann nicht mehr sprechen, zeigt gestörtes Bewusstsein, nicht mehr ansprechbar	Notruf abgesetzt, Stabile Seitenlagerung, Vitalzeichen überprüft; Überleitung in die Klinik, (➤ Kap. 7.1.2) nach Krankenhauseinweisung durch den Arzt
Soziale Kontakte, Beziehungen und Bereiche sichern und gestalten	
Veränderungen	**Einmalige Leistungen**
1. Besuch von Tochter erhalten, zeigt Freude und entspanntes Verhalten beim Kontakt mit Tochter	1. In der Informationssammlung dokumentiert
2. Zeigt verbale/nonverbale Ablehnung beim Kontakt mit Sohn	2. In der Informationssammlung dokumentiert
3. Hat sich mit Frau B. angefreundet und möchte mit ihr zusammen Mittag- und Abendessen	3. In der Informationssammlung dokumentiert
4. Möchte Nachmittags gerne in den Aufenthaltsraum gebracht werden	4. In der Informationssammlung dokumentiert, Interventionsformular angepasst
Notfälle	**Einmalige Leistungen**
1. Zeigt aggressives/fremdgefährdendes Verhalten durch Beschimpfen, schlagen, beißen, kratzen, anspucken etc.	1. Gründe des Verhaltens, wie Ärger, Unzufriedenheit, Wut, Kränkung im Zusammenhang mit Situationen oder Personen, erfasst und betroffene Personen zum Selbstschutz und deeskalierenden Umgang angeleitet, Validation, Arzt benachrichtigt
2. Schlug trotz Validation und neuer Medikation wiederholt Mitbewohnerinnen	2. Verständigung eines Richters zur Einleitung freiheitsentziehender Maßnahmen

Tab. 4.1 Formulierungshilfen zum Pflegebericht „Quick und Easy"© nach I. Völkel und M. Ehmann (Forts.)

Vitale Funktionen des Lebens aufrecht erhalten	
Veränderungen	**Einmalige Leistungen**
1. Klagt über Schwindel, Benommenheit, leichter Atemnot	1. In den Lehnstuhl gesetzt, Puls- und Blutdruck gemessen: Werte leicht erhöht, Getränk angeboten, Einnahme der Medikamente überprüft (Wirkungen unerwünschte Wirkungen)
2. Ist verschleimt, Brodeln und pfeifende Geräusche beim Abhusten	2. Beim Abhusten unterstützt, Taschentücher und Abwurf bereitgestellt, wegen Verdacht auf Atemwegsinfekt Arzt benachrichtigt, Cortisonspray inhalieren lassen (wurde bis zum Abklingen der Beschwerden angeordnet)
3. Klagt über trockenen Mund	3. Eine Thermoskanne Tee bereitgestellt, zum Trinken aufgefordert, Becher nachgefüllt, Trinkprotokoll angelegt und geführt
4. Atmet mit offenem Mund, es bilden sich Beläge auf der Zunge	4. Mundpflegetablett gerichtet, Mundpflege 2-stündlich durchgeführt, Informationssammlung und Interventionsformular angepasst
5. Klagte um 20 Uhr über kalte Füße, Kopfschmerzen, Kopf fühlte sich heiß an	5. Körpertemperatur und Puls gemessen: 38,5 °C Fieber, Puls 100/Min, nach Arztanordnung 1 Tbl. Aspirin verabreicht
6. Hat nachts stark geschwitzt	6. Bett zweimal abgezogen und Nachthemd gewechselt
Notfälle	**Einmalige Leistungen**
1. Blässe, Blutdruckabfall, jedoch ansprechbar nach Verabreichung von Effortil-Tropfen hat sich Zustand nach 10 Minuten gebessert	1. Sofort Arzt verständigt, Getränk angeboten, Bewusstsein kontinuierlich überwacht
2. Klagt über Schwindel, wiederholt Blutdruckwerte über 180 mmHg	2. Ins Bett gebracht, Arzt verständigt, Blutdruckmedikament vom Abend 1 Std. früher verabreicht, kontinuierlich überwacht
Sich bewegen	
Veränderungen mit möglichen Ursachen	**Einmalige Leistungen**
1. Kann rechtes Bein wegen Schmerzen in der Hüfte nicht bewegen	1. Arzt angerufen, Bedarfsmedikation wieder angesetzt: 3 × tägl. 1 Tbl. Diclofenac 50
2. Bleibt wegen Schwäche heute im Bett	2. Dekubitusgefährdete Stellen um 11.00 Uhr inspiziert: Haut intakt (bei anhaltender Bettlägerigkeit Braden-Skala und Bewegungsplan anlegen, Informationssammlung und Interventionsformular anpassen)
3. Klagt über Steifigkeit der Knie- und Hüftgelenke	3. Bewegungsübungen der Knie- und Hüftgelenke im Rahmen der Abendtoilette durchgeführt
4. Bewegt wieder selbstständig alle Gelenke	5. Informationssammlung und Interventionsformular wurden angepasst
5. Möchte sich gerne wieder mit dem Rollator fortbewegen, hat aber Angst zu stürzen, ist zur Sturzprophylaxe motiviert	6. Hüftprotektor angelegt; zum Training „Sturzprophylaxe" begleitet
Notfälle	**Einmalige Leistungen**
1. Ist beim Aufstehen aus dem Bett gestürzt	1. Nach Verletzungen und Schmerzen gefragt und inspiziert, aufgefordert, künftig Licht zu machen und per Klingel Hilfe anzufordern
2. Starke Schmerzen und Bewegungseinschränkung (Lokalisation) nach Sturz	2. Sofort Arzt konsultiert, ruhiggestellt bis zum Eintreffen des Arztes oder Rettungsdienstes, Sturz dokumentiert im Sturzereignisprotokoll

Tab. 4.1 Formulierungshilfen zum Pflegebericht „Quick und Easy"© nach I. Völkel und M. Ehmann (Forts.)

Essen und Trinken	
Beobachtungen – Veränderungen	**Interventionen**
1. Klagt über Übelkeit und Völlegefühl hat nichts Verdorbenes gegessen	1. Nebenwirkung von Medikamenten überprüft, Arzt wurde informiert
2. Hat ca. 100 ml grünliches Magensekret erbrochen	2. Insulininjektion ausgesetzt, Arzt ist informiert, Blutzucker gemessen – 110 mg%, Blutzucker soll lt. Dr. Süß 2-stündlich gemessen werden, Insulinanordnung nach vorliegendem Stufenplan, Arzt kommt vorbei wegen Infusionstherapie
3. Hat seit letzter Woche 3 kg abgenommen, klagt über schlecht sitzende Zahnprothese und Appetitlosigkeit	3. Zahnarzttermin bei Dr. Kiefer für übermorgen um 10.00 Uhr vereinbart
4. Schläft beim Essen immer wieder ein	4. Isst am ehesten pürierte Bananen und Quark mit Zucker
5. Verschluckt sich beim Essen von Suppen und beim Trinken immer wieder	5. Nahrung wurde eingegeben, „Quick und dick" zum Andicken der Getränke wurde bestellt
6. Hat heute alles aufgegessen	
7. Der frisch gepresste Obstsaft hat ihr besonders gut geschmeckt	
Notfälle	**Einmalige Leistungen**
1. Hat ein Apfelstück aspiriert – starke Atemnot – durch kräftigen Hustenstoß wurde es wieder entfernt	1. Es wurde empfohlen, bei anhaltender Schluckstörung Äpfel und andere feste Nahrung püriert zu verzehren, Informationssammlung und Pflegeinterventionsblatt wurden angepasst
Ausscheiden	
Veränderungen	**Einmalige Leistungen**
1. Hat eingenässt – klagt über Brennen beim Wasserlassen – stechender Uringeruch	1. Bett komplett bezogen und größere Inkontinenzeinlagen Saugstärke 3 eingelegt, Arzt benachrichtigt
2. Klagte über starken Juckreiz und brennende Schmerzen im Genitalbereich – Inspektion zeigt starke Rötung mit nässenden Stellen: Intertrigo	2. Intimpflege mit Kompressen und klarem Wasser, mit verordneter Salbe eingecremt, Kompressen in Hautfalten im Intimbereich gelegt
3. Hatte heute nach dem Mittagessen erbrochen und übel riechenden wässrigen, grünlichen Durchfall, gibt an, den Kartoffelsalat vom Vorabend im Nachtkästchen aufbewahrt und zu Mittag gegessen zu haben	3. Information und Bitte: Wegen Gesundheitsgefahren keine Lebensmittelreste aufzuheben und zu verstecken
4. Geht tagsüber wieder selbstständig zur Toilette	4. Wurde gebeten, wegen Sturzgefahr nachts zu klingeln und auf Begleitung zu warten
Notfälle	**Einmalige Leistungen**
1. Hat massiv Teerstuhl abgesetzt	1. Diensthabender Arzt wurde sofort informiert, im Wiederholungsfall soll Stuhlprobe entnommen werden, Überleitung ins Krankenhaus wird vorbereitet
2. Hat blutigen Urin ausgeschieden, Lebensmittel-/ Medikamentennebenwirkungen wurden ausgeschlossen	2. wie oben

Tab. 4.1 Formulierungshilfen zum Pflegebericht „Quick und Easy"© nach I. Völkel und M. Ehmann (Forts.)

Sich pflegen und kleiden	
Veränderungen	**Einmalige Leistungen**
1. Konnte Körperpflege wegen Schwäche heute nicht selbst durchführen	1. Komplette Körperpflege durchgeführt
2. Fingernagelgroßer, nässender Ausschlag hinter dem rechten Ohr (unter der Brust, in der Gesäßfalte, Leiste etc.)	2. Hausarzt wurde informiert
3. Hautrötung am Gesäß, die nach Druckentlastung nicht verschwindet – Fingertest ebenfalls positiv – Dekubitusgefahr festgestellt	3. Dekubitusrisikoeinschätzung, Bewegungs- und Lagerungsplan sowie Protokoll angelegt Informationssammlung und Interventionsformular aktualisiert
4. Hat Durchführung der Körperpflege heute verweigert	4. Gespräch über Gründe (fühlt sich nicht schmutzig), konnte nicht umgestimmt werden
5. Klagt über Schmerzen im Mund wegen schlecht sitzender Zahnprothese	5. Zahnarzttermin für … vereinbart
6. Klagt über trockene rissige Lippen	6. Getränk angeboten und Lippen mit Bepanthensalbe gepflegt, empfohlen, dies mehrmals am Tage zu wiederholen, Getränke und Salbe in Reichweite gestellt, Informationssammlung und Interventionsformular aktualisiert
7. War am ganzen Körper mit Kot beschmutzt	7. Auf der Duschliege geduscht, Bett komplett bezogen, komplett sauber angekleidet, Empfehlung: Windelhose für die Nacht anlegen, Informationssammlung und Interventionsformular aktualisiert
8. Tochter hat saubere Kleidung gebracht	
9. Hat sich heute unter Anleitung selbstständig Gesicht und Oberkörper gewaschen	
Ruhen, schlafen, sich entspannen können	
Veränderungen	**Einmalige Leistungen**
1. Gibt an, die ganze Nacht nicht geschlafen zu haben, kennt Gründe nicht, möchte gerne morgens alleine frühstücken und abends bis ca. 22.00 Uhr Fernsehen	1. Gespräch über mögliche Gründe z.B. Ärger, Schmerzen, spätes Essen, lange Schlafintervalle tagsüber, belastende Tagesereignisse, Angst, Geräusche, Raumtemperatur, Licht, Nebenwirkung von Medikamenten oder Wünsche, z. B. andere oder mehr Tagesaktivitäten; andere Sozialkontakte, Teilnahme an Veranstaltungen, Informationssammlung und Interventionsformular aktualisiert
2. Wirkt angespannt, (Mimik, Gestik, Haltung), wirkt nach Validation entspannter	2. Validation
3. Gibt an, seit der Teilnahme an der Beschäftigung sehr gut zu schlafen	
4. Wirkt entspannt	
Notfälle	**Einmalige Leistungen**
1. Hat wegen plötzlich einsetzender schmerzhafter Muskelkrämpfe in den Waden laut gerufen, nach Muskellockerung und Magnesium-Getränk weitergeschlafen	1. Für 5 Min. an den Bettrand gesetzt, Beinmuskeln gelockert, anschließend Magnesium-Brause zu trinken gegeben

Tab. 4.1 Formulierungshilfen zum Pflegebericht „Quick und Easy"© nach I. Völkel und M. Ehmann (Forts.)

Für eine sichere und fördernde Umgebung sorgen	
Veränderungen	**Einmalige Leistungen**
1. Betrat wegen Verwirrtheit fremde Zimmer und räumte dort Gegenstände um, die Zimmerbewohner reagierten sehr verärgert und zornig	1. Betroffene Mitbewohner gebeten, Zimmer verschlossen zu halten, Teilnahme an Beschäftigungsgruppe vorgeschlagen
2. Ist nachmittags spazieren gegangen, wurde beim Abendessen vermisst, gegen 20:00 h unzureichend bekleidet durch Polizei am Ortsrand gefunden	2. Suche durch Polizei veranlasst, verspätetes Abendessen mit warmem Tee serviert, Gespräch über Möglichkeiten zur Verbesserung der Sicherheit geführt
3. Hat ihr Zimmer und die Toilette nicht gefunden	3. Kennzeichnungen der Orte gezeigt und Wiedererkennen eingeübt
4. Beschuldigt Mitbewohnerinnen, ihr Geld gestohlen zu haben	4. Validation
5. Kratzte Sich mit den Fingernägeln Wundschorf an … auf, starke Blutung	5. Verband angelegt, Händedesinfektion und -reinigung auch bei der Bewohnerin
6. Die Wunde an … zeigt gute Heilungstendenz siehe Wunddokumentation	
Notfälle	**Einmalige Leistungen**
1. Hat geäußert, dass sie sich das Leben nehmen möchte, sie möchte vorher noch mit ihrer Nichte sprechen	1. Äußerung ernst genommen, Validation, Gründe und Alternativen erörtert, nach Vertrauenspersonen gefragt, Fenster gesichert, gefährliche Gegenstände außer Reichweite genommen, Nichte angerufen
Sich beschäftigen	
Veränderungen	**Einmalige Leistungen**
1. Wollte mit der Veeh-Harfe® spielen, hat ihr sehr viel Spaß gemacht, möchte auch künftig täglich ein wenig auf der Veeh-Harfe® üben	1. Veeh-Harfe® und Noten bereitgestellt und zum Spielen angeleitet, tägliches Ausleihen der Harfe für 1 Std. vereinbart, Informationssammlung und Interventionsformular aktualisiert
2. Möchte gerne (z. B. im Park spazieren gehen oder gefahren werden, den Weihnachtmarkt besuchen, eine Ausstellung besuchen, einen Ausflug machen)	2. Begleitet bei…
Notfälle	**Einmalige Leistungen**
Hat sich beim Holzsägen an der Hand verletzt	Verband angelegt

Die Veränderungen in den Bereichen „Sich als Mann oder Frau fühlen und verhalten, Soziale Bereiche des Lebens sichern, mit existenziellen Erfahrungen des Lebens umgehen" verlangen eher längerfristige Beobachtung, Informationssammlung und ggf. Anpassung der Interventionen als einmalige Leistungen.

Wenn niemand die Zeit oder die Motivation hat, einfühlsame Kontakte und Beziehungen mit dem pflegebedürftigen Menschen zu führen, wird dieser zwangläufig in eine seelische Notlage kommen, in der er nicht mehr den Mut oder die Kraft hat, sich zu äußern. Immer können hier einfühlsame Gespräche oder, wo dies nicht möglich ist, nonverbale Kontakte unter Berücksichtigung der individuellen Wünsche stattfinden und hilfreich sein. Auch diese Kontakte müssen als einmalige Leistungen dokumentiert werden, wenn sie Zeit beanspruchen und hilfreich sind.

4

Der Wunsch der pflegebedürftigen Menschen nach Rückzug und Ruhe muss jedoch auch unbedingt respektiert werden. Die Arbeit mit Menschen stellt Pflegende immer vor neue Herausforderungen und „Gratwanderungen“.

Wenn Zeit und Ergebnisse professioneller Arbeit nicht dokumentiert werden, gilt die Arbeit als nicht erbracht und die Zeit hierfür kann nicht belegt werden.

4.5.3 Beurteilung der Pflegewirkung

Durch **Wirksamkeitskontrollen** zu festgelegten Zeitpunkten, z. B. bei einer Teambesprechung oder im Rahmen einer Pflegevisite, werden die Erfolge einer Pflege für Dritte nachvollziehbar dokumentiert. Wirksamkeitskontrollen sichern die Pflegequalität. Es lässt sich genau nachvollziehen, welches pflegerische Tun zum Erfolg geführt hat und welches nicht und demzufolge geändert wurde. Wirksamkeitskontrollen sind Grundlage einer Wirtschaftlichkeitsprüfung und der Pflegequalität.

Vorgehen bei der Wirksamkeitskontrolle:

- Wirksamkeit der Pflege zu den in der Planung festgelegten Kontrolldaten (evtl. auch früher) überprüfen
- Wurden die Pflegeziele innerhalb der Zeitvorgaben vollständig oder zumindest annähernd erreicht? Ist der pflegebedürftige Mensch zufrieden oder zumindest zufriedener mit seiner Situation bzw. seinem Zustand?
- Wenn nicht, muss hinterfragt werden: Waren die Informationen unzureichend? Gab es Fehler bei der Problemeinschätzung (➤ Kap. 4.2)? Waren die Pflegeziele zu hoch gesteckt? Waren die Pflegemaßnahmen geeignet, die Ziele zu erreichen? Waren die Möglichkeiten und Motivation, am Pflegeprozess mitzuwirken, bei allen Beteiligten vorhanden?
- Sind neue Probleme aufgetreten?
- Falls erforderlich gemeinsam neue Pflegeziele formulieren
- Kontrolle als Pflegevisite gemeinsam mit dem pflegebedürftigen alten Menschen und/oder Angehörigen durchführen.

Mit der Wirksamkeitskontrolle erreicht der Pflegeprozess seinen vorläufigen Abschluss. Gerade beim meist multimorbiden alten Menschen wird die Pflegeplanung in aller Regel auf einer neuen Stufe weitergeführt. Die Pflegeplanung wird den neuen Erfordernissen angepasst. Eine langfristige Dokumentation der Ergebnisse zeigt den Verlauf der Wirksamkeit auf.

4.5.4 Neuanpassung der Pflegeplanung

Die Ergebnisse der Wirksamkeitskontrolle dienen als Grundlage für die Neuanpassung der Planung. Dabei müssen oft nur die Pflegemaßnahmen überprüft und evtl. geändert werden. Manchmal ist aber auch eine Anpassung der Ziele notwendig, z. B. wenn eine vollständige Rehabilitation und Gesundung nicht mehr zu erreichen oder wenn zu erkennen ist, dass der Sterbeprozess begonnen hat.

KAPITEL

5 Krankheitsbedingte Pflegesituationen mit speziellen Pflegemaßnahmen

Zur individuellen Pflege gehört insbesondere, dass die **Wünsche** und **Bedürfnisse** des pflegebedürftigen Menschen in die Pflege einbezogen werden, die sich aus seiner Lebensweise, seinem Glauben, seinen sozialen Bindungen und zwischenmenschlichen Beziehungen sowie seinen bisherigen Erfahrungen im Umgang mit Krankheiten (z. B. Verwendung von „Hausmitteln") ergeben. Individuelle Pflege entsteht immer dann, wenn die Hilfestellungen auf den Pflegebedarf und die Wünsche des alten Menschen ausgerichtet sind. Deshalb setzt sich individuelle Pflege aus mehreren Komponenten zusammen:

- Unterstützung bei **Verrichtungen des täglichen Lebens**, wo sie erwünscht und erforderlich ist, sie ist Grundvoraussetzung für individuelle Pflege
- **Spezielle Pflegemaßnahmen**, die bei Krankheiten erforderlich sind, sie leiten sich ab aus:
  - *Ursachen* bzw. *Risikofaktoren*, die zur Entstehung der Erkrankung beitragen (vermeiden, beraten)
  - *Symptomen* (erkennen)
  - Möglichen bzw. eingetretenen *Komplikationen* (erkennen, vermeiden)
  - Ärztlich verordneten Maßnahmen (sicherstellen, durchführen und überwachen), alle ärztlich angeordneten Maßnahmen sind in den folgenden Pflegeplanungstabellen kursiv gedruckt.

Im Zusammenhang mit allen Pflegemaßnahmen stehen Information, Anleitung und Beratung und häufig auch Überwachung. Diese Aufgaben stellen hohe Maßstäbe an Fach- und Methodenkompetenz, kommunikative Kompetenz und Sozialkompetenz der Durchführenden. Sie sind keinesfalls durch Hilfskräfte zu bewältigen.

5.1 Atemwegs- und Lungenerkrankungen

5.1.1 Chronische Bronchitis

Eine **chronische Bronchitis** *(chronische Entzündung der Bronchialschleimhaut)* liegt vor, wenn an zwei aufeinander folgenden Jahren während mindestens drei Monaten pro Jahr *Husten und Auswurf* bestanden hat (WHO). Es kommt zu einer Zerstörung der Bronchialschleimhaut mit Verengung (Obstruktion) der Bronchien. Ursache ist in erster Linie langjähriges Rauchen, weiterhin Staubbelastung am Arbeitsplatz und die allgemeine Luftverschmutzung. Auch in bestimmten Abständen wiederkehrende (rezidivierende) Infekte der Atemwege und genetische Anlagen kommen als Ursache in Frage.

Symptome

- Leistungsabfall (zunächst nur unter Belastung, später auch in Ruhe)
- Bläuliche Farbe der Schleimhäute (Lippenzyanose) durch den verminderten Sauerstoffgehalt im Blut
- Typische Veränderung der Finger (Trommelschlägelfinger) und Nägel (Uhrglasnägel)
- Rechtsherzinsuffizienz (➤ Kap. 5.2.1) durch die chronische Überlastung des rechten Herzens.

Komplikationen

Es treten wiederholt Bronchopneumonien (➤ Kap. 5.1.4), evtl. mit Abszessbildung, außerdem eine obstruktive Bronchitis mit nachfolgender Emphysembildung der Lunge (➤ Kap. 5.1.2) auf.

Ärztliche Behandlung

Eine chronische Bronchitis muss konsequent und langfristig behandelt werden. Schädigende Substanzen (z. B. Nikotin) sind unbedingt zu meiden. Bei Infektionen wird zunächst der verursachende Keim bestimmt, danach setzt man gezielt Antibiotika ein. Im Herbst ist eine Grippeimpfung zu empfehlen. Zur Besserung der Atembeschwerden werden *Glukokortikoide* (entzündungshemmend) und *Beta-Sympathomimetika* (bronchialerweiternd) als Spray oder in Tablettenform angewandt. Zur Lösung des Schleimes werden Sekretolytika verordnet. Diese verflüssigen den Schleim allerdings nur, wenn der alte Mensch viel trinkt. Im fortgeschrittenen Stadium gibt man Sauerstoff (➤ Kap. 7.3.5).

Pflegerische Maßnahmen

Ziel: Der alte Mensch kennt das Risiko des Rauchens in Zusammenhang mit der Erkrankung
- Rauchen, auch „Mitrauchen" vermeiden
- Aufklärung über die Auswirkungen des Rauchens
- Bei starkem Nikotinabusus evtl. Einsatz eines Nikotinpflasters.

Ziel: Der alte Mensch äußert Wohlbefinden beim Atmen
- Bei allen Hilfestellungen Einfühlungsvermögen zeigen, Ruhe und Sicherheit vermitteln
- Häufiger Aufenthalt an frischer Luft, jedoch kalte Atemluft vermeiden (fördert Verengung der Bronchien)
- Anfeuchten der Umgebungsluft durch Vernebelung mit Aqua destillata, evtl. unter Zusatz von Medikamenten (Arztanordnung)
- Wärmeanwendung durch heiße Tees (kalte Getränke vermeiden), Wärmeflasche, feucht-warme Wickel und rhythmische Einreibungen (➤ Abb. 5.1)
- Zu atemerleichternden Positionen anleiten, z. B. Kutschersitz (➤ Abb. 5.2), oder in sitzender Haltung die Arme auf den Tisch oder die ausgeklappte Essplatte am Nachtisch stützen, um so die Funktion der Atemhilfsmuskulatur zu unterstützen
- Atemtechniken zur Reduktion der Atemwegsverengung einüben lassen: Lippenbremse (durch die locker aufeinander liegenden Lippen geräuschlos ausatmen), gähnend einatmen, langsam einatmen und kurz die Luft anhalten
- Weitere Atemtechniken nach Anleitung durch eine Physiotherapeutin einüben lassen
- Verabreichung der verordneten Medikamente
- Inhalationen nach Arztanordnung
- Sauerstoff nach Arztanordnung (➤ Kap. 7.3.5).

Ziel: Der alte Mensch hustet Sekret ab
- Wenn möglich Oberkörperhochlagerung

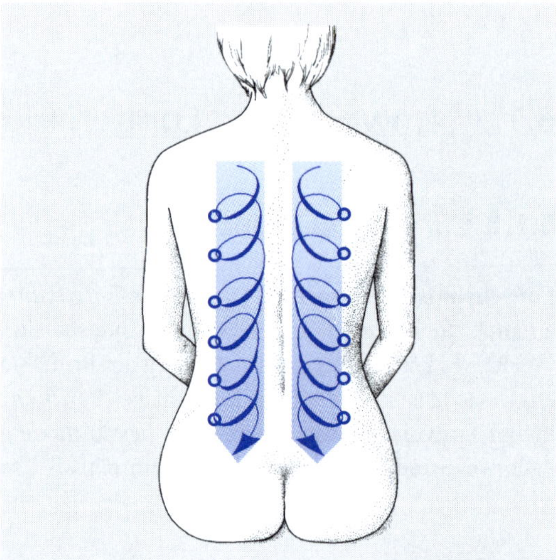

Abb. 5.1 Rhythmische Einreibungen bewirken eine ruhige, gleichmäßige und tiefe Atmung. Mit den Handflächen während der Ausatmung rechts und links neben der Wirbelsäule mit Druck abwärts reiben, während der Einatmung den Kreis ohne Druck schließen. Eine Hand bleibt dabei immer am Körper, Vorgang ca. 5–8-mal wiederholen. Dauer: 5 Min. [A300-119]

- Lagerungsdrainagen z. B. Dreh-Dehn-Lage
- Vibrationsbehandlung: Vibration mehrmals täglich am Rücken kopfwärts, Nierengegend und Wirbelsäule aussparen
- Papiertaschentücher und Abwurf bereitstellen
- Abhusten unterstützen durch Druck der seitlich auf den Bauch aufgelegten Hände
- Zum richtigen Abhusten anleiten:
  - Erst Husten, wenn sich wirklich viel Schleim gebildet hat
  - Durch Nase einatmen (Zwerchfell wird mobilisiert, dies führt zur besseren Durchlüftung der Lunge) und wenig Luft ausatmen
  - Knie und Gesäß zusammendrücken
  - In kurzen, kräftigen Stößen aushusten
  - Wieder normal durch die Nase einatmen und wenn nötig, den ganzen Vorgang wiederholen
- Bei starkem Hustenreiz gegen geschlossene Lippen husten
- Schnelle und tiefe Atemzüge während des Hustenanfalls vermeiden
- Mundpflege durchführen (➤ Kap. 7.4.2)
- Liegt keine Rechtsherzinsuffizienz vor, viel Flüssigkeit zuführen (zähes Sekret löst sich besser).

Ziel: Der alte Mensch kennt Infektionsrisikofaktoren und ergreift geeignete vorbeugende Maßnahmen
- Er schützt sich vor Unterkühlung
- Er schützt sich vor Ansteckung bei anderen MitbewohnerInnen
- Er lässt sich zur Grippeimpfung ärztlich beraten
- Er ernährt sich ausgewogen und vitaminreich
- Er sorgt für ausreichende Flüssigkeitszufuhr.

Beobachtung: Atmung (Frequenz, Rhythmus, Tiefe, Geräusche), Husten, Auswurf (Menge, Farbe, Geruch, Beschaffenheit), Hautfarbe, Puls, Blutdruck (vor allem bei Mitbeteiligung des Herzens), Körpertemperatur (bei akutem Infekt).

TIPP
- Bei Antibiotikagabe auf Allergien, Hautausschläge und Durchfälle achten
- Vorsicht bei Gabe von Schlaf- und Beruhigungsmitteln, sie können hemmend auf das Atemzentrum im Gehirn wirken
- Bei ärztlich angeordneter Sauerstoffgabe Atmung gut beobachten, da der Atemantrieb lebensbedrohlich verringert werden kann
- Singen trainiert die Atmung
- Gerüche oder Aromen können Atmung anregen – Vorsicht: allergische Reaktionen möglich.

Fallbeispiel

Frau Erna Bodel ist 79 Jahre alt und Mutter von sechs Kindern. Um den Lebensunterhalt der Familie aufzubessern, arbeitete sie abends oft als Aushilfskellnerin in einer Bar. Dort war es immer sehr rauchig, und wenn sie leichtbekleidet den Heimweg antrat, erkältete sie sich häufig. Mit 60 Jahren litt sie an starkem Auswurf und war die meiste Zeit des Winters von Atemwegsinfekten geplagt.
Seit einem halben Jahr ist sie nun im Heim und fürchtet sich vor dem Winter. Auch bei warmem Wetter zieht sie dicke Pullover an, obwohl sie dann stark schwitzt. Besonders morgens hustet sie stark und hat reichlich Auswurf. Tagsüber unterdrückt sie ihren Husten und sitzt den ganzen Tag in einer Ecke in der Nähe der Eingangstür. Ihre Lippen sind leicht bläulich.
Das einzige Hobby, zu dem ihre Familie und die Arbeit ihr Zeit ließen, war das Singen. Sie war aktive Sängerin eines Gesangvereins. Auch heute noch hört sie gerne Musik und summt zu den Liedern.

5

Individuelle Pflegeplanung

Tab. 5.1 Individuelle Pflegeplanung bei chronischer Bronchitis

a) Probleme b) Ressourcen	Ziele	Maßnahmen
1a) Infektionsgefahr* der Atemwege 1b) Versteht, dass sie aktiv etwas zur Verbesserung ihrer Lage tun kann	• Erkennt Risikofaktoren und kann sich davor schützen	• Möglichst von Menschen mit Infektionen fern halten • Guten Schlaf unterstützen, z. B. abends ein beruhigendes Bad nehmen lassen • Vitamin- und kalziumreiche Ernährung anbieten • Grippeschutzimpfung anregen • Passende Kleidung zur Jahreszeit
		• Vor Zugluft schützen, Frischluft an zugluftgeschützter Stelle anbieten • Information, Beratung
2a) Eingeschränkte Selbstreinigungsfunktion der Atemwege.* Unfähig, Schleim abzuhusten 2b) Hört gern Musik und singt gern	• Freie Atemwege • Kann die Sekrete leicht abhusten	• Pneumonieprophylaxe (➤ Kap. 7.3.1) • Zum richtigen Abhusten anleiten • Sputumbecher, Taschentücher bereithalten • Zum Trinken von warmen statt kalten Getränken anhalten • *Evtl. schleimlösende Medikamente inhalieren lassen nach Arztanordnung* • Zum Singen anhalten (Singen trainiert die Atemwege), mit ihr gemeinsam singen, Teilnahme an einem Singkreis empfehlen, ermöglichen

5.1.2 Lungenemphysem

Unter einem **Lungenemphysem** versteht man die Zerstörung von Lungengewebe durch die *dauerhafte Überblähung der Lunge*. Die Trennsepten der Alveolen gehen zugrunde, so dass die Alveolen miteinander verschmelzen und große Emphysemblasen entstehen. Die Elastizität der Lunge ist vermindert. Da weniger Blutgefäße am Gasaustausch teilnehmen, kommt es zu einem Sauerstoffmangel im Blut. Ursachen eines Lungenemphysems sind neben einem normalen Alterungsprozess ein angeborener oder erworbener Enzymmangel (α_1-Antitrypsin) sowie eine chronische Bronchitis (➤ Kap. 5.1.1).

Symptome

- Fassförmiger Thorax (geringe Atembeweglichkeit des Brustkorbes)
- Horizontal verlaufende Rippen
- Atemnot (Dyspnoe), anfangs nur bei Anstrengung im fortgeschrittenen Stadium auch in Ruhe
- Zyanose (bläuliche Hautfarbe) durch den verminderten Sauerstoffgehalt des Blutes
- Husten mit Auswurf
- Rasselnde Atemgeräusche
- Trommelschlägelfinger und Uhrglasnägel
- Rechtsherzinsuffizienz (➤ Kap. 5.2.1), erkennbar z. B. an Beinödemen.

Komplikation

Es tritt eine zunehmende Rechtsherzbelastung mit Rechtsherzinsuffizienz (➤ Kap. 5.2.1) auf.

5

Ärztliche Behandlung

Die Behandlung des Lungenemphysems ist symptomatisch und gleicht der bei chronischer Bronchitis (➤ Kap. 5.1.1). Einmal zerstörtes Lungengewebe regeneriert sich nicht mehr.

Pflegerische Maßnahmen

Entsprechen denen der chronischen Bronchitis (➤ Kap. 5.1.1)

Fallbeispiel

Frau Karla Bronch, 74 Jahre alt, arbeitete früher in der Verpackungsabteilung einer Wäschefabrik. Da sie häufig giftigen Dämpfen ausgesetzt war und nach ihrer Arbeit gerne und viel rauchte, litt sie bald unter chronischem Husten mit starkem Auswurf. Sie hatte dabei immer das Gefühl, nicht genügend Luft zu bekommen und schlief deshalb auch im Winter bei offenem Fenster. Ihre chronische Bronchitis verschlimmerte sich zunehmend. Beim Hochtragen ihrer Einkäufe in den zweiten Stock bekam sie Atemnot. Da auch das Führen des Haushaltes ihr immer schwerer fiel, entschloss sie sich vor einem Jahr nach einem kurzen Klinikaufenthalt zum Umzug ins Altenpflegeheim.
Hier sitzt sie am liebsten bei jedem Wetter im Lehnstuhl auf der überdachten Terrasse des kleinen Vorgartens. Ihre Beine sind geschwollen und der Atem rasselt. Bei der kleinsten Anstrengung, wie z. B. beim Toilettengang, gerät sie außer Atem, wird zyanotisch und muss sich ausruhen. Die Atemnot macht ihr Angst.

Individuelle Pflegeplanung

Tab. 5.2 Individuelle Pflegeplanung bei Lungenemphysem

a) Probleme b) Ressourcen	Ziele	Maßnahmen
1a) Ungenügender Atemvorgang, zeigt sich in Atemnot* sowie damit verbundener Zyanose Angst* vor dem Ersticken 1b) Sitzt gerne auf der Terrasse	• Bekommt bei den täglichen Verrichtungen genügend Sauerstoff • Ist entspannt und wendet Maßnahmen gegen die Angst an	• Hilfestellung bei belastenden Aktivitäten anbieten • Alle Hilfestellungen in Ruhe vornehmen • Räume gut lüften, aber Zugluft vermeiden • Evtl. Radio, Lesen, Fernsehen u. a. leicht sitzende Beschäftigungen anbieten • Haut, Lippen, Nägel auf Zyanose beobachten • Atmung beobachten auf Geräusche • *Bei Atemnot oder Zyanose evtl. Arzt rufen, Sauerstoffgabe* (➤ Kap. 7.3.5) • Zeit für sie haben • Atemunterstützende Lagerungen ermöglichen • Unterstützung bei der Anwendung von Entspannungsübungen • Wenn erwünscht, auf Terrasse begleiten
2a) Eingeschränkte Selbstreinigungsfunktion der Atemwege*. Unfähig, Schleim abzuhusten 2b) Geistig rege und zur Kommunikation fähig	• Hat freie Atemwege und kann Schleim abhusten • Ist zur Mitarbeit motiviert	• Anleitung zum richtigen Abhusten • Sputumbecher, Tücher bereithalten • Zum Trinken von warmen statt kalten Getränken anhalten • Für rauchfreie Umgebung sorgen • Alle Maßnahmen erklären; je besser sie darüber informiert ist, desto besser kann sie mithelfen
3a) Flüssigkeitsansammlung im Gewebe*, die sich in Beinödemen zeigt	• Hat keine geschwollenen Beine mehr	• Flüssigkeitsbilanzierung • Kreislaufkontrollen 1 × wöchentlich • *Ärztlich verordnete Therapie durchführen*

5.1.3 Asthma bronchiale

Das **Asthma bronchiale** ist eine anfallsweise auftretende *Einengung der Atemwege*, die zu Atemnot führt *(akuter Asthmaanfall)*. Die Anfälle treten gehäuft nachts und in den frühen Morgenstunden auf. Zwischen den einzelnen Anfällen sind die Betroffenen beschwerdefrei. Bei einem Teil der Asthmatiker wird die Verengung der Bronchien durch eine Überempfindlichkeitsreaktion auf allergieauslösende Stoffe (z. B. Pollen, Tierhaare) ausgelöst. Auch Virusinfekte, Klimareize (kalte Luft), akute Belastung und psychische Faktoren können die Ursache sein.

Symptome

- Anfallsweise schwere Atemnot, die Ausatmung ist verlängert und erschwert
- Pfeifende Atemgeräusche, besonders während der Ausatmung
- Quälender Hustenreiz, zähes, glasiges Sekret
- Erhöhte Atemfrequenz
- Der alte Mensch sitzt aufrecht im Bett, um mit Hilfe der Atemhilfsmuskulatur die Atmung zu erleichtern
- Unruhe, Erstickungs- und Todesangst
- Erhöhte Herzfrequenz
- Kalte, feuchte Haut, evtl. Blaufärbung der Haut (Zyanose).

Komplikationen

Bleibt ein akuter Asthmaanfall trotz Behandlung über Stunden bestehen, wird von einem *Status asthmaticus* gesprochen, einer lebensbedrohlichen Situation. Außerdem kann sich ein Lungenemphysem (➤ Kap. 5.1.2) ausbilden mit den Folgen einer Rechtsherzbelastung und -insuffizienz (➤ Kap. 5.2.1).

Ärztliche Behandlung

Der *akute Asthmaanfall* ist eine Notsituation und macht sofort aktive Maßnahmen erforderlich. Durch Zuspruch muss der alte Mensch beruhigt, evtl. müssen Beruhigungsmittel verabreicht werden. *Glukokortikoide* werden intravenös gespritzt. Durch die Gabe von *Bronchospasmolytika* wird versucht, die Bronchien weit zu stellen. Ob eine Sauerstoffgabe erforderlich ist, richtet sich nach dem Sauerstoff- und Kohlendioxidgehalt des Blutes.

Im *anfallsfreien Intervall* werden ebenfalls Bronchospasmolytika und Glukokortikoide (als Tabletten oder als Spray zur Inhalation) und evtl. *Antihistaminika* eingesetzt. *Sekretolytika* verflüssigen den zähen Schleim, so dass er sich besser abhusten lässt.

Pflegerische Maßnahmen

Im akuten Asthmaanfall

Ziel: Der alte Mensch äußert Wohlbefinden beim Atmen
- Bei allen Hilfestellungen Einfühlungsvermögen zeigen, Ruhe und Sicherheit vermitteln
- Arzt verständigen

- Atemerleichternde Positionen einnehmen lassen (z. B. Kutschersitz ➤ Abb. 5.2)
- Sauerstoffgabe nur auf Arztanordnung und unter ständiger Beobachtung des alten Menschen
- Auf ärztliche Anordnung Gabe von Medikamenten
- Vitalzeichenkontrolle.

Im anfallsfreien Intervall

Ziel: Der alte Mensch kennt die Risikofaktoren, die einen Anfall auslösen können

- Bekannte Allergene so weit wie möglich ausschalten
- Vermeiden körperlicher Anstrengungen
- Keine Azetylsalizylsäure (z. B. Aspirin®) verabreichen, kann Anfall auslösen
- Psychische Reaktionslage beobachten und berücksichtigen.

Ziel: Der alte Mensch äußerst Wohlbefinden beim Atmen

- Wie bei chronischer Bronchitis (➤ Kap. 5.1.1).

Ziel: Der alte Mensch hustet Sekret ab

- Wie bei chronischer Bronchitis (➤ Kap. 5.1.1).

Ziel: Der alte Mensch kennt Infektionsrisikofaktoren und ergreift geeignete vorbeugende Maßnahmen

- Wie bei chronischer Bronchitis (➤ Kap. 5.1.1).

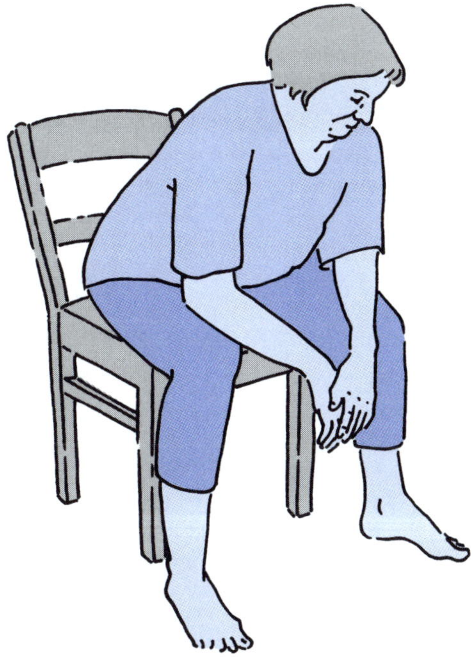

Abb. 5.2 Kutschersitz [L119]

Beobachtung: Atmung (Frequenz, Rhythmus, Tiefe, Geräusche), Körperhaltung, Hautfarbe, Puls, Blutdruck sowie die psychische Verfassung des alten Menschen.

TIPP

- Die Therapie mit einem Glukokortikoidspray begünstigt Infektionen der Mundhöhle
- Das Ende eines Anfalls wird meist durch heftiges Husten und Abhusten von Sekret eingeleitet, danach folgt das Gefühl der Erleichterung und Befreiung von der Atemnot
- Weitere Informationen bei: Deutscher Allergie- und Asthmatikerbund e.V., Hindenburgstr. 110, 41061 Mönchengladbach, Tel. 02161/183024.

Fallbeispiel

Herr Josef Krächz ist 75 Jahre alt und kam vor zwei Wochen auf eigenen Wunsch ins Heim, da seine Frau, die mittlerweile mit einem anderen Lebenspartner lebt, ihn nicht mehr versorgt. Herr Krächz war von Beruf Eisengießer und raucht pro Tag 15–20 Zigaretten. Seit ca. 15 Jahren leidet er an Asthma bronchiale. Seine Anfälle häufen sich, seit seine Frau mit dem anderen Mann befreundet ist.

Im Sommer sitzt er seinen Angaben zufolge gerne draußen, liest oder beobachtet Tiere. Im Winter und nachts bekommt er häufig Asthmaanfälle mit starker Atemnot.

Nach zwei Wochen besucht ihn seine Frau zum ersten Mal. Sie klingelt bald um Hilfe. Als die Altenpflegerin das Zimmer betritt, redet Frau Krächz wild gestikulierend auf ihren Mann ein und wirft ihm vor, dass das alles nur seiner Raucherei zu verdanken sei. Herr Krächz sitzt mit laut pfeifenden und keuchenden Atemgeräuschen, auf die Hände gestützt im Bett. Er ist blass und kaltschweißig. In den Hustenpausen bleibt ihm kaum Zeit, wieder normal einzuatmen. In seinem Gesicht ist Angst zu erkennen.

Individuelle Pflegeplanung

Tab. 5.3 Individuelle Pflegeplanung bei Asthma bronchiale

a) Probleme b) Ressourcen	Ziele	Maßnahmen
1a) Atemnot* und damit verbundenen Angst	• Führt seine täglichen Verrichtungen im Rahmen seiner Möglichkeiten und Leistungsfähigkeit durch	• Seine Frau bitten, das Zimmer zu verlassen • Ruhe vermitteln • Arzt informieren, ihn nicht alleine lassen • Oberkörperhochlagerung • Für frische Luft sorgen, Fenster öffnen (kein Durchzug) • Sauerstoffgerät bereitstellen • *O_2-Verabreichung nur nach Arztanordnung* • Evtl. Material für venösen Zugang bereitlegen
2a) Gefahr einer erneuten Atemnot* durch wiederkehrende Asthmaanfälle nachts und bei Aufregung 2b) Geistig rege, zur Kommunikation fähig, liest gerne	• Kennt Ursachen der Asthmaanfälle und kann sich während eines Anfalls entsprechend verhalten • Ist zur Mitarbeit motiviert	• Mit seiner Frau ihr weiteres Verhalten besprechen • Bei schönem Wetter Spaziergänge • Gespräche anbieten über die Kränkung, die er durch seine Frau erfährt (evtl. Seelsorger, Psychologe) • Verhalten besprechen und üben • Zigarettenkonsum reduzieren durch Angebot von Alternativen, z. B. Entspannungsübungen oder *Nikotinpflaster nach Arztanordnung* • Atemgymnastik 2–3 × täglich am offenen Fenster tief einatmen, mit Lippenbremse ausatmen (➤ Kap. 5.1.1) • Einüben von atemerleichternden Positionen • *Bei zähem Schleim nach Arztanordnung Inhalation* • Warmes Raumklima mit Luftfeuchtigkeit von 50 % bis 70 % • Zur Aerosoltherapie anleiten • Nachts 1–2 × Atmung beobachten • Alle Maßnahmen erklären, umso besser kann er mithelfen • Lesewünsche erfüllen

5.1.4 Pneumonie

Eine **Pneumonie** *(Lungenentzündung)* ist eine akute oder chronische Entzündung des Lungengewebes entweder durch eine Infektion mit Bakterien, Viren, Pilzen, Protozoen oder aber durch Gifte, die z. B. durch Aspiration (Einatmen) von Magensaft in die Lunge gelangen. Sie kann als **primäre Pneumonie** bei zuvor Gesunden oder als **sekundäre Pneumonie** bei Menschen mit Vorerkrankungen (z. B. bei Herzinsuffizienz, Diabetes mellitus, Tumorerkrankungen oder aufgepfropft auf eine chronische Bronchitis, Bronchiektasen oder Lungenemphysem) auftreten. Bei bettlägerigen alten Menschen ist die Pneumonie eine gefürchtete Erkrankung, da sie häufig zum Tod führt.

Symptome

- Starkes Krankheitsgefühl mit hohem Fieber, häufig mit Schüttelfrost
- Schnelle flache Atmung (Schonatmung), evtl. Bewegung der Nasenflügel beim Ein- und Ausatmen (Nasenflügeln)
- Anfangs trockener Husten ohne Auswurf, später Husten mit eitrigem (gelb- oder grünlichem), evtl. auch blutigem (rostbraunem) Auswurf
- Schneller Puls (Tachykardie)

- Schmerzen beim Ein- und Ausatmen
- Bläuliche Hautfärbung (Zyanose) aufgrund der Atemstörung und des dadurch bedingten Sauerstoffmangels im Körper
- Mundgeruch.

Bei alten Menschen sind die Symptome oft nur gering ausgeprägt oder fehlen ganz (z. B. kein Fieber trotz schwerer Pneumonie). Deshalb wird die Diagnose oft erst sehr spät gestellt und der Behandlungsbeginn verzögert.

Komplikationen

Es können Kreislaufversagen, Schock, ein eitriger Erguss in die Pleurahöhle (Pleuraempyem), eine eitrige Lungengewebseinschmelzung (Lungenabszess), Bildung von irreversiblen Ausweitungen der Bronchien (Bronchiektasen), Thrombosen, Blutgerinnsel in der Lungenstrombahn (Lungenembolien) oder aber eine Blutvergiftung durch die Erreger oder deren Giftstoffe (Sepsis) auftreten.

Ärztliche Behandlung

Die Behandlung bakterieller Pneumonien erfolgt (nach Abnahme von Bronchialsekret und Blut zur Erregerbestimmung) mit *Antibiotika.* Wird durch die Laboruntersuchung der auslösende Erreger und seine Empfindlichkeit auf bestimmte Medikamente (sog. Antibiogramm) ermittelt, muss evtl. zu einem besser wirksamen Antibiotikum gewechselt werden. Zusätzlich können Medikamente verordnet werden, die entweder einen quälenden Reizhusten unterdrücken *(Antitussiva)* oder festes Bronchialsekret verflüssigen *(Sekretolytika),* so dass es besser abgehustet werden kann. Evtl. werden ACE-Hemmer (zur Verbesserung der Herzleistung) und Sauerstoff gegeben. In schweren Fällen kann eine maschinelle Beatmung notwendig sein.

Pflegerische Maßnahmen

Ziel: Körpertemperatur liegt im Normbereich

- Bei hohem Fieber Bettruhe, ansonsten kann der alte Mensch auch kurze Zeit im Lehnstuhl sitzen
- Bei Schüttelfrost alten Menschen mit Decken, Wärmflasche oder warmen Getränken erwärmen
- Bei hohem Fieber Anwendung fiebersenkender Maßnahmen (z. B. Gabe von fiebersenkenden Medikamenten, Wadenwickel ➤ Kap. 7.3.6) nach Arztanordnung, kühle Getränke, kühle Zimmertemperatur, aber keine Zugluft
- 2 l und mehr Flüssigkeit anbieten (Suppen, Tee, Säfte, Mineralwasser)
- 2–3 × tägl. oder mehr Temperatur- und Pulskontrolle.

Ziel: Der alte Mensch hustet effektiv ab

- Inhalationsbehandlung nach Arztanordnung
- Anfeuchten der Raumluft
- Schleimlösende Tees anbieten (z. B. Huflattich, Spitzwegerich)
- Mehrmals täglich Vibrationsbehandlung, rhythmische Einreibungen (➤ Abb. 5.1)
- Sputumbecher und Zellstoff bereitstellen
- Atemerleichternde Lagerungen zur Verbesserung der Belüftung einzelner Lungenabschnitte und der Sekretentleerung (➤ Abb. 5.3–5.5).

Ziel: Der alte Mensch äußert Wohlbefinden beim Atmen

- Atemgymnastik (mit Atemtrainern wie z. B. Mediflow®)
- Für frische Luft sorgen.

5

Ziel: Der alte Mensch äußert Wohlbefinden während der Körperpflege
- Ganz- oder Teilwaschungen (➤ Kap. 7.6.1, 7.6.2), danach gründlich abtrocknen und Zugluft vermeiden
- Mehrmals täglich kompletter Wäsche- oder Bettwäschewechsel (➤ Kap. 7.7.1)
- Gründliche Mundpflege (3 × täglich Zähneputzen, Mundspülungen oder Auswischen der Mundhöhle), Soor- und Parotitisprophylaxe (➤ Kap. 7.4.2).

Ziel: Der alte Mensch hat wieder Appetit
- Reichlich Tee oder Fruchtsäfte zum Trinken anbieten
- Auf Essenswünsche eingehen
- Vitamin- und kohlenhydratreiche, leichte Kost anbieten, anfangs Fleischbrühe, Milchprodukte und Obst.

Ziel: Der alte Mensch entwickelt keine Komplikationen bei Immobilität durch Bettruhe
- Durchführung aller Prophylaxen (Dekubitus-, Thrombose- Kontrakturen-, Intertrigo-, Pneumonie-, Obstipations-, Soor- und Parotitisprophylaxe (➤ Kap. 7.2.1, 7.2.2, 7.2.5, 7.6.3, 7.3.1, 7.5.2, 7.4.2).

Beobachtung: Atmung (Geräusche, Frequenz, Tiefe, Rhythmus), Sputum (Menge, Beschaffenheit, Beimengungen), Temperatur, Schweiß, Puls, Blutdruck, Appetit, Urin, Stuhl, Flüssigkeitszufuhr, Haut (Rötungen, Allergiezeichen, Druckstellen), Bewusstsein.

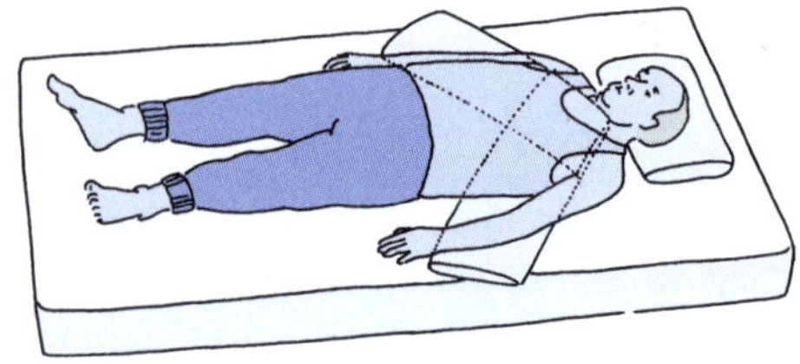

Abb. 5.3 Die A-Lagerung dehnt den Oberkörper und fördert die Belüftung der Lungenspitzen [A500-119]

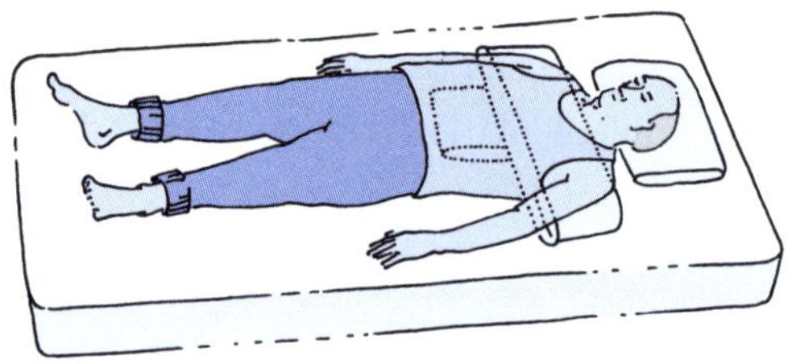

Abb. 5.4 Die T-Lagerung dehnt den Brustkorb und erleichtert dadurch die Atemarbeit [A500-119]

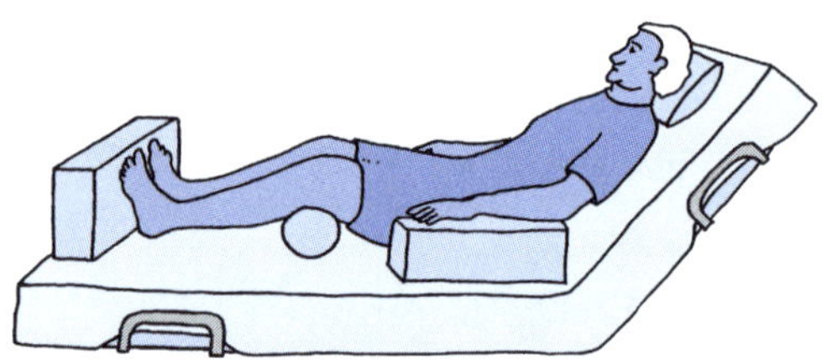

Abb. 5.5 Atemerleichterung durch Oberkörperhochlagerung [A500-119]

TIPP
- Temperatursenkende Maßnahmen bei Fieber (Wadenwickel ➤ Kap. 7.3.6) wegen Kreislaufbelastung nicht mehr als 1 °C pro Stunde.
- Sputum gilt als infektiös, deshalb Selbstschutz (sich nicht anhusten lassen, Handschuhe beim Umgang mit Sputum tragen) und Schutz der MitbewohnerInnen (evtl. Einzelzimmer).

Fallbeispiel

Frau Marie Lange ist 79 Jahre alt und lebt seit vier Jahren im Pflegeheim. Von Beruf war sie Haus- und Handarbeitslehrerin, weshalb sie im Heim jetzt auch eine Handarbeitsgruppe leitet. Die übers Jahr hergestellten Artikel werden während des Heimbasars verkauft. Aufgrund einer Grippe liegt Frau Lange nun schon seit vier Tagen im Bett, es geht ihr zusehends schlechter. Gestern hat der Arzt eine Pneumonie bei ihr festgestellt. Als der zuständige Altenpfleger heute in ihr Zimmer kommt, bemerkt er sofort an ihrer Unruhe, ihrem hochrotem Kopf und dem schweißgetränkten Nachthemd, dass sie Fieber hat. Sie atmet schnell und flach. Ihre Haut hat eine bläuliche Farbe. Auch klagt sie beim Husten über heftige Brustschmerzen und schleimig-eitrigen Auswurf.

Individuelle Pflegeplanung

Tab. 5.4 Individuelle Pflegeplanung bei Pneumonie

a) Probleme b) Ressourcen	Ziele	Maßnahmen
1a) Fieber* aufgrund von Pneumonie, schwitzt deshalb stark	• Hat kein Fieber mehr • Trinkt mindestens 1,5 l/Tag	• Alle Maßnahmen in Ruhe durchführen, Ruhe vermitteln • Vitalzeichenkontrollen • Reichlich Flüssigkeit anbieten, Bilanzbogen anlegen • Schonende Waschungen zur Erfrischung 2–3 × täglich anbieten • Intertrigoprophylaxe (➤ Kap. 7.6.3) • Bei Nässe Wäsche- und Bettwäschewechsel durchführen • Zugluft vermeiden • *Gabe der verordneten Medikamente* • *Bei hoher Temperatur nach Arztanordnung Wadenwickel (➤ Kap. 7.3.6) anlegen*
2a) Eingeschränkte Selbstreinigungsfunktion der Atemwege*, Schleim kann nicht abgehustet werden	• Hat freie Atemwege und Schleim (Sekret) kann leicht abgehustet werden	• Anfeuchten der Atemluft • Schleimlösende Tees (Huflattich, Spitzwegerich) anbieten • Vibrationsbehandlung und rhythmische Einreibungen 3 × täglich • Zum richtigen Abhusten anleiten • Sputum beobachten • Sputumbecher, Zellstoff und Abwurf bereitstellen • Sachgerechter Umgang mit Sputum • Mundpflege (➤ Kap. 7.4.2) • *Gabe der verordneten Medikamente* • *Inhalation nach Arztanordnung* • Evtl. oral absaugen (➤ Kap. 7.3.3)
3a) Schmerzen* in der Brust und beim Husten	• Berichtet, dass der Schmerz erträglich/behoben ist	• *Verordnete Medikamente nach Plan verabreichen*
4a) Atemnot* und damit verbundene Angst	• Führt ihre täglichen Verrichtungen im Rahmen ihrer Möglichkeiten und Leistungsfähigkeit durch	• Ruhe vermitteln, Zuwendung geben, alle Maßnahmen erklären, auf Angst eingehen • Für Frischluft sorgen • Atmungserleichternde Lagerung, z. B. Oberkörperhochlagerung • Atemübungen zum tiefen Durchatmen 3 × täglich • *Nach Arztanordnung Gabe von Sauerstoff* (➤ Kap. 7.3.5)
5a) Eingeschränkte Beweglichkeit* aufgrund von Bettlägerigkeit mit Gefahr von Dekubitus, Kontraktur, Thrombose und Obstipation 5b) Hat den Wunsch, so schnell wie möglich wieder gesund zu werden, sie versteht, dass sie sich schonen und an die Anweisungen halten muss	• Entwickelt keine Komplikationen wie Pneumonie, Kontraktur und Thrombose	• Prophylaxen durchführen (Dekubitus-, Kontrakturen-, Thrombose- und Obstipationsprophylaxe (➤ Kap. 7) • Umfassende Information

5

5.1.5 Bronchialkarzinom

Bronchialkarzinome sind *bösartige (maligne) Tumoren* der Trachea, der Bronchien oder der Lunge. Hauptrisikofaktor ist das Rauchen. 85 % aller Bronchialkarzinome werden dadurch hervorgerufen. Männer sind häufiger betroffen als Frauen. Der Häufigkeitsgipfel der Erkrankung liegt zwischen dem 55. und 60. Lebensjahr.

Symptome

Beschwerden treten oft sehr spät auf, so dass die Erkrankung häufig erst im Spätstadium erkannt wird:
- Husten
- Abgeschlagenheit, Appetitlosigkeit und Gewichtsverlust
- Brustschmerzen
- Atemnot, evtl. Stridor (pfeifendes Atemgeräusch) durch die Verengung der oberen Luftwege
- Evtl. Bluthusten
- Schmerzen beim Atmen durch Beteiligung des Brustfells (Pleura).

Komplikationen

Wenn der Tumor in die Umgebung wächst oder Tochtergeschwülste (Metastasen) auftreten, kommt es häufig zu Komplikationen: Schädigung des Nervus laryngeus recurrens mit Heiserkeit, Schädigung des Nervus phrenicus mit Zwerchfellhochstand, Kompression der oberen Hohlvene mit Schwellung von Arm und Hals, Kompression der Speiseröhre. Weiterhin können hartnäckige Lungenentzündungen auftreten. Metastasen finden sich in den Knochen mit Schmerzen und erhöhter Knochenbruchneigung, im Gehirn mit Erbrechen, Kopfschmerzen, Wesensveränderungen. Ein paraneoplastisches Syndrom mit überschießender Hormonproduktion kann die verschiedensten Symptome hervorrufen.

Ärztliche Behandlung

Je nach Tumortyp und Stadium der Erkrankung kommen Operation, Bestrahlung oder Chemotherapie zum Einsatz. Bei Tumor- oder Metastasenschmerzen werden großzügig Schmerzmitteln eingesetzt.

Pflegerische Maßnahmen

Ziel: Der alte Mensch beschreibt seine Ängste und ihre Auswirkungen
- Äußerungen ernst nehmen und akzeptieren
- Gesprächsbereitschaft signalisieren
- Zuwendung geben, auf Ängste eingehen
- Bewältigungsstrategien im Umgang mit der Krankheit unterstützen.

Ziel: Schmerzen sind erträglich (Schmerzfreiheit)
- Verordnete Medikamente nach Plan vorbereiten und ggf. verabreichen
- Physikalische Therapie, Kälteanwendungen (wirken entzündungshemmend, gefäßverengend, evtl. schmerzlindernd).

Ziel: Der alte Mensch entwickelt keine Komplikationen bei Immobilität durch Bettruhe
- Alle Prophylaxen durchführen (Dekubitus-, Thrombose-, Kontrakturen, Obstipations-, Pneumonie-, Soor- und Parotitisprophylaxe ➤ Kap. 7).

Ziel: Der alte Mensch kann über den bevorstehenden Tod sprechen und Wünsche und Vorstellungen äußern
- Auseinandersetzung mit Tod und Sterben zulassen
- Für den alten Menschen da sein, Zeit haben, ihm zuhören und Wünsche erfüllen
- Sicherheit geben, da die Zukunft ungewiss ist
- Körperliche Nähe anbieten (Hand halten, behutsam in den Arm nehmen)
- Auf Wunsch Kontakt zu einem Seelsorger herstellen
- Der Sterbende muss ohne Rücksicht auf die Gefühle und Reaktionen seiner Kontaktpersonen seinen Zorn, seine Angst und Traurigkeit äußern dürfen (Pflege Sterbender ➤ Kap. 5.12).

TIPP

Durch *regelmäßiges* Verabreichen von Schmerzmitteln lässt sich ein konstanter Arzneimittelspiegel aufrechterhalten, meist kann so die Durchschnittsdosis verringert und die Wirksamkeit des Schmerzmittels erhöht werden.

Fallbeispiel

Die Frau von Karlheinz Auer starb vor vier Jahren. Er ist 78 Jahre alt. Da Herr Auer insbesondere mit der Haushaltsführung überfordert war, verkaufte er sein Haus und zog ins Seniorenstift. Seine beiden Söhne kamen schon in jungen Jahren bei einem tragischen Unfall ums Leben.
Herr Auer lebte sich gut im Heim ein, ging täglich spazieren und war gesellschaftspolitisch sehr interessiert. Vor einem halben Jahr traten bei ihm starker Hustenreiz, Appetitlosigkeit und Abgeschlagenheit auf, weshalb er sich immer mehr zurückzog. Bei einer ärztlichen Untersuchung wurde ein Bronchialkarzinom festgestellt. Da der Tumor schon recht fortgeschritten war und bereits Metastasen an der Wirbelsäule nachgewiesen werden konnten, wurde nicht operiert. Obwohl Herr Auer immer mehr an Gewicht verliert, starke Rückenschmerzen hat und unter zunehmender Atemnot leidet, will er lieber im Seniorenstift bleiben, als ins nahe gelegene Tumorzentrum zu gehen, da er hier seine Freunde hat.
Aus dieser Freundschaft schöpft er auch „Kraft" in seiner hoffnungslosen Situation.

Individuelle Pflegeplanung

Tab. 5.5 Individuelle Pflegeplanung bei Bronchialkarzinom

a) Probleme b) Ressourcen	Ziele	Maßnahmen
1a) Schmerzen* im Rücken 1b) Meldet sich bei starken Schmerzen	• Meldet sich, wenn er Schmerzen hat und berichtet, dass der Schmerz erträglich ist	• Ernst nehmen, wenn er über Schmerzen klagt, Schmerzorte, Intensität und Häufigkeit erfragen • *Gabe der verordneten Medikamente nach Plan*
2a) Mangelernährung*, Gewichtsabnahme aufgrund von Appetitlosigkeit	• Nimmt nicht mehr weiter ab • Nimmt 1,5 l Getränke und Lieblingsgerichte zu sich	• Wunschkost anbieten • Mundpflege (Soor- und Parotitisprophylaxe ➤ Kap. 7.4.2) • Wunschgetränke anbieten
3a) Atemnot* und damit verbundene Angst	• Führt seine täglichen Verrichtungen im Rahmen seiner Möglichkeiten und Leistungsfähigkeit durch	• Alle Maßnahmen in Ruhe durchführen, Ruhe vermitteln, bei ihm bleiben • Bei Atemnot Belastungen reduzieren • Evtl. Luftbefeuchtung • *Sauerstoffgabe nach ärztl. Anordnung* (➤ Kap. 7.3.5)

Tab. 5.5 Individuelle Pflegeplanung bei Bronchialkarzinom (Forts.)

a) Probleme b) Ressourcen	Ziele	Maßnahmen
4a) Hoffnungslosigkeit* aufgrund des Bewusstseins, „sterben zu müssen" 4b) Hat Freund im Heim und fühlt sich deshalb wohl	• Kann seine Wünsche, Vorstellungen und Ängste äußern	• Auseinandersetzung mit Tod und Sterben zulassen • Zeit für ihn haben, aktiv zuhören, begleiten, ihn nicht alleine lassen • Tägliche Körperpflege gewissenhaft und behutsam unterstützen und durchführen • Zuwendung in allen Pflegehandlungen über Sprache, Berührung und Blicke mitteilen • Die Frage „Was ist im jetzigen Augenblick für ihn wichtig?" muss immer im Vordergrund stehen • Freunde sollen auf Wunsch bei ihm bleiben dürfen • Auf Wunsch in Pflege einbeziehen • Auf Überforderung achten, Gesprächsbereitschaft signalisieren

5.1.6 Alte Menschen mit Tracheostoma

Bei einem *Luftröhrenschnitt* (**Tracheotomie**) wird zur Sicherstellung der Atmung die Luftröhre in Höhe des Kehlkopfes eröffnet und ein Ausführungsgang nach außen gelegt (**Tracheostoma**). Ein Tracheostoma wird als Notfallmaßnahme bei Verlegung der oberen Luftwege z. B. durch Ödeme und Schwellungen (z. B. nach Insektenstichen), durch Verletzungen im Halsbereich oder durch eingeatmete Fremdkörper angelegt, damit die betroffenen Menschen nicht ersticken. Als Langzeitkanüle kann es bei Kehlkopfentfernung nach Tumoren (z. B. bei Kehlkopfkrebs) und zur Langzeitbeatmung aus anderen Gründen bestehen bleiben. Durch ein Tracheostoma wird in diesen Fällen eine bessere Bronchialtoilette ermöglicht und die Sauerstoffversorgung durch die Verringerung des Totraumes (Raum im Atmungstrakt, der nicht am Gasaustausch beteiligt ist) verbessert.

Als Langzeitkanülen werden meist Silberkanülen oder Sprechkanülen verwendet, bei denen das Innenteil durch Lösen einer Befestigung zur Desinfektion, Reinigung und Sterilisation ausgewechselt werden kann (➤ Abb. 5.6). Bei Kehlkopflosen ist keine normale Tonbildung möglich. Sie sprechen mit Hilfe der Speiseröhrensprache oder Sprechapparaten.

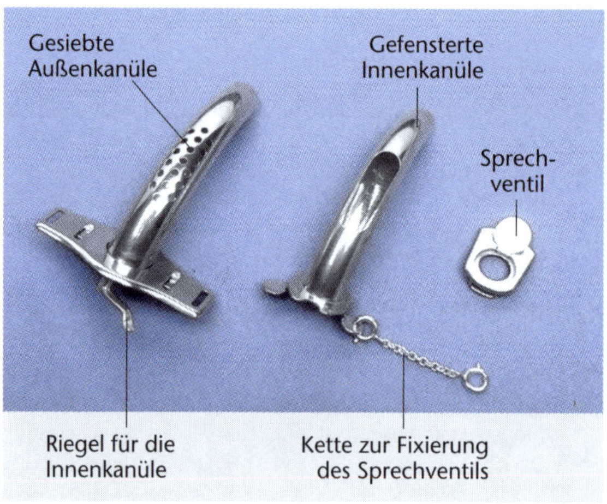

Abb. 5.6 Trachealkanülen [K183]

Komplikationen

Es können Infektionen des Tracheostomas, der Bronchien und der Lunge (Pneumonie ➤ Kap. 5.1.4), lebensgefährliche Atemnot durch Verlegung des Tracheostomas, Druckgeschwüre an der Trachealwand mit Durchbruch (Perforation) in die Speiseröhre und Blutungen durch Verletzung von Gefäßen auftreten.

Ärztliche Behandlung

Der **Kanülenwechsel** ist Aufgabe des Arztes. Wenn keine Komplikationen zu erwarten sind, kann der Arzt Langzeitkanülenträger selbst zu Kanülenpflege und Kanülenwechsel anleiten oder durch schriftliche Anordnung die Kanülenpflege und den Kanülenwechsel an von ihm angeleitete Pflegefachkräfte delegieren (➤ Abb. 5.7).

Pflegerische Maßnahmen

Ziel: Der alte Mensch hat freie Atemwege

- Täglich 1–2 mal Kanüle entfernen (➤ Abb. 5.7), unter fließendem Wasser evtl. mit Hilfe einer Bürste und Reinigungspulver reinigen, desinfizieren und mit sauberem Wasser gut nachspülen oder 15 Min. auskochen
- Dafür sorgen, dass immer eine Ersatzkanüle vorrätig ist
- Tracheostoma-Umgebung mit feuchtem, weichem Tuch (Kompresse) reinigen, Krusten evtl. mit ölgetränktem Tuch entfernen
- Befestigungsband und Trachealkompresse ebenfalls täglich erneuern
- Ein Abdecktuch (Schutztuch) oder eine auf die Kanüle aufgesteckte Kappe fängt Schleim auf, der beim Husten heraus befördert wird, hält Staubpartikel bei der Einatmung zurück, verhindert die Austrocknung der Luftröhre, wärmt die Einatemluft vor und verhindert den freien Blick auf das Stoma
- Dafür sorgen, dass Luftfeuchtigkeit in den Räumen nicht unter 50 % sinkt
- Bei Bedarf Inhalation, damit angetrocknetes Sekret aufgeweicht wird und leichter abgehustet werden kann
- Inhalationsgeräte und Luftbefeuchter regelmäßig gemäß Herstellerangaben warten und desinfizieren, da es im feuchten Milieu zu schnellem Bakterienwachstum kommt
- Bei der Körperpflege darauf achten, dass kein Wasser in die Kanüle läuft, gebadet werden darf nur im Sitzen mit rutschfester Unterlage und wenn möglich in Gegenwart einer Hilfsperson; der Fachhandel bietet zum Duschen einen so genannten „Duschschutz" an
- Der alte Mensch sollte lernen, weitgehend selbstständig mit seinem Tracheostoma umzugehen.

Ziel: Kommunikationsfähigkeit erhalten

- Viel Geduld und Verständnis für die Betroffenen aufbringen, aufgrund der Sprachbehinderung können Bedürfnisse nur beschränkt geäußert werden, deshalb auf ausreichende Kommunikation achten (Fragen, die mit ja oder nein zu beantworten sind, bevorzugen)
- Logopäden hinzuziehen
- Kommunikationshilfsmittel anbieten (z. B. Schreibtafeln)
- Wenn gewünscht, Kontakte zu Selbsthilfegruppen vermitteln
- Bedürfnisse erspüren.

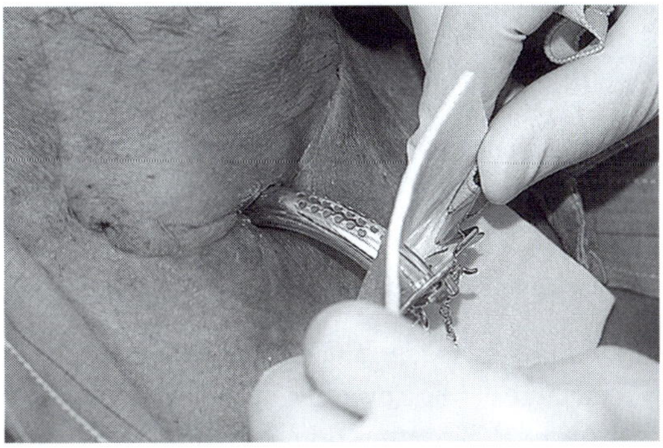

Abb. 5.7 Entfernen einer Trachealkanüle [M270]

Ziel: Über Besonderheiten bei der Ernährung aufklären

- Verdorbene Speisen können aufgrund des eingeschränkten Geruchsvermögens nicht über den Geruchssinn wahrgenommen werden, deshalb möglichst frisch zubereitete Speisen verzehren bzw. auf das Verfallsdatum achten
- Kost meiden, die zur Obstipation führt, da die Fähigkeit zum Pressen eingeschränkt ist
- Temperatur warmer Speisen oder Getränken überprüfen (z. B. durch „Auftragen" einer kleinen Probe auf Handgelenkinnenseite), da sie nicht durch Pusten oder Schlürfen abgekühlt werden können.

TIPP

Weitere Informationen bei: Bundesverband der Kehlkopflosen e.V., Obererle 65, 45897 Gelsenkirchen.

Fallbeispiel und individuelle Pflegeplanung

➤ Kap. 6.2.1

5

5.2 Herz- und Kreislauferkrankungen

5.2.1 Chronische Herzinsuffizienz

Unter einer **Herzinsuffizienz** versteht man die *Unfähigkeit des Herzens, die vom Organismus benötigte Blutmenge zu fördern.* Je nachdem, welche Herzkammer geschädigt ist, unterscheidet man eine **Rechtsherzinsuffizienz** *(Blutrückstau in den Körperkreislauf)* von einer **Linksherzinsuffizienz** *(Blutrückstau in den Lungenkreislauf).* Sind beide Herzkammern betroffen, so handelt es sich um eine **Globalinsuffizienz**. Häufige Ursachen einer Herzinsuffizienz sind die Arteriosklerose der Herzkranzgefäße (➤ Kap. 5.2.3), Herzinfarkt, Bluthochdruck (➤ Kap. 5.2.7), Herzklappenfehler, Herzrhythmusstörungen (➤ Kap. 5.2.2) und Lungenerkrankungen wie die chronische Bronchitis (➤ Kap. 5.1.1).

Symptome einer Herzinsuffizienz

- Deutlich eingeschränkte körperliche Leistungsfähigkeit
- Atemnot zuerst bei Belastung (Belastungsdyspnoe), später auch in Ruhe (Ruhedyspnoe)
- Nächtliches Wasserlassen (Nykturie) durch Wiederaufnahme des Ödemwassers im Liegen
- Extrasystolen und andere Herzrhythmusstörungen (➤ Kap. 5.2.2)
- Zyanose (Blaufärbung), besonders der Lippen und Fingernägel
- Pleuraerguss.

Typische Symptome bei Linksherzinsuffizienz

- Atemnot *(Dyspnoe),* anfangs nur bei Belastung, später auch in Ruhe
- Zunahme der Beschwerden bis hin zu schwerster Atemnot *(Orthopnoe)* bei Flachlagerung (z. B. während der Nacht), Besserung durch Aufsitzen oder durch Unterlegen mehrerer Kopfkissen, häufig kommt es bei

einer Linksherzinsuffizienz zum *Asthma cardiale* (nächtliche Luftnotanfälle mit Herzklopfen, Angstgefühl und starker Atemnot)
- Hartnäckiger Husten durch Blutrückstau in die Lunge
- Lungenödem (Wassereinlagerung in den Lungenbläschen) mit Zyanose.

Typische Symptome bei Rechtsherzinsuffizienz

- Ödeme der unteren Körperpartien (Knöchel- und Beinödeme, Ödeme im Steißbereich) mit Gewichtszunahme, anfangs nur abends, später permanent
- Blutrückstau in den zum Herzen führenden Venen, sichtbar als Halsvenenstauung und Stauung der Venen am Zungengrund
- Stauungsleber (vergrößerte Leber durch Blutrückstau) mit Schmerzen im Bereich des rechten Rippenbogens
- Magenschleimhautentzündung mit Appetitlosigkeit, Völlegefühl und Obstipation
- Nächtliches Wasserlassen (Nykturie) durch Wiederaufnahme des Ödemwassers im Liegen
- Stauungsnieren mit Eiweiß im Urin.

Komplikationen

Dekompensiert eine chronische Linksherzinsuffizienz, kann das in die Lunge zurückgestaute Blut zu einem akuten Lungenödem (Wasser in der Lunge) führen. Anfänglich Hustenattacken und spastische Atmung, dann rasch zunehmende Atemnot mit brodelnden Atemgeräuschen, schaumig-rotem Sputum, Zyanose, Blutdruckabfall und Tachykardie, Schweißausbruch und Todesangst.

Bei fortgeschrittener Herzinsuffizienz kann es zum Pumpversagen des Herzens mit lebensbedrohlicher Schocksymptomatik kommen (kardiogener Schock).

Durch die Strömungsverlangsamung und die eingeschränkte Mobilität des alten Menschen werden Thrombosen (➤ Kap. 5.2.6) mit der Gefahr einer Lungenembolie begünstigt.

Ärztliche Behandlung

Wenn möglich sollte versucht werden, die Ursache der Herzinsuffizienz zu beseitigen bzw. zu behandeln. Die Symptome der Herzinsuffizienz können durch Gabe von Medikamenten verbessert werden: herzkraftsteigernd wirkt Digitalis, herzentlastend wirken Diuretika (reduzieren die Blutmenge), ACE-Hemmer (vermindern den Gefäßwiderstand) und Nitrate (erweitern die Gefäße). Eine weitere Säule der Therapie stellt die Diät zur Gewichtsnormalisierung sowie körperliche Schonung dar.

Pflegerische Maßnahmen

Ziel: Der alte Mensch äußert Wohlbefinden beim Atmen und seine Atemfrequenz liegt innerhalb des Normbereichs
- Körperliche Anstrengung vermeiden, Bettruhe, Oberkörperhochlagerung durch mehrere Kissen (➤ Kap. 7.3.1)
- Atemgymnastik, evtl. unter Anleitung einer Krankengymnastin.

Ziel: Der alte Mensch empfindet keine Atemnot
- Oberkörperhochlagerung
- Beengende Bekleidung entfernen
- Für Frischluftzufuhr sorgen, Zugluft vermeiden
- Nach Arztanordnung Gabe von Sauerstoff (➢ Kap. 7.3.5)
- Alle Maßnahmen in Ruhe vornehmen
- Beim alten Menschen bleiben, beruhigen, psychische Betreuung.

Ziel: Der alte Mensch äußert Wohlbefinden mit der momentanen Kost
- Bei Übergewicht Gewichtsreduktion, Normalgewicht anstreben
- Kochsalzzufuhr beschränken, dafür Speisen mit Kräutern gut würzen
- Bilanzierung der Flüssigkeitsmengen, bei Ödemen Negativbilanz anstreben
- Tägliche Gewichtskontrollen durchführen, falls möglich
- Darmtätigkeit regulieren, für weichen Stuhl sorgen, Obstipationsprophylaxe (➢ Kap. 7.5.2).

Ziel: Der alte Mensch entwickelt keine Komplikationen bei Immobilität durch Bettruhe
- Durchführung aller Prophylaxen (Dekubitus-, Intertrigo-, Pneumonie-, Kontrakturen-, Obstipations-, Soor- und Parotitisprophylaxe (➢ Kap. 7)
- Thromboseprophylaxe mit Arzt besprechen, da einige Maßnahmen wegen Herzbelastung nur unter Vorbehalt oder gar nicht (z. B. Beine hochlagern, Flüssigkeitszufuhr) durchführbar sind.

Beobachtung: Ödeme (an Extremitäten, in den abhängigen Körperpartien je nach Körperlage, z. B. am Gesäß bei Rückenlage), Haut (Dekubitusgefahr), Halsvenenstauung, Körpergewicht, Puls, Blutdruck, Atmung, nächtlicher Toilettengang.

Fallbeispiel und individuelle Pflegeplanung

➢ Kap. 6.2.2

5.2.2 Herzrhythmusstörungen

Unter **Herzrhythmusstörungen** werden *Störungen der Herzfrequenz* (Häufigkeit der Herzkontraktionen) bzw. der Regelmäßigkeit des Herzschlages verstanden. Das Spektrum der Herzrhythmusstörungen reicht von harmlosen einzelnen zusätzlichen Herzschlägen (Extrasystolen) bis zu einer lebensbedrohlichen Zu- oder Abnahme der Herzfrequenz (Tachy- oder Bradykardie). Ursachen sind Durchblutungsstörungen der Herzkranzgefäße (➢ Kap. 5.2.3), Herzinfarkt und andere Herzerkrankungen sowie Schilddrüsenerkrankungen, Elektrolytstörungen und Medikamentennebenwirkungen.

Symptome

- Herzklopfen, Herzstolpern oder Herzjagen
- Benommenheit, Schwindel, Kollaps bis zum Kreislaufstillstand
- Angina pectoris-Anfälle (➢ Kap. 5.2.3) bis zum Herzinfarkt
- Verschlechterung einer vorbestehenden Herzinsuffizienz (➢ Kap. 5.2.1)
- Atemnot
- Vorübergehende Sprach- oder Sehstörungen.

Ärztliche Behandlung

Die Therapie zielt auf eine Behandlung bzw. Beseitigung der Ursache für die Herzrhythmusstörungen. Ist dies nicht möglich, werden rhythmusstabilisierende Medikamente (Antiarrhythmika) verabreicht. In besonderen Fällen kann auch ein Herzschrittmacher implantiert werden.

Pflegerische Maßnahmen

Ziel: Der alte Mensch kennt Maßnahmen, die die Belastung des Herzens senken und wendet sie adäquat an

- Beobachtung der Herzfrequenz (Puls)
- Verabreichung der verordneten Medikamente
- Evtl. Bettruhe einhalten
- Psychische Betreuung: ein Klima schaffen, in dem der alte Mensch sich geborgen fühlt.

Ziel: Der alte Mensch entwickelt keine Komplikationen bei Immobilität durch Bettruhe

- Durchführung aller Prophylaxen (Dekubitus-, Thrombose-, Intertrigo-, Pneumonie-, Kontrakturen-, Obstipationsprophylaxe ➢ Kap. 7).

Beobachtung: Puls, Haut, Befinden, Appetit, Bewusstsein.

TIPP

Bei implantiertem Schrittmacher Schrittmacherpass mitführen
- Magnetfelder meiden (z. B. Funktelefone)
- Pulsfrequenz immer eine volle Minute lang zählen.

Fallbeispiel

Frau Berta Feser, 68 Jahre alt, wohnt seit drei Jahren in einer Zwei-Zimmer-Seniorenwohnung, die sie sich nach dem Tod ihres Mannes gekauft hat. Für eventuelle Hilfestellungen bei Krankheit ist sie abgesichert, denn sie hat die Möglichkeit, unterschiedliche Dienstleistungen gegen einen geringen Aufpreis in Anspruch zu nehmen. Sie kann z. B. die Mahlzeiten im angegliederten Altenheim einnehmen, die vorübergehende Hilfe einer Pflegekraft bei der täglichen Grundpflege anfordern, Hilfestellung beim wöchentlichen Bad oder bei der Medikamenteneinnahme erhalten und die Versorgung der Wohnung dem Hausdienst überlassen.
Vor drei Tagen, beim Geburtstagskaffee ihrer Freundin, verlor sie das Bewusstsein. Dem sofort herbeigerufenen Hausarzt berichtete die Freundin, dass Frau Feser schon seit einigen Tagen über Schwindel und Benommenheit geklagt habe. Mit Hilfe des EKGs stellte der Hausarzt Herzrhythmusstörungen fest und ordnete für einige Tage Bettruhe, regelmäßige Vitalzeichenkontrollen und die Gabe von Digimerck® nach Plan an.
Frau Fesers Freundin versorgt sie nun bei den Mahlzeiten und leistet ihr Gesellschaft, so dass das Pflegepersonal nur für die morgendliche Grundpflege, Vitalzeichenkontrollen und das Einhalten der verordneten Medikation zuständig ist. Frau Feser macht sich Sorgen, wie es weitergehen soll.

Individuelle Pflegeplanung

Tab. 5.6 Individuelle Pflegeplanung bei Herzrhythmusstörungen

a) Probleme b) Ressourcen	Ziele	Maßnahmen
1a) Eingeschränkte Beweglichkeit* aufgrund von Bettlägerigkeit mit Gefahr von Thrombose, Kontrakturen, Pneumonie und Obstipation 1b) Freundin bringt Mahlzeiten und leistet Gesellschaft	• Entwickelt keine Komplikationen wie Thrombose, Kontraktur, Pneumonie und Obstipation	• Anleitung zu vorsichtigen Bewegungsübungen aller Gelenke und isometrisches Muskeltraining der Wadenmuskulatur 2 × täglich durchführen (10 × Fußsohle gegen Widerstand drücken; 10 × Fuß zieht an eingehängter Hand der PK) • Mobilisation nach Absprache mit dem Arzt (➤ Kap. 7.2.3) • Anleitung zum richtigen Atmen und Abhusten (➤ Kap. 7.3.1) • Pneumonieprophylaxe (➤ Kap. 7.3.1) • Beratung zur richtigen Ernährung. Obstipationsprophylaxe (➤ Kap. 7.5.2) mindestens 1,5 l Flüssigkeit anbieten • Klingel griffbereit • Auf Überforderung bei der Freundin achten • Gesprächsbereitschaft signalisieren
2a) Selbstversorgungsdefizit bei der Körperpflege*, kann nicht selbstständig Rücken, Gesäß und Beine waschen 2b) Kann Mundpflege selbst durchführen und Gesicht, Oberkörper und Intimbereich waschen	• Kann Mundpflege selbstständig durchführen, kann Gesicht , Oberkörper und Intimbereich waschen	• Ganzwaschung im Bett (➤ Kap. 7.6.1) • Je nach Tagesform die Mundpflege und Pflege von Oberkörper und Intimbereich selbst durchführen lassen
3a) Selbstversorgungsdefizit beim An- und Auskleiden*, Unterkörper muss komplett an- und ausgezogen werden 3b) Kann nach anreichen der Bekleidung Oberkörper ankleiden, evtl. ist beim über den Kopf ziehen Hilfe notwendig	• Trägt angemessene und gepflegte Kleidung nach Wahl	• An- und Auskleiden (➤ Kap. 7.6.5) • Ressourcen einbeziehen • Zeit lassen • Kleidung selbst auswählen lassen
3a) Eingeschränkte Herzleistung*, die sich in Schwindel und Benommenheit zeigt	• Kann verbal äußern, dass sie sich wohl fühlt	• Vitalzeichenkontrollen (Puls, Blutdruck, Atmung) • *Verabreichung der verordneten Medikamente* und Überwachung von Wirkung/Nebenwirkung
4a) Angst* vor der Zukunft 4b) Freundin, die sie täglich besucht, Seniorenwohnung mit Hilfsdiensten	• Kennt Hilfsmöglichkeiten, ihre Zukunft zu gestalten	• Ängste aussprechen lassen, einfühlen • Reale Hilfen und Möglichkeiten aufzeigen • Beratung

5.2.3 Koronare Herzerkrankung und Angina pectoris

Bei der **koronaren Herzerkrankung (KHK)** handelt es sich um eine *Durchblutungsstörung der Herzkranzgefäße* mit einer Sauerstoffunterversorgung des Herzmuskels. Ursache ist meist eine Arterienverkalkung (**Arteriosklerose**) dieser Gefäße. Als Folge treten **Angina pectoris** -Anfälle auf. Diese werden häufig ausgelöst durch körperliche Anstrengung, Kälte, ausgiebige Mahlzeiten, psychische Belastungen und Aufregung. Risikofaktoren für eine KHK sind Rauchen, erhöhte Blutfettwerte, Diabetes mellitus, Bluthochdruck.

Symptome

- Schmerzen hinter dem Brustbein, die in den rechten oder linken Arm, die Schulter, den Hals, die Wangen, die Zähne oder in den Oberbauch ausstrahlen können (Angina pectoris)
- Angina pectoris-Anfälle werden von alten Menschen oft nicht als eindeutiger Schmerz erlebt, sondern als Engegefühl, Druckgefühl oder Brennen hinter dem Brustbein
- Angstgefühl
- Atemnot.

Komplikation

Es kann ein akuter Herzinfarkt auftreten.

Ärztliche Behandlung

Der **akute Angina pectoris-Anfall** wird mit Nitroglyzerinpräparaten (Spray oder Zerbeißkapsel) therapiert. Die Wirkung setzt nach 1–2 Minuten ein. Als Nebenwirkungen können Kopfschmerzen, Hitzegefühl, Schwindel und Anstieg der Herzfrequenz auftreten.

Langfristig wird versucht, weitere Angina pectoris-Anfälle zu verhindern. Risikofaktoren der Arteriosklerose müssen ausgeschaltet werden: Nikotinabstinenz, Blutdruck- und Blutzuckereinstellung, Gewichtsreduktion mit Cholesterinsenkung. Medikamentös werden Langzeitnitrate, Beta-Blocker und Kalzium-Antagonisten angewandt.

Bei einer lokalisierten Einengung (Stenose) der Herzkranzgefäße kann diese mittels eines dünnen, aufblasbaren Ballons, der in die Stenose eingeführt wird, gedehnt werden.

Bei einer Bypass-Operation wird die Stenose durch Verpflanzung einer körpereigenen Vene (z. B. aus dem Oberschenkel) überbrückt.

Pflegerische Maßnahmen

Ziel: Der alte Mensch kennt die Auswirkungen seiner Lebensweise auf seine Erkrankung (Angina pectoris)
- Aufklärung des alten Menschen
- Bei Nikotinmissbrauch Rauchverzicht anregen
- Bei Bluthochdruck Gabe der verordneten Medikamente
- Bei zu hohem Cholesterinspiegel Ernährungsumstellung
- Bei Übergewicht langsame Gewichtsreduktion anregen (Vorsicht: Gefahr der Unterernährung, wenn Ratschlag übergenau befolgt wird).

Ziel: Der alte Mensch kann präventive Maßnahmen einsetzen
- Beratung zur Gestaltung des Alltags, um übermäßige körperliche Anstrengungen zu vermeiden; angemessene Belastung erwünscht; bei Bedarf Unterstützung der Aktivitäten des täglichen Lebens unter Wahrung der größtmöglichen Selbstständigkeit
- Psychische Belastungen und Aufregungen fernhalten
- Keine üppigen Mahlzeiten, sondern mehrere kleine Mahlzeiten über den Tag verteilt anbieten
- Nach Arztanordnung bei belastender Situation Nitroglyzerin geben (wichtig: richtige Anleitung).

Ziel: Der alte Mensch berichtet über ein gestärktes Sicherheitsgefühl, da er Angina pectoris-Anfall erkennt
- Alle Maßnahmen in Ruhe vornehmen, Ruhe vermitteln, alten Menschen nicht alleine lassen

- Oberkörper aufrichten, beengende Kleidung entfernen
- Nitroglyzerin (z. B. Nitrolingual®) unter die Zunge als Zerbeißkapsel oder als Spray geben, Besserung tritt innerhalb von 1–2 Minuten ein
- Bettruhe
- Arztinformation
- Nebenwirkungen wie Kopfschmerzen, Schwindel, Hitzegefühl und schnellen Puls erkennen.

Ziel: Der alte Mensch entwickelt keine Komplikationen bei Immobilität durch Bettruhe

- Durchführung aller Prophylaxen (Dekubitus-, Intertrigo-, Thrombose-, Pneumonie-, Kontrakturen-, Obstipationsprophylaxe ➤ Kap. 7).

Beobachtung: Atmung, Puls, Blutdruck, Schmerzen, Hautfarbe, psychische Verfassung (z. B. Stress).

TIPP

Nächtliche Unruhe kann auf unerkannte koronare Durchblutungsstörungen zurückzuführen sein. Hier helfen Nitropräparate besser als Schlafmittel.

Fallbeispiel

Frau Brunhilde Herter kam vor sechs Monaten auf eigenen Wunsch ins Pflegeheim. Sie ist 65 Jahre alt und hat bis zu ihrer Pensionierung vor drei Jahren im Schichtdienst einer großen Kantine gearbeitet. Dadurch kam sie täglich mit sehr vielen Menschen in Kontakt. Nach der Arbeit genoss sie es, in Ruhe ein gutes Buch im Bett oder auf der Couch liegend zu lesen.

Vor ca. vier Jahren bekam sie während der Arbeit ihren ersten Angina pectoris-Anfall. Das Gefühl der Enge und die Schmerzen hinter dem Brustbein ängstigten sie sehr. Die Beschwerden traten anfangs nur bei schwerer körperlicher Arbeit auf.

Seit ca. drei Monaten kommt es jedoch schon bei geringer körperlicher Belastung zu einem diffusen Schmerz, der sich über die linke Schulter in den Arm ausbreitet und mit Atemnot und großer Angst verbunden ist.

Während des akuten Anfalls verwendet sie ein Nitroglyzerinspray, das sie ständig bei sich trägt. Nach der Anwendung klagt sie jedes Mal über Kopfschmerzen. Als Dauertherapie wurde von ihrem Hausarzt ein Nitratpräparat verordnet. Als unerwünschte Wirkung kommt es zur Verstopfung. Seit ihrem letzten Anfall vor drei Tagen liegt sie im Bett.

Individuelle Pflegeplanung

Tab. 5.7 Individuelle Pflegeplanung bei Angina pectoris

a) Probleme b) Ressourcen	Ziele	Maßnahmen
1a) Schmerzen, Atemnot und Angst infolge eines Angina pectoris-Anfalles 1b) Ist zur Kommunikation fähig, kann zu Maßnahmen angeleitet werden	• Kennt Maßnahmen zur Vorbeugung eines Angina pectoris-Anfalles	• Beratung zur Alltagsgestaltung • Aufregungen, körperliche Anstrengung fernhalten • *Gabe der verordneten Medikamente*, Notfallmedikament griffbereit • 1 × wöchentlich und bei Schmerzen/Atemnot Kontrollen von Puls, Blutdruck durchführen • Alle Maßnahmen in Ruhe vornehmen, Ruhe vermitteln • Angst aussprechen lassen • Klingel griffbereit

Tab. 5.7 Individuelle Pflegeplanung bei Angina pectoris (Forts.)

a) Probleme b) Ressourcen	Ziele	Maßnahmen
2a) Eingeschränkte Beweglichkeit* aufgrund von Bettlägerigkeit mit Gefahr von Dekubitus, Pneumonie, Kontraktur und Thrombose 2b) Ihr macht das Alleinsein und Im-Bett-Liegen nichts aus, wenn sie dabei ein Buch lesen kann	• Entwickelt keine Komplikationen wie Dekubitus, Pneumonie Kontraktur und Thrombose	• Durchführung aller Prophylaxen (➤ Kap. 7) • Beratung und Beobachtung zur Druckentlastung aufliegender Körperstellen • Langsame Mobilisation (➤ Kap. 7.2.3) • 2 × täglich alle Gelenke vorsichtig bewegen und isometrische Übungen der Beinmuskulatur durchführen (10 × Fußsohle gegen Widerstand drücken; 10 × Fuß zieht an eingehängter Hand der PK) • 2 × täglich Anleiten zu selbstständigen Atemübungen • Gespräche über Bücher, Bücher zum Lesen besorgen
3a) Selbstversorgungsdefizit bei der Körperpflege*, kann nicht selbstständig Rücken, Oberkörper, Gesäß und Beine waschen 3b) Kann Gesicht und Arme selbst waschen, Mundpflege durchführen	• Kann Mundpflege selbst durchführen, kann Gesicht und Arme waschen	• Ganzwaschung im Bett (➤ Kap. 7.6.1) • Je nach Tagesform soll die Mundpflege und Pflege von Gesicht und Armen selbst übernommen werden • Hilfestellung ihrem Zustand anpassen (Pulsfrequenz als Indikator für Belastbarkeit) • Beobachtung des Hautzustandes • Zeit lassen • Bei ihr bleiben, Hilfestellungen bei Zustandsbesserung reduzieren
4a) Obstipation*, Stuhl ist trocken und hart	• Kann Stuhl leicht absetzen	• Für täglich mind. 2 l Flüssigkeit sorgen, dabei an Nahrungsmittel denken, deren Gewicht voll als Trinkmenge berechnet wird (z. B. Soßen, Obst) • Ballaststoffreiche Nahrungsmittel anbieten und darüber beraten • *Evtl. Laxanzien nach Arztanordnung* • Obstipationsprophylaxe (➤ Kap. 7.5.2)

5.2.4 Periphere arterielle Verschlusskrankheit

Bei der **peripheren arteriellen Verschlusskrankheit (pAVK)** sind die *Aorta und die die Extremitäten versorgenden Arterien verengt.* In der Regel sind diese Veränderungen arteriosklerotisch bedingt, in seltenen Fällen auch durch Entzündungen. Zu 90 % sind die unteren Extremitäten betroffen. Je nach Lokalisation der Arterienverengung unterscheidet man Becken-, Oberschenkel- oder Unterschenkeltyp. Je höher der Verschluss liegt, desto geringer sind die Beschwerden, da bessere Möglichkeiten zur Kompensation durch Umgehungskreisläufe (Kollateralkreisläufe) bestehen.

Risikofaktoren einer peripheren arteriellen Verschlusskrankheit sind Bluthochdruck (➤ Kap. 5.2.7), erhöhte Blutfettwerte, Nikotinabusus und Diabetes mellitus (➤ Kap. 5.4.5). Häufig leiden die alten Menschen zusätzlich an einer zerebralen (➤ Kap. 5.9.1) oder einer kardialen Durchblutungsstörung (➤ Kap. 5.2.3).

Symptome

Ausgehend von der klinischen Symptomatik werden vier verschiedene Stadien unterschieden:

Stadium I

- Beschwerdefreiheit
- Unter Umständen periphere Pulse nicht mehr zu tasten.

Stadium II

- Schmerzen bei Belastung (Gehstrecke ca. 200 m) bedingt durch die mangelhafte Sauerstoffversorgung der Muskulatur, klingen in Ruhe schnell wieder ab (Schaufensterkrankheit, da Betroffene nach kurzen Gehstrecken z. B. vor einem Schaufenster stehen bleiben, bis der Schmerz nachlässt)
- Belastungsabhängiges Abblassen der Haut an den Extremitäten.

Stadium III

- Ruheschmerz
- Kalte, blasse Extremitäten.

Stadium IV

- Geschwüre (Ulcera)
- Absterben von Gewebe (Nekrose).

Schmerzen betreffen häufig die Wade, Gewebsläsionen den Fuß.

Ärztliche Behandlung

Sämtliche Risikofaktoren müssen beseitigt werden. Im Stadium I und II kann durch tägliches 1–2-stündiges Gehtraining die Ausbildung von Umgehungskreisläufen gefördert werden. Prophylaktisch kann Aspirin® eingesetzt werden, um der Aggregation (Verklumpung) von Blutplättchen und damit einer Thrombosierung (Verstopfung) der Gefäße vorzubeugen. In fortgeschritteneren Stadien wird das verengte Gefäß operativ ersetzt. Im Stadium IV muss häufig amputiert werden.

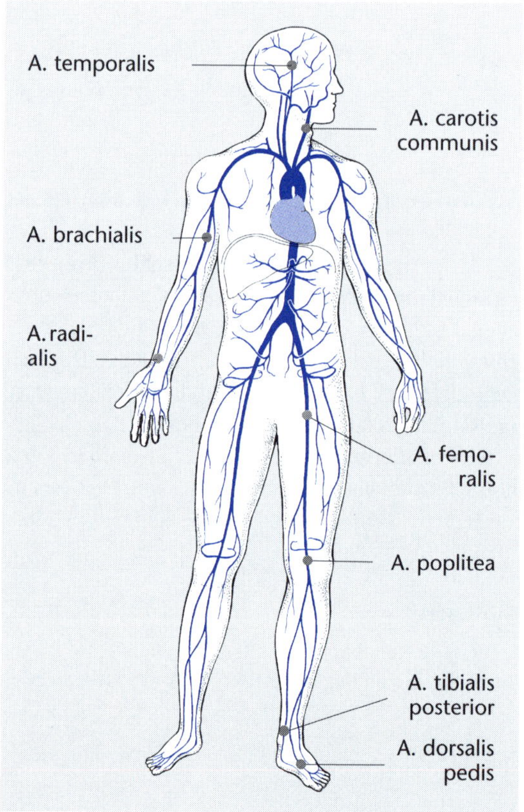

Abb. 5.8 Tastpunkte zur Pulsmessung [L190]

Pflegerische Maßnahmen

Ziel: Der alte Mensch kann präventive Maßnahmen anwenden

- Beine tieflagern
- Extremität warm halten: z. B. wollene Socken anziehen, um eine optimale Durchblutung der Haut zu erreichen, sollte die Hauttemperatur konstant 32–34 °C betragen
- Extremität vor Druck und Blutdrosselung schützen: bequeme Schuhe, keine Kniestrümpfe, evtl. Bettdeckenheber
- Durchblutungsfördernde Übungen:
  - Den Fuß strecken und anziehen

- Fuß aus dem Fußgelenk ein- und auswärts kreisen lassen
- Zehen locker bewegen
- Die aufgestellten Füße von der Ferse zur Spitze und zurück zur Ferse abrollen
- Täglich längere Spaziergänge

- Sorgfältige Hautpflege durchführen, Haut v. a. in den Zehenzwischenräumen trocken und sauber halten
- Verletzungen, z. B. beim Nägelschneiden, vermeiden
- Hitze- und Kälteeinwirkungen z. B. durch Wärmflasche oder Heizkissen vermeiden, Empfindungsvermögen kann herabgesetzt sein
- Wunden immer Arzt zeigen.

Beobachtung: Extremität auf Durchblutung (Beinpulse ➤ Abb. 5.8), Wärme, Sensibilität, Verletzungen, Schmerzen, Blutdruck.

Fallbeispiel

Herr Karl Winter ist 75 Jahre alt und wohnt in einer 3-Zimmer-Wohnung im 3. Stockwerk eines Altbaus. Seit fünf Jahren ist er Witwer. Der Grund seiner Pflegebedürftigkeit ist eine periphere arterielle Verschlusskrankheit (pAVK) im Stadium IV. Durch die Krankheit kann er sich seit zwei Jahren nicht mehr selbst versorgen. Längere Wegstrecken, z. B. zum Einkauf, kann er nicht mehr bewältigen. Herr Winter raucht täglich 25 Zigaretten, äußert jedoch den Wunsch, damit aufzuhören. Weil er sich nicht mehr viel bewegt, ist er übergewichtig. Er wiegt 95 kg bei einer Körpergröße von 175 cm. Zusätzlich hat er einen zu hohen Blutdruck. Zurzeit geht es Herrn Winter sehr schlecht. Er möchte wegen Schwäche das Bett nicht verlassen. Eine Nachbarin versorgt ihn mit Frühstück und stellt ihm das Essen auf Rädern mittags ans Bett. Nachmittags kommt eine Altenpflegerin der Sozialstation, die ihm bei der Körperpflege behilflich ist und das Abendessen bereitet. Zum Ruheschmerz in beiden Beinen kam am rechten Schienbein ein scharf begrenztes Geschwür hinzu. Das „Absterben" von Gewebe löste bei ihm Angst und Schrecken aus. Sein Hausarzt ordnete an, die Wunde mit einem Hydroverband zu verbinden und bat Herrn Winter, sich mit dem Gedanken einer Heimübersiedlung zu befassen. Darauf reagierte Herr Winter völlig ratlos und wandte sich Hilfe suchend an die Altenpflegerin der Sozialstation.

Individuelle Pflegeplanung

Tab. 5.8 Individuelle Pflegeplanung bei pAVK

a) Probleme b) Ressourcen	Ziele	Maßnahmen
1a) Hautschädigung* am rechten Schienbein durch periphere arterielle Verschlusskrankheit (pAVK) 1b) Ist zur Kommunikation fähig, kann zu Mithilfe angeleitet werden	• Wunde heilt ohne zusätzliche Infektion	• Beratung, Anleitung und Training von Fuß-/Bein- Gymnastik 2 × täglich • Beintieflagerung zur besseren Durchblutung • Zu den Mahlzeiten und zum Toilettengang aufstehen • Beratung und Training im Umgang mit Gehilfe oder Haltepunkten 2 × täglich • Warme Socken oder Fuß in synthetische Polsterwatte einhüllen • Tägliche Beinbeobachtung auf Schmerz und Durchblutung • *Täglich Verbandwechsel* (➤ Kap. 7.9.6) *nach Arztanordnung (Hydroverband)*
2a) Schmerzen* und Angst* aufgrund der Hautschädigung	• Hat keine Schmerzen mehr • Kann seine Angst ausdrücken	• *Schmerzmittel nach Anordnung geben bzw. zur Einnahme anleiten* • Einfühlendes Gespräch • Arzt um nähere Aufklärung bitten

Tab. 5.8 Individuelle Pflegeplanung bei pAVK (Forts.)

a) Probleme b) Ressourcen	Ziele	Maßnahmen
3a) Eingeschränkte Beweglichkeit* aufgrund von Bettlägerigkeit mit Gefahr von Dekubitus, Pneumonie, Kontraktur, Thrombose und Obstipation	• Entwickelt keine Komplikationen wie Dekubitus, Pneumonie, Kontraktur, Thrombose und Obstipation	• Durchführung aller Prophylaxen (➤ Kap. 7) und vorsichtige Mobilisation (➤ Kap. 7.2.3) • 2 × täglich alle Gelenke bewegen und isometrische Übungen der Beinmuskulatur durchführen (10 × Fußsohle gegen Widerstand drücken, 10 × Fuß zieht an eingehängter Hand der PK) • 2 × täglich Atemübungen, dabei zum tiefen Ein- und Ausatmen anhalten
4a) Übergewicht* aufgrund von Bewegungsmangel, BMI liegt über 23 4b) Hat guten Kontakt zur Nachbarin	• Erreicht Idealgewicht zu einem gemeinsam vereinbarten Zeitpunkt	• Zur Gewichtsreduktion motivieren und beraten • Gesicherte Versorgung besprechen bzw. organisieren (Zubereitung von 4–6 kleinen Mahlzeiten und Versorgung mit ausreichend Flüssigkeit) • Motivieren, Erfolge loben • Nachbarin beraten und unterstützen • Auf Überforderung achten
5a) Starker Raucher	• Will seinen Zigarettenkonsum auf 10 Stück/Tag einschränken	• Information über Rauchen und pAVK • *Nach Arztanordnung evtl. Nikotinpflaster*
6a) Selbstversorgungsdefizit bei der Körperpflege*, kann nicht selbstständig Rücken, Beine und Gesäß waschen 6b) Kann Pflege von Gesicht, Oberkörper und Intimbereich selbst durchführen	• Will bis zu einem gemeinsam festgelegten Zeitpunkt die Körperpflege wieder selbstständig durchführen	• Vorbereiten und Entsorgen von Körperpflegeutensilien • Ganzwaschung im Bett (➤ Kap. 7.6.1) • Je nach Tagesform die Mundpflege und Pflege von Gesicht, Oberkörper und Intimbereich selbst vornehmen lassen • Zur Selbstständigkeit anleiten • Zeit lassen, motivieren
7a) Selbstversorgungsdefizit bei der Haushaltsführung*, seine hauswirtschaftliche Versorgung ist nicht sichergestellt	• Kann seine hauswirtschaftliche Versorgung sicherstellen	• Bei Wohnungsreinigung, Wäschereinigung/-pflege, Blumenpflege, für den Einkauf Nachbarin evtl. um Hilfe bitten • Information über „Hauswirtschafterin" der Sozialstation
8a) Angst* vor der Zukunft – Übersiedlung ins Heim 8b) Geistig rege, aufgeschlossen zur Kommunikation fähig	• Kennt seine Möglichkeiten und nimmt mit zwei Heimen Kontakt auf	• Ratlosigkeit und Bedenken ernst nehmen, einfühlen • Vorteile der Heimübersiedlung aufzeigen (Prospekte besorgen, evtl. Kontakt zu Altenheimbewohnern herstellen) • Finanzierungsmöglichkeit erörtern • Kostenübernahme durch Pflegekasse klären • Durchführung einer evtl. Wohnungsauflösung erörtern • Auf Wünsche eingehen • Evtl. „grüne Damen" mobilisieren • Telefon bereitstellen • Über Möglichkeiten eines Notrufes beraten

5.2.5 Thrombophlebitis

Die **Thrombophlebitis** ist eine *Entzündung der oberflächlichen Venen.* An den Beinen entsteht sie meist durch Blutgerinnsel in einer oberflächlichen Vene oder kleinere Verletzungen bei vorbestehenden Krampfadern (Varizen). An den Armen wird sie häufig durch Injektionen sowie mechanische oder chemische Reizungen durch intravenös verabreichte Medikamente verursacht.

Symptome

- Schmerzhafter, tastbarer, derber Venenstrang
- Haut gerötet und erwärmt, keine Schwellung der Extremitäten.

Ärztliche Behandlung

Der alte Mensch muss viel laufen, um das Wachstum eines möglichen Blutgerinnsels zu vermeiden. Bei einer frischen Thrombophlebitis kann die Vene durch einen kleinen Schnitt eröffnet werden (Stichinzision), um das Blutgerinnsel auszupressen. Lokal kann eine Heparinsalbe aufgetragen werden. In schweren Fällen mit Gefahr einer Thrombose wird Heparin auch systemisch verabreicht. Es wird ein Kompressionsverband angelegt.

Pflegerische Maßnahmen

Ziel: Der alte Mensch kann Maßnahmen zur Rückflussverbesserung erfolgreich durchführen
- Kompressionsverband nach Arztanordnung auch nachts
- Gehfähige alte Menschen zum Gehen ermuntern
- Beim Liegen und Sitzen die Beine hochlagern
- Bewegungsübungen, isometrisches Muskeltraining (➤ Kap. 7.2.3)
- Kühlung (z. B. Alkoholumschläge).

TIPP

Salbenverbände und Alkoholumschläge sollten nicht gleichzeitig angewendet werden, da Salbe die Hautporen verstopft und so die Verdunstungskälte des Alkohols nicht wirken kann.

5.2.6 Phlebothrombose

Bei der **Phlebothrombose** (*tiefe Beinvenenthrombose*) kommt es zum *Verschluss einer tiefen Bein- oder Beckenvene durch ein Blutgerinnsel* (Thrombus*)*. Sie tritt häufig bei einer Verlangsamung des Blutstromes, z. B. bei Bettlägerigkeit oder Lähmungen (Schlaganfall ➤ Kap. 5.9.1), nach Operationen, bei vorgeschädigten Venen oder durch eine verstärkte Blutgerinnungsneigung, z. B. bei Tumorerkrankungen, auf.

Symptome

- Schwere, Spannungsgefühl in dem betroffenen Bein
- Fußsohlenschmerz
- Ziehender Schmerz entlang der Vene
- Schmerzhafte Schwellung mit Überwärmung und bläulicher Färbung des Beines
- Umfangszunahme des Beines.

Komplikationen

Löst sich ein Teil des Blutgerinnsels und gelangt über den Blutkreislauf in die Lungenarterien, kann es diese verstopfen (Lungenembolie). Eine (häufig tödlich endende) Lungenembolie zeigt sich durch akut einsetzende Atemnot, Husten, Schmerzen, Anstieg der Herzfrequenz bis zur Schocksymptomatik. Eine weitere Komplikation der tiefen Beinvenenthrombose ist deren Ausbreitung über das ganze Bein mit Schwellung der Extremität. *Spätkomplikation* ist das postthrombotische Syndrom mit Bildung von Krampfadern, Ödemen und Hautstörungen bis hin zur Geschwürbildung (Ulcus cruris ➤ Kap. 5.8.5).

Ärztliche Behandlung

Wichtig ist bei gefährdeten alten Menschen eine ausreichende Thromboseprophylaxe (➤ Kap. 7.2.5). Bei Verdacht einer tiefen Beinvenenthrombose ist sofortige strenge Bettruhe mit Hochlagerung beider Beine angezeigt. Blutgerinnungshemmende Medikamente wie Heparin werden über eine Woche intravenös verabreicht. Anschließend wird auf eine orale Therapie umgestellt, die in der Regel für ein halbes Jahr fortgesetzt wird.

Pflegerische Maßnahmen

Ziel: Der alte Mensch kennt die therapeutischen Anforderungen und hält sie ein
- Strenge Bettruhe, evtl. Einweisung ins Krankenhaus zur Sicherung der Verdachtsdiagnose
- Kompressionsverband-Hochlagerung auf Schiene
- Gespräche, Aufklärung über Wichtigkeit der Ruhigstellung
- Alter Mensch darf keine ruckartigen Bewegungen (z. B. beim Betten machen) ausführen
- Unterstützung bei der Körperpflege
- Versorgung mit Nahrung und Flüssigkeit
- Unterstützung bei der Ausscheidung
- Aufklärung und Information des alten Menschen über Blutungsgefahr
- Kontrolle der regelmäßigen Medikamenteneinnahme zum gleichen Tageszeitpunkt
- Genaue Beobachtung des alten Menschen auf Blutungen aus Mund, Nase, Darm (Stuhl), Niere (Urin).

Ziel: Der alte Mensch entwickelt keine Komplikationen bei Immobilität durch Bettruhe
- Durchführung aller Prophylaxen (Dekubitus-, Intertrigo-, Pneumonie-, Kontrakturen-, Obstipations-, Soor- und Parotitisprophylaxe ➤ Kap. 7).

Beobachtung: Schmerz in Bein oder Fuß, Umfangszunahme der Extremität, Haut der Extremität, Blutungen, Atmung, Herzfrequenz, Blutdruck.

TIPP
- Für weichen Stuhl sorgen (Obstipationsprophylaxe ➤ Kap. 7.5.2), damit der alte Mensch nicht pressen muss
- Keine intramuskuläre Injektion wegen Blutungsgefahr!

Fallbeispiel

Frau Pia Sommer, 70 Jahre alt, lebt seit ungefähr drei Jahren im Pflegeheim. Vor fünf Jahren wurde bei ihr ein Diabetes mellitus diagnostiziert. Aufgrund eines Sturzes, bei dem sie sich eine Gehirnerschütterung zuzog, ist sie seit einer Woche bettlägerig. Bei der morgendlichen Grundpflege, die nun vollständig vom Pflegepersonal durchgeführt werden muss – was ihr schwerfällt –, wird eine Schwellung der rechten

Wade festgestellt, die beim Waschen schmerzt. Der Verdacht auf eine Thrombose im rechten Bein wird ins Dokumentationssystem eingetragen und telefonisch dem betreuenden Hausarzt mitgeteilt. Dieser verspricht, nachmittags vorbeizukommen. Bei der Visite bestätigt er eine tiefe Beinvenenthrombose.

Individuelle Pflegeplanung

Tab. 5.9 Individuelle Pflegeplanung bei Phlebothrombose

a) Probleme b) Ressourcen	Ziele	Maßnahmen
1a) Eingeschränkte Beweglichkeit*, bettlägerig aufgrund von Thrombose mit Emboliegefahr, dadurch Gefahr von Dekubitus, Pneumonie und Kontraktur	• Entwickelt keine Embolie und keine weiteren Komplikationen wie Dekubitus, Pneumonie und Kontraktur • Äußert verbal, dass ihre Beschwerden sich bessern	• Ruhigstellung und Hochlagerung des rechten Beines • Absolute Bettruhe • 2 × täglich Atemübungen • Anleitung, alle Gelenke außer betroffenes Gelenk täglich 2–3 × vorsichtig zu bewegen • Anleitung zur 2–3-stündlichen Druckentlastung des Gesäßes • Vorerst keine Umlagerung und Mobilisation • Beinumfang täglich an derselben Stelle messen (markieren oder in cm festlegen, wo gemessen wird) • *Verordnung z. B. von Alkoholumschlägen oder Quarkauflagen, Kompressionsverband und Medikamenten nach Arztanordnung durchführen* • Nach Abschwellen (nach 8–10 Tagen) vorsichtige Mobilisation nach Arztanordnung
2a) Selbstversorgungsdefizit bei Körperpflege* aufgrund von ärztlich angeordneter Bettruhe, Körperpflege muss komplett übernommen werden	• Kann akzeptieren, dass Körperpflege teilweise von Pflegekraft übernommen wird • Führt nach ca.2 Wochen selbstständig die Körperpflege wieder durch	• Ganzwaschung im Bett (➤ Kap. 7.6.1), rechtes Bein darf nicht gewaschen werden (Emboliegefahr) • Information, dass Hilfestellung nur vorübergehend ist, Zuwendung, sinnvolle Mithilfe fördern
3a) Selbstversorgungsdefizit bei der Ernährung*, Essen und Getränke können nicht vorbereitet werden 3b) Kann selbstständig essen	• Nimmt ausreichend Nahrung und Flüssigkeit zu sich	• Vor der Mahlzeit Möglichkeit zur Händehygiene anbieten • Zu den gewohnten Zeiten Essen und Trinken in ausreichender Menge bereitstellen
4a) Selbstversorgungsdefizit bei der Ausscheidung*, darf Bett nicht verlassen und nicht auf Toilette gehen 4b) Meldet sich bei Urin-Stuhldrang	• Normales Ausscheidungsmuster bleibt erhalten	• Wenn erforderlich Steckbecken reichen • Intimhygiene nach der Ausscheidung durchführen

Tab. 5.9 Individuelle Pflegeplanung bei Phlebothrombose (Forts.)

a) Probleme b) Ressourcen	Ziele	Maßnahmen
5a) Obstipationsgefahr* aufgrund von Bewegungsmangel, kann nur harten, trockenen Stuhl absetzen 5b) Geistig rege Bewohnerin mit Willen zur Selbstständigkeit	• Kann weichen Stuhl absetzen	• Genügend Flüssigkeitszufuhr, Bilanzbogen anlegen (mindestens 2 l pro Tag) • Als Zwischenmahlzeit Joghurt mit Weizenkleie oder Müsli mit Obst und Weizenkleie in der Küche bestellen • *Abführmaßnahmen nach Arztrücksprache*
		• Insulin weiter selbst spritzen lassen • Wünsche erfüllen, z. B. Lesestoff ans Bett • Klingel intakt und griffbereit

5.2.7 Hypertonie

Von einer **Hypertonie** *(Bluthochdruck)* spricht man, wenn der Blutdruck dauerhaft einen systolischen Wert von 140 mmHg oder diastolisch von 90 mmHg und darüber erreicht. Die Ursache kann häufig nicht festgestellt werden *(essenzielle Hypertonie),* jedoch müssen mögliche Nierenerkrankungen oder hormonelle Erkrankungen als Ursache ausgeschlossen werden. Mit zunehmendem Alter steigt der Blutdruck an, sollte aber auch bei älteren Menschen stets niedrig gehalten werden.

Symptome

Subjektive Beschwerden können über lange Zeit fehlen. Die Symptome lassen sich vor allem auf die Auswirkungen der Hypertonie auf das Gehirn und das Herz zurückführen:

- Schwindel
- Ohrensausen
- Schlafstörungen
- Frühmorgendlich auftretende Kopfschmerzen
- Herzklopfen
- Nervosität
- Nasenbluten
- Benommenheit
- Gedächtnisstörungen
- Sehstörungen.

Komplikationen

Als Folge des erhöhten Blutdrucks entsteht eine Arteriosklerose, die sich an allen Organen auswirkt. Folgen sind z. B. eine koronare Herzerkrankung (➤ Kap. 5.2.3) mit Herzinfarkt, zerebrale Durchblutungsstörungen mit Schlaganfall (➤ Kap. 5.9.1) und Nierendurchblutungsstörungen mit Niereninsuffizienz (➤ Kap. 5.5.1). Mitunter steigt der Blutdruck plötzlich auf Spitzenwerte bis 200/120 mmHg an und wird dann von kardialen und zerebralen Störungen begleitet. Häufig bildet sich an der Aortenwand eine Aussackung (Aneurysma), aus dem es im Falle einer Zerreißung (Ruptur) lebensgefährlich blutet.

Ärztliche Behandlung

Die Behandlung beginnt mit der Normalisierung des Körpergewichtes und kochsalzarmer Diät. Zeigt sich nach diesen Maßnahmen kein Erfolg, wird auch beim älteren Menschen der Blutdruck medikamentös gesenkt, um Herz- und Gefäßschäden zu verringern. Die Blutdrucksenkung sollte möglichst schonend und schrittweise erfolgen. Zum Einsatz kommen Diuretika, Kalziumantagonisten, ACE-Hemmer und β-Blocker.

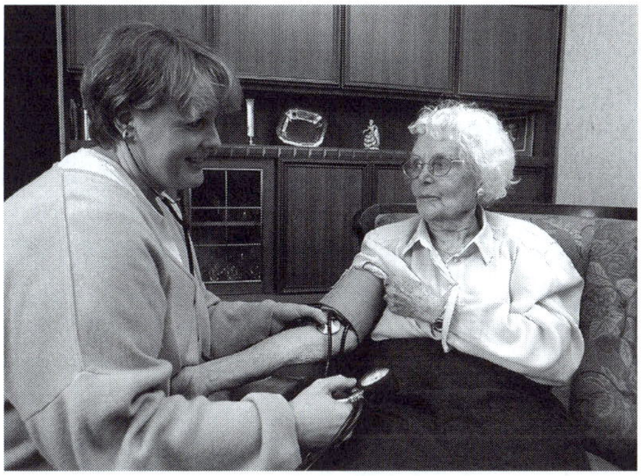

Abb. 5.9 Der Blutdruck muss bei alten Menschen mit einer Hypertonie regelmäßig gemessen werden. [K115]

Pflegerische Maßnahmen

Ziel: Der Blutdruck des alten Menschen befindet sich im Normbereich und er äußert Wohlbefinden

- Altem Menschen die Notwendigkeit der Therapie erklären, da häufig keine Beschwerden vorliegen
- An Medikamenteneinnahme erinnern und evtl. kontrollieren
- Diuretikagabe erspart dem alten Menschen oft eine strikt salzarme Diät
- Salzarme Gerichte mit Kräutern und Gewürzen zubereiten, um den Geschmack zu verbessern
- Alkohol wirkt durchblutungssteigernd, deshalb weitgehend meiden
- Normales Körpergewicht anstreben
- Regelmäßige Blutdruckkontrollen durchführen (➤ Abb. 5.9)
- Aufregung und Überlastung meiden oder besser verarbeiten helfen.

TIPP

Bei Beginn der Therapie und zu schneller Blutdrucksenkung kann der alte Mensch sich vorübergehend unwohl fühlen.

Fallbeispiel

Herr Ludwig Wald, 75 Jahre alt, lebt seit einem Jahr im Altenheim. Vor fünf Jahren stellte sein Hausarzt bei ihm im Rahmen einer Routineuntersuchung einen Bluthochdruck fest. Herr Wald wurde über die gesundheitlichen Risiken aufgeklärt, die aus seinem erhöhten Blutdruck entstehen können.
Aus diesem Grund hält er seine körperlichen Aktivitäten, wie z. B. Spaziergänge, Frühgymnastik und Schwimmen, in Grenzen. Da ihm das Essen im Heim sehr gut schmeckt, nahm er stetig zu und ist heute übergewichtig. Er wiegt 90 kg bei 175 cm Körpergröße.
Seit einigen Tagen klagt er über vorübergehenden Schwindel, Ohrensausen, Kopfschmerzen und Müdigkeit nach jeglicher Aktivität. Als er dies der Altenpflegerin erzählt, misst diese seinen Blutdruck und ermittelt einen Wert von 210/110 mmHg. Dies teilt sie sofort seinem Hausarzt mit, der telefonisch eine Kapsel Adalat® anordnet. Bei der Visite am nächsten Tag erklärt er Herrn Wald, dass sein Bluthochdruck nun eine Gewichtsreduktion und eine längerfristige Behandlung mit Medikamenten und kochsalzarmer Diät erforderlich mache.

Individuelle Pflegeplanung

Tab. 5.10 Individuelle Pflegeplanung bei Hypertonie

a) Probleme b) Ressourcen	Ziele	Maßnahmen
1a) Eingeschränkte Herzleistung zeigt sich in Schwindel, Ohrensausen, Kopfschmerz und Müdigkeit nach Aktivität*	• Kann wieder Aktivitäten beschwerdefrei durchführen	• Beratendes Gespräch zur Vermeidung von Risikofaktoren der Hypertonie • Begleitung bei der Umsetzung der ärztlichen Empfehlungen • Blutdruck und Pulskontrollen durchführen
1b) Geistig rege, zur Kommunikation fähig, kann zur Mithilfe angeleitet werden		• Technik des Blutdruckmessens erklären und selbst durchführen lassen • Angepasstes körperliches Training, Ruhe und Erholung, Gymnastik mit Arzt und KG absprechen • Beim Üben Pressatmung und Tieflagerung des Kopfes vermeiden • Bei Schwindelzustand Übung abbrechen • *Verabreichung der verordneten Medikamente*
2a) Übergewicht* 2b) Ist an körperlicher Aktivität interessiert	• Erreicht sein Idealgewicht zu einem gemeinsam vereinbarten Zeitpunkt	• Von den Vorteilen eines normalen Körpergewichts überzeugen, motivieren, Erfolge loben • Einmal wöchentlich Gewichtskontrolle durchführen • Mit Arzt körperliche Aktivität absprechen; z. B. Treppen in 2. Stock zu Fuß gehen • Kochsalzarme, aber gut gewürzte Reduktionskost nach ärztlicher Anordnung

5.2.8 Hypotonie

Von einer **Hypotonie** *(niedriger Blutdruck)* spricht man, wenn der *systolische Blutdruck unter 105 mmHg, der diastolische unter 60 mmHg* liegt. Krankheitswert bekommt eine Hypotonie, wenn der Blutdruck bei Ruhe wie unter Belastung nicht ausreicht, um Gehirn, Nieren und andere Organe zu versorgen. Eine Hypotonie kann kardiovaskuläre oder hormonelle Ursachen haben. Besonders beim alten Menschen ist sie bedingt durch Flüssigkeitsmangel, lange Bettlägerigkeit, eine Infektionskrankheit oder als Nebenwirkung von Medikamenten (z. B. Psychopharmaka, Antiarrhythmika, Parkinsonpräparate).

Vorübergehend kann eine Hypotonie beim Lagewechsel vom Liegen zum Stehen auftreten *(Orthostase)*. In diesem Fall „versackt" das Blut in den Beinen, weil die Anpassung des Kreislaufes an die aufrechte Haltung zu langsam einsetzt. Auch lebensbedrohliche Notfälle (z. B. bei Blutungen und Schock) führen zur Hypotonie.

Symptome

- Leistungsschwäche, Müdigkeit, Abgeschlagenheit
- Nächtliche Schlafstörungen, Unruhe, Verwirrtheit
- Schwindel, Schwarzwerden vor Augen, Bewusstseinsstörungen bis zum Kreislaufkollaps („Ohnmacht")
- Blasse Gesichtsfarbe
- Kalte Gliedmaßen, Frösteln
- Depressive Verstimmung
- Psychomotorische Unruhe.

Ärztliche Behandlung

Eine Hypotonie wird nur behandelt, wenn Beschwerden auftreten. Es wird versucht, die Ursache der Hypotonie zu beheben. Ist dies nicht möglich, gibt man Herz- oder Kreislaufmedikamente. Kreislaufanregende Aktivitäten wie Gymnastik und Physiotherapie mit Anwendung von Bädern und Bürstenmassagen wirken sich positiv aus.

Bei einem Kollaps werden die Beine des alten Menschen hochgelegt, um den Blutrückstrom zum Gehirn zu fördern.

Pflegerische Maßnahmen

Ziel: Der Blutdruck des alten Menschen befindet sich im Normbereich und er äußert Wohlbefinden

- Wiederholt am Tag Getränke anbieten, evtl. Bilanzierung
- Anleitung zu Bewegungsübungen, z. B. vor dem Aufstehen:
  - Beine anziehen, ausstrecken
  - Füße kreisen
  - Langsam aufsetzen, zuerst an der Bettkante
  - Füße, Beine bewegen, dann langsam aufstehen
- Zu regelmäßiger körperlicher Betätigung, z. B. Spaziergängen an der frischen Luft anhalten
- Durchblutungsfördernde Bäder, Wechselduschen
- In Ruhe Beine hochlagern
- Kompressionsverband an den Beinen anlegen oder Kompressionsstrümpfe, um Blutrückfluss zu steigern (nicht bei arteriellen Durchblutungsstörungen)
- Ab und zu salzige Suppen und Fleischbrühe anbieten (nicht bei Herzinsuffizienz)
- Vitalzeichen regelmäßig kontrollieren.

TIPP

- Bedingt durch den Blutdruckabfall in der Nacht kommt es oft zu nächtlicher Unruhe und Verwirrtheitszuständen (Sturzgefahr), eine gedämpfte Nachtbeleuchtung erleichtert die Orientierung
- Eine späte Mahlzeit, eine Tasse Kaffee oder wenig Alkohol am Abend wirken bei alten Menschen mit Hypotonie oft schlaffördernd
- Vermehrte Kochsalzzufuhr (z. B. ein Salzbutterbrot zum Frühstück) erhöhen das Blutvolumen (nicht bei Herzinsuffizienz anwenden).

5.3 Erkrankungen des Verdauungssystems

5.3.1 Hiatushernie

Bei der **Hiatushernie** verlagert sich ein Teil des Magens durch die für die Speiseröhre bestimmte Öffnung des Zwerchfells (Hiatus ösophageus) in den Brustraum (Thoraxraum). 90 % aller Hiatushernien sind *Gleithernien*, seltener *treten paraösophageale Hiatushernien* auf (➤ Abb. 5.10).

Ursache ist ein angeborener oder altersbedingter Elastizitätsverlust des Bindegewebes sowie die nachlassende Spannung der Zwerchfellmuskulatur. Es kommt zur Ausweitung des Hiatus ösophageus. Mit zunehmendem Alter tritt die Hiatushernie häufiger auf.

Symptome

Hiatushernien sind häufig symptomlos. In seltenen Fällen kommt es durch den Rückfluss von Magensaft in die Speiseröhre zu:
- Sodbrennen
- Entzündung der Speiseröhre (Ösophagitis)
- Schmerzen hinter dem Brustbein, besonders nach dem Essen oder im Liegen
- Druckgefühl in der Herzgegend durch in den Brustraum verlagerte Magenanteile.

Komplikationen

Gefürchtet sind bei der paraösophagealen Hernie die akute Einklemmung des Bruchsackes, eine Geschwürbildung mit akuten oder chronischen Blutungen aus der Schleimhaut im Bruchsack sowie Passagestörungen.

Ärztliche Behandlung

Die Hiatusgleithernie ist nur bei Beschwerden behandlungsbedürftig. Zum Einsatz kommen Mittel, die die Magensäure-Ausschüttung senken (H_2-Blocker, Protonenpumpenblocker) sowie die Magensäure neutralisierende Medikamente (Antazida).

Die paraösophageale Hernie bedarf auch im beschwerdefreien Zustand aufgrund der möglichen Komplikationen immer einer Operation.

Pflegerische Maßnahmen

Ziel: Der alte Mensch führt präventive Maßnahmen durch, um sich vor Rückfluss von Magensaft in die Speiseröhre zu schützen
- Sechs bis acht kleine Mahlzeiten (eiweißreich und fettarm) über den Tag verteilen, in sitzender Haltung einnehmen
- Die letzte Mahlzeit 3–4 Std. vor dem Einschlafen einnehmen
- Keine süßen Speisen, Nikotin oder Alkohol
- Für weichen Stuhlgang sorgen, um zu verhindern, dass beim Pressen die Hernie weiter in den Brustraum verlagert wird

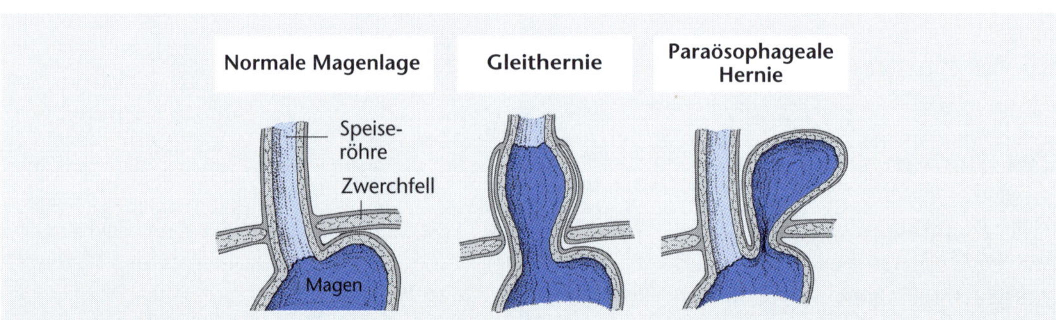

Abb. 5.10 Bei einer Gleithernie treten der sonst unterhalb des Zwerchfells liegende Speiseröhren- und der obere Magenanteil, bei einer paraösophagealen Hernie der Magenanteil neben der Speiseröhre durch die Zwerchfellöffnung. [A400]

- Zum Schlafen den Oberkörper erhöht lagern (Kopfteil des Bettes hochstellen)
- Bückende Tätigkeiten vermeiden bzw. möglichst mit geradem Rücken in die Knie gehen, um z. B. etwas aufzuheben
- Bei Übergewicht Gewichtsreduktion anstreben.

Fallbeispiel und individuelle Pflegeplanung

➢ Kap. 6.2.3

5.3.2 Gastritis

Die **Gastritis** *(Magenschleimhautentzündung)* wird unterteilt in eine akute und eine chronische Form. Für die Entstehung der *akuten Form* spielt die Bildung von Magensäure bzw. die Zerstörung der Magenschleimhaut als Schutzbarriere eine entscheidende Rolle. Sie kann hervorgerufen werden durch Einnahme bestimmter Medikamente (Kortikosteroide, entzündungshemmende Medikamente, Schmerzmittel, Zytostatika), Alkohol, Stress (auch infolge von Verbrennungen, Schock, Operationen), durch eine bakterielle Nahrungsmittelvergiftung oder eine Infektion mit dem Bakterium Helicobacter pylori.

Die *chronische Form* wird in drei Typen unterteilt:

- *Typ A (autoimmun)* wird hervorgerufen durch körpereigene Antikörper gegen die säurebildenden Zellen der Magenschleimhaut
- *Typ B (bakteriell)* wird hervorgerufen durch eine bakterielle Besiedlung der Magenschleimhaut mit Helicobacter pylori
- *Typ C (chemisch)* wird hervorgerufen durch einen Gallensaftrückfluss.

Die chronische Gastritis ist in der Bevölkerung weit verbreitet und nimmt mit dem Alter zu (meist Typ B).

Symptome

- Appetitlosigkeit
- Übelkeit, Erbrechen
- Druckgefühl im Oberbauch
- Saures Aufstoßen
- Blutungen aus Magenschleimhautdefekten (Erosionen).

Komplikationen

Es können Magengeschwüre auftreten. Die akute, durch Helicobacter pylori hervorgerufene Form kann in eine chronische Gastritis übergehen. Bei der Typ A-Gastritis ist das Risiko für die Entstehung eines Magenkarzinoms erhöht.

Ärztliche Behandlung

Oberbauchbeschwerden, die länger als zwei bis drei Wochen dauern, müssen durch eine Magenspiegelung abgeklärt werden. Therapeutisch werden Magensäure-neutralisierende Medikamente (Antazida) oder Medikamente, die die Produktion der Magensäure vermindern (H_2-Blocker, Protonenpumpenblocker) eingesetzt. Nachgewiesene Helicobacter pylori-Bakterien werden mit Antibiotika und Wismutpräparaten bekämpft.

Pflegerische Maßnahmen

Ziel: Der alte Mensch führt präventive Maßnahmen zur Schonung des Magens durch
- Evtl. Nahrungskarenz oder Teepause mit leichter Aufbaukost (Zwieback)
- Kein Alkohol, Nikotin, Kaffee, Tee, scharf gewürzte Speisen
- Nach Rücksprache mit dem Arzt Medikamente absetzen, die die Magenschleimhaut schädigen
- Zum guten Kauen anhalten (Speichel neutralisiert die Magensäure)
- Mundpflege durchführen.

Ziel: Der alte Mensch integriert in seine tägliche Routine Erholungs- und Entspannungsmaßnahmen
- Evtl. Bettruhe einhalten unter Durchführung aller Prophylaxen (Dekubitus-, Thrombose-, Obstipations-, Kontraktur-, Pneumonie-, Parotitis- und Soorprophylaxe ➤ Kap.7).

Ziel: Der alte Mensch äußert verbal/nonverbal Linderung der Schmerzen
- Lokale Wärmeanwendung (Wärmflasche, feucht-warme Umschläge)
- Heiltee, z. B. Kamille (entzündungshemmend) oder Melisse (beruhigend) anbieten.

5

TIPP
Viele alte Menschen klagen bei nachgewiesener Gastritis nicht über typische Magenbeschwerden.

Fallbeispiel

Herr Fritz Maier ist 70 Jahre alt und kam vor vier Wochen ins Altenheim, nachdem seine Frau verstorben war. Herr Maier ist finanziell gut gestellt, da er früher als Maurermeister ein eigenes Geschäft mit 40 Mitarbeitern führte.
Seinen MitbewohnerInnen erzählt er oft über den schwierigen Aufbau der Firma, über Terminnöte, die ihm kaum Zeit zum Essen ließen. Er lebte deshalb oft nur von Zigaretten und Kaffee. Auch heute noch hält er an diesen Gewohnheiten fest, obwohl er ab und zu äußert, darauf verzichten zu wollen. Natürlich durfte er als Chef seines Betriebes nicht krank sein, weshalb schon die geringsten Krankheitsanzeichen medikamentös behandelt wurden.
Herr Maier ist aufgrund seines hektischen Lebens nicht erstaunt, dass er an einer Gastritis leidet. Es gibt Tage, an denen er wegen Sodbrennen und Schmerzen das Bett hütet. Er ist darüber jedoch nicht unbedingt traurig und meint, dass er so zur Ruhe gezwungen werde und, sobald die Schmerzen nachließen, Zeit habe, Bücher zu lesen.

Individuelle Pflegeplanung

Tab. 5.11 Individuelle Pflegeplanung bei Gastritis

a) Probleme b) Ressourcen	Ziele	Maßnahmen
1a) Magenschmerzen, Sodbrennen aufgrund von Gastritis*	• Kann Maßnahmen anwenden, die den Schmerz lindern	• Häufig kleine Mahlzeiten anbieten • Zum guten Kauen anhalten • Beobachten, welche Nahrungsmittel vertragen werden, welche nicht; Heiltees anbieten • Lokale Wärmeanwendung (Wärmeflasche) auf Wunsch • *Medikamente nach Arztanordnung geben und Nebenwirkungen beobachten*

Tab. 5.11 Individuelle Pflegeplanung bei Gastritis (Forts.)

a) Probleme b) Ressourcen	Ziele	Maßnahmen
1b) Bei Schmerzfreiheit genießt er die Ruhe und nimmt sich Zeit, ein Buch zu lesen	• Äußert Wohlbefinden	• Lektüre anbieten • Ruhe und Entspannung fördern (Tagesablauf geregelt) • Zum Aufstehen anhalten • Mobilisation (➤ Kap. 7.2.3)
2a) Raucht gerne und trinkt gerne Kaffee	• Äußert Wunsch, auf Zigaretten und Kaffee zu verzichten	• Beratung über Alternativen zu Zigaretten und Kaffee, z. B. Lesen, Mitwirkung bei Aktivitäten im Heim • Schonkaffee oder Kaffee mit viel Milch anbieten • Loben, motivieren • Hilfen, z. B. Nikotinpflaster nach Arztabsprache anbieten

5.3.3 Ulcus pepticum

Als **Ulcus pepticum** bezeichnet man Geschwüre der Magenschleimhaut *(Ulcus* ventriculi) oder des Zwölffingerdarmes *(Ulcus* duodeni). Der Schleimhautdefekt reicht bis tief in die Magen- bzw. Darmwand (➤ Abb. 5.11). Ursache ist ein gestörtes Gleichgewicht zwischen aggressiven Faktoren und Schutzmechanismen der Schleimhaut. Die Magensäure als aggressiver Faktor spielt eine wesentliche Rolle bei der Entstehung der Geschwüre. Der Schleimhautschutz kann durch das Bakterium Helicobacter pylori, außerdem durch Nikotin, Alkohol, Stress, Kortikosteroide und entzündungshemmende/antirheumatische Medikamente (z. B. Voltaren®, Aspirin®) geschwächt werden.

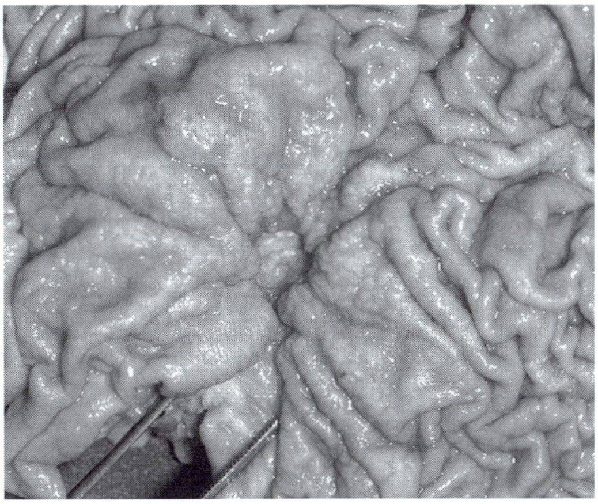

Abb. 5.11 Typischer Defekt der Magenschleimhaut bei einem Magengeschwür. Das Ulkus liegt im Zentrum der strahlenförmig verlaufenden Schleimhautfalten. [T173]

5

Symptome

- Schmerz im Oberbauch, entweder direkt nach Nahrungsaufnahme (meist bei Magengeschwür) oder bei Nüchternheit, so dass Essen die Schmerzen lindert (meist bei Zwölffingerdarmgeschwür; sog. Nüchternschmerz); häufig jedoch auch ohne Beziehung zu den Mahlzeiten
- Völlegefühl
- Gewichtsverlust durch Erbrechen und Appetitlosigkeit
- Unverträglichkeit für bestimmte Nahrungsmittel, jedoch bei jedem Menschen verschieden
- Typisches blasses und hageres Ulkusgesicht bei langer Krankengeschichte.

Eine sichere Unterscheidung des Magengeschwürs vom Zwölffingerdarmgeschwür ist anhand der Symptome nicht möglich.

Komplikationen

Das Ulkus kann die Schleimhaut so zerstören, dass Gefäße der Magenwand eröffnet werden und *bluten*. Wird das Blut, das mit der Magensalzsäure in Berührung gekommen ist, erbrochen, sieht es kaffeesatzartig aus.

Wird es über den Darm ausgeschieden, hat der Stuhl eine schwarze Farbe (Teerstuhl). Unbemerkter Verlust geringer Mengen Blut mit dem Stuhl über längere Zeit führen zu einer Blutarmut *(Anämie).*

Dehnt sich das Geschwür in die Tiefe aus, kann es zum Magendurchbruch *(Perforation)* oder zum Übergreifen auf die benachbarten Organe, z. B. auf die Bauchspeicheldrüse, kommen *(Penetration).*

Spätkomplikationen sind die **Pylorusstenose** *(Einengung des Magenausganges durch Narbenbildung)* oder die *bösartige Entartung* des Geschwürs.

Ärztliche Behandlung

Die Behandlung zielt auf die Beseitigung aggressiver Faktoren:

- Medikamente: Antibiotika gegen Helicobacter pylori; Antazida zum Neutralisieren der Säure; Protonenpumpenhemmer oder H_2-Blocker, z. B. Tagamet®, zur Hemmung der Säureausschüttung; schleimhautschützende Substanzen
- Rauchen aufgeben Alkoholgenuss einschränken
- Weglassen geschwürfördernder Medikamente
- Regulierung der Lebensweise und Stressabbau.

Bei Versagen der medikamentösen Therapie oder bei Auftreten von Komplikationen muss operativ vorgegangen werden (➤ Kap. 5.3.4, ➤ Abb. 5.12).

Pflegerische Maßnahmen

Ziel: Der alte Mensch zeigt Verhaltensweisen einer angepassten Ernährung

- Nikotinverzicht anregen; beraten
- Zurückhaltung bei Kaffee, Alkohol und sauren Fruchtsäften
- Der alte Mensch darf essen, was ihm schmeckt und bekömmlich ist; strenge Diätvorschriften sind nicht erforderlich
- Kleine Mahlzeiten in 2–3-stündigem Abstand
- Keine späte Abendmahlzeit
- Gut kauen.

Ziel: Der alte Mensch integriert in seine tägliche Routine Erholungs- und Entspannungsmaßnahmen

- „Lockere" Bettruhe nur dann einhalten, wenn sie tatsächlich der Ruhe und Entspannung dient oder wenn der alte Mensch durch seine Erkrankung stark geschwächt ist; dann aber möglichst bald mobilisieren
- Änderung der Lebensführung anregen
- Bedürfnisse erfragen, zuhören, Geduld aufbringen.

Ziel: Der alte Mensch äußert Wohlbefinden nach dem Erbrechen

- Alle Hilfestellungen in Ruhe vornehmen
- Zellstoff unterlegen, um Kleidung und Bettwäsche zu schützen
- Während des Erbrechens den alten Menschen unterstützen, seinen Kopf halten
- Nach dem Erbrechen Wohlbefinden wiederherstellen (Mundhygiene, Gesicht und Hände waschen, evtl. Kleidung und Bettwäsche wechseln).

Beobachtung: Kontrolle von Erbrochenem und Stuhl auf Blut. Wenn Blut im Erbrochenen oder Teerstuhl auftritt, sofort den Arzt informieren. Auf Schmerzen mit Bauchdeckenspannung als Hinweis auf Durchbruch des Geschwürs durch die Magen- bzw. Darmwand (Perforation) achten.

Fallbeispiel

Herr Franz Karl ist 68 Jahre alt und lebt seit zwei Jahren im Pflegeheim. Er fuhr Terminfracht, ein nervenaufreibender Beruf. Nach eigener Aussage wurde er durch den ständigen Zeitdruck zum Kettenraucher. Zum Wachbleiben benötigte er Kaffee, manchmal auch Tabletten.
Auch heute raucht er noch gerne vier bis fünf Zigaretten am Tag. Herr Karl leidet an einem Magengeschwür. Wenn die Schmerzen besonders stark sind, ist er müde und liegt teilnahmslos im Bett. Er ist dann bei fast allen Aktivitäten des täglichen Lebens auf Hilfe angewiesen, obwohl er dem Personal so wenig Arbeit wie nur möglich bereiten möchte. Manchmal erbricht Herr Karl, was ihm sehr peinlich ist. An den Krankentagen bereitet ihm der Besuch seiner Enkel Freude. Sie kommen in der Regel zweimal in der Woche zusammen mit seiner Tochter. Vor seiner Heimaufnahme wurde er von ihr versorgt und gepflegt.

Individuelle Pflegeplanung

Tab. 5.12 Individuelle Pflegeplanung bei Ulcus pepticum

a) Probleme b) Ressourcen	Ziele	Maßnahmen
1a) Schmerzen* aufgrund von Magengeschwür mit Gefahr der Immobilität 1b) Übernimmt seine täglichen Aktivitäten so schnell wie möglich wieder selbst, da er dem Personal keine Arbeit zumuten will	• Äußert, dass er keine Schmerzen hat	• Für Ruhe und Entspannung im Umfeld sorgen • Zeit für seine Bedürfnisse nehmen • Knierolle zur Entspannung des Oberbauches anbieten • *Medikation nach Arztverordnung verabreichen* • Beratungsgespräch: gesundheitsbewusste Lebensweise und Selbstbeobachtung der Schmerzen und des Stuhles
2a) Selbstversorgungsdefizit während und nach Erbrechen	• Kann Hilfestellung durch Personal während und nach dem Erbrechen annehmen	• Beobachtung, bei welchen Nahrungsmitteln es zum Erbrechen kommt • Beobachtung des Erbrochenen (Farbe, Menge, Beimengungen) • Ruhiges, freundliches Verhalten • Während des Brechvorganges Kopf halten • Nach dem Erbrechen Wohlbefinden wiederherstellen; Mundpflege ermöglichen • Bedürfnisse erfragen
3a) Raucht gerne mehrere Zigaretten 3b) Versteht sich gut mit Angehörigen	• Kann seinen Zigarettenkonsum einschränken bzw. auf längere Sicht (Zeitpunkt festlegen) darauf verzichten • Angehörige beteiligen sich an der Pflege	• Beratung: Information, wie schädlich Nikotin für seinen Magen ist, Alternativen aufzeigen • *Hilfen, z. B. Nikotinpflaster, nach Arztanordnung anbieten* • Angehörige beraten, unterstützen und in Pflege einbeziehen

5.3.4 Alte Menschen nach Magenoperation

Eine **Magenoperation** wird bei einem durch die Magenwand durchgebrochenem Magengeschwür (Perforation ➤ Kap. 5.3.3), bei massiver Blutung oder bei gesichertem Magenkarzinom notwendig. Auch bei einem großen oder mehreren Geschwüren und beim Versagen der medikamentösen Therapie muss eine Operation erwogen werden.

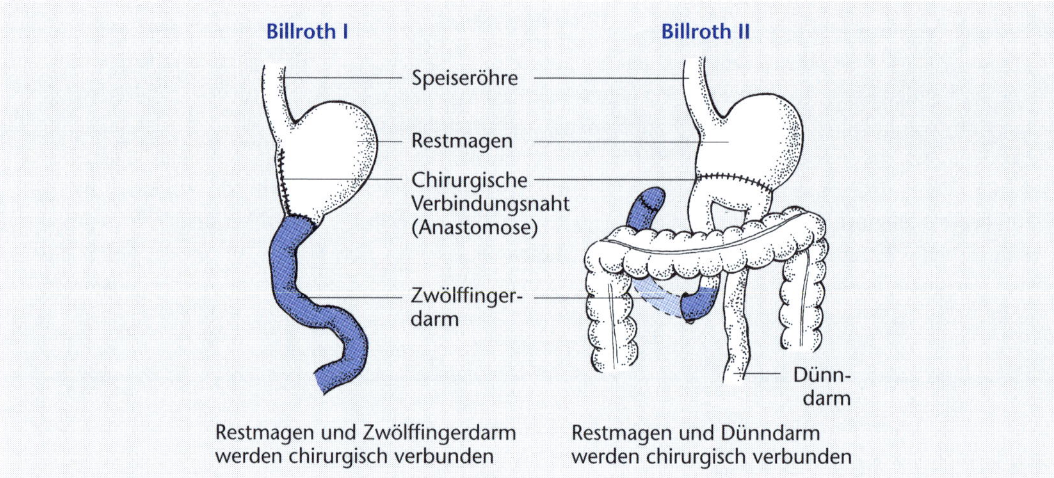

Abb. 5.12 Operationsverfahren bei Magengeschwür [A300–190]

5

Die häufigste Operationsmethode (➤ Abb. 5.12) ist die ⅔ Entfernung (Resektion) des Magens, benannt nach Billroth, einem Wiener Chirurgen (1829–1894). Hierbei wird der Restmagen mit dem Zwölffingerdarm *(Billroth* I) oder mit einer Dünndarmschlinge *(Billroth II)* verbunden.

Die Durchtrennung des Magennerven (Nervus vagus) am Mageneingang *(selektive proximale Vagotomie)* zur Reduktion der Säureproduktion kann beim Zwölffingerdarmgeschwür angewandt werden.

Bei schlechtem Allgemeinzustand des alten Menschen und bei einem nicht operablen Karzinom, das zu einer Passagebehinderung im Magen führt, wird eine *Witzel-Fistel* angelegt. Diese Fistel ermöglicht ähnlich der *PEG* (➤ Kap. 7.4.3) die Ernährung des Kranken.

Symptome

Weil sich der natürliche Passageweg der Nahrung nach einer Magenoperation verändert, kann es zu verschiedenen Krankheitsbildern kommen. Viele Magenoperierte leiden unter einer Sturzentleerung des Magens in den Darm. Dieses *Dumping-Syndrom* (to dump = hineinplumpsen) ist gekennzeichnet durch:

- Bauchschmerzen, Durchfall
- Schocksymptomatik (Herzklopfen, Schwindel, Blässe, Schweißausbruch) 10–30 Min. nach Nahrungsaufnahme
- Kollapsneigung
- Erniedrigten Blutzucker 1–3 Std. nach Nahrungsaufnahme mit Kaltschweißigkeit, Übelkeit und Schock, bedingt durch zu rasche Kohlenhydratresorption mit nachfolgender zu hoher Insulinproduktion.

Auch Völlegefühl, Erbrechen sowie Appetitlosigkeit mit Gewichtsverlust sind häufige Beschwerden nach einer Magenoperation.

Komplikationen

Ca. 10–15 Jahre nach Magenresektion kann es zur bösartigen Entartung am Magenstumpf kommen. Jährliche Kontrollen durch Magenspiegelung sind daher notwendig.

Ärztliche Behandlung

Je nach Operationsverfahren und Beschwerden werden Vitamin B_{12}, um eine Anämie (Blutarmut) zu vermeiden, Spasmolytika (krampflösende Medikamente), Antazida (säurebindende Medikamente), Quellstoffen zu den Mahlzeiten und Schmerzmitteln gegeben. Evtl. muss erneut operativ eingegriffen werden.

Pflegerische Maßnahmen

Ziel: Der alte Mensch zeigt Verhaltensweisen einer angepassten Ernährung
- 6–8 Mahlzeiten täglich
- Während des Essens nicht trinken, langsam essen, gut kauen
- Eiweißreiche Ernährung anbieten, Süßspeisen und Milch vermeiden (enthalten Kohlenhydrate, die sehr schnell vom Blut aufgenommen werden)
- Nach den Mahlzeiten 1/2 Std. hinlegen.

Ziel: Der alte Mensch äußert verbal/nonverbal Linderung der Schmerzen
- Evtl. Heiltees wie Kamille (entzündungshemmend), Melisse (beruhigend), Wermut (krampflösend), Fenchel (gegen Blähungen).

Ziel: Der alte Mensch integriert in seine tägliche Routine Erholungs- und Ruhephasen
- Ruhe, Entspannung, nach dem Essen z. B. kleiner Mittagsschlaf
- Einfühlsame Gespräche, Feste, Fröhlichkeit, soziale Kontakte
- Bedürfnisse und Wünsche erfüllen, Freiräume erhalten
- Körperpflege unterstützen.

Ziel: Der alte Mensch entwickelt keine Komplikationen bei Immobilität durch Bettruhe
- Je nach körperlichem Zustand Durchführung aller notwendigen Prophylaxen (➤ Kap. 7).

Beobachtung: Befinden nach Nahrungsaufnahme, Appetit, Körpergewicht, Erbrechen, Schmerzen (Form, Häufigkeit, Abstand zur Nahrungsaufnahme, Intensität), Stuhl (Häufigkeit, Menge, Farbe, Beschaffenheit, Beimengungen), Haut (Farbe, Spannung, Beschaffenheit), allgemeines Befinden.

Fallbeispiel

Herr Juan Gonzales ist 68 Jahre alt. Vor einem Jahr hatte er einen schweren Autounfall. Seine Frau starb bei diesem Unfall, er selbst erlitt schwere Verbrennungen am Oberkörper. Während des zweimonatigen Aufenthaltes auf der Intensivstation eines Verbrennungszentrums bekam er eine Lungenentzündung und wegen des Stresses ein blutendes Magengeschwür, das zu einem Magendurchbruch in die Bauchhöhle führte. Daraufhin mussten ⅔ des Magens operativ entfernt werden. Nach siebenmonatigem Klinikaufenthalt ist Herr Gonzales zwar weitgehend genesen, aber noch so geschwächt, dass er sich entschlossen hat, in ein Pflegeheim zu ziehen, das in der Nähe des Friedhofes liegt, auf dem seine Frau beerdigt ist. Er fühlt sich am Tod seiner Frau schuldig, weil er am Steuer saß.
Er ist untergewichtig und kann nur sehr wenig essen. Gemüsearten wie Kohl, Linsen, Bohnen sowie Milchprodukte verträgt er überhaupt nicht. Er bekommt daraufhin starke Oberbauchschmerzen mit Übelkeit, Erbrechen und Durchfall. Schokolade würde er gern essen, doch geht es ihm 2–3 Stunden nach dem Verzehr sehr schlecht. Herr Gonzales hofft, im Heim wieder zu Kräften zu kommen, um seinen Lebensabend noch etwas genießen zu können. An den Aktivitäten des Heimes nimmt er bisher nicht teil. Wenn ihn seine beiden Söhne besuchen, die in einer ca. 500 km entfernten Stadt eine Pizzeria betreiben, geht es ihm ein wenig besser. Sie bringen ihm stets ein paar Flaschen Rotwein mit, der ihm in kleinen Mengen gut bekommt und seine Stimmung hebt.

Individuelle Pflegeplanung

Tab. 5.13 Individuelle Pflegeplanung nach Magenoperationen

a) Probleme b) Ressourcen	Ziele	Maßnahmen
1a) Untergewicht* aufgrund von falscher Zusammensetzung der Nahrung nach Magenoperation (⅔-Resektion)	• Kann Nahrung bei sich behalten • Erreicht bis zum … sein normales Körpergewicht	• Beobachtung von: Befinden nach der Nahrungsaufnahme, Appetit, Körpergewicht, Erbrechen, Schmerzen, Stuhl, Haut, allgemeines Befinden • Häufige, kleine Mahlzeiten über den Tag verteilt • Verträglichkeitsliste aufstellen
		• Schnell resorbierbare Kohlenhydrate, z. B. Zucker, Süßigkeiten, vermeiden; vollwertige Nahrungsmittel bevorzugen • Evtl. Heiltees (Kamille, Melisse) in kleinen Schlucken vor und nach dem Essen, ab und zu ein Glas Rotwein • Nach den Mahlzeiten Ruhepausen bzw. Mittagsschlaf nicht stören
2a) Trauer* über Autounfall, Tod der Frau, Wohnungsauflösung und Einsamkeit 2b) Freude beim Besuch der Söhne	• Drückt seine Gefühle angemessen aus • Nimmt an Gesellschaften und Freizeitaktivitäten teil	• Täglich Zeit nehmen zum Zuhören; kleine Hilfsdienste, Vermittlung von Sozialkontakten; evtl. psychologische Begleitung • Unbegrenzt, ungestörte Besuchszeit, evtl. Übernachtungsmöglichkeiten für Söhne vermitteln

5.3.5 Divertikulose und Divertikulitis

Als **Divertikulose** bezeichnet man das Auftreten *multipler Divertikel (Ausstülpungen der Darmschleimhaut)* im Darm. Sie befinden sich besonders häufig in der linken Dickdarmhälfte. Vor allem ältere Menschen sind davon betroffen. 70 % aller Menschen im Alter von über 70 Jahren haben Divertikel. Divertikel selbst verursachen in der Regel keine Beschwerden. Erst eine Entzündung der Darmwand im Bereich des Divertikels (**Divertikulitis**) durch Stuhlstau und bakterielle Besiedlung ruft Symptome hervor.

Begünstigend für die Entstehung von Divertikeln sind eine durch zunehmendes Alter geschwächte Darmwandmuskulatur und eine Veränderung des Bindegewebes.

Symptome

Da Divertikel meist keine Beschwerden hervorrufen, sind sie häufig ein Zufallsbefund. Entzünden sie sich, treten folgende Symptome auf:

- Druckschmerz, meist im linken Unterbauch; Gefahr der Verwechslung mit einer Appendizitis (Blinddarmentzündung)
- Subfebrile Temperaturen zwischen 37,4 und 38 °C
- Obstipation und/oder Durchfall, Blähungen
- Selten kommt es zu Blut- oder Schleimbeimengungen.

Komplikationen

Divertikel können bluten. Entzündete Divertikel brechen leicht durch die Darmwand (Perforation) und führen dann zur Bauchfellentzündung (Peritonitis) oder Abszessbildung. Wiederholte Schübe einer Divertikulitis können zu einem narbigen Verschluss des Darmes (Ileus) oder Darmtumoren führen. Sie können meist im Rahmen einer Darmspiegelung zur Krebsvorsorge (ab 55. Lebensjahr und 10 Jahre später empfehlen) entfernt werden.

Ärztliche Behandlung

Bei der *Divertikulose* wird ballaststoffreiche Kost und viel Flüssigkeit zur Stuhlregulation verordnet, um die Darmpassage zu beschleunigen.

Die *Divertikulitis* wird mit Nahrungskarenz, intravenöser Ernährung, Gabe von Antibiotika und schmerzstillenden Mitteln (Analgetika) therapiert. Hat diese Therapie keinen Erfolg oder treten Komplikationen auf, muss operiert werden.

Pflegerische Maßnahmen

Ziel: Der alte Mensch kann regelmäßig weichen Stuhl absetzen
- Wenn die Nahrungskarenz aufgehoben ist, ballaststoffreiche Kost
- Genügend Flüssigkeit (Flüssigkeitsbilanzierung), Infusionen nach ärztlicher Anordnung (➤ Kap. 7.9.5)
- Nach Rücksprache mit dem Arzt Mobilisation (➤ Kap. 7.2.3) beginnen.

Ziel: Der alte Mensch entwickelt keine Komplikationen bei Immobilität durch Bettruhe
- Durchführung aller Prophylaxen (Dekubitus-, Intertrigo-, Thrombose-, Pneumonie-, Kontrakturen-, Obstipations-, Parotitis- und Soorprophylaxe ➤ Kap. 7).

Ziel: Der alte Mensch äußert Wohlbefinden und Sicherheit bei erhöhter Körpertemperatur
- Bei Bedarf Ganz- oder Teilwaschungen durchführen
- Bei Bedarf Kleidungs- und Bettwäschewechsel; leichte Kleidung und Zudecke bevorzugen
- Kühle Zimmertemperatur, aber keine Zugluft.

Beobachtung: Stuhlgang (Beimengungen, Häufigkeit, Konsistenz), Blähungen, Temperatur, Puls, Blutdruck und Schmerzen.

TIPP

Täglich 2–3 Essl. Weizenkleie mit viel Flüssigkeit einnehmen, um den Stuhlgang weich zu halten und die Darmpassage zu beschleunigen.

Fallbeispiel

Herr Karl Werner ist 75 Jahre alt. Vor drei Tagen wurde er mit dem Verdacht auf eine Blinddarmentzündung ins Krankenhaus eingewiesen. Bei seiner Rückkehr ins Altenheim berichtet er, dass bei ihm eine Divertikulitis diagnostiziert wurde.

Herr Werner ist sehr schwach und bettlägerig. Seinen Humor scheint er jedoch behalten zu haben, denn er schmiedet schon wieder Zukunftspläne. Bis zum Seniorenausflug in fünf Wochen will er wieder auf den Beinen sein. Er hat Frau Klein für den Abend einen Tanz versprochen.

Der Hausarzt ordnet an, Herrn Werner noch mindestens fünf Tage lang parenteral über den venösen Zugang im linken Unterarm zu ernähren. Außerdem soll man ihn bei Schmerzen und höherem Fieber sofort verständigen. Seine erhöhte Temperatur wird mit Wadenwickeln behandelt.

5

Individuelle Pflegeplanung

Tab. 5.14 Individuelle Pflegeplanung bei Divertikulitis

a) Probleme b) Ressourcen	Ziele	Maßnahmen
1a) Eingeschränkte Beweglichkeit* aufgrund von Bettlägerigkeit mit Gefahr von Dekubitus, Pneumonie, Kontraktur und Thrombose 1b) Schmiedet Zukunftspläne, hat Humor, will in 5 Wochen wieder auf den Beinen sein – Seniorenausflug	• Entwickelt keine Komplikationen wie Dekubitus, Pneumonie, Kontraktur und Thrombose • Kann in 5 Wochen am Seniorenausflug teilnehmen	• Durchführung aller Prophylaxen (➤ Kap.7) • Beratung zur sinnvollen Mitarbeit bei der Durchführung der Prophylaxen • Langsame Mobilisation (➤ Kap. 7.2.3) • Informationen, Gespräche, Zuhören, mit ihm lachen • Zum Pläne schmieden ermutigen und bestärken
2a) Selbstversorgungsdefizit bei der Ernährung*, Ernährung erfolgt über i. v. Infusion	• Erkennt Notwendigkeit der Infusionstherapie und meldet sich beim Infusionswechsel • Kennt Wichtigkeit und Maßnahmen zur Mundpflege und führt sie durch	• Gute Mundpflege, Soor- und Parotitisprophylaxe (➤ Kap. 7.4.2) • *Infusion kontrollieren, Infusionslösung und -besteck wechseln* (➤ Kap. 7.9.5) • 1 × täglich VW des venösen Zugangs • Beobachtung von Einstichstelle • *Langsamer Kostaufbau nach Arztanordnung*
3a) Fieber*	• Hat normale Körpertemperatur	• 3 × täglich Temperaturkontrollen durchführen • Bei Bedarf Ganz- oder Teilwaschungen (➤ Kap. 7.6.2) • Bei Bedarf Wäsche- oder Bettwäschewechsel (➤ Kap. 7.7.1) • *Wadenwickel* (➤ Kap. 7.3.6) *nach Arztanordnung*
4a) Selbstversorgungsdefizit bei der Körperpflege*, kann Rücken, Beine und Intimbereich nicht selbstständig waschen 4b) Führt Mundpflege durch und wäscht sich Gesicht und Oberkörper selbst	• Hilft im Rahmen seiner Möglichkeiten mit	• Hilfestellung beim Waschen von Rücken, Beinen und Intimbereich (➤ Kap. 7.6.1) • Intertrigoprophylaxe (➤ Kap. 7.6.3) • Zeit lassen

5.3.6 Obstipation

Eine **Obstipation** *(Verstopfung)* liegt vor bei weniger als drei Stuhlentleerungen pro Woche, häufig verbunden mit Schwierigkeiten bei der Stuhlentleerung durch harten Stuhl. Häufigste Ursache ist eine faserarme Kost und zu wenig Flüssigkeit. Begünstigend kommen mangelnde Bewegung und die Unterdrückung des Defäkationsreizes hinzu. Weitere Ursachen können Veränderungen im Magen-Darm-Trakt (z. B. Tumoren, Hämorrhoiden, Divertikulitis ➤ Kap. 5.3.5), neurogene Störungen (z. B. Multiple Sklerose ➤ Kap. 5.9.3, Parkinson-Syndrom ➤ Kap. 5.9.2), Elektrolytstörungen, eine Hypothyreose (➤ Kap. 5.4.2) sowie Medikamentennebenwirkungen (z. B. Antidepressiva, Schmerzmittel, übermäßiger Gebrauch von Abführmitteln) sein.

Symptome

- Eingedickter, trockener, harter Stuhl
- Abnahme der gewohnten Stuhlentleerungen (Menge und Häufigkeit)
- Schmerzen bei der Stuhlentleerung, evtl. Bauchkrämpfe
- Völlegefühl, Übelkeit, Druckgefühl im Bauchraum
- Appetitlosigkeit, evtl. belegte Zunge
- Evtl. frische Blutspuren auf dem Stuhl (Hämorrhoiden oder Verletzungen im Anusbereich durch Absetzen des harten Stuhls).

Komplikationen

Es können sich Hämorrhoiden ausbilden. Eine akute Obstipation bedarf immer einer raschen Abklärung durch den Arzt zur frühzeitigen Erkennung eines Darmverschlusses (Ileus).

Ärztliche Behandlung

Eine mögliche Grunderkrankung als Ursache der Obstipation muss behandelt werden.

Falls Allgemeinmaßnahmen (faserreiche Kost, viel Bewegung) zu keiner Besserung führen, werden kurzfristig Abführmittel gegeben. Bei hartnäckigen Fällen kommen Klysmen oder ein abführender Einlauf (➤ Kap. 7.5.3) zur Anwendung.

Kotsteine müssen manuell aus dem Darm entfernt werden.

Wird der Stuhl unter Schmerzen abgesetzt, können schmerzstillende Salben eingesetzt werden.

Pflegerische Maßnahmen

Ziel: Der alte Mensch kann weichen Stuhl leicht absetzen
- Obstipationsprophylaxe (➤ Kap. 7.5.2)
- Ausgewogene Ernährung mit reichlich Ballaststoffen (Früchte, Gemüse, getrocknete Pflaumen, Datteln)
- Obstipierende Nahrungsmittel (z. B. Schokolade, Tee) meiden
- Eine Flüssigkeitsaufnahme von mindestens 1,5–2 l pro Tag empfehlen
- Bewegung, Mobilisation (➤ Kap. 7.2.3)
- Beachtung des Defäkationsreizes, Gewohnheiten fördern (Zeit, Ort, Umstände)
- Ruhe und Zeit zur Stuhlentleerung, Hektik und Stress vermeiden
- Bauchmassage und Anleitung dazu
- Für ausgeglichene psychische Situation sorgen, Ängste aussprechen lassen
- Intimsphäre wahren.

Nach Anordnung:
- Bei quellenden Abführmitteln (Leinsamen, Granulate) auf ausreichende Flüssigkeitszufuhr achten
- Klysma vor Anwendung im Wasserbad etwas vorwärmen
- Abführender Einlauf (➤ Kap. 7.5.3)
- Manuelles Ausräumen sollte auf wenige ärztlich angeordnete Ausnahmen beschränkt bleiben, da es äußerst entwürdigend ist.

Beobachtung: Stuhl (Menge, Häufigkeit, Beschaffenheit, Beimengungen, Farbe, Geruch), Appetit, Nebenwirkung von Medikamenten (z. B. Schmerzmittel, Psychopharmaka, Abführmittel).

Fallbeispiel

Frau Kreszentia Müller, 74 Jahre alt, kam vor sechs Wochen auf eigenen Wunsch ins Altenheim. Sie ist eine sehr agile Person, und schon vom ersten Tag an erledigte sie kleinere Arbeiten in der Gruppenküche und bekam mit der Zeit immer mehr und größere Aufgaben zugeteilt. Mittlerweile versorgt sie auf der ganzen Gruppe die Topfpflanzen und hält Ordnung im Tagesraum.
Seit fünf Tagen muss ihre Zimmernachbarin Frau Huber das Bett hüten. Auch hier geht Frau Müller helfend zur Hand. Sie richtet Frau Huber die Mahlzeiten, räumt danach ab, liest ihr die Zeitung vor und leistet ihr Gesellschaft. Dadurch ist sie eine große Hilfe für das Personal. Abends fällt sie dann nach eigenen Angaben todmüde ins Bett.
Von den MitarbeiterInnen im Speisesaal erfährt das Pflegepersonal, dass sich Frau Müller seit vier Tagen vom Mittagessen abgemeldet hat und auch abends nur kurz vorbeikommt, um sich ein Brot abzuholen. Die einzige Mahlzeit, die sie noch im Speisesaal einnimmt, ist das Frühstück.
Als eine Altenpflegeschülerin das Zimmer von Frau Müller und Frau Huber betritt, hört sie, wie in der Nasszelle jemand jammert. Frau Müller sitzt schweißüberströmt auf der Toilette und klagt über Bauchschmerzen. Die Altenpflegeschülerin begleitet Frau Müller zum Bett. Hier erzählt Frau Müller, dass sie schon seit fünf Tagen trotz Abführmittel (wovon dem Pflegepersonal nichts bekannt ist) keinen Stuhlgang mehr gehabt habe, daher ihre Bauchschmerzen. Sie erzählt weiter, dass sie sich wegen der Arbeit manchmal nicht gleich die Zeit für den Toilettengang nehme. Später, wenn sie Zeit habe, sei es jedoch sehr schmerzhaft. Dies sei auch der Grund für das Abführmittel.
Vor vier Tagen sei ihr bei der morgendlichen Reinigung die obere Zahnprothese aus den Händen gefallen und dabei zerbrochen. Seither habe sie hauptsächlich eingebrocktes Weiß- oder Toastbrot gegessen und ihr Lieblingsobst, zerdrückte Bananen.
Ihr Hausarzt wird telefonisch verständigt. Bei seinem Besuch am Abend stellt er eine Obstipation fest und ordnet einen abführenden Einlauf an. Als Schmerzauslöser bei der Defäkation stellt er Hämorrhoiden fest.

5

Individuelle Pflegeplanung

Tab. 5.15 Individuelle Pflegeplanung bei Obstipation

a) Probleme b) Ressourcen	Ziele	Maßnahmen
1a) Obstipation* mit krampfartigen Schmerzen aufgrund von Überforderung, (keine Zeit), um auf Toilette zu gehen und fehlender Zahnprothese	• Kann weichen Stuhl wieder ohne Abführmittel absetzen	• Über Nebenwirkungen des Abführmittels aufklären • Über Alternativen (ballaststoffreiche Ernährung, Bewegung, ausreichende Flüssigkeitsaufnahme) informieren • Evtl. auf Arztanordnung Kaliumsubstitution • Auf Arztanordnung schmerzstillende Salben, abführender Einlauf (➤ Kap. 7.5.3)
1b) Sehr aktiv, bewegt sich viel	• Nimmt ihre gewohnten Aktivitäten wieder auf und führt sie ohne Hektik und Stress aus	• Zeit zur Stuhlentleerung einplanen, Gewohnheiten beachten • Genügend Zeit für die Mahlzeiten einplanen • Ausreichende Trinkmenge, 2–3 l/Tag, Protokoll führen lassen • Die ihr übertragenen Aufgaben eingrenzen, gemeinsam mit ihr durchführen

Tab. 5.15 Individuelle Pflegeplanung bei Obstipation (Forts.)

a) Probleme b) Ressourcen	Ziele	Maßnahmen
2a) Selbstversorgungsdefizit bei der Ernährung*, kann nur weiche, breiige Kost zu sich nehmen aufgrund zerbrochener Zahnprothese	• Hat neue Zahnprothese • Kann ballaststoffreiche Ernährung trotz fehlender Zahnprothese zu sich nehmen	• Termin beim Zahnarzt einholen und begleiten • Bei Formalitäten mit Krankenkasse behilflich sein • Über sichere Prothesenreinigung informieren (Wasser ins Waschbecken füllen) • Information, Motivation, Meldung an Küche • Leinsamen mit viel Flüssigkeit • Partnerschaftlicher Umgang: motivieren, sich helfen zu lassen
2b) Geistig rege, motiviert	• Wirkt an der Beseitigung der Obstipation aktiv mit	• Beratungsgespräch: „Maßnahmen zur Obstipationsprophylaxe" (➢ Kap. 7.5.2)

5.3.7 Stuhlinkontinenz

Bei einer Stuhlinkontinenz kommt es zu unkontrolliertem Stuhlabgang, da der Stuhlgang nicht willkürlich zurückgehalten werden kann. Eine Stuhlinkontinenz kann viele Gründe haben.

- Mechanische Ursachen, z. B.:
  - Mangelnde Verschlusskraft des Schließmuskels
  - Schwäche der Beckenbodenmuskulatur
  - Tumoren im Enddarm
  - Prolaps (Vorfall) des Enddarmes
- Neurologische Erkrankungen, z. B.:
  - Multiple Sklerose (➢ Kap. 5.9.3)
  - Alzheimersche Erkrankung (➢ Kap. 5.9.5)
  - Schlaganfall (➢ Kap. 5.9.1)
  - Bandscheibenvorfall, Querschnittslähmung
- Psychische Belastungen, z. B.:
  - Einweisung ins Altenheim
  - Angst
  - Bedürfnis nach Zuneigung
  - Neid auf MitbewohnerInnen.

Verwirrte Menschen verirren sich oft und erkennen die Toilettentür nicht, Sprachgestörte können ihr Bedürfnis nicht klar äußern, bewegungsbehinderte Menschen können die Toilette nicht rechtzeitig aufsuchen. Oft treten solche Schwierigkeiten erschwerend zu einer bestehenden Stuhlinkontinenz hinzu.

Symptome

Je nach Ausmaß der Inkontinenz werden vier Schweregrade unterschieden:

Schweregrad I: Verschmutzung der Wäsche

Schweregrad II: Unkontrollierter Abgang von dünnflüssigem Stuhl und Kontrollverlust für Winde

Schweregrad III: Kontrollverlust für breiigen Stuhl

Schweregrad IV: Kompletter Kontrollverlust für jede Stuhlform

Häufig wird die Inkontinenz von Aggressionen, Depressionen, Schuldgefühlen („ich mache so viel Arbeit") und Resignation begleitet.

Komplikationen

Hautschäden im Gesäß- und Genitalbereich sowie aufsteigende Harnwegsinfektionen, insbesondere bei Frauen.

Ärztliche Behandlung

Die ärztliche Behandlung zielt in erster Linie auf eine Beseitigung der Ursache der Inkontinenz. Kann diese nicht behoben werden, muss durch aktives Muskeltraining, Elektrostimulation oder Biofeedback-Training der Schließmuskel gestärkt werden. Je nach Ursache können die Entleerungszeiten evtl. durch Einnahme von abführenden Medikamenten gesteuert werden. Auch spezielle Inkontinenzeinlagen können verordnet und eingeführt werden.

Operativ werden verschiedene Verfahren zur Rekonstruktion der Schließmuskulatur angewandt. Bei Versagen aller Behandlungsmethoden kann ein Enterostoma (künstlicher Darmausgang ➤ Kap. 5.3.8) angelegt werden.

Pflegerische Maßnahmen

Ziel: Der alte Mensch verbessert seine Kontrolle über die Ausscheidung
- Schließmuskel und Gesäßmuskel so oft wie möglich zusammenkneifen
- Im Sitzen Arme aufstützen, Beine fest auf den Boden stellen, dann nur Gesäß vom Stuhl abheben, diese Übung mehrmals täglich durchführen.

Ziel: Der alte Mensch erreicht normale Stuhlentleerungsgewohnheiten
- Nach Gewohnheiten fragen und unterstützen: morgens als Erstes ein Getränk reichen und zügig austrinken lassen, anschließend in kreisenden Bewegungen den Bauch von rechts unten nach rechts oben massieren, dann unterhalb des Bauchnabels nach links oben und weiter nach links unten massieren, im Anschluss daran zur Toilette führen und evtl. feuchten Waschlappen auf den Bauch legen
- Ruhe, Zeit und Toilettengang zu regelmäßig wiederkehrenden Entleerungszeiten einplanen.

Ziel: Der alte Mensch kann sich der Pflegekraft mitteilen und bewahrt seine Selbstachtung und Würde
- Zeit und Geduld aufbringen, zuhören, aufklären, informieren, Intimsphäre wahren
- Bedürfnisse erfragen und darauf eingehen
- Bewegungseinschränkungen, wo immer möglich, vermeiden.

Ziel: Der alte Mensch findet sich zurecht
- Weg zur Toilette kennzeichnen
- WC groß, evtl. mit Bild kennzeichnen.

Ziel: Der alte Mensch erleidet keine Hautschädigung und kann sich selbst vor Stuhlverschmutzung schützen
- Intimpflege nach Stuhlverschmutzung, Hautschutzpräparate verwenden
- Intertrigoprophylaxe (➤ Kap. 7.6.3).
- Angepasste Inkontinenzeinlagen und Anleitung zum selbstständigen Wechsel
- Leicht zu öffnende Kleidung
- Matratze mit Gummituch und Moltexeinlage abdecken.

TIPP
- Bei vielen Menschen kommt der Entleerungsreiz nach dem Frühstück
- Inkontinenzkleidung erleichtert den Vorlagenwechsel.

Fallbeispiel

Frau Christa Keller ist 76 Jahre alt und zog vor drei Monaten von zu Hause ins Altenheim. Das Mietshaus, in dem sie wohnte, wurde abgerissen. Im Heim teilt sie ihr Zimmer mit Frau Else Klein, ebenfalls 76 Jahre alt, die aufgrund einer Hüftversteifung die meiste Zeit im Bett liegt.
Frau Keller war in den ersten Wochen am gesamten Heimablauf sehr interessiert und für alles aufgeschlossen. Anfänglich schien es, dass sie ein sehr gutes Verhältnis zu Frau Klein aufbauen würde. Frau Klein bekommt jeden zweiten Tag Besuch, abwechselnd von ihren beiden Töchtern und dem Sohn. Während dieser Zeit sitzt Frau Keller im Aufenthaltsraum, um nicht zu stören.
Seit ca. drei Wochen kommt Frau Keller immer häufiger auf das Personal zu und verlangt ihr Abführmittel oder erinnert daran, dass sie es noch nicht bekommen hat. Bei einer dieser Gelegenheiten beschwert sie sich über Frau Klein. Sie stößt sich daran, dass sie während der Besuchszeit immer das Zimmer verlassen muss. Auch erzählt sie mit Tränen in den Augen, dass sie fünf Kinder großgezogen habe und trotzdem heute alleine dastehe.
Drei Kinder, mit denen sie sich regelmäßig schreibt und häufig telefoniert, leben in Amerika. Ein Sohn lebt, bedingt durch einen Unfall, in einem Körperbehindertenheim in Hamburg. Eine Tochter, die sie vierteljährlich besucht, wohnt in Brüssel. Gemessen an den Besuchen von Frau Klein sei dies jedoch wenig, meint sie.
Ferner äußert Frau Keller den Wunsch, statt im Speisesaal nun im Aufenthaltsraum ihre Mahlzeiten einzunehmen. Durch Nachfrage im Speisesaal ergibt sich, dass es an ihrem Tisch Schwierigkeiten durch ihren unkontrollierten Abgang von Winden gegeben hat. Als Frau Keller darauf angesprochen wird, bricht sie in Tränen aus und erzählt, dass sie den Stuhl nicht mehr halten könne. Täglich benötige sie mindestens zwei Schlüpfer. Bis sie die Toilette erreicht und sich der Kleidung entledigt habe, sei es oft schon zu spät. Insbesondere vom Speisesaal aus sei es schwierig, die Toilette zu erreichen.
Auf Nachfrage überwindet sie ihre Scham und zeigt ihren geröteten, zum Teil mit offenen Stellen bedeckten Genitalbereich. Daraufhin wird der Hausarzt verständigt.

Individuelle Pflegeplanung

Tab. 5.16 Individuelle Pflegeplanung bei Stuhlinkontinenz

a) Probleme b) Ressourcen	Ziele	Maßnahmen
1a) Stuhlinkontinenz* durch Abführmittel, viele Geburten und Beckenbodenschwäche, hat Schwierigkeiten mit dem Entkleiden auf der Toilette 1b) Geistig aufnahmefähig, motiviert	• Kennt Maßnahmen und nimmt an der Durchführung teil, um die Inkontinenz zu kontrollieren • Kann sich Personal mitteilen	• Gespräche mit Frau Keller und Arzt • Alternative zum Abführmittel aufzeigen (Ballaststoffe, Flüssigkeit, Bewegung) • Beckenbodengymnastik (Arztabsprache, evtl. Rezept für Krankengymnastik) • Geeignete Kleidung auswählen oder abändern • Information, Beratung zum Kauf von Inkontinenzkleidung • Zum Einkauf begleiten, Prospekte besorgen • Einfühlen, akzeptieren, informieren über die Erkrankung und die Möglichkeiten zur Besserung bei eigener Mitarbeit
2a) Hautschädigung*. Gerötete, z. T. offene Stellen im Genitalbereich	• Offene Stellen sind ohne Komplikationen abgeheilt	• Angepasste Inkontinenzeinlagen, Information, Beratung und Anleitung zur richtigen Handhabung • Intertrigoprophylaxe (➤ Kap. 7.6.3) und Anleitung zur selbstständigen Durchführung • *Hautbehandlung nach Arztanordnung*

Tab. 5.16 Individuelle Pflegeplanung bei Stuhlinkontinenz (Forts.)

a) Probleme b) Ressourcen	Ziele	Maßnahmen
3a) Glaubt, bei Besuch für Frau Klein das Zimmer verlassen zu müssen	• Wird selbstbewusster und kann Wünsche gegenüber der Zimmernachbarin äußern • Kann ihr gutes Verhältnis gegenüber Frau Klein verbal äußern	• Gespräche mit Frau Keller, ermuntern, Wünsche zu äußern • Angebot, bei Gespräch zwischen beiden vermittelnd dabei zu sein • Nach Rücksprache Frau Klein öfter mit Bett oder im Liegerollstuhl in den Aufenthaltsraum fahren, wenn Besuch kommt • Evtl. Kontakte zu anderen BewohnerInnen vermitteln

5.3.8 Alte Menschen mit Enterostoma

Das **Enterostoma** ist ein *künstlich angelegter Darmausgang* zur Ableitung des Darminhaltes durch die Bauchdecke in einen Kunststoffbeutel. Erforderlich kann ein Enterostoma bei Darmtumoren, entzündlichen Darmerkrankungen, Darmverletzungen einem Darmverschluss werden. Es kann *endständig* (dann in der Regel auf Dauer) oder *doppelläufig* (als vorübergehende oder bleibende Lösung) angelegt werden (➤ Abb. 5.13). Bei einem doppelläufigen Enterostoma wird ein Teil des Darmes schleifenförmig in die Bauchwand eingenäht, so dass der zuführende Teil für die Darmentleerung zuständig und der abführende Teil von der Stuhlpassage ausgeschlossen ist.

Man unterscheidet einen Dickdarmausgang (**Kolostoma**) von einem Dünndarmausgang (**Ileostoma**).

Charakteristika eines Kolostomas

Bei Anlage eines Kolostomas ist immer ein *Teil des Dickdarmes erhalten*, so dass dieser den Stuhl weiterhin eindicken und speichern kann. Typische Lokalisationen des Kolostomas sind der rechte oder linke Unterbauch sowie der linke Mittelbauch. Der Darm ragt leicht über das Hautniveau. Je mehr Dickdarm erhalten geblieben ist und je näher das Stoma dem After sitzt, desto fester ist die Konsistenz des Stuhles. Zwei bis drei Wochen nach der Operation hat sich der Stuhlgang normalisiert und ist breiig bis geformt. Je nach Ernährung kann es mehr oder weniger zu Blähungen kommen.

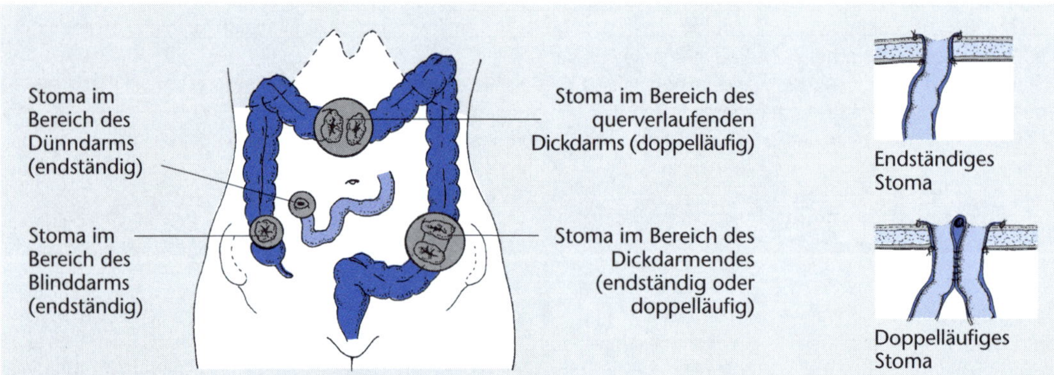

Abb. 5.13 Mögliche Lage der Stomata und Stomatypen [A400]

Charakteristika eines Ileostomas

Bei Anlage eines Ileostomas ist der *Dickdarm entfernt* bzw. ausgeschaltet worden. Dementsprechend ist die Konsistenz des Stuhles dünnflüssig und der Stuhl sehr hautreizend. Die Entleerung erfolgt nahezu kontinuierlich. Typische Lokalisation des Ileostomas ist der rechte Unterbauch. Der Darm ragt über das Hautniveau.

Komplikationen

Häufige entzündet sich die Haut in der Umgebung des Stomas (Dermatitis). Es können Bauchwandbrüche (peristomale Hernie), Darmvorfälle (Prolaps), Verengungen (Stenosen), trichterförmige Einziehungen (Retraktionen), Nekrosen, Entzündungen, Fisteln und Blutungen auftreten.

Ärztliche Behandlung

Die ärztliche Behandlung von Komplikationen durch das Stoma besteht in der Regel in einem erneuten, kleineren operativen Eingriff.

Hautproblemen und Geruchsbelästigungen muss mit pflegerischen Maßnahmen begegnet werden.

Versorgung eines Enterostomas

- Es eignen sich geschlossene Beutel mit Kohlefiltern, die bei häufigen Blähungen durch einen zweiten aufklebbaren Filter ergänzt werden können
- Einteilige Systeme bestehen aus einem Beutel, der mit der Klebefläche verbunden ist (heute nur noch selten verwendet)
- Zweiteilige Systeme bestehen aus einer Hautschutzplatte und einem Beutel, der jeweils mit einem Rastring verbunden ist (➤ Abb. 5.14)
- Ileostomata werden am besten mit einem Ausstreifbeutel mit Verschlussklammer versorgt
- Für Stomata, die durch Klysma oder Irrigation entleert werden oder operativ durch einen Schließmuskelersatz (Sphinkterplastik) versorgt worden sind, können Minibeutel und Stomakappen benutzt werden
- Die Hautschutzplatte muss das Stoma dicht umschließen, ohne einzuengen
- Die Stomagröße wird mit einer Schablone abgemessen, die Öffnungen sind entsprechend vorgefertigt oder werden selbst auf die passende Größe zurechtgeschnitten
- Hautschutz und Dichtigkeit bei Unebenheiten werden durch Verwendung von speziellen Pasten erreicht
- Bei sehr geruchsintensivem Stuhl ist ein Beutelwechsel nach wenigen Stunden notwendig
- Bei Beutelwechsel die Haut mit lauwarmem Wasser und alkalifreier Seife reinigen
- Zur Vermeidung von Keimverschleppung zum Stoma hin waschen

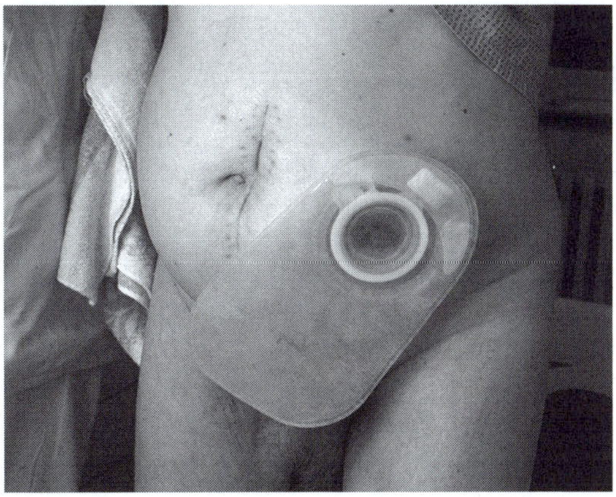

Abb. 5.14 Kolostomiebeutel mit eingebautem Aktivkohlefilter [K183]

- Nachlaufenden Stuhl mit weichem Zellstoff aufnehmen
- Zusätzlichen Halt und Dichte für den Beutel geben durch Gürtel oder Leibbinde
- Beutelüberzüge aus hautfreundlichen Textilien verhindern Hautreizungen durch Plastikmaterial.

Pflegerische Maßnahmen

Ziel: Der alte Mensch führt eine sichere, optimale Stomaversorgung durch
- Geeignetes Versorgungssystem herausfinden, das vor Stuhlverschmutzung und Gerüchen schützt
- Bei Bedarf Beratung durch Fachkraft eines Sanitätshauses oder Kontaktperson einer Selbsthilfegruppe
- Selbstständigkeit fördern durch wiederholtes Erklären der Stomaversorgung; nach und nach vom alten Menschen selbst durchführen lassen.

Ziel: Der alte Mensch zeigt Verhaltensweisen einer angepassten Ernährung
- Liste von verträglichen Lebensmitteln anlegen und für entsprechende Ernährung sorgen
  - Geruchsbildende Nahrungsmittel: Eier, Spargel, Pilze, Knoblauch, Zwiebeln
  - Geruchshemmende Nahrungsmittel: Joghurt, grüner Salat, Spinat, Petersilie, Preiselbeeren
- Abführende oder stopfende Nahrungsmittel je nach Bedarf anbieten
- Für ausreichende Nährstoff- und Flüssigkeitszufuhr sorgen
- Bei Ileostoma erhöhten Elektrolyt- und Vitaminbedarf berücksichtigen.

Ziel: Der alte Mensch erleidet keine Hautschädigung
- Haut in der Umgebung des Stomas bei Bedarf rasieren
- Haut in der Umgebung des Stomas schonend reinigen und mit geeigneten Hautschutzpräparaten pflegen
- Haut durch gut sitzende Stomaversorgung vor Ausscheidungen schützen
- Hautfreundliche Materialien verwenden
- Umgebung des Stomas trocken halten z. B. durch textile Beutelüberzüge
- Beobachtung im Hinblick auf Allergien, Entzündungen, Pilzbefall.

Ziel: Der alte Mensch erkennt Komplikationen und ergreift vorbeugende Maßnahmen
- Hygienische Durchführung der Stomapflege
- Beobachtung des Stomas im Hinblick auf Komplikationen
- Beobachtung der Ausscheidungen.

Ziel: Der alte Mensch spricht Bedürfnisse aus und unterhält soziale Kontakte
- Einfühlen und angstfreie Atmosphäre schaffen
- Auseinandersetzung mit der Angst vor den Folgen der Grunderkrankung, der Angst vor sozialer Isolation und den technischen Problemen der Stomaversorgung; Lösungsmöglichkeiten erarbeiten
- Stomapflege möglichst vom alten Menschen selbst durchführen lassen, um Akzeptanz zu fördern
- Auf Selbsthilfegruppe der ILCO hinweisen und, wenn erwünscht, Kontakt herstellen.

Beobachtung: Stoma und dessen Umgebung, Körpergewicht, Befinden, Ausscheidungen (Menge, Farbe, Konsistenz, Häufigkeit, Beimengungen, Geruch), Schmerz.

TIPP
- Weitere Informationen sind zu beziehen bei: Deutsche ILCO (Ileostomie-Colostomie-Urostomie-Vereinigung e.V.)
- Es bestehen zahlreiche regionale ILCO-Selbsthilfegruppen
- Sanitätshäuser verfügen über Adressen von Selbsthilfegruppen und deren Kontaktpersonen vor Ort
- Die Kontaktpersonen der ILCO sind in der Regel selbst Stomaträger
- Stomaträger können beim Versorgungsamt einen Schwerbehindertenausweis beantragen, der zahlreiche Vergünstigungen gewährt.

Fallbeispiel

Herr Friedrich Kalter wurde vor zwei Wochen nach einem langen Krankenhausaufenthalt ins Pflegeheim aufgenommen. Er erzählte, dass er Schwierigkeiten mit dem Stuhlgang gehabt habe und deshalb ins Krankenhaus eingeliefert worden sei. Dort wurde ein großer Dickdarmtumor diagnostiziert. Die Tumorerkrankung war schon so weit fortgeschritten, dass ein Teil seines Dickdarmes entfernt werden musste und ein Kolostoma angelegt wurde. Herr Kalter ist körperlich mobil und geistig rege. Der Grund für den Umzug ins Pflegeheim war seine konstante Weigerung, das Stoma selbst zu versorgen. Er schämt sich, ein Loch im Bauch zu haben, aus dem Stuhlgang und ab und zu unkontrollierte Winde entweichen. Seit einiger Zeit hat er außerdem so starke Blähungen, dass sich der Stomabeutel aufbläht bis er schließlich platzt und der Stuhlgang sich in seiner Kleidung verteilt. Durch den ständigen Stuhlkontakt ist die Haut um das Stoma gerötet und gereizt.
Herr Kalter bekommt als einzigen Kontakt regelmäßig Besuch von einer Bekannten. Von ihr erfährt die zuständige Altenpflegerin, dass Herr Kalter früher gerne in einer Gruppe klassische Konzerte besuchte. Diese Besuche lehne er jetzt aber aus Angst ab, durch das Stoma unangenehm aufzufallen.

Individuelle Pflegeplanung

Tab. 5.17 Individuelle Pflegeplanung bei Kolostomie

a) Probleme b) Ressourcen	Ziele	Maßnahmen
1a) Körperbildstörung*, schämt sich über sein „Loch" im Bauch (lehnt Stoma ab) 1b) Geistig rege, körperlich nicht eingeschränkt	• Kann verbal ausdrücken, dass er sein Stoma akzeptiert	• Auseinandersetzung mit Stoma zulassen • Evtl. Kontakt zu einer Selbsthilfegruppe herstellen • Evtl. PsychotherapeutIn und/oder StomatherapeutIn hinzuziehen • Absprache mit Herrn Kalter, dass er sich meldet, wenn Beutelwechsel stattfinden muss • Material stets sorgfältig gerichtet, jedoch nicht sofort sichtbar im Zimmer aufbewahren; • 2 × täglich Kontrolle der Hautschutzplatte, des Stomas und des Stomabeutels • Wechsel des Stomabeutels nach täglichem Stuhlgang, hierbei Beobachtung des Stuhls • Zum Beutelwechsel Zeit nehmen, einfühlsam vorgehen und ihn in Beutelwechsel durch Handreichungen einbinden, Hilfe zur Selbsthilfe soll erreicht werden • Aufklärung über Hilfsmittel, z. B. geruchshemmende Mittel; moderne Beutel mit Entlüftungssystem besorgen • Gespräche führen, z. B. erklären, warum Handschuhe getragen werden • Natürlicher Umgang, denn während des Beutelwechsels wird Herr Kalter die Pflegekraft genau beobachten, er registriert jedes Naserümpfen oder Stirnrunzeln und nimmt sie als Ekelgefühl wahr
2a) Aufgrund der Körperbildstörung* kommt es zum sozialen Rückzug, hat Angst vor öffentlichen Leben, z. B. Konzertbesuche 2b) Regelmäßiger Kontakt zu Bekannten, hört gerne klassische Musik	• Nimmt am kulturellen Leben teil und besucht mit seiner Bekannten klassische Konzerte	• Motivieren, kulturelle Angebote anzunehmen • Seine Bekannte ermuntern, ihn ebenfalls zu motivieren • Informationen über Hilfsmittel, z. B. Filter, Entlüftungsetiketten und Ventile, die Gasansammlung regulieren, nach Absprache ausprobieren • Z.B. vor Konzertbesuchen Nahrungsmittel vermeiden, die Blähungen oder Geruch erzeugen • Auf Konzertbesuche in der Region hinweisen

Tab. 5.17 Individuelle Pflegeplanung bei Kolostomie (Forts.)

a) Probleme b) Ressourcen	Ziele	Maßnahmen
3a) Hautschädigung* (Hautrötung/Hautreizung) um das Enterostoma	• Weist eine beobachtbare Besserung der Gewebeschädigung auf	• *Arzt informieren und ausführen der Therapie*, z. B. Hautschutzplatte verwenden oder Beutel mit hautschonender Abdichtscheibe oder Beutel, der mit Gurt befestigt wird; heilungsfördernde Salben
4a) Blähungen	• Legt Liste von verträglichen Nahrungsmitteln an und kennt blähende Nahrungsmittel, die er vermeidet	• Ihn darauf aufmerksam machen, dass er selbst auch darauf achten soll, welche Speisen bei ihm zu Blähungen führen • Genaue Beobachtung und Dokumentation der Nahrungsmittelwirkung • Feste Nahrungsaufnahmezeiten einhalten, Darm wird dadurch erzogen • Mehrere kleine Mahlzeiten über den Tag verteilen • Ernährung umstellen und mit ihm besprechen, was er essen darf und was nicht, mit Hauswirtschaft abklären

5

5.3.9 Gallensteine und Gallenblasenentzündung

Beim **Gallensteinleiden** *(Cholelithiasis)* bilden sich Steine in der Gallenblase. Ursachen liegen in einer Übersättigung der Galle mit Cholesterin und in einer gestörten Kontraktionsfähigkeit der Gallenblase. Gallensteine treten vermehrt bei Frauen in höherem Alter auf. Weitere Risikofaktoren sind Übergewicht, cholesterinreiche Ernährung und Diabetes mellitus.

Die **Gallenblasenentzündung** *(Cholezystitis)* entsteht in der Regel auf dem Boden eines Gallensteinleidens, bedingt durch eine bakterielle Infektion der Gallenblase oder eine Durchblutungsstörung der Gallenblasenwand.

Symptome

70–80 % aller Gallensteinträger zeigen keine Symptome. Mitunter klagen die Betroffenen auch über Druck- und Völlegefühl, Blähungen, eine flüchtige Gelbfärbung der Haut (Ikterus) sowie eine Unverträglichkeit von fetten, gebratenen Speisen, Kaffee und kalten Getränken.

Das charakteristische Symptom eines Gallensteinleidens ist die **Gallenkolik**, die meist durch die Einklemmung eines Steins im Gallengang ausgelöst wird:

- Plötzlich auftretende krampfartige Schmerzen im rechten und mittleren Oberbauch, die wellenförmig an- und abschwellen, meist strahlen die Schmerzen in die rechte Schulter und in den Rücken aus
- Übelkeit, Erbrechen, Schweißausbruch.

Bei einer **Gallenblasenentzündung** steht neben den Schmerzen im rechten Oberbauch, verbunden mit Übelkeit und Erbrechen, Fieber im Vordergrund.

Komplikationen

Die Entzündung der Gallenblase ist eine typische Komplikation des Gallensteinleidens. In ihrem Gefolge kann es zum Durchbruch (Perforation) in den Bauchraum mit Entzündung des Bauchfells (Peritonitis) kommen oder zur Eiterbildung in der Gallenblase (Empyem). Weitere Komplikationen sind eine Entzündung der

Bauchspeicheldrüse (Pankreatitis) oder der Gallenwege, die außerhalb der Leber liegen (Cholangitis). Sehr selten kann sich ein Gallenblasenkarzinom entwickeln.

Ärztliche Behandlung

Bei einer **Gallenkolik** werden krampflösende Medikamente (Spasmolytika) wie Buscopan® und Schmerzmittel (Analgetika) gegeben. Über 24 Std. sollte Nahrungskarenz und anschließend eine fettarme Diät eingehalten werden.

Bei einer **Entzündung der Gallenblase** sind zusätzlich Antibiotika und lokale Kälteanwendungen (Eisblase) angezeigt.

Wenn die Symptome abgeklungen sind, ist eine operative Entfernung der Gallenblase zu erwägen. Eine weitere Behandlungsmöglichkeit besteht in der Zertrümmerung der Gallensteine durch gezielte Stoßwellen oder die Auflösung der Steine durch Medikamente.

Pflegerische Maßnahmen

Ziel: Der alte Mensch wendet Maßnahmen an, die die Schmerzen lindern

- Bei Gallenkolik feuchte Wärme, Bauchwickel: Baumwoll- oder Leinentuch in entsprechender Größe wird in 36–40 °C warmes Wasser getaucht, ausgewrungen und um den Bauch, darüber dann ein etwas größeres Baumwolltuch gewickelt, zum Schluss folgt ein dickeres, größeres Tuch aus Wolle oder Flanell, die Tücher müssen gut abschließen, es darf keine Verdunstungskälte entstehen, Dauer 30 bis 60 Minuten
- Bei Entzündung der Gallenblase eher Eisbeutel (je nach Verträglichkeit)
- Bedürfnisse und Wünsche berücksichtigen.

Ziel: Der alte Mensch äußert Wohlbefinden nach dem Erbrechen

- Alle Hilfestellungen in Ruhe vornehmen
- Schutz der Kleidung und Bettwäsche durch Unterlegen von Zellstoff
- Während des Erbrechens altem Menschen helfen, seinen Kopf halten
- Nach dem Erbrechen Mundhygiene, Gesichts- und Händewäsche, evtl. auch Kleidungs- oder Bettwäschewechsel vornehmen.

Ziel: Der alte Mensch hat wieder eine Temperatur im Normbereich und äußert Wohlbefinden

- Wadenwickel (auf Arztanordnung ➤ Kap. 7.3.6)
- Gabe von fiebersenkenden Medikamenten (Arztanordnung)
- Reichlich Flüssigkeit anbieten (Flüssigkeitsbilanzierung)
- Kühle Zimmertemperatur, aber keine Zugluft
- Bei Bedarf Ganz- oder Teilwaschungen (➤ Kap. 7.6.1, 7.6.2) durchführen
- Bei starkem Schwitzen mehrmals täglich Wäsche und Bettwäsche wechseln (➤ Kap. 7.7.1)
- Bei Schüttelfrost alten Menschen mit Decken, Wärmflaschen erwärmen.

Ziel: Der alte Mensch zeigt Verhaltensweisen einer angepassten Ernährung

- Fettreiche, blähende und eisgekühlte Speisen vermeiden
- Nahrung auf mehrere kleine Mahlzeiten über den Tag verteilen.

Beobachtung: Temperatur, Puls, Blutdruck, Schmerzen mit Bauchdeckenspannung (zeigt Perforation, Peritonitis an), Stuhlgang, Erbrechen.

TIPP

- Schmerzlindernde Maßnahmen mit Arzt absprechen
- Wadenwickel nur anlegen, wenn die unteren Extremitäten warm sind
- Die Temperatur wegen der Kreislaufbelastung nicht mehr als 1 °C pro Stunde senken.

Fallbeispiel

Frau Sophie Kranz, 71 Jahre alt, betrieb bis zum Tod ihres Mannes vor zwei Jahren ein kleines Hotel. Sie war für die Küche zuständig, da sie schon immer gerne kochte. So kommt auch stets das Argument, man müsse der Köchin ansehen, dass das Essen schmeckt, wenn sie auf ihr Übergewicht angesprochen wird. Dabei lacht sie herzlich, denn auch im Heim schmeckt ihr das Essen hervorragend. In der Küche ist sie ein gern gesehener Gast. Ab und zu hilft sie dort auch aus.
Bei ausgeprägter Adipositas – sie wiegt 85 kg bei einer Körpergröße von 160 cm – leidet sie seit einigen Jahren an Gallensteinen und damit verbundenen Koliken. Die sonst in allen Aktivitäten des täglichen Lebens selbstständige Frau ist während einer Kolik auf Hilfestellung angewiesen, was ihr sehr unangenehm ist.
Sie liegt dann mit Schmerzen, die in die rechte Schulter und in den Rücken ausstrahlen, im Bett und erbricht wiederholt. In solchen Fällen wird ihr Hausarzt sofort verständigt.

Individuelle Pflegeplanung

Tab. 5.18 Individuelle Pflegeplanung bei Gallensteinen

a) Probleme b) Ressourcen	Ziele	Maßnahmen
1a) Schmerzen* aufgrund von Gallenkoliken 1b) Geistig rege, meldet sich bei Schmerzen und ist zur Mithilfe bereit	• Meldet sich, wenn sie Schmerzen hat • Wendet Maßnahmen an, die die Schmerzen lindern oder eliminieren	• *Warme Bauchwickel nach ärztlicher Anordnung* • Beobachtung von Vitalzeichen, Schmerz • *Verabreichung der verordneten Medikamente*
2a) Selbstversorgungsdefizit während und nach Erbrechen, durch Nahrungskarenz Gefahr von Soor- u. Parotitis	• Kann Hilfe während dieser Phase durch Personal akzeptieren • Entwickelt keinen Soor- u. Parotitis	• Gespräche, Information • Möglichkeiten zu eigener Mitarbeit geben • Alle Hilfestellungen in Ruhe vornehmen • Während Brechvorgang auf Wunsch Kopf halten • Mundhygiene z. B. mit Mundwasser • Gute Mundpflege, Soor- und Parotitisprophylaxe (➤ Kap. 7.4.2) • Bei Bedarf Wäsche oder Bettwäschewechsel (➤ Kap. 7.7.1)
3a) Eingeschränkte Beweglichkeit* aufgrund von Bettlägerigkeit mit Gefahr von Dekubitus, Pneumonie, Thrombose und Intertrigo 3b) Kann sich im Bett bewegen	• Entwickelt keine Komplikationen wie Dekubitus, Pneumonie, Thrombose und Intertrigo	• Durchführung aller notwendigen Prophylaxen (➤ Kap. 7) • Beratung und Unterstützung bei der Intertrigoprophylaxe • Mithilfe bei den Prophylaxen absprechen

5.3.10 Leberzirrhose

Die **Leberzirrhose** *(Schrumpfleber)* ist eine chronische Erkrankung, bei der das Lebergewebe irreversibel zerstört wird. Durch den Umbau der Leber wird die Pfortader zunehmend eingeengt, das Blut in der Pfortader staut sich zurück (Pfortaderhochdruck, portale Hypertension). Es entstehen Umgehungskreisläufe z. B. über die Speiseröhre (Ösophagusvarizen) und Hämorrhoiden. Aus den gestauten Gefäßen kann es lebensgefährlich bluten.

Die häufigste Ursache der Leberzirrhose ist ein langjähriger Alkoholmissbrauch. Auch eine durch Viren ausgelöste Leberentzündung (Virushepatitis) und eine chronische Gallengangsentzündung können eine Leberzirrhose zur Folge haben. Seltener wird sie durch Umweltgifte, Medikamente, Herz- und Stoffwechselerkrankungen hervorgerufen.

Symptome

- Abgeschlagenheit, Leistungsminderung
- Druck- oder Völlegefühl im Oberbauch, evtl. Übelkeit
- Typische Hautauffälligkeiten, sog. Leberhautzeichen:
  - Gefäßspinnen (Spider naevi) im Kopf-, Arm-, Brust- und Rückenbereich
  - Blaue Flecken (Hämatome) bedingt durch Gerinnungsstörungen bei eingeschränkter Leberfunktion
  - Rötung der Hand- und Fußflächen
  - Lackzunge, Lacklippen
  - Geschlängelte Venen auf Bauchdecke (Caput medusae), durch die das venöse Blut fließt, das nicht mehr durch die Leber fließen kann (Umgehungskreislauf)
- Evtl. Ikterus (Gelbsucht) mit Juckreiz und Kratzspuren
- Hormonelle Störungen:
  - Beim Mann: Verlust der Achsel- und Schambehaarung, „Bauchglatze“, Potenzstörungen, Schwellung der Brust (Gynäkomastie)
  - Bei jüngeren Frauen: Menstruationsstörungen
- Wasseransammlung im Bauch (Aszites) und in den Beinen (Ödeme)
- Charakteristischer Mundgeruch nach frischer Leber oder Lehmerde
- Aufgrund der fehlenden Entgiftungsfunktion der Leber treten psychische Veränderungen auf:
  - Verwirrtheitszustände
  - Schläfrigkeit (Somnolenz) bis zur Bewusstlosigkeit (Coma hepaticum).

Komplikationen

Die Komplikationen entstehen durch den Pfortaderhochdruck mit nachfolgenden lebensgefährlichen Blutungen, einer Vergrößerung der Milz mit evtl. Verminderung der Thrombo-, der Leuko- und der Erythrozyten. Als Spätkomplikation kann sich ein bösartiger Lebertumor ausbilden.

Ärztliche Behandlung

Wichtig bei der Behandlung einer Leberzirrhose ist der absolute *Verzicht auf Alkohol*. Bei alkoholabhängigen alten Menschen sollte ein stationärer Entzug vorgenommen werden. Alle leberschädigenden Medikamente sind nach Möglichkeit abzusetzen. Bei Bedarf werden die Vitamine A, D, E, K sowie Gerinnungsfaktoren und Folsäure gegeben, da die Leber sie nur noch unzureichend produziert.

Ein Aszites wird mit Bettruhe, natriumarmer Kost, verminderter Flüssigkeitszufuhr und Diuretika zur Entwässerung behandelt. Evtl. muss die Flüssigkeit abpunktiert werden.

Bei psychischen Veränderungen, die durch Abbauprodukte des Eiweißes (Ammoniak) hervorgerufen werden, sind eine eiweißarme Diät sowie Reinigung des Darmes von ammoniakbildenden Substanzen durch Abführmittel und hohe Einläufe erforderlich.

Evtl. kann eine Lebertransplantation erwogen werden.

Pflegerische Maßnahmen

Ziel: Der alte Mensch erkennt die Wichtigkeit einer absoluten Alkoholkarenz und hält sie ein
- Information über Auswirkungen des Alkohols
- Alkoholfreies Umfeld schaffen
- Entziehungskur in Erwägung ziehen.

Ziel: Der alte Mensch zeigt Verhaltensweisen einer angepassten Ernährung
- Information, was alles gegessen werden darf, vitaminreiche, kochsalzarme Mischkost bevorzugen
- Bei Aszites Flüssigkeit bilanzieren; eiweißreiche Kost anbieten.

Ziel: Der alte Mensch entwickelt keine Komplikationen bei Immobilität durch Bettruhe
- Durchführung aller Prophylaxen (Dekubitus-, Intertrigo-, Thrombose-, Pneumonie-, Kontrakturen-, Obstipationsprophylaxe ➤ Kap. 7).

Ziel: Der alte Mensch beschreibt seine Ängste
- Äußerungen ernst nehmen und akzeptieren
- Zuwendung geben, auf Ängste eingehen
- Alle Maßnahmen erklären.

Beobachtung: Bewusstsein, Hautveränderungen, Ausscheidungen, Puls, Blutdruck, Temperatur.

TIPP
- Alte Menschen darauf hinweisen, dass sie keine Medikamente eigenmächtig einnehmen sollen, da sie meist die Leber belasten
- Bei Ösophagusvarizen harte Speisen, starkes Husten und Brechreiz vermeiden wegen Blutungsgefahr
- Bei Hämorrhoiden für weichen Stuhlgang sorgen.

Fallbeispiel

Herr Matthäus Franke, 60 Jahre alt, wurde vor vier Wochen vom Sozialamt ins Altenheim eingewiesen. Bis dahin lebte er alleine in einer Zweizimmerwohnung eines Mehrfamilienhauses mit Holzkohle-Heizung. Das Haus wurde zum Abbruch freigegeben. Von Beruf war er nach eigenen Angaben „Lebenskünstler". Als Hilfsarbeiter übte er verschiedene Tätigkeiten aus, nachdem er jede angefangene Lehre wieder abgebrochen hatte. Sein Hobby, die Holzschnitzerei vor allem von Autos und Flugzeugen, hatte er nicht zum Beruf machen können.

Bei ihm wurde eine Leberzirrhose wegen Alkoholmissbrauchs festgestellt. Aufgrund seiner körperlichen Verfassung bezog er mit 57 Jahren frühzeitig Rente.

Ohne den täglichen Routineablauf wusste er bald mit sich selbst nichts mehr anzufangen. So saß er von morgens bis abends in der nahe gelegenen Bahnhofsgaststätte und betrank sich. Wurde er vom Wirt frühzeitig nach Hause geschickt, trank er dort weiter. Er vernachlässigte sein Äußeres, auf eine warme Mahlzeit und eine gemütliche Wohnung legte er keinen Wert mehr.

Dementsprechend ist sein körperlicher Zustand. Bei einer Körpergröße von 175 cm wiegt er nur noch 50 kg, ist also untergewichtig. Jede Aktivität ist für ihn anstrengend. Sein Hausarzt hat ergebnislos versucht, ihn für eine Entziehungskur zu gewinnen, und bis zur Erreichung seines Normalgewichtes Aufbaukost angeordnet. An persönlichen Gegenständen brachte er außer einigen Kleidungsstücken nichts mit. Jetzt sitzt er teilnahmslos in einem Sessel und will in Ruhe gelassen werden. Ihm erscheint alles sinnlos.

Individuelle Pflegeplanung

Tab. 5.19 Individuelle Pflegeplanung bei Leberzirrhose

a) Probleme b) Ressourcen	Ziele	Maßnahmen
1a) Hoffnungslosigkeit* durch Alkoholmissbrauch (sieht in seiner Situation keinen Sinn mehr)	• Drückt seine Gefühle angemessen aus – äußert sich über seine Situation • Nimmt Kontakt mit Anderen auf • Äußert verbal, dass er einen Alkoholentzug machen will	• Bezugsperson nimmt Kontakt auf und stellt Beziehung her durch Einfühlung und aktives Zuhören • Ihn aufmerksam wahrnehmen • Unterstützung anbieten • Vermittlung von Sozialkontakten • Seine Äußerungen ernst nehmen, ihn akzeptieren • Freiräume innerhalb des Heimes aufzeigen • Verständnis zeigen • Gespräche z. B. über Notwendigkeit der Körperpflege • Motivation zu Entzug und Entwöhnung • Kontakte zu Selbsthilfegruppe herstellen
1b) Als Hobby Holzschnitzerei	• Nimmt wieder sinnvolle Beschäftigung auf	• Ihn mit für die Werkstatt zuständiger Person in Kontakt bringen
2a) Eingeschränkte Beweglichkeit* aufgrund von mangelnder Bewegung mit Gefahr von Dekubitus, Kontraktur, Pneumonie, Thrombose 2b) Kann sich melden	• Entwickelt keine Komplikationen Dekubitus, Kontraktur, Pneumonie, Thrombose	• Beobachtung der Haut (dekubitusgefährdeter Stellen – Standard Dekubitusprophylaxe ➤ Kap. 7.2.1), Atmung, Beweglichkeit und Schmerzen • 2 × täglich zu Bewegungsübungen anleiten, Bsp. Arm- und Fußkreisen, Fingerübungen • Atemübungen (Pneumonieprophylaxe ➤ Kap. 7.3.1) • Mind. 3 × täglich zu tiefem Ein- und Ausatmen anleiten
3a) Untergewicht* aufgrund falscher Ernährungsgewohnheiten (Alkohol) mit Gefahr von Obstipation	• Erlangt zu einem festgelegten Zeitpunkt sein normales Körpergewicht (70 kg) wieder	• Aufbaukost über mehrere kleine Mahlzeiten am Tag und Abend verteilen • Regelmäßige Gewichtskontrollen • Wunschkost anbieten

5.4 Erkrankungen von Schilddrüse und Bauchspeicheldrüse

5.4.1 Jodmangelstruma

Unter einer **Struma** *(Kropf)* versteht man die Vergrößerung der gesamten Schilddrüse oder von Teilen der Schilddrüse. Die häufigste Ursache einer Struma ist in der Bundesrepublik Deutschland der **Jodmangel**. 15 % der Bevölkerung leiden daran. In der Regel ist die Schilddrüsenhormonproduktion nicht gestört.

Symptome

- Tastbare oder sichtbare Schilddrüsenvergrößerung im Halsbereich (➤ Abb. 5.15)
- Enge-, Kloßgefühl im Hals.

Komplikationen

- Einengung der Luftröhre mit Atembeschwerden und pfeifendem Atemgeräusch (Stridor) durch die vergrößerte Schilddrüse
- Einengung der Speiseröhre mit Schluckbeschwerden
- Einengung von Hals- und Armgefäßen verbunden mit Schwindel und Ohnmachtsanfällen
- In seltenen Fällen Nervenschädigung (Nervus laryngeus recurrens) mit Heiserkeit.

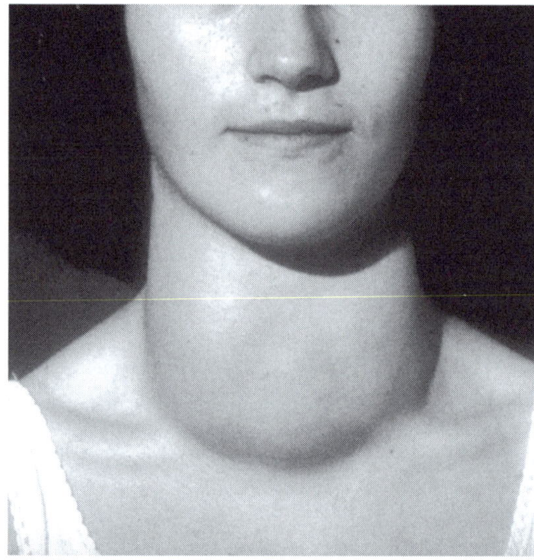

Abb. 5.15 Ausgeprägte und auf den ersten Blick sichtbare Schilddrüsenvergrößerung [T127]

Ärztliche Behandlung

Verhindert werden kann eine Jodmangelstruma durch rechtzeitige Gabe von Jodid (z. B. durch jodiertes Speisesalz). Bei bereits bestehender Struma erfolgt die medikamentöse Behandlung durch Gabe von Schilddrüsenhormonen (z. B. Euthyrox®).

Treten Komplikationen insbesondere bei größeren Strumen auf, wird die Schilddrüse operativ entfernt. Bei älteren Menschen, die aufgrund ihres Allgemeinzustandes nicht mehr operiert werden können, wird eine Radiojod-Therapie durchgeführt, bei der sich radioaktives Jod im Schilddrüsengewebe anreichert und es zerstört.

Pflegerische Maßnahmen

Ziel: Der alte Mensch erhält eine adäquate Ernährung

- Kostform entsprechend anpassen
- Für aufrechte Sitzmöglichkeit sorgen, wenn Nahrungsaufnahme im Bett erfolgt, den alten Menschen aufsitzen lassen und Rücken abstützen
- Genügend Zeit zum Essen lassen, für Ruhe sorgen
- Mundpflege durchführen oder ermöglichen
- Zur Prophylaxe Verwendung von jodiertem Speisesalz.

Ziel: Der alte Mensch äußert Wohlbefinden beim Atmen

- Anstrengungen vermeiden
- In schweren Fällen Sauerstoff verabreichen (➤ Kap. 7.3.5).

Ziel: Der alte Mensch führt Maßnahmen zur Vermeidung von Heiserkeit durch

- Logopäden hinzuziehen und Übungen nach dessen Anleitung durchführen.

Beobachtung: Atmung, Puls, Blutdruck, Halsumfang, Ernährungszustand, Haut, Befinden.

TIPP

Jodmangelstrumen finden sich häufig bei alten Menschen. Den meisten Kropfträgern ist die Struma seit langem bekannt und hat nie Sorgen bereitet.

Fallbeispiel

Frau Julia Werner ist 70 Jahre alt und zog vor drei Tagen ins Altenheim ein. Beim Einrichten ihres Zimmers kommt sie immer wieder in Atemnot und muss sich häufig ausruhen. Diese Beschwerden sind auf ihren deutlich sichtbaren Kropf zurückzuführen, den sie nach eigenen Angaben schon seit mindestens 25 Jahren hat. Erst vor ca. drei Monaten begannen ihre Beschwerden, die sich in Atemnot und Schluckbeschwerden äußerten. Deshalb konnte sie in letzter Zeit nur noch Breikost zu sich nehmen, was zu einer Gewichtsabnahme führte. Sie wiegt jetzt 51 kg bei 165 cm Körpergröße. Trotzdem führt sie immer noch gerne und fleißig Handarbeiten für die Enkelkinder aus.
Ihr Hausarzt wollte sie aufgrund dieser Symptome zur Untersuchung ins Krankenhaus einweisen. Er ist der Meinung, dass Frau Werner ihren Kropf operieren lassen sollte. Frau Werner hat davor jedoch große Angst.
Seit einigen Tagen fällt dem Pflegepersonal bei Frau Werner eine raue Stimme bei längerem Reden auf. Bei der heutigen Visite legt der Hausarzt ihr noch einmal nahe, die Untersuchung des Kropfes durchzuführen. Zusätzlich stellt er ein Rezept für die Logopädin aus.

Individuelle Pflegeplanung

Tab. 5.20 Individuelle Pflegeplanung bei Jodmangelstruma

a) Probleme b) Ressourcen	Ziele	Maßnahmen
1a) Atemnot* aufgrund einer Struma und damit verbunden Angst 1b) Hat ein Hobby, das sie im Sitzen ohne körperliche Anstrengung ausführen kann	• Hat ausreichende Atmung bei den täglichen Verrichtungen • Führt ihr Hobby weiterhin fort	• Alle Verrichtungen in Ruhe durchführen, Ursache der Atemnot erklären • Auf Ängste eingehen • Anstrengungen vermeiden • Beobachten, bei welchen Aktivitäten des täglichen Lebens sie Hilfestellungen benötigt • Material zur Verfügung stellen, Lob und Bewunderung
2a) Untergewicht* aufgrund von falscher Ernährung und Schluckbeschwerden nach Vergrößerung der Struma	• Erlangt zu einem festgelegten Zeitpunkt ihr normales Körpergewicht wieder	• Beobachten, welche Nahrungsmittel ohne Schwierigkeiten gegessen werden können • Kostform umändern auf passierte Kost • Bis zum Erreichen des Normalgewichtes evtl. Astronautenkost anbieten • Regelmäßige Gewichtskontrollen durchführen
3a) Heiserkeit bei längerem Sprechen	• Kann ungestörte Kommunikation aufnehmen	• Logopädin nach Arztanordnung hinzuziehen und nach Anleitung Übungen mit ihr durchführen
4a) Angst* vor Untersuchung im Krankenhaus (vor OP der Struma) 4b) Kann sich äußern, mit ihr können Gespräche geführt werden	• Spricht Angstgefühle aus • Erkennt sinnvolle Möglichkeiten mit der Angst umzugehen	• Über die Situation informieren • Auf Angst eingehen • Versprechen, sie zur Untersuchung zu begleiten und dabei zu sein, wenn sie das Ergebnis mitgeteilt bekommt • Fragen beantworten bzw. auf den Hausarzt verweisen

5

5.4.2 Hyperthyreose

Bei der **Hyperthyreose** *(Schilddrüsenüberfunktion)* wird ein Überschuss an Schilddrüsenhormonen produziert. Dieser wird vom Organismus nicht benötigt und führt zu einem erhöhten Energieumsatz (Grundumsatz) in den Körperzellen.

Ursache einer Schilddrüsenüberfunktion kann ein gutartiger Tumor *(autonomes Adenom)* oder die Autoimmunerkrankung *Morbus Basedow* (➤ Abb. 5.16) sein. Beim Morbus Basedow werden Antikörper gebildet, die stimulierend auf das Schilddrüsengewebe wirken.

Symptome

Die Symptome der Schilddrüsenüberfunktion können auf den erhöhten Energieumsatz zurückgeführt werden:

- Erhöhte Pulsfrequenz (Tachykardie) mit Herzrhythmusstörungen (➤ Kap. 5.2.2), das als starkes Herzklopfen empfunden wird
- Vergrößerte Schilddrüse (Struma)
- Nervosität, Zittern der Hände (Tremor), Unruhe, Schlaflosigkeit
- Wärmeempfindlichkeit, erhöhte Schweißneigung
- Gesteigerter Appetit bis Heißhunger bei gleichzeitiger Gewichtsabnahme
- Häufiger Stuhlgang, evtl. Durchfall
- Warme feuchte Haut, weiches dünnes Haar
- Muskelschwäche
- Beim *Morbus Basedow* können zusätzlich Augen-Symptome auftreten:
  - Hervortreten der Augäpfel durch Fetteinlagerungen in den Augenhöhlen
  - Seltener Lidschlag.

Beim alten Menschen äußert sich eine Hyperthyreose häufig nur durch ein oder zwei Symptome, die schleichend auftreten. Dies kann z. B. eine Tachykardie, eine Gewichtsabnahme, gesteigerte Nervosität sein. Diese Symptome erscheinen häufig isoliert, dauern oft über Monate an und werden häufig als Altersbeschwerden fehlgedeutet.

Komplikationen

Eine schwerwiegende Komplikation ist die *thyreotoxische Krise.* Sie kann spontan bei einer Hyperthyreose, nach Absetzen der vom Arzt verordneten Medikation, nach Jodaufnahme durch bestimmte Medikamente oder nach Gabe von Röntgenkontrastmittel in der Klinik auftreten. Sie äußert sich durch hochgradige Tachykardie, Fieber bis 41 °C sowie den oben genannten Symptomen. Im weiteren Verlauf kann es zu Bewusstseinsstörungen bis hin zum Koma mit lebensgefährlichem Kreislaufversagen kommen.

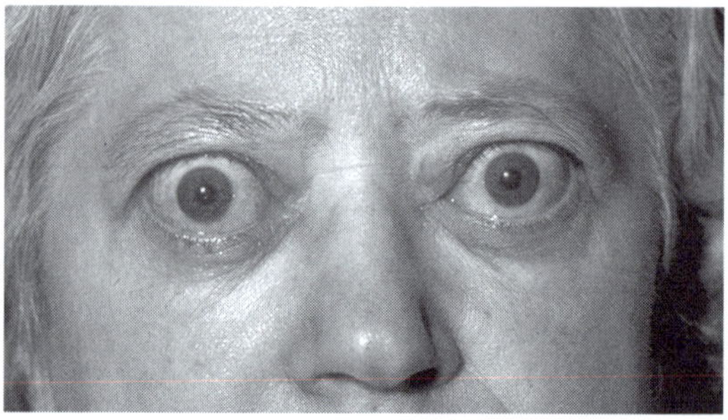

Abb. 5.16 Ältere Frau mit Morbus Basedow. Typisch sind die hervortretenden Augen und der starre Blick. [T127]

Ärztliche Behandlung

Die Therapie erfolgt medikamentös mit Schilddrüsenhemmstoffen (Thyreostatika), die die Synthese der Schilddrüsenhormone (z. B. Carbimazol®) hemmen, oder Jodid, das für die Hormonsynthese benötigt und in die Schilddrüse aufgenommen wird (z. B. Irenat®). Bei großen Strumen kann auch operativ vorgegangen werden. In seltenen Fällen kommt eine Radiojod-Therapie zur Anwendung.

Pflegerische Maßnahmen

Ziel: Der alte Mensch äußert Wohlbefinden

- Viel Ruhe ermöglichen, dadurch wird Energieumsatz niedrig gehalten
- Durchführung aller Prophylaxen (Dekubitus-, Thrombose-, Kontrakturen-, Pneumonie- und Obstipationsprophylaxe bei Immobilität ➤ Kap. 7)
- Hektik und Stress durch MitbewohnerInnen oder Personal vermeiden
- Medikation nach ärztlicher Anordnung, Schlafmittel müssen grundsätzlich mit dem Arzt abgesprochen werden
- Anwendung von Aromaölen, z. B. Lavendel, Melisse, Rose, Geranie
- Schlaffördernde Getränke (Teemischungen), z. B. Weißdornblüten, Melissenblätter, Baldrianwurzel, Malvenblüten, Orangenblüten
- Bei erhöhter Schweißproduktion mehrmals täglich eine Ganzkörperwaschung (➤ Kap. 7.6.1) mit Intertrigoprophylaxe (➤ Kap. 7.6.3) durchführen
- Bei Bedarf mehrmals täglich kompletten Wäsche- und Bettwäschewechsel (➤ Kap. 7.7.1) vornehmen.

Ziel: Der alte Mensch nimmt nicht mehr weiter an Gewicht ab

- Hochkalorische Kost und Zwischenmahlzeiten, um dem Gewichtsverlust entgegenzuwirken.

Beobachtung: Puls, Blutdruck, Temperatur, Schlaf, Bewusstsein, Körpergewicht (Appetit), Stuhlgang, Hautbeschaffenheit und Motorik (Tremor).

TIPP

- Der Umgang mit hyperthyreoten alten Menschen erfordert viel Einfühlungsvermögen und Behutsamkeit, da sie leicht erregbar sind
- Zusätzliche Jodzufuhr muss verhindert werden.

Fallbeispiel

Frau Helga Maier lebt seit zwei Jahren im Pflegeheim und teilt dort das Zimmer mit Frau Katharina Weber. Beide haben ein sehr gutes Verhältnis zueinander. Frau Weber liest ihrer Zimmergenossin täglich die Zeitung vor und erledigt ihre Post.

Seit einigen Tagen jedoch beklagt sie sich über Frau Maiers nächtliche Unruhe, was von der Nachtwache bestätigt wird. Vitalzeichenkontrollen ergeben eine erhöhte Pulsfrequenz bei Frau Maier. Tagsüber fällt sie durch eine zunehmende Nervosität und Gereiztheit auf. Sie selbst klagt über Hitzewallungen und Herzklopfen. Weiterhin bekommt sie ihrer Meinung nach im Speisesaal zu wenig zu essen. Die Hauswirtschaftsleiterin berichtet, dass Frau Maier einen Heißhunger entwickelt habe. Bei der daraufhin durchgeführten Gewichtskontrolle zeigt sich, dass Frau Maier innerhalb von drei Wochen 2 kg abgenommen hat.

Der daraufhin verständigte Hausarzt nimmt zur genauen Diagnosestellung Blut ab. Das Ergebnis der Blutuntersuchung ist ein erhöhter Schilddrüsenhormonspiegel. Frau Maier leidet an einer Schilddrüsenüberfunktion. Als medikamentöse Therapie ordnet der Hausarzt 1 Tbl. Carbimazol® täglich an.

Individuelle Pflegeplanung

Tab. 5.21 Individuelle Pflegeplanung bei Hyperthyreose

a) Probleme b) Ressourcen	Ziele	Maßnahmen
1a) Schlafstörung*, kann aufgrund von Herzklopfen und Hitzewallungen nicht durchschlafen 1b) Kann sich melden	• Berichtet über ein verbessertes Wohlbefinden und das Gefühl, ausgeruht zu sein • Meldet sich bei Unruhe	• Schlaffördernde Teemischungen, z. B. Weißdornblüten, Melissenblätter, Baldrianwurzel • Beobachten von Befinden, bei Unruhe 1 × täglich und 1 × nachts Puls messen • Nachfragen, ob Medikamente regelmäßig eingenommen werden • Glocke bereithalten
2a) Gefahr von Intertrigo durch vermehrtes Schwitzen	• Zeigt Verhaltensweisen/Methoden, um eine Schädigung der Haut zur verhindern	• Beratung zur Intertrigoprophylaxe (➤ Kap. 7.6.3) • Bei Bedarf (Schwitzen) Wäsche- und Bettwäschewechsel (➤ Kap. 7.7.1) • Waschungen zur Erfrischung vor Bettwäschewechsel • Mind. 2 l Flüssigkeit anbieten, Bilanzierungsbogen anlegen
3a) Unterernährung*, die sich in einem Gewichtsverlust zeigt 3b) Guter Kontakt zur Zimmernachbarin	• Erlangt zu einem gemeinsam vereinbarten Zeitpunkt ihr normales Körpergewicht wieder • Äußert verbal ihr gutes Verhältnis zur Nachbarin	• Hochkalorische Kost und 5–6 Zwischenmahlzeiten anbieten • Wunschkost • Gewichtskontrollen 1 × wöchentlich durchführen • Frau Weber bestärken, für ihre Zimmernachbarin zu sorgen • Auf Überforderung achten

5.4.3 Hypothyreose

Bei der **Hypothyreose** *(Schilddrüsenunterfunktion)* kommt es zu einer Minderversorgung des Organismus mit Schilddrüsenhormonen. Ursache ist der Verlust von Schilddrüsengewebe durch eine Entzündung der Schilddrüse (Hashimoto-Thyreoiditis) oder eine operative Entfernung der Schilddrüse, z. B. bei Schilddrüsenüberfunktion (➤ Kap. 5.4.2) oder Tumoren. Weiterhin kann es durch eine Überdosierung von Schilddrüsenhemmstoffen (Thyreostatika) bei Schilddrüsenüberfunktion oder durch Gabe von Lithium® bei Depressionen (➤ Kap. 5.10.2) zur Unterfunktion der Schilddrüse kommen.

Auch bei Erkrankungen des Hypothalamus oder der Hypophyse (Hirnanhangdrüse), die die Schilddrüsenhormonproduktion übergeordnet beeinflussen, können die Hormone vermindert gebildet werden. Dabei ist die Schilddrüse selbst nicht geschädigt.

Symptome

Die Symptome der Schilddrüsenunterfunktion sind auf einen verringerten Energieumsatz des Organismus zurückzuführen:

- Allgemeine Verlangsamung, Antriebsarmut, Müdigkeit, Desinteresse
- Trockene, kühle Haut; evtl. generalisiertes, teigiges Ödem, das bei Druck eine Vertiefung hinterlässt, die sich nur langsam zurückbildet (Myxödem ➤ Abb. 5.17)
- Trockenes, brüchiges Haar
- Kälteempfindlichkeit (Frösteln)
- Gewichtszunahme
- Appetitlosigkeit
- Neigung zu Verstopfung (Obstipation ➤ Kap. 5.3.6)
- Muskelschwäche

- Erniedrigte Herzfrequenz (Bradykardie)
- Verlangsamung der Sprache, raue Stimme.

Bei älteren Menschen treten häufig nur die uncharakteristischen Symptome wie allgemeine Verlangsamung, Obstipation, Depression, Gedächtnisstörungen oder Kälteempfindlichkeit auf, so dass eine Hypothyreose leicht mit Altersbeschwerden verwechselt wird.

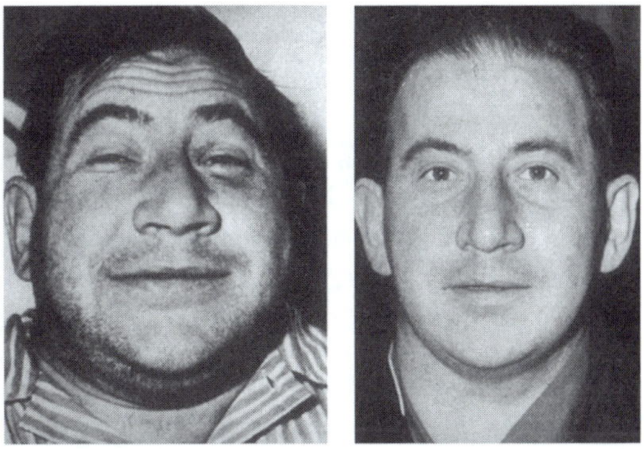

Abb. 5.17 Links: Aufgeschwemmtes Gesicht bei einer Schilddrüsenunterfunktion. Rechts: Dasselbe Gesicht nach der Behandlung. [T127]

Komplikationen

Selten kommt es im Rahmen einer Hypothyreose zum lebensgefährlichen Koma mit verminderter Atemfrequenz, niedriger Körpertemperatur, erniedrigter Herzfrequenz und erniedrigtem Blutdruck.

Ärztliche Behandlung

Die Therapie besteht in einer lebenslangen Ersatzbehandlung (Substitutionsbehandlung) mit Schilddrüsenhormonen, z. B. L-Thyroxin®. Die Anfangsdosis muss niedrig gewählt und darf nur langsam gesteigert werden. Bei zu rascher Steigerung oder zu hoher Dosierung besteht die Gefahr von Angina pectoris Anfällen (➤ Kap. 5.2.3) und Herzrhythmusstörungen (➤ Kap. 5.2.2).

Pflegerische Maßnahmen

Ziel: Der alte Mensch nimmt am normalen Tagesablauf teil

- Zu geistigen und körperlichen Aktivitäten anhalten; Tätigkeiten je nach biografischer Veranlagung.

Ziel: Der alte Mensch setzt sich wöchentlich ein realistisches Gewichtsabnahmeziel und hält die geplanten Beschränkungen ein

- Ernährung überwachen, regelmäßige Gewichtskontrollen
- Reichlich Flüssigkeit, z. B. Tee oder Fruchtsäfte, anbieten, um Obstipation zu vermeiden (➤ Kap. 7.5.2)
- Nach Arztabsprache Bewegungsübungen durch Physiotherapeuten.

Ziel: Der alte Mensch äußert Wohlbefinden

- Bei Kälteempfindlichkeit entsprechend kleiden
- Nach der Ganzwaschung Haut und Haare pflegen
- Bei Gedächtnisstörungen müssen Gefahren in der Umgebung des alten Menschen beseitigt und eine Selbst- und Fremdgefährdung ausgeschlossen werden
- Verabreichung der verordneten Medikamente.

Beobachtung: Puls, Blutdruck, Temperatur, Stuhlgang, Appetit, Körpergewicht, Hautbeschaffenheit, Aktivität.

TIPP

- Bei alten Menschen wird eine Hypothyreose häufig verkannt und als Arteriosklerose oder Demenz (➤ Kap. 5.9.5) gedeutet
- Schwitzen während der Behandlung ist ein Zeichen der Steigerung des Energieumsatzes.

Fallbeispiel

Frau Sophia Münster kam vor fünf Monaten ins Pflegeheim. Bis zu ihrem Eintritt lebte sie alleine und wurde zweimal wöchentlich von der Nachbarschaftshilfe besucht. Mittlerweile war sie so an das Alleinsein gewöhnt, dass sie jeden Besuch als Trubel empfand. Deshalb fiel es zuerst auch gar nicht auf, dass Frau Münster immer vergesslicher wurde. Erst als sie das Interesse an ihrer Umgebung, vor allem am wöchentlichen Gottesdienstbesuch verlor, erschien es ratsam, ihr den Umzug in ein Pflegeheim zu empfehlen. Schon zu Beginn ihres Aufenthaltes fielen ihr Desinteresse und ihre Kälteempfindlichkeit auf. Ihre Müdigkeit wurde mit niedrigem Blutdruck in Verbindung gebracht. Da sie bei der täglichen Grundpflege auf Hilfestellung angewiesen war, bemerkte die zuständige Altenpflegerin recht bald, dass Frau Münster wenig schwitzte und ihre Haut immer trocken und schuppig war. Bei der monatlichen Gewichtskontrolle wurde eine Gewichtszunahme festgestellt, obwohl sie bei allen Mahlzeiten wenig aß. Auch wurde die Kommunikation mit ihr von Tag zu Tag schwerer. Ihre Sprache verlangsamte sich und ihre Stimme bekam einen tiefen, rauen Klang. Das Bett verließ Frau Münster immer seltener.
Der hinzugezogene Hausarzt äußerte nach der Untersuchung den Verdacht einer Schilddrüsenunterfunktion. Zur genauen Diagnosestellung nahm er Blut ab, sein Verdacht bestätigte sich. Als medikamentöse Therapie ordnete er ½ Tbl. L-Thyroxin® täglich an.

Individuelle Pflegeplanung

Tab. 5.22 Individuelle Pflegeplanung bei Hypothyreose

a) Probleme b) Ressourcen	Ziele	Maßnahmen
1a) Gesteigerte Müdigkeit* aufgrund von Unterfunktion der Schilddrüse, die sich in Erschöpfung, Desinteresse und vermehrtem Schlafbedürfnis zeigt 1b) Ging einmal wöchentlich zum Gottesdienst	• Äußert verbal Interesse an den Alltagssituationen • Geht wieder zum Gottesdienst	• *Medikamente nach Arztanordnung verabreichen und überwachen* • Geduldig sein • Vitalzeichenkontrollen 2 × wöchentlich durchführen • Zu Aktivitäten anhalten, z. B. Gottesdienstbesuch in Begleitung
2a) Gefahr einer Hautschädigung* durch Selbstversorgungsdefizit bei der Körperpflege aufgrund von Müdigkeit	• Zeigt Verhaltensweisen und Methoden, um eine Schädigung der Haut zu verhindern	• Nach Hilfestellung bei der Ganzwaschung am Waschbecken, Haut mit Feuchtigkeitslotion eincremen • Spezielle Haarpflegemittel verwenden • Intertrigoprophylaxe (➤ Kap. 7.6.3) • Auf Flüssigkeitszufuhr achten, Bilanzierungsbogen anlegen
3a) Übergewicht* BMI Wert liegt über 24	• Erlangt zu einem gemeinsam festgelegten Zeitpunkt ihr normales Körpergewicht wieder	• Auf Einnahme des notwendigen Kalorien- und Nährstoffbedarfs achten • Gewichtskontrollen monatlich durchführen • Nach Arztabsprache zu Bewegungsübungen, die durch Physiotherapeuten empfohlen wurden, 2 × täglich motivieren

5.4.4 Chronische Pankreatitis

Bei einer **chronischen Pankreatitis** *(chronische Entzündung der Bauchspeicheldrüse)* tritt mit zunehmender Krankheitsdauer ein Funktionsverlust des Organs auf. Die Erkrankung beginnt schleichend ohne Beschwerden, tritt dann in eine Phase sich wiederholender akuter Entzündungsschübe mit starken Schmerzen und endet schließlich mit einem Funktionsverlust des Bauchspeicheldrüsengewebes. Meist ist chronischer Alkoholmissbrauch, selten der Verschluss und die Entzündung eines Pankreasganges die Ursache der Erkrankung. Die Symptome sind u. a. bedingt durch die mangelhafte Bildung von Verdauungsenzymen sowie der Hormone Insulin und Glukagon.

Symptome

- Im Anfangsstadium Blähungen, Völlegefühl, Übelkeit
- Oberbauchschmerzen, die gürtelförmig in den Rücken ausstrahlen
- Gewichtsabnahme, Abmagerung (Kachexie)
- Voluminöse, lehmfarbene, breiige und stinkende Stühle
- Im fortgeschrittenen Stadium Diabetes mellitus (➤ Kap. 5.4.5)
- Fett wird nicht vertragen und löst Übelkeit, Erbrechen und Schmerzen aus
- Wiederholt Gelbsucht (Ikterus).

Komplikationen

Mitunter bilden sich flüssigkeitsgefüllte Hohlräume (Pankreaszysten). In der Umgebung der Bauchspeicheldrüse kann es zu einem Verschluss des Zwölffingerdarmes mit Erbrechen, zum Verschluss des Gallenganges mit Gelbsucht oder zum Verschluss der Milzvene kommen.

Ärztliche Behandlung

Unbedingt erforderlich sind ein absolutes Alkoholverbot, eine fettreduzierte Diät sowie die orale Zufuhr von Enzymen der Bauchspeicheldrüse. Ein Diabetes mellitus wird mit Insulin behandelt. Schmerzmittel (Analgetika) müssen vorsichtig dosiert werden, um eine Abhängigkeit zu vermeiden. Treten Komplikationen auf, muss operiert werden.

Pflegerische Maßnahmen

Ziel: Der alte Mensch berichtet über Schmerzlinderung
- Fettarme, kohlenhydratreiche Kost anbieten
- Information und Anleitung zur Einhaltung der Diät
- Häufige kleine Mahlzeiten
- Beratung zur absoluten Alkoholabstinenz.

Ziel: Der alte Mensch äußert Gefühle des Wohlbefindens und Akzeptanz der Einschränkung
- Motivation, um die Einschränkungen durchzustehen
- Sinnvolle Tätigkeiten je nach biografischer Veranlagung anbieten
- Zuwendung und Gesprächsbereitschaft signalisieren.

Beobachtung: Stuhl (Menge, Farbe, Beschaffenheit, Beimengungen), Appetit, regelmäßige Gewichtskontrolle, Durst, Urin, Haut, Schmerzen.

TIPP

Da die meisten alten Menschen mit einer chronischen Entzündung der Bauchspeicheldrüse unterernährt sind, darf die Behandlung eines Diabetes mellitus nicht über eine Nahrungseinschränkung erfolgen.

Fallbeispiel

Herr Otto Lang ist Witwer und 67 Jahre alt. Vor zwei Wochen kam er auf eigenen Wunsch ins Altenheim.
Schon vor Jahren wurde bei ihm eine chronische Pankreatitis diagnostiziert. Bis vor wenigen Monaten hielten sich Schmerzen und Nahrungsunverträglichkeiten in Grenzen. Auch die Werte seines Blutzuckerspiegels waren im Normbereich. In letzter Zeit jedoch klagte er vermehrt über Schmerzen im rechten Oberbauch, verlor Gewicht und merkte an seinem stetigen Durstgefühl, dass sein Blutzuckerwert gestiegen sein müsse. Trotz der verordneten Diät und Medikamente bekam er seine Krankheit alleine nicht mehr in den Griff. Diese Hoffnungslosigkeit stimmt ihn häufig sehr traurig und ließ ihn resignieren.
Mit dem Übersiedeln ins Altenheim erhofft sich Herr Lang Hilfe bei der Bewältigung seiner Krankheit, damit er seinen Lebensabend ein wenig genießen kann.

Individuelle Pflegeplanung

Tab. 5.23 Individuelle Pflegeplanung bei chronischer Pankreatitis

a) Probleme b) Ressourcen	Ziele	Maßnahmen
1a) Schmerzen* im rechten Oberbauch aufgrund chronischer Pankreatitis 1b) Kann sich melden	• Berichtet, dass der Schmerz erträglich/behoben ist • Ist über schmerzauslösende Faktoren informiert und kann aktiv mitwirken	• *Medikamente nach Arztanordnung verabreichen und überwachen* • Beraten über schmerzauslösende Verhaltensweisen (z. B. fette Mahlzeiten, Alkohol)
2a) Hoffnungslosigkeit* angesichts physischer Verschlechterung trotz Befolgung der ärztl. Behandlung, ist traurig und resigniert	• Anerkennt das Vorhandensein der chronischen Erkrankung	• Täglich ca. 10 Min. Zeit nehmen zum Zuhören (Gespräche) • Information • Geborgenheit vermitteln • Bedürfnisse und Wünsche berücksichtigen
3a) Unterernährung* – Gewichtsverlust durch Diabetes mellitus und Fett-Unverträglichkeit 3b) Hat den Willen, seine Krankheit innerhalb seiner Möglichkeiten zu bewältigen	• Erlangt zu einem gemeinsam festgelegten Zeitpunkt sein Normalgewicht wieder • Äußert verbal seine Motivation	• Diabetesdiät einhalten (aufgrund Pankreasinsuffizienz kohlenhydratreiche Diät) • *BE nach Arztanordnung* • Über alle Maßnahmen informieren • In seiner Zuversicht bestärken

5.4.5 Diabetes mellitus

Der **Diabetes mellitus** *(Zuckerkrankheit)* ist eine chronische Stoffwechselerkrankung mit dauerhafter Erhöhung des Blutzuckerspiegels. Es werden zwei Formen unterschieden. Beim **Typ I-Diabetes** liegt ein absoluter Insulinmangel vor, der aus einem Untergang der Insulin-produzierenden B-Zellen der Bauchspeicheldrüse resultiert. Er tritt bei jungen Menschen auf und macht ca. 10 % der Diabeteserkrankungen aus. Beim **Typ II-Diabetes** kommt es zu einem Nachlassen der Insulinwirkung. Er tritt in der Regel bei älteren Menschen auf (Altersdiabetes) und macht ca. 90 % der Diabeteserkrankungen aus. Jeder fünfte Mensch über 70 Jahren leidet an einem Diabetes mellitus.

In seltenen Fällen kommt es im Gefolge einer Primärerkrankung zu einem Diabetes mellitus. Hierzu gehören z. B. die chronische Entzündung der Bauchspeicheldrüse (➤ Kap. 5.4.4) oder Erkrankungen, bei denen vermehrt Hormone produziert werden, die der Wirkung des Insulins entgegenwirken. Bei jüngeren Frauen kann ein Diabetes mellitus vorübergehend während einer Schwangerschaft auftreten.

Symptome

- Vermehrte Harnausscheidung (Polyurie), da es aufgrund des erhöhten Blutzuckerspiegels auch zu einer vermehrten Zuckerausscheidung im Urin kommt (Glukosurie), was wiederum eine zunehmende Wasserausscheidung zur Folge hat
- Mit vermehrter Harnausscheidung kommt es zu einem gesteigerten Durstgefühl (Polydipsie)
- Verminderte Infektionsabwehr, dadurch erhöhte Anfälligkeit für Ekzeme (➤ Kap. 5.8.2), Furunkel, Pilzinfektionen des Genitalbereiches (➤ Kap. 5.8.3) mit starkem Juckreiz
- Bei Frauen häufig Harnwegsinfekte (➤ Kap. 5.5.2)
- Rasche Ermüdung, Kopfschmerzen, Leistungsabfall
- Sehverschlechterungen
- Potenzstörungen.

Folgeerkrankungen

Das Ausmaß der Folgeerkrankungen beim Diabetes mellitus ist individuell sehr unterschiedlich und abhängig von der Einstellung des Blutzuckers:

- Mikroangiopathie (Schäden an den kleinen Blutgefäßen)
  - Augenschäden (diabetische Retinopathie ➤ Kap. 5.7.4) in Form von Netzhautblutungen und -ablösung, Glaskörpereinblutungen, Katarakt (➤ Kap. 5.7.1) und Glaukom (➤ Kap. 5.7.3)
  - Nierenschäden (diabetische Nephropathie) bis hin zur Niereninsuffizienz (➤ Kap. 5.5.1)
- Makroangiopathie (Arteriosklerose)
  - Koronare Herzerkrankung, Angina pectoris (➤ Kap. 5.2.3)
  - Zerebrale Durchblutungsstörungen, Schlaganfall (➤ Kap. 5.9.1)
  - Periphere arterielle Durchblutungsstörungen (➤ Kap. 5.2.4)
- Schädigung des peripheren Nervensystems: Herabgesetztes Empfinden für Temperatur, Berührung und Schmerz meist strumpfförmig an den unteren Extremitäten (Polyneuropathie), schmerzhaftes Kribbeln (Parästhesien)
- Schädigung des autonomen Nervensystems:
  - Herzinfarkte ohne Schmerzen
  - Magenentleerungsstörungen, Durchfall, selten Inkontinenz (➤ Kap. 5.5.3)
  - Blasenentleerungsstörungen, Harnwegsinfekte (➤ Kap. 5.5.2)
- Fettleber
- Diabetischer Fuß: Kleine Verletzungen (Fußpflege) oder Druckstellen führen aufgrund der schlechten Blutversorgung und herabgesetzten Schmerzempfindlichkeit zu Ulzera mit Schwarzfärbung und Abstoßung von abgestorbenem Gewebe, Wundheilungsstörungen, hoher Infektionsgefahr.

Komplikationen

Das *diabetische Koma* entwickelt sich bei Insulinmangel. Der hohe Blutzuckerspiegel führt zu massiven Mineralstoff- und Wasserverlusten, das Bewusstsein trübt sich zunehmend ein bis zum tiefen Koma mit Herz-Kreislaufversagen.

Durch eine Überdosierung des Insulins kann es zu einem starken Abfall des Blutzuckerspiegels mit starker Unruhe, Kaltschweißigkeit, Heißhunger und Krämpfen kommen. Wird in diesem Stadium kein Traubenzucker zugeführt, entwickelt sich der akut lebensbedrohliche *hypoglykämische Schock*.

Ärztliche Behandlung

Häufig kann der Blutzuckerspiegel schon durch Diät, Gewichtsreduktion und körperliche Aktivität normalisiert werden. Gelingt das nicht, werden beim Typ II-Diabetiker Antidiabetika (z. B. Euglucon®) als Ergänzung der Diät verordnet. Reicht dies nicht aus, wird die Gabe von Insulin notwendig.

Der Typ I-Diabetiker wird mit Insulin behandelt.

Oberstes Ziel der Diabetestherapie ist eine gute Blutzuckereinstellung. Daneben müssen Folgeerkrankungen erkannt und behandelt werden.

Pflegerische Maßnahmen

Ziel: Der alte Mensch weiß um die Wichtigkeit der Diät und hält sie ein

- Normalgewicht anstreben, regelmäßig Gewichtskontrollen durchführen
- Ärztliche Anordnung bezüglich Ernährung an die Küche weiterleiten
- Sinn und Zweck der Diät erläutern
- Keine unrealistischen Diätpläne aufstellen, Mitarbeit des alten Menschen berücksichtigen
- Informationsmaterial über allgemeine Diätrichtlinien besorgen und mit altem Menschen besprechen. Je genauer er informiert ist, desto besser kann er seine Diät einhalten
- Tagesernährung auf mehrere (ca. sechs) Mahlzeiten aufteilen
- Informieren, warum reiner Zucker und Nahrungsmittel mit schnell resorbierbaren Zuckerarten vermieden werden müssen.

Ziel: Der alte Mensch erleidet keine Hautschädigung

- Auf Wichtigkeit der Hautpflege hinweisen, besonders auf Hautfalten und Füße achten
- Füße täglich auf Blasen, Druckstellen und Pilzinfektionen kontrollieren
- Regelmäßiges Füßewaschen mit lauwarmem Wasser, gründliches Abtrocknen, „jede Zehe einzeln", nur kurz waschen, um Aufweichen der Haut zu vermeiden
- Vorsicht bei der Nagelpflege, geeignete Instrumente verwenden, evtl. Fußpflegerin hinzuziehen
- Täglich Strümpfe wechseln
- Weites Schuhwerk tragen, Vermeidung von Druckstellen
- Alten Menschen auffordern, Veränderungen und Verletzungen der Haut sofort mitzuteilen.

Ziel: Der alte Mensch weiß um die Spätfolgen und wendet Maßnahmen an, um sie so gering wie möglich zu halten

- Blutzucker optimal einstellen und regelmäßig kontrollieren
- Regelmäßige Augenkontrolle veranlassen
- Regelmäßige Blutdruckkontrolle
- Verordnete Medikamente (orale Antidiabetika oder Insulin ➤ Abb. 5.18) geben
- Blutzucker regelmäßig kontrollieren
- Für ausgeglichene körperliche Belastung sorgen, z. B. Spaziergänge.

Beobachtung: Blutdruck, Gewicht, Urin, Durst, Haut auf Verletzungen, Druckstellen, Pilzinfektionen, Bewusstsein, Schweiß, Schmerzempfindlichkeit.

TIPP

- Häufig fehlen bei alten Menschen mit Typ II-Diabetes Beschwerden, die zu einem Arztbesuch Veranlassung geben, daher auf mögliche Symptome achten
- Angehörige über Krankheitsbild aufklären, damit mitgebrachte Nahrungsmittel sich im Rahmen des Diätplanes halten
- Vermehrtes Schwitzen bei Nacht kann Hinweis auf Hypoglykämie sein.

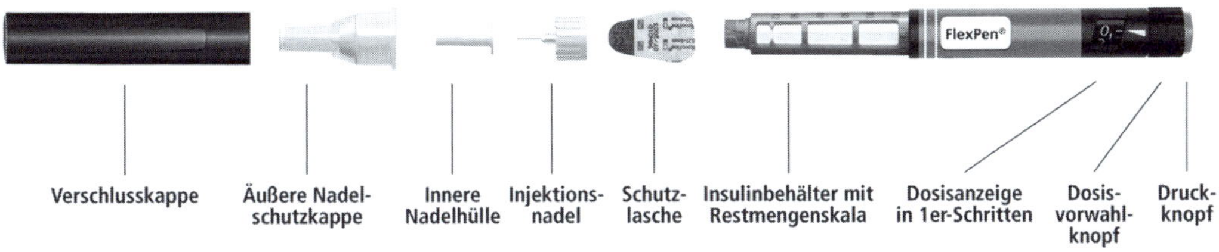

Abb. 5.18 Die Insulininjektion erfolgt heute fast immer mit Hilfe eines Pen-Applikators. [U107]

Fallbeispiel und individuelle Pflegeplanung

➢ Kap. 6.2.4

5.5 Erkrankungen der Harn- und Geschlechtsorgane

5.5.1 Chronische Niereninsuffizienz

Die **chronische Niereninsuffizienz** ist eine langsam fortschreitende *Nierenfunktionsstörung* mit Untergang von noch funktionstüchtigem Nierengewebe. Die Nieren können zwar weiterhin Wasser ausscheiden, aber nicht genügend der im Körper anfallenden harnpflichtigen Substanzen. Diese sammeln sich im Blut an, was zu einer Harnvergiftung (Urämie) führt. Ursache können Entzündungen der Nierenkörperchen (Glomerulonephritis), des Nierenbeckens (Pyelonephritis) oder des interstitiellen Nierengewebes (interstitielle Nephritis) sein sowie ein Diabetes mellitus (➢ Kap. 5.4.5), Zystennieren oder ein Schmerzmittelmissbrauch.

Symptome

Die chronische Nierensuffizienz lässt sich in vier Stadien einteilen:

Stadium I und II

- Konzentrationsfähigkeit der Niere ist eingeschränkt
- Anstieg der Laborwerte für Kreatinin und Harnstoff im Blut
- Vermehrte Harnausscheidung (Polyurie) auch nachts (Nykturie) mit Durstgefühl (Polydipsie)
- Evtl. Hypertonus (➢ Kap. 5.2.7)
- Evtl. Anämie (Blutarmut).

Stadium III und IV

- *Allgemeine Symptome:* Juckreiz (Pruritus), blass-gelbliche Hautfarbe, urinähnlicher Mundgeruch (Fötor urämicus), evtl. Ödeme
- *Herz- und Kreislauf:* Hypertonus (➢ Kap. 5.2.7), mit Herzbeutelerguss, Herzrhythmusstörungen (➢ Kap. 5.2.2)

5

- *ZNS*: Konzentrationsschwäche, Bewusstseinstrübung bis zum Koma, Schädigung der peripheren Nerven mit Kribbeln in den Füßen, Krampfanfälle
- *Lunge*: Lungenödem, Lungenentzündung (➤ Kap. 5.1.4), Rippenfellentzündung
- *Gastrointestinaltrakt*: Erbrechen, Durchfall
- *Blut*: Anämie (Blutarmut), Verminderung der Blutplättchen (Thrombozytopenie) mit Blutungsneigung.

Stadium III ist im Gegensatz zum Stadium IV noch rückbildungsfähig. Im Stadium IV ist der alte Mensch dialysepflichtig.

Ärztliche Behandlung

Bei der Therapie der Niereninsuffizienz muss versucht werden, die Grunderkrankung zu beheben. Häufig zeigt sich aber trotzdem ein Fortschreiten der Niereninsuffizienz. Frühzeitig muss daher eine eiweißarme Diät verordnet werden. Die Flüssigkeitszufuhr sollte ungefähr 2,5 l täglich betragen. Gleichzeitig werden Bluthochdruck, Ödeme und Anämie symptomatisch behandelt. Stellt die Niere die Ausscheidung harnpflichtiger Substanzen ein (Stadium IV), muss eine Dialyse (Blutreinigung durch künstliche Niere) oder eine Nierentransplantation erfolgen.

Pflegerische Maßnahmen

Ziel: Der alte Mensch trinkt ausreichend
- Vorgeschriebene Flüssigkeitsmenge einhalten (30 ml/kg Körpergewicht/Tag), über den Tag verteilen, Getränkewünsche berücksichtigen
- Flüssigkeitsbilanz.

Ziel: Der alte Mensch hält die verordnete Diät ein
- Eiweiß- und kaliumarme Ernährung (kein Obst)
- Alten Menschen Diät erklären.

Ziel: Der alte Mensch äußert Akzeptanz bezüglich der Hilfestellung bei den täglichen Aktivitäten
- Nierenkranke im fortgeschrittenen Stadium riechen trotz guter Pflege nach Urin, Körperpflege deshalb häufig und sorgfältig durchführen
- Bei Bettruhe, Durchführung aller Prophylaxen (Intertrigo-, Obstipations-, Kontrakturen-, Thrombose-, Pneumonie-, Soor- und Parotitisprophylaxe ➤ Kap. 7)
- Dekubitusprophylaxe benötigt besondere Beachtung an ödematösen Stellen
- Bei Erbrechen und Durchfall alle Hilfestellungen in Ruhe und mit Einfühlungsvermögen durchführen.

Beobachtung: Blutdruck, Puls, Urin, Haut, Schleimhäute (Austrocknung, Anämie) beobachten. Auf die Entwicklung von Urämiesymptomen (Stadium IV) achten und eine Flüssigkeitsbilanzierung durchführen.

TIPP

- Angehörige über Diätvorschriften informieren, damit mitgebrachte Nahrungsmittel sich im Rahmen des Diätplanes halten
- Nierenkranke sind psychisch häufig verändert, besonders sensibel, oft entmutigt, mitunter aggressiv, entsprechend auf die Situation eingehen durch Zuwendung und Gesprächsbereitschaft.

Fallbeispiel und individuelle Pflegeplanung

➤ Kap. 6.2.5

5.5.2 Akuter Harnwegsinfekt

Ein **akuter Harnwegsinfekt (HWI)** entsteht durch das *Auftreten und die Vermehrung von Krankheitserregern in den ableitenden Harnwegen*. Es kann das Nierenbecken (Pyelonephritis), die Blase (Zystitis) oder die Harnröhre (Urethritis) betroffen sein. Harnwegsinfektionen sind die häufigsten bakteriellen Infektionen des Menschen.

Das Bakterium Escherichia coli, das durch falsche Intimtoilette über die Harnröhre aufsteigen kann, ist der wichtigste Krankheitserreger. Weiterhin kann ein Harnwegsinfekt durch eine Abflussbehinderung (Rückstau), z. B. beim Prostataadenom (➤ Kap. 5.5.4), Fremdkörpern in der Blase wie Steine und Dauerkatheter sowie einen Diabetes mellitus (➤ Kap. 5.4.5), begünstigt werden oder als Komplikation beim Katheterisieren auftreten.

Symptome

- Häufiger Harndrang mit Entleerung kleiner Mengen Urin
- Brennen, Schmerzen beim Wasserlassen
- Bei Entzündung des Nierenbeckens außerdem Fieber und Flankenschmerz.

Komplikationen

Komplikationen treten in der Regel nur bei sich häufig wiederholenden Harnwegsinfektionen auf. Aufsteigende Krankheitserreger können zu einer Nierenentzündung, evtl. mit der Folge einer Niereninsuffizienz (➤ Kap. 5.5.1), führen. Die Entstehung von Nierensteinen wird begünstigt.

Ärztliche Behandlung

Ein akuter Harnwegsinfekt wird mit Antibiotika und bei Bedarf mit Schmerzmitteln behandelt.

Pflegerische Maßnahmen

Ziel: Der alte Mensch kennt alternative Maßnahmen, die er zusätzlich zur ärztlichen Therapie durchführt
- Verabreichung der verordneten Medikamente
- Lokale Wärme (Wärmflasche)
- Evtl. Bettruhe
- Reichlich Flüssigkeit anbieten, 2–3 l Blasentee täglich
- Sitzbäder.

Ziel: Der alte Mensch entwickelt keine Komplikationen bei Immobilität durch Bettruhe
- Durchführung aller Prophylaxen (Dekubitus-, Intertrigo-, Thrombose-, Pneumonie-, Kontrakturen-, Obstipationsphylaxe).

Beobachtung: Urinkontrollen bezüglich Menge, Farbe, Sediment, Geruch, Körpertemperatur.

TIPP

- Die Überwachung der Urinausscheidung soll auch nach Abschluss der Behandlung regelmäßig durchgeführt werden, um einen Rückfall zu vermeiden (Rezidivprophylaxe) bzw. zu erkennen
- Harn für Untersuchungen nach der Methode „Mittelstrahlurin" gewinnen.

5

Fallbeispiel

Frau Reni Kaus kam vor zwei Tagen zurück ins Pflegeheim. Sie lag aufgrund einer Gallensteinoperation drei Wochen im Krankenhaus. Im Heim wurde sie herzlich von ihrer Zimmernachbarin, Frau Ursula Glimm, und einigen anderen BewohnerInnen mit Sekt und Blumen begrüßt. Frau Kaus war froh, wieder zu Hause zu sein. Im Krankenhaus verbrachte sie die meiste Zeit des Tages auf dem Zimmer und war häufig nur mit Nachthemd und Morgenmantel bekleidet. Jetzt freut sie sich, endlich wieder Tageskleidung zu tragen und mit Frau Glimm Spaziergänge machen zu können.
Abends, als endlich etwas Ruhe eingekehrt war, erzählte Frau Kaus der zuständigen Altenpflegerin, dass sie fast den ganzen Krankenhausaufenthalt über einen Dauerkatheter hatte und jetzt froh sei, „das Ding" wieder los zu sein. Auf Nachfrage berichtete sie von Beschwerden, die sie noch als Nachwirkungen des Dauerkatheters ansah. Sie klagte über einen ständigen Harndrang, könne aber trotzdem immer nur einige Tropfen Urin lassen. Seit gestern verspüre sie dabei auch noch ein Brennen und der Urin würde stark riechen. All dies deutete auf einen Harnwegsinfekt hin. Der hinzugezogene Hausarzt ordnete telefonisch eine Mittelstrahlurinabnahme an. Die Probe wurde umgehend in seiner Praxis vorbeigebracht. Am nächsten Morgen kam der Hausarzt noch vor dem Frühstück vorbei. Die vermutete Diagnose stellte sich als richtig heran. Er ordnete die Gabe von Antibiotika, 2 l Trinkmenge täglich, Ruhe und weitere Urinkontrollen an. Frau Kaus war daraufhin sehr niedergeschlagen. Sie war froh gewesen, endlich gesund aus dem Krankenhaus entlassen zu sein und mit Frau Glimm wieder ihren täglichen Spaziergang machen zu können. Außerdem meinte sie, dass sie niemals 2 l Flüssigkeit pro Tag trinken könne.

Individuelle Pflegeplanung

Tab. 5.24 Individuelle Pflegeplanung bei akutem Harnwegsinfekt

a) Probleme b) Ressourcen	Ziele	Maßnahmen
1a) Schmerzen* beim Wasserlassen aufgrund Harnwegsinfekt	• Berichtet, dass sie schmerzfrei ist	• Lokale Wärme mittels Wärmflasche, warme Unterwäsche • Öfters Ruhepausen einlegen • Weitere Urinkontrollen durchführen • *Medikamente nach Arztanordnung verabreichen und beobachten*
2a) Trinkt zu wenig, auch um häufiges Wasserlassen zu vermeiden	• Trinkt genügend (2 l/Tag)	• Notwendigkeit erklären • Mindestens 2 l Wunschgetränke und Blasentee anbieten • Flüssigkeitsmenge gut über den Tag verteilen • Nachtruhe sicherstellen (nach 16.00 Uhr höchstens noch 2 Gläser trinken) • Bilanzbogen anlegen und selbstständig führen lassen
3a) Enttäuscht, niedergeschlagen, dass sie weiterhin Ruhe verordnet bekommen hat und keine Spaziergänge machen kann 3b) Gutes Verhältnis zur Zimmernachbarin, geht gern spazieren	• Kann ihre Gefühle ausdrücken • Soziale Kontakte und Beweglichkeit bleibt erhalten	• Information, was sie selbst beitragen kann, damit Infekt abklingt • Zeit nehmen • Spiele anbieten, die sie gemeinsam spielen können

5.5.3 Harninkontinenz

Nach der medizinischen Einteilung ist **Harninkontinenz** ist das *Unvermögen, den Harn willkürlich zurückzuhalten*. Es werden verschiedene Formen unterschieden.

Stressinkontinenz

Bei einer Stressinkontinenz kommt es zu unfreiwilligem Urinabgang durch unzureichenden Blasenhalsverschluss unter Belastung (z. B. bei Drucksteigerungen im Bauchraum durch Husten, Lachen, Heben oder Bücken). Sie wird durch eine Schwäche der Beckenbodenmuskulatur, z. B. infolge mehrerer Geburten, anhaltender schwerer körperlicher Arbeit oder Übergewicht, verursacht.

Dranginkontinenz

Eine Dranginkontinenz entsteht durch nicht hemmbare Kontraktionen der Blasenmuskulatur bei intaktem Verschlussmechanismus der Harnröhre. Ursache können ZNS-Störungen (z. B. bei Morbus Alzheimer, Apoplexie, Demenz), Medikamente (z. B. Sedativa) oder eine Reizung der Blasenschleimhaut (z. B. bei Blasenentzündung, Blasensteinen, Tumor) sein.

Reflexinkontinenz

Bei der Reflexinkontinenz sind die Verschlussmechanismen der Blase intakt. Durch eine Schädigung der Nervenbahnen im Rückenmark infolge von Querschnittslähmung, Multipler Sklerose (➤ Kap. 5.9.3) oder Wirbelmetastasen fehlt dem Gehirn die Information über den Füllungszustand der Blase. Die Blase entleert sich nicht mehr willkürlich, sondern reflektorisch (selbsttätig).

Überlaufinkontinenz

Durch eine Einengung der Harnröhre (z. B. bei Prostataadenom ➤ Kap. 5.5.4) kann der Harn nicht ungehindert abfließen. Die Blase füllt und überdehnt sich, bis der Druck in der Blase so groß ist, dass sie überläuft. Eine Überlaufinkontinenz kommt meist bei Männern vor. Aber auch neurogene Störungen wie z. B. beim Diabetes mellitus können eine Überlaufinkontinenz verursachen.

Harninkontinenz aufgrund psychosozialer Faktoren

Die Einweisung eines alten Menschen ins Alten- oder Pflegeheim kann schwere psychische Belastungen mit sich bringen, die sich als Inkontinenz äußern. Auch innerhalb des Heimes können ungünstige Rahmenbedingungen zu einer Inkontinenz führen: Der alte Mensch findet die Toilette nicht, weil sie schlecht gekennzeichnet ist; die Klingel liegt nicht griffbereit, wenn er beim Toilettengang auf Hilfestellung angewiesen ist; seine Kleidung hindert ihn daran, schnell auf die Toilette zu kommen. Auch die Beziehungen zum Pflegepersonal spielen eine Rolle. Vielleicht hat der alte Mensch Hemmungen, rechtzeitig nach der Toilette zu fragen, oder er nimmt zu sehr Rücksicht auf das Pflegepersonal, wenn Hektik herrscht. Ebenso können Trotz und Eifersucht auf MitbewohnerInnen zu einer Inkontinenz führen.

Symptome

Stressinkontinenz

Typisch ist der Abgang kleiner Urinmengen ohne Harndrang.

- Grad I: Urinabgang bei Husten, Pressen, Niesen, schwerem Heben
- Grad II: Urinabgang beim Stehen, Bewegen, Aufstehen
- Grad III: Urinabgang im Liegen.

Dranginkontinenz

- Starker Harndrang
- Häufiges Wasserlassen auch nachts
- Unfreiwilliger Urinabgang im Strahl
- Bei einem Harnwegsinfekt Brennen beim Wasserlassen.

Reflexinkontinenz

- Automatischer Urinabgang schon bei geringen Dehnungsreizen der Blase
- Häufig kein Harndrang
- Es verbleibt auch nach dem Wasserlassen ein Rest Urin in der Blase (Restharn).

Überlaufinkontinenz

- Kontinuierliches Harnträufeln ohne Harndrang.

Komplikationen

Eine länger bestehende Harninkontinenz birgt die Gefahr einer aufsteigenden Harnwegsinfektion (➤ Kap. 5.5.2). Da die Haut ständig mit Urin in Berührung kommt, ist sie für Pilzinfektionen besonders anfällig. Es besteht Dekubitusgefahr. Aufgrund der Inkontinenz erleben die Betroffenen oft Beeinträchtigungen in ihren Beziehungen zu anderen Menschen.

Ärztliche Behandlung

Stressinkontinenz

Wichtig für eine erfolgreiche Behandlung sind Gewichtsreduktion bei Übergewichtigen und konsequente Beckenbodengymnastik. Evtl. wird eine Besserung durch Hormone (Östrogene) erreicht. Bei erheblichen Beschwerden muss der Blasenboden operativ angehoben werden.

Dranginkontinenz

An erster Stelle steht die Therapie der zugrunde liegenden Erkrankung. Bei wiederholt auftretenden Harnwegsinfekten wird mit Antibiotika behandelt, Tumoren oder Steine müssen operativ entfernt werden.

Reflexinkontinenz

Eine Blasenentleerung kann evtl. durch Beklopfen der suprapubischen Hautregion erreicht werden. Wiederholtes Einmalkatheterisieren (➤ Kap. 7.5.5) ist notwendig, um die Blase vollständig zu entleeren. Zusätzlich werden evtl. krampflösende Medikamente (Spasmolytika) gegeben.

Überlaufinkontinenz

Wenn möglich wird die Ursache beseitigt (z. B. durch eine Prostata-Operation), evtl. werden krampflösende Medikamente (Spasmolytika) eingesetzt.

Pflegerische Maßnahmen

Für die Pflege ist der nationale Expertenstandard „Förderung der Harnkontinenz in der Pflege“ maßgebend. An erster Stelle steht der interdisziplinäre Austausch mit dem Arzt bezogen auf die Medikamente, den Ausschluss von Harnwegsinfekten und körperliche Veränderungen der Genitale. Desweiteren werden insbesondere die sogenannten „Kontinenzprofile“ zur Erfassung der Kontinenzprobleme dargestellt und Methoden zur Förderung der Harnkontinenz (➤ Kap. 7.5.4) empfohlen

Kontinenzprofile erfassen

Kontinenzprofile (➤ Tab. 5.25) sind Kategorien zur Beschreibung der pflegerischen Einschätzung der Kontinenzsituation auf der Grundlage eines Miktionsprotokolls. Es gibt insgesamt drei Unterscheidungskriterien:

- Vorliegen einer Kontinenz bzw. Inkontinenz
- Selbstständigkeit bzw. Abhängigkeit der betroffenen Frauen und Männer von personeller pflegerischer Unterstützung
- Notwendigkeit von Maßnahmen und Hilfsmittel bei der (In-)Kontinenzversorgung.

Tab. 5.25 Kontinenzprofile

Profil	Kennzeichen	Beispiel
Kontinenz	Kein unfreiwilliger Harnverlust Keine personelle Hilfe Keine Hilfsmittel	
Unabhängig erreichte Kontinenz	Kein unfreiwilliger Harnverlust Keine personelle Unterstützung Selbstständige Durchführung von Maßnahmen	Selbstständige Medikamenteneinnahme durch die/den Betroffenen, die einen unwillkürlichen Urinverlust verhindert Eigenständiger Gebrauch von mobilen Toilettenhilfen
Abhängig erreichte Kontinenz	Kein unfreiwilliger Harnverlust Personelle Unterstützung bei der Durchführung von Maßnahmen	Begleitete Toilettengänge (z. B. Toilettentraining zu festgelegten bzw. individuellen Zeiten) erfolgen durch eine weitere (Pflege-)Person
Unabhängige kompensierte Inkontinenz	Unwillkürlicher Harnverlust Keine personelle Unterstützung bei der Versorgung mit Kontinenzhilfsmitteln	Trotz vorhandenem unwillkürlichen Urinverlust erfolgt die Versorgung mit aufsaugendem Inkontinenzmaterial durch den Betroffenen selbstständig
Abhängige kompensierte Inkontinenz	Unwillkürlicher Harnverlust Personelle Unterstützung bei der Inkontinenzversorgung ist notwendig	Kompensierende Maßnahmen werden von einer weiteren Person übernommen
Nicht kompensierte Inkontinenz	Unwillkürlicher Harnverlust Keine Inanspruchnahme von personeller Unterstützung und Versorgungsmaßnahmen	Vom Betroffenen werden keine Maßnahmen der Inkontinenzversorgung angenommen bzw. abgelehnt

Bei Vorliegen von Kontinenzproblemen erfolgt eine weitere differenzierte Einschätzung auf der Grundlage eines zielgruppenspezifischen Miktionsprotokolls und eine Absprache mit dem behandelnden Ärztin, die ggf. weitere erforderliche diagnostische Maßnahmen einleitet (➤ Tab. 5.26).

Tab. 5.26 Einschätzungskriterien der Kontinenzsituation

Kriterium	Ergebnis	Profil
Tag-Nacht-Rhythmus	Es zeigt sich ein unterschiedliches Kontinenzprofil am Tag im Vergleich zur Nacht	Wie Ergebnis
Instabile Kontinenzsituation	Bei Vorliegen einer demenziellen Erkrankung können Schwankungen der Kontinenzsituation vorliegen	Auswahl des Kontinenzprofils, welches über einen Zeitraum von zwei Wochen überwiegend beobachtbar ist
Veränderungen im Kontinenzprofil		keine statische Zuordnung zu den Profilen möglich

Ziel: Der alte Mensch ist informiert über angestrebte Ziele und Maßnahmen der Kontinenzförderung und arbeitet im Rahmen seiner Möglichkeiten daran mit
- Maßnahmen zur Kontinenzförderung (➤ Kap. 7.5.4)

Ziel: Der alte Mensch erleidet keine Hautschädigung und äußert Gefühle des Wohlbefindens
- Dem alten Menschen aufsaugende Inkontinenzhilfsmittel anpassen; verfügbar sind unterschiedliche Größen, Formen und Saugstärken (z. B. Kondomurinale für den Mann)
- Haut gut pflegen (Intertrigoprophylaxe ➤ Kap. 7.6.3), Genitalbereich mehrmals täglich waschen, um Rötungen und Entzündungen der Haut zu verhindern
- Mehrmals täglich bei Bedarf Inkontinenzeinlage bzw. Inko-Slip wechseln
- Bei Bettlägerigkeit sämtliche Prophylaxen (Dekubitus-, Pneumonie-, Kontrakturen-, Thrombose-, Obstipationsprophylaxe ➤ Kap. 7) durchführen
- Beratung und Begleitung bei psychischen, körperlichen und sozialen Problemen
- Bei allen Hilfestellungen einfühlsames Vorgehen und taktvolles Verhalten.

Ziel: Der alte Mensch nimmt seine gesellschaftlichen Aktivitäten wahr
- Umgang mit Inkontinenzhilfsmitteln erklären, zum selbstständigen Wechsel anleiten
- Kleidung nach Bedürfnissen abändern.

Zusätzlich bei Stressinkontinenz

Ziel: Der alte Mensch setzt sich wöchentlich ein realistisches Gewichtsreduktionsziel und hält die geplanten Beschränkungen ein
- Gesamtkalorienzufuhr nach Arztanweisung an Diätküche weiterleiten
- Regelmäßige Gewichtskontrollen durchführen
- Psychische Unterstützung, Motivation, um die Einschränkungen durchzustehen.

Ziel: Der alte Mensch zeigt Verhaltensweisen zur Stärkung der Beckenbodenmuskulatur
- Nach Arztanordnung Krankengymnastin hinzuziehen
- Zur Wiederholung der erlernten Übungen anleiten.

Zusätzlich bei Dranginkontinenz

Ziel: Der alte Mensch entwickelt eine Routine zur regelmäßigen Blasenentleerung
- Blasen- und Toilettentraining (➤ Kap. 7.5.4)

Zusätzlich bei Reflexinkontinenz

Ziel: Der alte Mensch entleert in ausreichender Menge seine Harnblase
- Blasenklopftraining, Beklopfen der Blasengegend in ca. dreistündigen Abständen
- Nach Arztanordnung Einmalkatheterisieren der Harnblase (➤ Kap. 7.5.5).

Zusätzlich bei Überlaufinkontinenz

Ziel: Der alte Mensch entleert in ausreichender Menge seine Harnblase
- Bauchwandpresse
- Nach Arztanordnung Einmalkatheterisieren der Harnblase (➤ Kap. 7.5.5).

Evaluation

Die Überprüfung des angestrebten Kontinenzprofils nach ca. zwei Wochen

TIPP
- Durch ballaststoffreiche Kost für gute Verdauung sorgen, starkes Pressen bei chronischer Verstopfung fördert die Stressinkontinenz
- Beim Blasenklopftraining wird die Blase oft nicht leer, deshalb Restharn bestimmen
- Trotz Inkontinenz viel trinken, damit die Blase gut durchgespült wird, dadurch kann einem Keimwachstum in der Blase vorgebeugt werden
- Nächtliche Akinese bei M. Parkinson, Herzinsuffizienz und Psychopharmaka können nachts zu Inkontinenzproblemen führen.

Fallbeispiel

Herr Werner Zeh ist 75 Jahre alt und seit einem Jahr im Altenheim. Er ist ein schwieriger Bewohner und nur eine Mitarbeiterin verstand es, mit ihm ohne Schwierigkeiten umzugehen. Diese Mitarbeiterin ist jedoch aufgrund eines Autounfalls seit fünf Wochen im Krankenhaus, und die Aussicht, dass sie bald wiederkommen könnte, ist schlecht.

Herr Zeh verlässt kaum sein Zimmer, da er sehr schlecht zu Fuß ist. Es sitzt die meiste Zeit des Tages am Tisch und liest Großdruckbücher, da er schlecht sieht. Abwechslung bekam er nur durch die jetzt krankgeschriebene Mitarbeiterin, die ihm fast täglich die Zeitung vorlas. Seit ihrer Krankheit wurde dieses tägliche Ritual jedoch von niemandem übernommen. Ansprache durch das Team erhält Herr Zeh trotzdem genug. Er teilt sein Zimmer mit Herrn Anders, der bettlägerig und bei der täglichen Versorgung auf Hilfe angewiesen ist. Deshalb verbringt die zuständige Altenpflegerin sehr viel Zeit in diesem Zimmer. Seit kurzem empfängt Herr Zeh sie deshalb mit folgenden Worten: „So, kommen Sie schon wieder zu ihm!“, oder „Was braucht er denn schon wieder?“ Seit ungefähr fünf Wochen hat die Altenpflegerin eine Inkontinenz bei ihm festgestellt. Organische Ursachen wurden durch den Arzt ausgeschlossen.

Das Pflegepersonal vermutet, dass Eifersucht der Grund für die Inkontinenz von Herrn Zeh ist.

Individuelle Pflegeplanung

Tab. 5.27 Individuelle Pflegeplanung bei Harninkontinenz

a) Probleme b) Ressourcen	Ziele	Maßnahmen
1a) Harninkontinenz* wegen Mangel an Zuwendung, Eifersucht und Trotz 1b) Geistig rege, Gespräche können mit ihm geführt werden	• Verrichtet Ausscheidungen auf der Toilette	• Zeit nehmen, sich zu ihm setzen • Gespräche über seine Lektüre • Ersatzperson finden, die täglich die Zeitung vorliest • Erklären, warum so viel Zeit bei Herrn Anders verbracht wird, ihn evtl. in die Pflege miteinbeziehen
		• Ihn während der Betreuung von Herrn Anders in Gespräche einbeziehen • Ihn fragen, ob er anderen Pflegebedürftigen etwas vorlesen würde

5.5.4 Prostataadenom

5

Das **Prostataadenom** ist eine *gutartige Vergrößerung der Vorsteherdrüse* durch eine Vermehrung der Prostatazellen. Symptome finden sich wegen der zunehmenden Harnröhrenverengung etwa ab dem 65. Lebensjahr.

Symptome

- Häufige Entleerung kleiner Urinmengen
- Nächtliches Wasserlassen
- Schwacher Harnstrahl mit Nachtröpfeln
- Verzögerter Beginn des Urinabganges
- Im fortgeschrittenen Stadium Restharn.

Komplikationen

Durch zunehmende Einengung der Harnröhre kann die Blase nicht mehr vollständig entleert werden. Der in der Blase verbleibende Restharn begünstigt Harnwegsinfektionen (➤ Kap. 5.5.2) und muss deshalb durch Einmalkatheterisierung entfernt werden. Im fortgeschrittenen Stadium kann es zum kompletten Harnverhalt mit Überlaufinkontinenz (➤ Kap. 5.5.3) und ständigem Harnträufeln sowie starken Schmerzen kommen.

Ärztliche Behandlung

Bleibt nach dem Wasserlassen Restharn in der Blase, muss das Prostataadenom operativ behandelt werden, auch wenn die Beschwerden für den alten Menschen noch tolerabel sind. Ist eine Operation nicht möglich, muss ein Dauerkatheter die vollständige Entleerung der Blase gewährleisten.

Pflegerische Maßnahmen

Ziel: Der alte Mensch äußert Gefühle des Wohlbefindens

- Im Anfangsstadium den alten Menschen aufklären, dass die Abschwächung des Harnstrahles und häufiger Toilettengang normale Alterserscheinungen sind
- Ängste ernst nehmen und darauf eingehen
- Bei allen Hilfestellungen einfühlsames Verhalten und taktvolles Vorgehen.

Ziel: Der alte Mensch kennt die Infektionsrisiken und führt geeignete präventive sowie hygienische Maßnahmen durch

- Auf ausreichende Flüssigkeitszufuhr achten
- Urinauffangbeutel muss sich ständig unter Blasenniveau befinden
- Die Verbindung zwischen Katheter und geschlossenem Ableitungssystem darf nur unter aseptischen Bedingungen getrennt werden
- Intimtoilette zweimal täglich durchführen, dabei Verkrustungen am Katheter entfernen, keine Bakterien aus der Analregion auf den Katheter übertragen.

TIPP

- Bedingt durch die Einengung der Harnröhre wird der Katheter vom Arzt gelegt, Hilfestellung durch Pflegekraft
- Der alte Mensch muss für das Legen eines Dauerkatheters grundsätzlich seine Zustimmung geben
- Der alte Mensch muss häufig eine Hemmschwelle überwinden, um Pflegepersonal und Arzt über seine Beschwerden zu informieren.

Fallbeispiel

Herr Josef Weinberger, 78 Jahre alt, ist schon seit zehn Jahren im Altenheim. Durch seine freundliche und hilfsbereite Art ist er beim Personal und bei den MitbewohnerInnen sehr beliebt. Schon bald nach seinem Einzug wurde er, bedingt durch seinen früheren Beruf als Schreiner, die rechte Hand des Hausmeisters. Da er ein sehr selbstständiger Bewohner ist, kann es vorkommen, dass das Pflegepersonal ihn einen ganzen Tag lang nicht sieht.
Gestern kam Herr Weinberger nach dem Frühstück in den Gemeinschaftsraum. Das war ungewöhnlich, aber er erklärte, dass der Hausmeister in Urlaub sei und er in der Werkstatt nichts zu erledigen habe. Auch auf mehrmaliges Nachfragen gab er keine Beschwerden an.
Im Laufe des Vormittages nahm die zuständige Altenpflegerin sich jedoch die Zeit, um ein wenig mit Herrn Weinberger zu plaudern. Während der Unterhaltung fing er plötzlich an zu weinen und erklärte, dass er Schwierigkeiten beim Wasserlassen habe. Schon seit einiger Zeit habe er einen ständigen Harndrang. Sobald er jedoch auf der Toilette sei, kämen nur wenige Tropfen, und seit gestern ginge der Harn kontinuierlich tröpfchenweise ab. Ständig habe er eine nasse Hose, was ihm sehr peinlich sei. Darauf erklärte ihm die Altenpflegerin, dass seine Beschwerden auf eine Prostatavergrößerung hindeuteten und schlug ihm vor, eine genaue Untersuchung beim Urologen vorzunehmen. Dazu willigte Herr Weinberger erst ein, als sie versprach, ihn dorthin zu begleiten. Die Vermutung einer Prostatavergrößerung bestätigte sich. Noch in der Praxis wurde ihm als Sofortmaßnahme ein Dauerkatheter gelegt. An eine Operation mochte Herr Weinberger noch keine Gedanken verlieren. Auch das Legen eines suprapubischen Katheters war ihm nicht geheuer. Der Altenpflegerin gegenüber äußert er große Sorge über die Veränderung in seinem Leben.
Seither liegt Herr Weinberger interesselos auf seinem Bett und verlässt nur zu den Mahlzeiten sein Zimmer. Er überlässt dem Personal die Pflege des Katheters, weil er damit nichts zu tun haben will.

Individuelle Pflegeplanung

Tab. 5.28 Individuelle Pflegeplanung bei Prostatavergrößerung

a) Probleme b) Ressourcen	Ziele	Maßnahmen
1a) Soziale Isolation *durch Rückzug aufgrund seines Dauerkatheters, den er ablehnt 1b) Arbeitet als Schreiner in der hauseigenen Werkstatt: rechte Hand des Hausmeisters	• Spricht aus, dass er seinen Dauerkatheter akzeptiert • Äußert den Wunsch, sich wieder zu betätigen	• Alle Hilfestellungen in Ruhe unter Wahrung der Intimsphäre durchführen • Akzeptieren, dass er seinen Katheter ablehnt • Aufzeigen, dass geschlossenes Ableitungssystem von außen nicht sichtbar ist • Bei Reparaturen hinzuziehen, Hausmeister um Mithilfe bitten
2a) Angst* vor dem Legen eines suprapubischen Katheters 2b) Ist bei Personal und BewohnerInnen beliebt	• Spricht Gefühle aus • Erkennt, dass ihm durch eine Operation geholfen werden kann, kann sich für Operation entscheiden • Nimmt wieder Kontakte zu anderen HeimbewohnerInnen auf	• Über Vorteile einer suprapubischen Harnableitung informieren • Kontakte zu anderen HeimbewohnerInnen herstellen
3a) Infektionsgefahr* aufgrund von Dauerkatheter 3b) Versteht Information und Anleitung	• Nennt Maßnahmen und kann einige durchführen, um das Infektionsrisiko herabzusetzen	• Auf Flüssigkeitszufuhr entsprechend des Bedarfs achten • Bilanzierungsbogen anlegen, den er selbst führen soll • Urinauffangbeutel des „geschlossenen Systems" 2 × täglich entleeren • Urinauffangbeutel muss immer unter Blasenniveau liegen • Erklären, dass zweimal täglich Intimtoilette durchgeführt werden muss und ihn dazu anleiten

5.5.5 Mammakarzinom

Das **Mammakarzinom** *(Brustkrebs)* ist in der Bundesrepublik Deutschland der häufigste bösartige (maligne) Tumor der Frau. Das Brustkrebsrisiko ist besonders bei Frauen mit fehlenden oder späten Schwangerschaften und bei Frauen mit brustkrebskranken nahen Blutsverwandten hoch.

Symptome

- Häufiges Erstsymptom: Schmerzloser Knoten in der Brust
- Allgemeinerscheinungen wie Abgeschlagenheit, Müdigkeit, Appetitlosigkeit
- Sekretausscheidung der Brustwarze
- Einziehung der Brustwarze (➤ Abb. 5.19)
- Ekzematöse Veränderung der Brustwarze
- Veränderung (Höhertreten) der befallenen Brust
- Orangenschalenartige Hautveränderung über dem Tumor
- Vergrößerte Lymphknoten in der Achselhöhle oder über dem Schlüsselbein sowie ein geschwollener Arm deuten auf *Lymphknotenmetastasen* (Tochtergeschwülste).

Komplikationen

Komplikationen entstehen aus Art und Umfang der Metastasen. Metastasen treten häufig in der Lunge mit Atemnot und Reizhusten sowie in den Knochen z. B. mit Rückenschmerzen und spontanen Knochenbrüchen auf.

Bei Lymphknotenbefall bzw. bei Lymphknotenentfernung in der Achselhöhle kann der Arm anschwellen (Lymphödem), weil die Lymphflüssigkeit nicht mehr ungehindert abfließt (Lymphstau). Bleibt das Ödem über längere Zeit bestehen, wird das umliegende Gewebe zerstört (Nekrose).

Eine *Zytostatikatherapie* beeinträchtigt häufig das Allgemeinbefinden. Die aggressiven Medikamente schädigen nicht nur die Tumorzellen, sondern auch gesunde, sich schnell teilende Zellen, z. B. rote und weiße Blutkörperchen (Erythrozyten, Leukozyten), seltener auch Blutplättchen (Thrombozyten) sowie Zellen der Darmschleimhaut und Haarzellen. Folgen davon sind Anämie (Blutarmut), Infektanfälligkeit, verstärkte Blutungsneigung, Durchfall, Erbrechen, wunde Mundschleimhäute und Haarausfall.

Eine *Bestrahlung* kann zu Hautschäden führen.

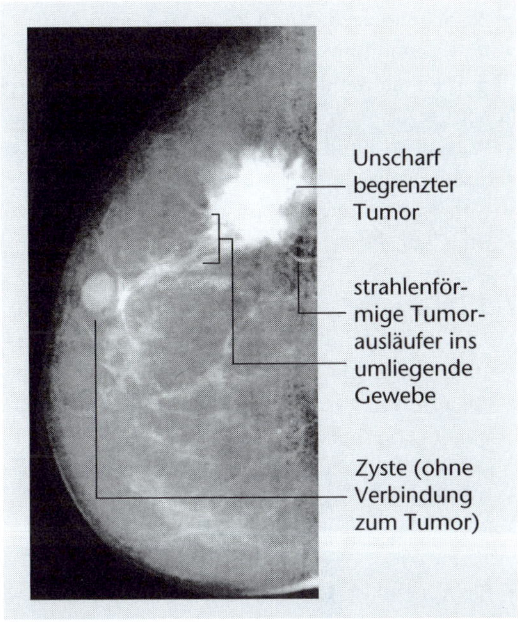

Abb. 5.19 Schon früher als mit dem bloßen Auge ist ein Mammakarzinom in einer Mammografie sichtbar. [R130]

5

Ärztliche Behandlung

Nach Bestätigung der Verdachtsdiagnose durch eine Gewebsentnahme und feingewebliche Untersuchung werden die befallene Brust und die Lymphknoten in der Achselhöhle operativ entfernt. Bei sehr kleinen Tumoren kann die Brust trotz Tumorentfernung auch erhalten bleiben. Dann muss anschließend bestrahlt werden. Hat der Tumor bereits in die Lymphknoten metastasiert, wird an die Operation eine Chemotherapie mit Zytostatika angeschlossen. Manche Tumoren sprechen auch auf eine Hormontherapie an.

Pflegerische Maßnahmen

Ziel: Die Frau äußert ihre Gefühle

- Einfühlsame Gespräche als Hilfe, um den Verlust der Brust zu verarbeiten
- Gespräche über Beeinträchtigung des Aussehens und Beratung über mögliche Hilfsmittel
- Beratung über Möglichkeit von Mammaprothesen
- Bei Haarausfall Beratung bezüglich einer Perücke
- Wo möglich und erwünscht, Beratung und Kontaktaufnahme zu einer Selbsthilfegruppe
- Gefühle (Angst vor Tod, Trauer, Wut) aussprechen lassen, Zeichen der Hoffnung aufgreifen
- Wünsche aussprechen lassen und so weit möglich erfüllen
- Die Schönheiten des Lebens wie mitmenschliche Nähe, Wärme, Natur, Sonne, gutes Essen, schöne Bilder, Texte, Beweglichkeit, Düfte, Musik über alle Sinne spüren lassen

- Bei Schmerzen den Arzt benachrichtigen
- Im Endstadium Sterbebegleitung: Einfühlen, zuhören, Wünsche erfüllen.

Ziel: Die Frau wendet Maßnahmen an, um ihr körperliches Wohlbefinden und ihre Widerstandskraft zu erhöhen

- Wunschkost und vitaminreiche, kochsalzarme, ausgewogene Ernährung
- Spaziergänge
- Gute Körper- und Hautpflege
- Kleidung, die das Fehlen der Brust kaschiert
- Evtl. Hilfe beim Umgang mit der Mammaprothese.

Ziel: Die Frau wendet Maßnahmen an, um Komplikationen zu vermeiden

- Arm nach Lymphknotenentfernung z. B. auf ein Kissen hochlagern, um Lymphabfluss zu unterstützen; am betroffenen Arm keine Blutdruckmessungen und Injektionen; keine einengende Kleidung; keine Wärmeeinwirkung (z. B. Sonne, Sauna); keine ruckartigen und gleichförmigen (z. B. durch Handarbeiten) Bewegungen; vor Verletzungen schützen
- Bei Zytostatikatherapie Flüssigkeitszufuhr von 2–3 l täglich, Flüssigkeitsbilanz
- Sorgfältige Krankenbeobachtung im Hinblick auf Komplikationen
- Bei Bettlägerigkeit und Immobilität sämtliche Prophylaxen (Dekubitus-, Kontrakturen-, Pneumonie-, Thrombose-, Obstipationsprophylaxe ➤ Kap. 7)
- Bei Appetitlosigkeit, Erbrechen und Abwehrschwäche Mundpflege, Soor- und Parotitisprophylaxe (➤ Kap. 7.4.2).

Beobachtung: Seelische Befindlichkeit, Operationsnarbe, Schmerzen (Knochen, Wirbelsäule), Atmung (Anzeichen für Lungenmetastasen?), Ödeme, Temperatur, Gewicht, evtl. Flüssigkeitsbilanz, Ausscheidungen (Stuhl, Urin, Auswurf, Schweiß, Erbrochenes), Haut und Schleimhäute.

TIPP

- Tumorzentren und Kliniken sowie Sanitätshäuser verfügen über Adressen von Selbsthilfegruppen brustamputierter Frauen
- Informationen auch von der Deutschen Krebshilfe.

Fallbeispiel

Bei Frau Gertrud Barone wurde mit 68 Jahren ein Mammakarzinom diagnostiziert. Daraufhin wurde die rechte Brust einschließlich der Lymphknoten der Achselhöhle radikal entfernt. Die anschließende Zytostatitikatherapie brach Frau Barone ab, da sie die Übelkeit und das schlechte Allgemeinbefinden nicht länger ertragen wollte. Die sonst lebenslustige und humorvolle Frau ist auch nach ihrer Operation hoffnungsvoll und zufrieden, obwohl sie um ihre Diagnose weiß. Sie lebt mit ihrem fünf Jahre älteren, schwerhörigen, aber weitgehend rüstigen Ehemann im Erdgeschoss des eigenen Hauses. Sohn und Schwiegertochter, die im selben Haus wohnen, sind bei der Hausarbeit und organisatorischen Dingen behilflich, da Frau Barone in den letzten Monaten immer schwächlicher wurde. Bei der Körperpflege, beim An- und Auskleiden und beim Toilettengang braucht Frau Barone Hilfe, die von der Sozialstation übernommen wird. Sie kann ihre Beinbewegungen nicht mehr steuern. Nachts wird sie, wenn sie wegen Urindranges ruft, auf das Steckbecken gesetzt. Auch beim Essen mit der rechten Hand ist sie sehr unbeholfen geworden. Den rechten Arm bewegt sie wegen der Schmerzen kaum noch. Tagsüber sitzt sie meist im Sessel.

Individuelle Pflegeplanung

Tab. 5.29 Individuelle Pflegeplanung bei Mammakarzinom

a) Probleme b) Ressourcen	Ziele	Maßnahmen
1a) Gesteigerte Müdigkeit*, die sich in Erschöpfung und Schwäche zeigt aufgrund ihrer Tumorerkrankung 1b) Kann tagsüber im Sessel sitzen	• Äußert körperliches Wohlbefinden • Äußert weiterhin Willen zu dieser Aktivität	• Vitaminreiche, nährstoffreiche Wunschkost und viel zu trinken anbieten • Für ruhige Atmosphäre sorgen, dabei Geborgenheit durch Erreichbarsein (Rufweite, Glocke, etc.) vermitteln • Tagsüber in den Sessel setzen, Getränke, Glocke griffbereit
2a) Selbstversorgungsdefizit bei der Körperpflege*, kann Rücken, Gesäß und Beine nicht waschen 2b) Kann Gesicht, Oberkörper, rechter Arm und Intimbereich selbst waschen	• Ressourcen erhalten, wäscht sich Gesicht, Oberkörper, rechter Arm und Intimbereich selbst	• Zur Toilette begleiten – nachts 1–2 × Steckbecken reichen, Anleitung der Angehörigen • Morgens Hilfe beim Waschen von Rücken, Gesäß, Beinen und linken Arm
3a) Selbstversorgungsdefizit beim An- und Auskleiden*, muss komplett übernommen werden	• Kann Hilfestellung akzeptieren	• Hilfestellung beim Ankleiden, abends Hilfe beim Auskleiden und Zubettgehen • So viel wie möglich nach Tagessituation selbstständig machen lassen
4a) Schmerzen* im rechten Arm, dadurch Schonhaltung und Schwierigkeiten beim Essen 4b) Lebt in der Familie, hat guten Kontakt mit allen Familienmitgliedern, wird betreut	• Berichtet, dass der Schmerz erträglich/behoben ist • Kann weiterhin Nahrungsaufnahme selbstständig durchführen • Pflege wird weiterhin zu Hause durchgeführt	• Arztbesuch und neue Schmerztherapie anregen • Rezept besorgen • *Hilfestellung bei der Verabreichung der Medikamente* • Beobachtung von Schmerz und Befinden • Arm bequem, evtl. auf Kissen lagern (Wünsche) • Ehemann in Pflege einbeziehen, Anleitung in ansprechender, ruhiger Atmosphäre, Essen mundgerecht zubereiten (streichen, schneiden), auf Wunsch Essen geben • Getränke griffbereit stellen • Angehörige unterstützen, beraten und anleiten zur Pflege und Beobachtung • Gesprächsbereitschaft signalisieren

5.6 Erkrankungen des Bewegungsapparates

5.6.1 Knochenschwund (Osteoporose)

Bei der **Osteoporose** *(Knochenschwund)* vermindert sich das Knochengewebe. Dies hat Skelettverformungen sowie Frakturen (Knochenbrüche) schon bei geringen mechanischen Belastungen mit akuten oder chronischen Schmerzen zur Folge.

Die Osteoporose betrifft zu 85 % ältere Frauen. Hierfür spielt der Mangel an dem Geschlechtshormon Östrogen nach der Menopause eine wesentliche Rolle. Auch der natürliche Alterungsprozess, Bewegungsmangel, Genussmittel (Alkohol, Kaffee, Nikotin) und vor allem eine kalziumarme Ernährung in den frühen Lebensjahren begünstigen das Entstehen einer Osteoporose.

Tritt eine Osteoporose im jungen Alter auf, sind hierfür hormonelle Störungen, Darmerkrankungen, eine Schilddrüsenüberfunktion, Bewegungsmangel oder Medikamente (Kortikosteroide, Heparin) verantwortlich.

Symptome

- Verstärkte Knochenbruchneigung (vor allem Oberschenkelhals, Speichenköpfchen) bei Stürzen und geringen mechanischen Belastungen
- Spontane Wirbelbrüche mit Wirbelsäulenverformungen und Rumpfverkürzung (bis zu 20 cm Körperlängenverlust), Rundrücken („Buckel"), Spitzbauchausbildung, „Tannenbaumphänomen" (querverlaufende Hautfalten am Rücken)
- Knochenschmerzen, besonders im Rücken, die bei Belastungen und Erschütterungen zunehmen
- Bewegungseinschränkung durch die Schmerzen
- Muskelverhärtungen, Muskelschmerzen.

Ärztliche Behandlung

Um den Knochenabbau zu bremsen und den Knochen zur Neubildung anzuregen, werden Östrogene, Vitamin D, Fluoride oder das körpereigene Hormon Kalzitonin verordnet. Außerdem wird Kalzium in Tablettenform oder durch kalziumreiche Ernährung zugeführt. Eine Schmerzbehandlung erhöht die Lebensqualität und erleichtert die Durchführung krankengymnastischer Übungen, die der Muskellockerung und dem Lösen von Verspannungen dienen. Schwimmen kräftigt die Muskulatur.

Pflegerische Maßnahmen

Ziel: Der alte Mensch führt Aktivitäten aus, die die Beweglichkeit erhalten oder wieder herstellen

- Je nach Zustand körperliche Aktivierung durch Seniorengymnastik, Schwimmen oder isometrisches Muskeltraining zur Kräftigung der Hals-, Brust-, Rücken-, Oberschenkel- und Beckenmuskulatur
- Leichte Massage von verspannten Muskeln, z. B. im Rahmen der Hautpflege
- Entspannungsübungen
- Wärme (z. B. warme Kleidung)
- Haltungsübungen vor dem Spiegel.

Ziel: Der alte Mensch wendet Maßnahmen an, um Sturz und falsche Beanspruchung der Knochen zu vermeiden

- Bett mit harter Unterlage und Matratze, die sich der Körperform anpasst
- Beim Aufstehen aus dem Liegen erst zur Seite rollen, dann Knie anwinkeln, Knie und Unterschenkel über die Bettkante schieben, mit den Armen abstützen und langsam aufrichten
- Stühle mit hohen Sitzflächen und seitlichen Armlehnen benutzen, beim Aufstehen mit den Armen abstützen
- Höhe der Arbeitstische so wählen, dass der Rücken gerade ist
- Wägelchen zum Transport von Lasten benutzen, keine schweren Lasten heben
- Für sichere Wege sorgen (Stufen kennzeichnen, Stolperfallen und Rutschgefahr beseitigen)
- Im Winter rutschfestes Schuhwerk und gestreute Wege benutzen
- Bewusstes Gehen auf Treppen und Stiegen.

Ziel: Der alte Mensch versorgt sich ausreichend mit Kalzium und Vitamin D

- Aufenthalt an der Sonne zur Produktion von Vitamin D (Vorstufen des Vitamin D werden in der Haut unter Einfluss von UV-Licht gebildet)
- Kalziumreiche Lebensmittel (Ziel: 1200–1500 mg Kalzium pro Tag), wie Milch und Milchprodukte, bevorzugen

- Vitamin D-haltige Lebensmittel wie Fisch anbieten
- Reduzieren phosphathaltiger Lebensmittel, wie Fleisch, Cola, Lebensmittel mit Konservierungsstoffen (phosphathaltige Lebensmittel verhindern Kalziumaufnahme im Darm).

Beobachtung: Schmerz (Ort, Intensität, Schmerzgipfel, Dauer), Haltung, Beweglichkeit, Gang.

TIPP

- Das Kuratorium Knochengesundheit e. V. Sinsheim informiert über die neuesten wissenschaftlichen Erkenntnisse, Einrichtungen, Beratungsstellen, Rehabilitationen und Selbsthilfegruppen
- Bundesselbsthilfeverband Osteoporose e. V. Düsseldorf und weitere Selbsthilfegruppen in vielen Orten.

Fallbeispiel

Frau Julia Weber, 75 Jahre alt, kam auf eigenen Wunsch vor vier Wochen ins Pflegeheim. Bisher lebte sie bei ihrem Sohn und wurde von der Schwiegertochter versorgt. Da sie jedoch seit über 10 Jahren an Osteoporose leidet und ihre Beschwerden in letzter Zeit stark zugenommen haben, wollte sie ihre Betreuung der Schwiegertochter nicht mehr zumuten. Durch Deformierungen an der Wirbelsäule (Buckel) hat sie mehr als 10 cm an Körpergröße verloren und ist in ihrer Bewegungsfähigkeit stark eingeschränkt. In letzter Zeit nahmen auch die Schmerzen zu, so dass sie an manchen Tagen das Bett nicht mehr verlassen und in der darauf folgenden Nacht auch nicht schlafen konnte. Es fällt ihr schwer zu akzeptieren, dass sie an solchen Tagen in fast allen Aktivitäten auf Hilfestellung angewiesen ist.
Trotz ihrer Erkrankung ist Frau Weber eine lebenslustige Frau und stets zu Scherzen aufgelegt.

Individuelle Pflegeplanung

Tab. 5.30 Individuelle Pflegeplanung bei Osteoporose

a) Probleme b) Ressourcen	Ziele	Maßnahmen
1a) Schmerzen* aufgrund von Osteoporose	• Berichtet, dass der Schmerz erträglich/behoben ist	• Eigene Möglichkeit zur Schmerzreduzierung herausfinden und unterstützen, z. B. Wärme, Haltungen, 1 × wöchentlich Moor- oder Rheumabad • Kalzium- und Vitamin D-reiche Kost anbieten • *Verabreichung der verordneten Medikamente* • Beobachtung von Schmerz, Haltung, Beweglichkeit und Gang
2a) Eingeschränkte Beweglichkeit* aufgrund von Bettlägerigkeit mit Dekubitus, Thrombose, Kontrakturen, Obstipation und Pneumonie	• Entwickelt keine Komplikationen wie Dekubitus, Thrombose, Kontrakturen, Obstipation und Pneumonie • Stürzt nicht	• Durchführung aller Prophylaxen (➤ Kap. 7) • Darauf achten, dass keine ruckartigen, schnellen Bewegungen ausgeführt werden • An Tagen mit weniger Schmerzen beim Aufstehen, Ankleiden und Zubettgehen behilflich sein
3a) Schlafstörungen*, kann schlecht einschlafen und wacht des nachts öfters auf aufgrund von Schmerzen	• Hat ungestörten, ausreichenden Schlaf und äußert dies verbal	• *Neben Verabreichung der verordneten Schmerzmittel zusätzlich nach Arztanordnung Gabe von Schlafmittel* • Beobachtung der Medikamentenwirkung
4a) Selbstversorgungsdefizit bei der Körperpflege*, muss komplett übernommen werden, wenn Schmerzen zu stark sind	• Kann verbal ausdrücken, dass sie die Hilfestellung der Pflegeperson akzeptiert	• Ganzwaschung (➤ Kap. 7.6.1) • Darauf achten, dass nicht gerubbelt und gedrückt wird, auch nicht beim Eincremen • Abklären, was sie ohne starke Beschwerden selbst tun kann

Tab. 5.30 Individuelle Pflegeplanung bei Osteoporose (Forts.)

a) Probleme b) Ressourcen	Ziele	Maßnahmen
5a) Körperliche Mobilität ist durch Deformierungen der Wirbelsäule und Schmerzen beeinträchtigt 5b) Meldet sich bei Stuhl- oder Urindrang 5b) Steht allem positiv gegenüber und kann die Maßnahmen aktiv unterstützen	• Kann ihre täglichen Verrichtungen selbstständig durchführen	• Isometrische Übungen • *Nach ärztlicher Anordnung Physiotherapie* • Eigenaktivität ermöglichen, unterstützen, evtl. täglich Spaziergang im Garten • Glocke bereitlegen • Nachtstuhl bereitstellen • Falls gewünscht, Besuche durch andere HeimbewohnerInnen arrangieren

5.6.2 Arthrose

Bei der **Arthrose** kommt es zu einer *degenerativen, nicht entzündlichen Zerstörung der Gelenke*, meist ausgehend vom Knorpel. Sie stellt die häufigste chronische Erkrankung dar. Ungefähr 80 % aller Menschen über 60 Jahren leiden an einer Arthrose mit unterschiedlich starken Beschwerden.

Arthrosen können alle Gelenke befallen, am häufigsten jedoch Hüfte *(Koxarthrose)* und Kniegelenk *(Gonarthrose)*, da sie den höchsten Belastungen ausgesetzt sind.

Es wird die *primäre Arthrose*, deren Ursache nicht bekannt ist, von der *sekundären Arthrose* unterschieden. Diese entsteht meist durch ungleichmäßige Belastungen des betroffenen Gelenkes z. B. aufgrund von Achsenfehlstellungen (O-Beine, X-Beine), Unfällen mit Gelenkbeteiligung, Überlastung z. B. durch Übergewicht, Gelenkentzündungen sowie aufgrund von Gelenkerkrankungen im Kindes- bis mittleren Erwachsenenalter.

Vermutlich besteht auch eine erblich bedingte Veranlagung zur Entwicklung einer Arthrose. Durchblutungsstörungen fördern den Abbauprozess innerhalb des Gelenks.

Symptome

- Belastungsabhängige Schmerzen, später auch in Ruhe auftretend
- Anlaufschmerz mit Steifheitsgefühl nach dem Sitzen, was sich nach „Warmlaufen" des Gelenks bessert oder verschwindet
- Nach längerer Belastung Ermüdungserscheinungen und Schmerzen
- Gelenkerguss nach starker Belastung
- Im späten Stadium Gelenkdeformitäten
- Bewegungseinschränkung im betroffenen Gelenk
- Hör- und fühlbares Mahlen und Knirschen im Gelenk
- Muskelverspannungen, Muskelabbau
- Beschwerden sind häufig witterungsabhängig.

Komplikationen

Der Schmerz führt zur Ruhigstellung mit Kontrakturen und Fehlstellung des Gelenkes. Daraus ergeben sich auch Auswirkungen für die benachbarten Gelenke. So führt eine Beugekontraktur des Kniegelenkes durch die Fehlbelastung zu einer Beeinträchtigung im Hüftgelenk. Langfristig werden die Betroffenen immobil.

Ärztliche Behandlung

Durch eine ausgewogene, dem alten Menschen angepasste Bewegungstherapie (Physiotherapie) wird angestrebt, die Funktion des betroffenen Gelenkes möglichst lange zu erhalten und eine optimale Führung durch den Muskel-Band-Apparat zu gewährleisten. Wärmeanwendungen lindern die Schmerzen, fördern die Durchblutung und entspannen die Muskulatur. In bestimmten Fällen können entzündungshemmende Medikamente eingesetzt werden. Die Wirkung von Knorpelschutzpräparaten ist umstritten. Bei Bedarf werden Schmerzmittel verordnet.

Bei fortgeschrittener Gelenkzerstörung oder starken Schmerzen kann man das Gelenk künstlich ersetzen. Dies wird bevorzugt am Hüftgelenk (Totale Endoprothese, TEP) und am Kniegelenk vorgenommen. Ein stark schmerzendes Gelenk kann auch operativ versteift werden.

Pflegerische Maßnahmen

Ziel: Der alte Mensch führt Aktivitäten durch, die der Entlastung der Gelenke dienen
- Reduktionsdiät bei Übergewicht
- Tragen schwerer Einkaufstaschen oder andere Lasten vermeiden, Einkaufswägelchen benutzen
- Belastung durch übermäßigen Sport unterlassen
- Entlastung der Gelenke beim Gehen im hügeligen Gelände mit Gehstützen
- Intaktes und den Fuß unterstützendes Schuhwerk tragen, weiche Sohle (Gummisohlen, Kreppabsätze, Luftpolsterschuhe) bevorzugen
- Hohe Sitzmöbel mit Armlehnen ermöglichen Abstützen beim Aufstehen
- Rückenfreundliche Betten benutzen.

Ziel: Der alte Mensch führt Aktivitäten durch, die die Beweglichkeit der Gelenke aufrecht erhalten oder wieder herstellen und die Schmerzen lindern
- Gelenke bewegen, ohne zu belasten
- Kontrakturenprophylaxe/Mobilisation (➤ Kap. 7.2.2) bei bettlägerigen Menschen
- Seniorengymnastik
- Schwimmen in warmem Wasser (Thermalbad)
- Wassergymnastik
- Radfahren belastet die Gelenke wenig
- Regelmäßige Bewegungsübungen für alle Gelenke
- Warme Umgebungstemperatur bzw. Ausgleich durch Kleidung herstellen
- Zugluft vermeiden
- Beine häufig hochlegen (Krampfadern vermindern Durchblutung)
- Durchblutungsfördernde Bäder oder Einreibungen vornehmen.

Ziel: Der alte Mensch ist motiviert, aktiv mitzuarbeiten
- Einfühlung, Zuhören, Informieren, liebevoller Umgang
- Von Menschen erzählen, die ähnliche Probleme bewältigen müssen
- Wenn gewünscht, Kontakte mit motivierten Menschen herstellen (Selbsthilfegruppe)
- Kleine Ziele setzen, nicht überfordern oder durch schmerzhafte Übungen abschrecken
- Auch kleine Erfolge anerkennen, motivieren, weiterzumachen (positiv verstärken)
- Information über Sturzhose (erhältlich in Sanitätshäusern zur Vermeidung einer Oberschenkelfraktur bei Sturz).

Beobachtung: Schmerzen, Gelenk (Rötung, Schwellung, Beweglichkeit), Haltung, Gangsicherheit, Nebenwirkungen von Schmerzmitteln (Abhängigkeit).

Fallbeispiel

Frau Klara Wassermann ist 82 Jahre alt und bekam vor 14 Jahren wegen einer Hüftgelenksarthrose ein künstliches Hüftgelenk rechts (TEP) eingepflanzt. Vor fünf Jahren wurde eine erneute Operation an diesem Gelenk notwendig, da ihre Gehfähigkeit aufgrund starker Schmerzen erheblich behindert war. Vor einem Jahr entschloss sich Frau Wassermann zum Umzug ins Heim, nachdem sie mehrfach in ihrer Wohnung gestürzt und nur durch Zufall in hilfloser und verwirrter Lage gefunden worden war.
Sie klagt auch jetzt über starke Schmerzen in allen Gelenken und kommt aus tiefen Sesseln kaum hoch. Wegen der Schmerzen geht sie leicht gebückt und unsicher an einem Stock. Da sie jedoch ihr Leben lang gern gewandert und gereist ist, möchte sie auf jeden Fall gehfähig bleiben und hat den eisernen Willen, so viel wie möglich zu gehen. An den Gruppenangeboten im Hause möchte sie jedoch nicht teilnehmen, da sie lieber allein ist. Seit sie im Heim ist, ist sie auf ihren regelmäßigen wackeligen Spaziergängen in die nähere Umgebung nicht mehr gestürzt, obwohl ihre Verwirrtheit zugenommen hat.
Frau Wassermann gibt an, zu Hause über Jahre regelmäßig Amuno®-Zäpfchen genommen zu haben. Zurzeit bekommt sie lediglich ein leichtes Antidepressivum, da sie anfangs nicht mehr aus dem Bett aufstehen und sich anziehen wollte. Sie verlangt auch nicht nach Schmerzmitteln und ist froh, rundum versorgt zu sein. Beim Waschen braucht sie wegen zunehmender Standunsicherheit und Verwirrtheit Hilfe. Auch erreicht sie nachts das WC nicht immer rechtzeitig, so dass vorzeitig Urin abgeht. Tagsüber ist sie kontinent, wenn sie zweistündig die Toilette aufsucht.

5

Individuelle Pflegeplanung

Tab. 5.31 Individuelle Pflegeplanung bei Arthrose

a) Probleme b) Ressourcen	Ziele	Maßnahmen
1a) Schmerzen* in allen Gelenken und beim Aufstehen, unsicherer, etwas gebückter Gang aufgrund von Arthrose 1b) Benutzt Stock, besitzt Willensstärke und geht gerne spazieren	• Berichtet, dass der Schmerz erträglich ist • Äußert verbal vermehrte Sicherheit beim Gehen	• Warme Räume • Angemessene, wärmende Kleidung • Durch Arzt beraten lassen (Durchblutungsförderung, Schmerzbehandlung, Operation) • *Ausführung der ärztlichen Anordnung* • Angepasste, härtere Sitzmöbel mit Armlehnen • Evtl. erhöhter Toilettensitz, Haltegriffe in Toilette, Bad • Haltepunkte, z. B. in Zimmer und Gang • An aufrechten Gang erinnern • Intakter Stock ist immer erreichbar, evtl. Gehwagen (Hilfsmittel/Arzt) • Über Sturzhose informieren und ggf. beim Anziehen behilflich sein • Mut machen, Tages- und Wochenziele gemeinsam setzen, Erfolge wahrnehmen • Zu Spaziergängen ermuntern, über Erlebnisse sprechen (Vögel, Blumen) • Zu Bewegungsübungen anleiten • Bewegung im warmen Wasser beim Baden, 1–2 × wöchentlich Baden • Durchblutungsfördernde Badezusätze (Rheumabad, Rosmarin, Moor etc.)

Tab. 5.31 Individuelle Pflegeplanung bei Arthrose (Forts.)

a) Probleme b) Ressourcen	Ziele	Maßnahmen
2a) Verletzungsgefahr und Sturzgefahr* ist aufgrund ihrer zunehmenden Verwirrtheit erhöht	• Hält sich an die für ihre Sicherheit vorgenommenen Abmachungen	• Information über Spaziergänge (meldet sich ab und wieder zurück) • Nachsehen, ob sie wiedergekommen ist • Für ausreichende Bekleidung sorgen • Wege und Eingänge gut kenntlich machen • Geländer, Ruhebänke mit guter Sitzhöhe • Hindernisse, Treppen kennzeichnen • Umgehungen von Treppen zeigen • Evtl. Straßenübergänge sichern lassen • Evtl. begleiten • Gespräch über Spaziergang und Umgebung • Nachts 1–2 × im Zimmer nachsehen, Sturzgefahr (➤ Kap. 7.2.4)
3a) Selbstversorgungsdefizit bei der Ausscheidung*, es kommt zum nächtlichen Urinabgang vor Erreichen der Toilette 3b) Tagsüber kontinent	• Hat trockenes Bett und Kleidung • Kontinenz bleibt erhalten	• Toilettenstuhl bereitstellen • Evtl. zur Sicherheit nachts Inkontinenzeinlagen anlegen, evtl. wasserundurchlässiger Bettschutz • Am WC kleines Nachtlicht anlassen • Tagsüber zweistündlichen Toilettengang unterstützen • Leicht zu öffnende Kleidung

5.6.3 Entzündliche Gelenkerkrankungen

Entzündliche Gelenkerkrankungen *(chronische Polyarthritis, c.P., Psoriasisarthritis,* auch *rheumatoide Arthritis)* sind eine Systemerkrankung des Bindegewebes. Sie zählen zu den chronisch-entzündlichen rheumatischen Erkrankungen und verlaufen langsam fortschreitend oder in Schüben über viele Jahre. Der Körper produziert Antikörper gegen körpereigene Zellen und Strukturen (Autoantikörper, z. B. Rheumafaktor), die die Gelenke so zerstören, dass die Gelenkdeformierungen bis zur Invalidität und Pflegebedürftigkeit führen können. Frauen sind viermal häufiger betroffen als Männer.

Symptome

- Zu Beginn allgemeines Krankheitsgefühl mit Mattigkeit, Leistungsrückgang, vermehrtem Schwitzen, Appetitlosigkeit, Gewichtsabnahme
- Zuerst sind in der Regel die kleinen Gelenke betroffen: schmerzhafte Steife der Finger am Morgen, Schmerzen im Vorfußbereich bei längerem Gehen, geschwollene und druckempfindliche Gelenke mit zunehmenden Funktionseinbußen (Schmerzen beim Händedruck, Schwierigkeiten, Wasserhahn aufzudrehen)
- Im weiteren Verlauf Beteiligung und Funktionseinbußen der großen Gelenke (Knie, Hüfte, Schulter)

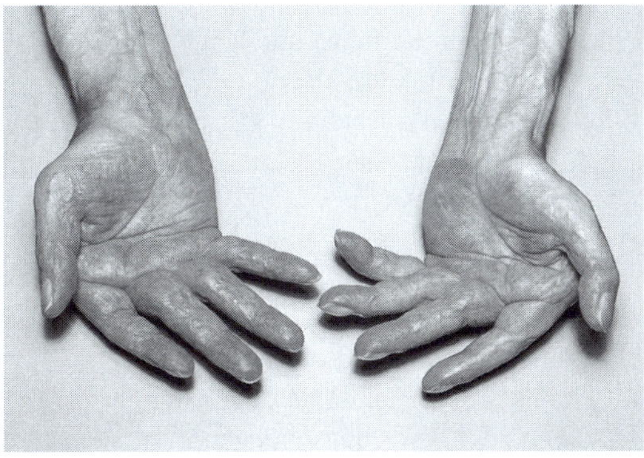

Abb. 5.20 Typische ulnare Achsenabweichung der Finger [E293]

- Typische Deformitäten im Handbereich: ulnare Achsenabweichung der Finger (➤ Abb. 5.20), Schwanenhalsfinger und Knopflochdeformitäten
- Manifestationen außerhalb der Gelenke sind selten
- Psychische Verstimmungszustände und Reizbarkeit aufgrund der klinischen Situation.

Komplikationen

Bewegungsunfähigkeit und Kontrakturen. Schwerstpflegebedürftigkeit mit Gefahr von Dekubitus, Pneumonie, Thrombose sind die Folge.

Ärztliche Behandlung

Es gibt keine Medikamente, die die Krankheit heilen. Die Therapie zielt darauf ab, Symptome zu lindern und die Gelenkzerstörung zu verzögern. Es werden Kortikosteroide und antirheumatisch wirkende Medikamente gegeben. Auch physiotherapeutische Maßnahmen, Ergotherapie und die psychische Stabilisierung des Kranken spielen eine wichtige Rolle bei der Behandlung. Im fortgeschrittenen Stadium können operativ künstliche Gelenke eingesetzt werden.

Pflegerische Maßnahmen

Ziel: Der alte Mensch drückt seine Gefühle über die Beeinträchtigung aus
- Einfühlsame akzeptierende Gespräche über Ängste und Ärger in vertrauensvoller Beziehung
- Schmerzen ausdrücken lassen (verbal und nonverbal)
- Verschwitzte Kleidung regelmäßig wechseln und reinigen, atmungsaktive Kleidung bevorzugen
- Gute Körperpflege unterstützen
- Genuss von Alkohol und Nikotin reduzieren, besser ganz einstellen, um Magengeschwüre (durch Rheumamittel) nicht zu begünstigen.

Ziel: Der alte Mensch berichtet über Schmerzlinderung
- Im Akutstadium für Ruhe und Entlastung sorgen, über Möglichkeiten der Schmerzlinderung und Wirkung von Bewegung während der schmerzarmen Phasen informieren und beraten
- Lagerung in Funktionsstellung
- Kälte (Eis) im Akutstadium, Wärme zwischen den Schüben (mit Arzt besprechen), warme Kleidung (Schwitzen beachten)
- Entspannung, Zwischenmenschliche Wärme und Verständnis.

Ziel: Der alte Mensch führt Übungen durch, um die Bewegungsfähigkeit lange zu erhalten
- Gelenke bewegen, ohne sie zu belasten
- Isometrische Bewegungsübungen
- Greifübungen, z. B. Bälle, Therapiekitt, warmer Sand

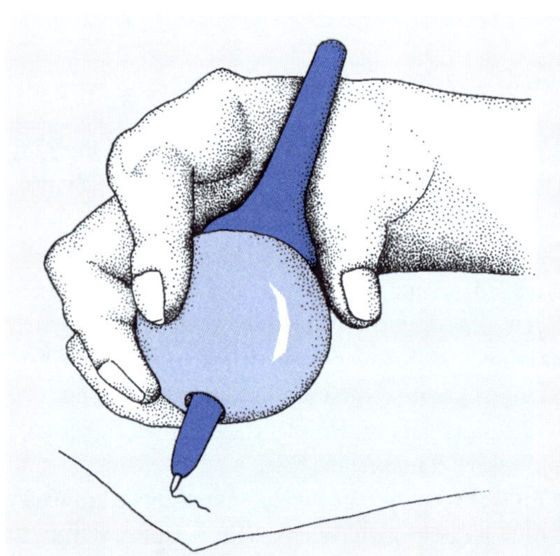

Abb. 5.21 Schreibhilfe [A300]

- Bewegungen im warmen Wasser, z. B. Schwimmen, beim Waschen, Baden
- Geh- und Bewegungsübungen in Absprache mit der Physiotherapeutin.

Ziel: Der alte Mensch erreicht den höchstmöglichen Grad der Mobilität

- Über Hobbys, Vorlieben, Beschäftigungsmöglichkeiten, frühere(n) Beruf(e) informieren
- Motivation zur Beschäftigung durch Gespräche oder Bilder anregen
- Praktische Hilfsmittel zum Anziehen, Essen, Waschen, Gehen und für den Alltag aufzeigen:
  - Spezielle Anfertigungen oder leichte Abwandlung von Gebrauchsgegenständen, z. B. Besteckgriffe oder Stifte mit Schaumgummi oder Plastikrohr verdicken (➤ Abb. 5.21)
  - Universalgriff für Wasserhähne, Schlüssel, Greifzange
  - Verlängerte Griffe an Gebrauchsgegenständen (z. B. Kehrschaufel mit Stiel)
  - Toilettensitzerhöhung (➤ Abb. 5.22)
  - Strumpfanzieher, Anzieh- und Zuknöpfhilfen (➤ Abb. 5.23)
  - Schubladen-/Türöffner
- Kontakte mit Rheuma-Liga anregen
- Kontaktmöglichkeiten aufzeigen, evtl. vermitteln
- Möglichkeiten der Ergo- und Kunsttherapie einbeziehen und entsprechende Übungen weiter durchführen
- Stolperfallen erkennen und entfernen
- Über geeignetes, sicheres Schuhwerk beraten
- Medikamenteneinnahme nach ärztlicher Anordnung unterstützen, z. B. morgens nach dem Aufstehen
- Auf Medikamentennebenwirkungen achten
- Häufig Ruhepausen einlegen.

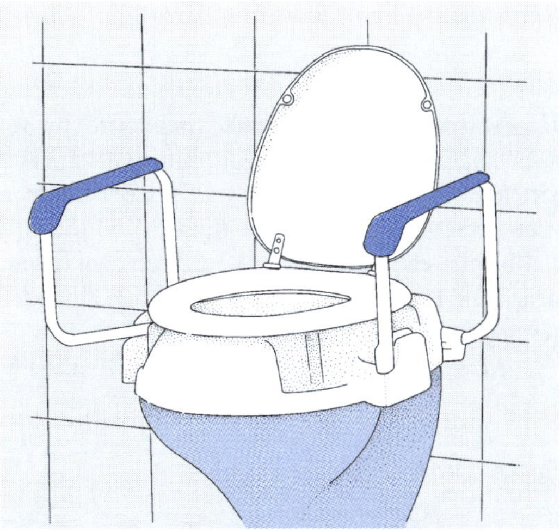

Abb. 5.22 Toilettensitzerhöhung [A300]

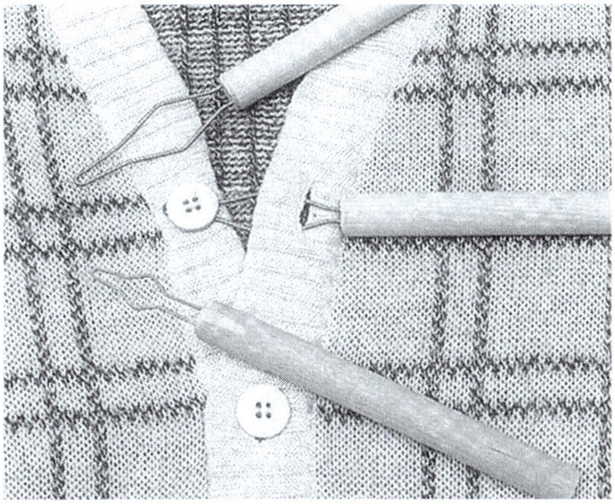

Abb. 5.23 Zuknöpfhilfe

Beobachtung: Gelenke (Rötung, Schwellung, Beweglichkeit, Temperatur über den Gelenken), Gangsicherheit, Nebenwirkungen von Medikamenten (Abhängigkeit bei Schmerzmitteln, Magen-Darm-Funktion bei Antirheumatika, Allergien), Reaktion auf Physiotherapie und Bewegung, Stuhl, Urin.

TIPP

- Weitere Tipps und neueste Informationen über: Deutsche Rheuma-Liga Bundesverband e. V.
- Bundesselbsthilfeverband Osteoporose e. V.

Fallbeispiel und individuelle Pflegeplanung

➤ Kap. 6.2.6

5.6.4 Gicht

Gicht *(Arthritis* urica) ist die Folge eines erhöhten Harnsäurespiegels im Blut, der durch eine *verminderte Harnsäureausscheidung* über die Niere oder eine *vermehrte Harnsäurebildung* (ernährungs- oder stoffwechselbedingt) verursacht wird. Harnsäure entsteht aus Purinen, die in der körpereigenen Erbsubstanz sowie in vielen Nahrungsmitteln enthalten sind. Bei erhöhter Konzentration der Harnsäure werden Harnsäurekristalle ausgefällt und vor allem in Gelenken und Nieren abgelagert.

Übergewicht und purinreiche Ernährung (Leber, Hirn, Fisch, Fleisch) sowie Diabetes mellitus, Bluthochdruck und Erkrankungen mit vermehrtem Zelluntergang (z. B. Tumorerkrankungen) erhöhen den Harnsäurespiegel.

Die Erkrankung beginnt meist um das 40. Lebensjahr. Männer sind weitaus häufiger betroffen als Frauen.

Symptome

Man unterscheidet den akuten Gichtanfall von der chronischen Gicht.

Akuter Gichtanfall

- Häufig ist das Großzehengrundgelenk betroffen, selten das Daumengrundgelenk
- Auftreten meist nach Alkohol- und/oder Ess-Exzessen, Stress, v. a. nachts und frühmorgens
- Betroffenes Gelenk schmerzt aus scheinbarer völliger Gesundheit heraus plötzlich heftig, ist berührungsempfindlich, geschwollen und stark gerötet
- Fieber.

Chronische Gicht

- Anhaltende Gelenkschmerzen mit akuten Gichtanfällen in der Vorgeschichte
- Gelenkveränderungen durch Zerstörung des Knorpels
- Gichtknoten (Tophi) durch Ablagerung von Harnsäurekristallen in der Nähe von Gelenkkapseln
- Gichtknoten am Rand des Ohrknorpels (Ohr-Tophi).

Komplikationen

Einschränkung der Nierenfunktion bis zur vollständigen Niereninsuffizienz (➤ Kap. 5.5.1) aufgrund von Harnsäureablagerungen in der Niere („Gichtniere"), Entzündung des Nierengewebes (Nephritis), Harnwegsinfekten (➤ Kap. 5.5.2) und Bildung von Nierensteinen.

Ärztliche Behandlung

Im akuten Gichtanfall werden Colchizin und Schmerzmittel gegeben. Zur Dauerbehandlung eignen sich Urikostatika wie Allopurinol® (Hemmung der Harnsäurebildung) oder Urikosurika (Förderung der Harnsäureausscheidung über die Nieren). Die Betroffenen sollen auf purinreiche Nahrung (Leber, Niere, Gehirn) sowie Alkohol und evtl. Kaffee verzichten und ihr Körpergewicht normalisieren.

Pflegerische Maßnahmen

Pflege bei akutem Gichtanfall

Ziel: Der alte Mensch berichtet über erträgliche Schmerzen im akuten Gichtanfall
- Ärztlich verordnete Medikamente geben
- Ruhigstellung, kalte Umschläge auf betroffenes Gelenk
- Evtl. Bettbogen, da häufig bereits Druck der Bettdecke schmerzt.

Langzeitpflege bei chronischer Gicht

Ziel: Der alte Mensch kennt Zusammenhang zwischen Ernährung und Harnsäurespiegel und stellt Kost um
- Purinfreie Nahrungsmittel, wie Teigwaren, Haferflocken, Reis, Kartoffeln, Eier, Milchprodukte, Gemüse, Salate, Obst, bevorzugen
- Purinhaltige Nahrungsmittel, wie Fleisch, Fisch und Geflügel, Innereien, Hülsenfrüchte, meiden
- Kein Alkohol
- Reichlich trinken (2–3 l täglich), z. B. Vitaminsäfte, harntreibende Tees wie Birkenblättertee, Bärentraubenblättertee sowie Mineralwasser.

Ziel: Der alte Mensch erreicht ein für ihn normales Körpergewicht
- Regelmäßige Gewichtskontrolle
- Angemessen energiereduzierte, purinarme Mischkost
- Viel bewegen, aber nicht überanstrengen.

Ziel: Der alte Mensch führt Übungen durch, um die Beweglichkeit zu erhalten
- Bewegungsübungen der Finger- und Fußgelenke (Treppensteigen, Spaziergänge, Beschäftigung mit Therapiekitt, Knetgummi, Ton, Salzteig)
- Aktivierende Unterstützung bei der Körperpflege (evtl. Hilfsmittel).

Beobachtung: Körpergewicht, Flüssigkeitszufuhr und -ausfuhr, Urin (Farbe, Beimengungen, Menge), Entzündungszeichen an den Gelenken (Rötung, Schwellung, Schmerz, erhöhte Temperatur, eingeschränkte Funktion), Haltung, Beweglichkeit.

TIPP

Gewichtsreduktion langsam vornehmen, da ansonsten ein akuter Gichtanfall durch ansteigenden Harnsäurespiegel ausgelöst werden kann.

Fallbeispiel

Herr Husenkamp ist 72 Jahre alt und war früher Zimmermann. Seit er Rentner ist, genießt er sein Leben, isst und trinkt mehr als früher, am liebsten Schlachtplatte mit viel Bier und hat entsprechend zugenommen. Nach dem Tod seiner Frau vor einem Jahr zog er ins Altenheim, da er sich und den Haushalt nicht selbst versorgen konnte. Herr Husenkamp litt zunehmend unter Gelenkbeschwerden, die ihm das Zuknöpfen von Hemden fast unmöglich machten. Auch beim An- und Auskleiden sowie beim Waschen braucht er zeitweilig Hilfe, was ihm sehr unangenehm ist. Manche Tage möchte er wegen starker Schmerzen im Zehengrundgelenk gar nicht aufstehen. Dann kann er keinen Schuh anziehen und auch das Auftreten ist äußerst schmerzhaft. Beim Anziehen des Sockens schreit er laut auf, weil ihm selbst die kleinste Berührung äußerst weh tut. Nachts wacht er wegen der Schmerzen immer wieder auf. An diesen Tagen fühlt sich der sonst eher lebenslustige und humorvolle Mann schlecht und ist missmutig. Er liegt dann den ganzen Tag im Bett und steht nur mit einem Stock zu den Mahlzeiten auf.

Individuelle Pflegeplanung

Tab. 5.32 Individuelle Pflegeplanung bei Gicht

a) Probleme b) Ressourcen	Ziele	Maßnahmen
1a) Schmerzen* in den Gelenken aufgrund von Gicht, dadurch in seiner Nachtruhe und körperlichen Mobilität (möchte nicht aufstehen und sich bewegen) eingeschränkt 1b) Geht am Stock, kann an schmerzfreien Tagen seine täglichen Aktivitäten selbstständig verrichten, z. B. zu den Mahlzeiten in den Speisesaal und zur Toilette gehen	• Berichtet, dass der Schmerz erträglich/behoben ist • Kann nachts schlafen • Kann seine Alltagsaktivitäten ausführen • Stürzt nicht	• Im akuten Gichtanfall Gelenke vorübergehend ruhig stellen, Entzündungszeichen beobachten • Kalte Umschläge, schmerzende Gelenke beobachten • Mind. 2 l Flüssigkeit anbieten, z. B. Mineralwasser, Bärentraubenblättertee • Nach Rücksprache Arzt rufen • *Medikamente besorgen, bereitstellen, auf regelmäßige Einnahme achten* • Haltung, Beweglichkeit beobachten • Essen im Zimmer servieren • Nachtstuhl bereitstellen • Glocke bereitstellen • Zu viel Bewegung und Spaziergängen motivieren; Überanstrengung vermeiden • Stock mit intaktem Profilgummi in erreichbarer Nähe
2a) Selbstversorgungsdefizit bei der Körperpflege*, bei starken Schmerzen muss die Körperpflege zum Teil komplett übernommen werden	• Äußert verbal, dass er Hilfestellung durch Personal akzeptieren kann	• Aktivierende Hilfestellung bei der Körperpflege 1–2 × täglich, Hilfestellung richtet sich nach seinem Tagesbefinden
3a) Selbstversorgungsdefizit beim An- und Auskleiden* aufgrund von Schmerzen bedingt durch Gelenkveränderungen	• Kann sich bis zu einem gemeinsam festgelegten Zeitpunkt selbstständig An- und Auskleiden	• Bei Neuanschaffung Shirts ohne Knöpfe, sondern Klett- oder Reißverschlüsse • Hilfe beim Ankleiden/Zuknöpfen dem Tagesbefinden anpassen • Bewegungsübungen für Finger 3 × täglich, z. B. Arbeiten mit Ton, Musikinstrument, Flechten u. a.
4a) Übergewicht* aufgrund von fett- und purinreichen Nahrungsmitteln und Alkohol, BMI liegt über 24	• Erreicht bis zu einem gemeinsam festgelegten Zeitpunkt sein Normalgewicht wieder • Verzichtet auf purinreiche Nahrung und schränkt seinen Alkoholkonsum ein	• Beratung nach Bedarf: mäßige Reduktionsdiät, Alkoholreduktion oder -verzicht, viel harntreibende Tees, Säfte, Mineralwasser • Purinarme Nahrung mit Küche vereinbaren • Einmal wöchentlich Körpergewicht kontrollieren

5.7 Augen- und Ohrenerkrankungen

5.7.1 Grauer Star

Der **Graue Star** *(Katarakt)* ist eine Trübung der Augenlinse. Er kann (selten) angeboren oder (häufiger) erworben sein. Als Ursache werden Veränderungen im Milieu der Linsenkapsel und ultraviolettes Licht vermutet. Ein Grauer Star bildet sich meist über Jahre oder auch Jahrzehnte, manchmal (z. B. nach Verletzungen) jedoch auch schnell.

Symptome

- Zu Beginn der Erkrankung erhöhte Blendempfindlichkeit (Lichtscheu)
- Verschwommenes, unscharfes Sehen, je nach Ausmaß der Trübung bis zur Blindheit, da das Licht nicht mehr ungehindert ins Auge einfallen kann
- Sehstörungen sind für das Nahsehen ausgeprägter
- Pupille ist bei voll ausgeprägter Linsentrübung nicht mehr schwarz, sondern grau-weißlich.

Ärztliche Behandlung

Die einzig wirksame Behandlung ist die Operation. Die getrübte Linse wird aus dem Auge entfernt *(Katarakt-extraktion)* und eine Kunstlinse eingesetzt

Pflegerische Maßnahmen

Ziel: Der alte Mensch wendet Maßnahmen an, damit er sich in der Umgebung zurechtfindet

- Der alte Mensch mit Grauem Star kann bei schwachem Licht (Pupille groß, kann an der Trübung „vorbeisehen") besser sehen als bei Helligkeit, deshalb Zimmer leicht abdunkeln
- Im Freien breitkrempigen Hut oder Schirmmütze aufsetzen.

Ziel: Der alte Mensch drückt ein Gefühl der Sicherheit und des Wohlbefindens aus

- Information über das Krankheitsbild, da der alte Mensch mit der Diagnose Grauer Star häufig Erblindung verbindet
- Darüber aufklären, dass die Operation ein häufig angewendeter Routineeingriff ist, der in örtlicher Betäubung erfolgen kann
- Für regelmäßige Augenarztkontrollen sorgen
- Nach einer Operation Hilfestellung bei den Aktivitäten des täglichen Lebens geben
- 8–10 Wochen nach der Operation Vermeiden von Anstrengungen (wie Pressen, Bücken und Heben von schweren Gegenständen) empfehlen.

TIPP

- Die Eigenschaft der Linse, sich beim Wechsel zwischen dem Blick in die Ferne und dem Blick in die Nähe zu verformen (Akkomodation), kann durch die Kunstlinse nicht ersetzt werden
- Trotz eingepflanzter Kunstlinse wird zusätzlich eine Brille für das Nahsehen („Lesebrille") benötigt.

Fallbeispiel

Frau Sandra Petretti wurde nach einer Woche Krankenhausaufenthalt wegen einer Katarakt-Operation mit Einpflanzung einer künstlichen Linse wieder ins Heim entlassen. Sie ist froh über den guten Ausgang der Operation, nach langer Zeit soll sie bald wieder klar sehen können. Dann will sie auch wieder ihrem Hobby, der Stickerei, nachgehen. Am liebsten würde sie sofort damit beginnen.

Bis jetzt sieht sie alles verschwommen, was sie unsicher und ängstlich macht. Außerdem muss sie größere Anstrengungen vermeiden, darf sich nicht bücken und keine schweren Gegenstände heben. Aus diesem Grund benötigt sie Hilfestellung bei der täglichen Körperpflege, beim An- und Auskleiden des Unterkörpers sowie beim Gehen und Treppensteigen, was ihr schwerfällt und sie deprimiert.

Mehrmals täglich müssen Augensalbe und -tropfen verabreicht werden. Ihr nächster Augenarzttermin ist in einer Woche.

Individuelle Pflegeplanung

Tab. 5.33 Individuelle Pflegeplanung bei Grauem Star

a) Probleme b) Ressourcen	Ziele	Maßnahmen
1a) Eingeschränkte Sehfähigkeit*, sieht alles verschwommen, dadurch ängstlich und sturzgefährdet, muss Anstrengung vermeiden, darf beim Stuhlgang nicht pressen nach Katarakt-Operation 1b) Freut sich, dass sie bald wieder sticken kann	• Findet sich in ihrer Umgebung zurecht • Kann Maßnahmen zur Vermeidung einer Obstipation durchführen • Setzt weichen Stuhl ab • Stürzt nicht	• Gut sichtbare Erkennungsmerkmale der Räume • Stolperstellen erkennen und beseitigen • Sturzprophylaxe (➤ Kap. 7.2.4) • So viel Zeit wie möglich bei ihr verbringen und sie in ihren Bemühungen, sich zu orientieren, unterstützen • Motivieren, Geduld nicht zu verlieren • Augenarzttermin einhalten, sie begleiten • Obstipationsprophylaxe (➤ Kap. 7.5.2) • *Verabreichen der verordneten Medikamente* • Auffordern, sich öfters am Tag auszuruhen
2a) Selbstversorgungsdefizit bei der Körperpflege* nur vorübergehend, aufgrund der OP wird die Körperpflege der Beine und des Rückens übernommen	• Äußert verbal „Akzeptanz" der Hilfestellung in dem absehbaren Zeitraum	• Immer wieder informieren, dass der Zustand vorübergehend ist • Hilfestellung beim Waschen von Rücken und den unteren Extremitäten • Motivieren, sich so weit wie möglich selbst zu waschen
3a) Selbstversorgungsdefizit beim An- und Auskleiden* nur vorübergehend aufgrund von OP, benötigt Hilfebeim An- und Ausziehen von Schlüpfer, Strümpfen und Schuhen 3b) Rest der Kleidung kann selbstständig an- und ausgezogen werden 3b) Kann selbstständig essen und auf die Toilette gehen	• Hilft im Rahmen ihrer Möglichkeiten mit	• Dabei bleiben, Zeit lassen • Hilfestellung beim An- und Ausziehen von Slip, Strümpfen und Schuhen

5.7.2 Altersbedingte Durchblutungsstörung der Netzhautmitte

Die **Makula** *(gelber Fleck)* ist der zentrale Bezirk der Netzhaut von etwa 5 mm Durchmesser. Sie ist die Stelle des schärfsten Sehens. **Altersbedingte Durchblutungsstörungen** *(senile Makuladegeneration)* und eine verstärkte Durchlässigkeit der Blutgefäße haben eine ungenügende Nährstoffzufuhr, Blutungen und ödematöse Schwellungen im Makulabereich zur Folge. Die Sehschärfe nimmt ab, der Betroffene kann erblinden.

Symptome

- Verzerrtsehen, gerade Linien erscheinen wellenförmig
- Alles, was das Auge scharf ansieht (fixiert), kann nicht scharf gesehen werden
- Zunehmende zentrale (in der Mitte des Blickfeldes gelegene) Gesichtsfeldausfälle bis zur Erblindung.

Ärztliche Behandlung

Mit durchblutungsfördernden und gefäßwandabdichtenden Medikamenten wird versucht, eine weitere Verschlechterung der Sehfunktion zumindest teilweise aufzuhalten.

Pflegerische Maßnahmen

Ziel: Der alte Mensch kompensiert die Einschränkung oder den Verlust durch den Gebrauch von Hilfsmitteln

- Darauf achten, dass Sehhilfen greifbar und intakt sind
- Auf Hilfen wie Großdruckbücher, Hörbücher, Hörfunk hinweisen
- Altem Menschen vorlesen.

Fallbeispiel

Herr Thomas Kosciusko war von Beruf Buchhalter in einer großen Druckerei. Er ist ein sehr stiller, selbstständiger Heimbewohner, dessen Hobby das Lesen von Büchern ist. An jeder Wand seines Einzelzimmers steht ein Bücherregal. Das Personal und einige MitbewohnerInnen leihen regelmäßig Bücher von ihm aus, worüber er sich sehr freut. Bei einer dieser Gelegenheiten bittet er eine Altenpflegerin, einen Augenarzttermin für ihn zu besorgen. Er ist der Meinung, dass er wohl wieder eine stärkere Brille brauche, da er beim Lesen Schwierigkeiten habe.

Nach dem Behandlungstermin beim Augenarzt kommt Herr Kosciusko sehr betrübt zurück. Als er daraufhin angesprochen wird, bricht er in Tränen aus und erzählt, dass der Augenarzt eine so genannte altersbedingte Durchblutungsstörung der Netzhaut diagnostiziert habe und deshalb eine stärkere Brille wahrscheinlich keinen Wert habe. Das bedeute für ihn, dass sich seine Augen immer mehr verschlechtern würden und er noch mehr Pausen beim Lesen als bisher einlegen müsse oder vielleicht bald gar nicht mehr lesen könne.

Individuelle Pflegeplanung

Tab. 5.34 Individuelle Pflegeplanung bei altersbedingten Durchblutungsstörungen der Netzhautmitte

a) Probleme b) Ressourcen	Ziele	Maßnahmen
1a) Eingeschränkte Sehfähigkeit* zeigt sich in Schwierigkeiten beim Lesen (Hobby), was ihm Angst macht 1b) Ist motiviert und geistig in der Lage, das Ausmaß seiner Erkrankung richtig einzuschätzen und sich mit ihr auseinander zu setzen	• Kann verbal seine Gefühle äußern • Äußert verbal Akzeptanz der Erkrankung • Kennt Alternativen zum Lesen und nimmt sie in Anspruch • Führt alternative Beschäftigungen aus	• Zuhören, seine Angst zulassen, Fragen beantworten, Gespräche täglich mindestens 15 Min. • *Verabreichung der verordneten Medikamente* • Auf Hilfen wie Kassetten, Hörfunk, Literatursendungen verweisen • Anbieten, zu festgesetzter Zeit vorzulesen • Nach Absprache MitbewohnerInnen suchen, die bereit sind, ihm etwas vorzulesen • Über mögliche Sehhilfen informieren (elektronische Sehhilfen), Kosten können auf Antrag von der Krankenkasse übernommen werden, bei den Formalitäten behilflich sein • Regelmäßige Bewegung, z. B. längere Spaziergänge, Gymnastik empfehlen • Ausreichende Nachtruhe gewährleisten • Kurze Mittagsruhe zur Entspannung empfehlen

5.7.3 Grüner Star

Beim **Grünen Star** *(Glaukom)* ist der Augeninnendruck durch eine Abflussbehinderung des Kammerwassers erhöht. Man unterscheidet den *akuten Glaukomanfall* vom *chronischen Glaukom*. Das chronische Glaukom verläuft schleichend über Jahre meist ohne Beschwerden. Durch den erhöhten Augeninnendruck kommt es zur Sehnervschädigung und Sehverschlechterung.

Beim akuten Glaukomanfall tritt eine Abflussbehinderung des Kammerwassers innerhalb weniger Stunden auf. Ursache ist häufig eine Verlegung des Kammerwinkels, in dem das Kammerwasser normalerweise abfließt, durch die Regenbogenhaut.

Augenerkrankungen, wie z. B. Entzündungen, Verletzungen oder Tumoren, können ebenfalls zu einem Glaukom führen.

Symptome

Chronisches Glaukom

- Keine Beschwerden. Unbemerkte Gesichtsfeldausfälle bis zur Erblindung durch Sehnervschädigung.

Akuter Glaukomanfall

- Starke, unerträgliche Schmerzen im Auge mit Ausstrahlung in Kopf, Zähne und evtl. Bauch
- Plötzliche starke Sehverschlechterung
- Steinharter Augapfel
- Rötung des Auges
- Erweiterte Pupille und Tränenfluss
- Erbrechen.

Ärztliche Behandlung

Der hohe Augeninnendruck bei einem akuten Glaukomanfall muss sofort mit pupillenverengenden Augentropfen sowie Medikamenten, die die Kammerwasserproduktion vermindern, gesenkt werden. Zusätzlich werden Schmerzmittel gegeben.

Eine konsequente Augendrucknormalisierung verhindert Schädigungen des Sehnervs. Daher sollte bei alten Menschen regelmäßig der Augeninnendruck gemessen werden. Bei erhöhtem Druck werden pupillenverengende Augentropfen verordnet. Kann der Augeninnendruck mit Medikamenten nicht dauerhaft gesenkt werden, muss die Abflussbehinderung operativ beseitigt werden.

Pflegerische Maßnahmen

Ziel: Der alte Mensch drückt Gefühle der Sicherheit und des Wohlbefindens aus
- An regelmäßige Augenarztkontrollen erinnern und bei Bedarf begleiten
- Vorschriftsmäßig Augentropfen- und -salbenapplikation:
  - Alter Mensch neigt Kopf nach hinten
  - Mit Tupfer das Unterlid nach unten ziehen

- Hand mit Tropfenflasche an der Stirn des alten Menschen abstützen und Tropfen bzw. 0,5 cm langen Salbenstrang in den Bindehautsack geben
- Jeder alte Mensch muss seine eigenen Augentropfen, Augensalbe besitzen, Kontakt der Flasche bzw. Tube mit dem Auge vermeiden

- Regelmäßige Anwendung der verordneten Medikamente
- Sicherheit im Umfeld des alten Menschen schaffen, z. B. keine Stolperfallen.

Ziel: Der alte Mensch behält seine Sozialkontakte und knüpft neue

- Menschen im sozialen Umfeld, mit Einverständnis des Betroffenen, über Gesichtsfeldausfälle informieren
- Verbindung zu Kontaktperson aufbauen.

TIPP

- Bei Verordnung von Augentropfen und Salben immer zuerst Tropfen, dann Salben verabreichen
- Alkohol wirkt drucksenkend (nur bei akutem Glaukomanfall anwenden).

Fallbeispiel und individuelle Pflegeplanung

➢ Kap. 6.2.7

5

5.7.4 Diabetische Netzhautveränderung

Eine folgenschwere Spätkomplikation bei lange bestehendem Diabetes mellitus (➢ Kap. 5.4.5) ist die **diabetische Netzhautveränderung** *(Retinopathia diabetica)*, da die Betroffenen ohne Behandlung erblinden können. Neu gebildete kleine Gefäße wuchern in die Netzhaut und den sonst gefäßfreien Glaskörper. Gefäßwandveränderungen führen zu Netzhaut- und Glaskörpereinblutungen. Bindegewebige Verwachsungsstränge können die Netzhaut ablösen und den Kammerwasserabfluss behindern (Grüner Star ➢ Kap. 5.7.3).

Es besteht ein enger Zusammenhang zwischen Dauer des Diabetes und Auftreten einer Retinopathie. Nach 10–15 Jahren leidet die Hälfte aller Diabetiker an einer Retinopathie.

Symptome

- Schleichender Beginn ohne Beschwerden
- Schleier- oder Verschwommensehen erst im Spätstadium
- Beeinträchtigung der Sehschärfe, in schweren Fällen bis zur Erblindung.

Ärztliche Behandlung

Eine gute medikamentöse und diätetische Diabeteseinstellung verhindert das Fortschreiten der Erkrankung. Da ein hoher Blutdruck die Netzhaut zusätzlich schädigt, muss eine bestehende Hypertonie (➢ Kap. 5.2.7) mitbehandelt werden.

Mit Hilfe eines Lasers können die wuchernden Gefäße verödet und an der Netzhaut ziehende Bindegewebsstränge durchtrennt werden.

Da Diabetiker lange Zeit keine Augenbeschwerden haben, sollte jeder Diabetiker vorsorglich einmal jährlich augenärztlich untersucht werden.

Pflegerische Maßnahmen

Ziel: Der alte Mensch kennt Maßnahmen, die einer Erblindung vorbeugen, und führt sie durch

- Regelmäßige Augenarztkontrollen veranlassen
- Regelmäßige Blutzucker- und Blutdruckkontrollen durchführen
- Den alten Menschen über die Wichtigkeit der Einhaltung seiner Diät und der medikamentösen Therapie informieren.

TIPP

Je früher eine diabetische Retinopathie entdeckt wird und je eher die Behandlung einsetzt, desto besser sind die Erfolgsaussichten.

Fallbeispiel

Frau Anna Lang ist 82 Jahre alt und wohnt seit drei Jahren im Pflegeheim. Sie ist seit 30 Jahren Diabetikerin und spritzt sich seit fünf Jahren Insulin mittels Pen. Die Spätschäden der Erkrankung machen sich unter anderem an ihren Augen bemerkbar. Sie ist stark sehbehindert und trägt eine Brille, hört aber noch recht gut. Wegen ihrer Sehbehinderung lebt sie sehr isoliert in ihrem Wohnbereich. Sie ist unsicher und hat Angst, sich an etwas zu stoßen oder ihr Zimmer nicht mehr zu finden. Bei den kleinsten Handreichungen benötigt sie eine Hilfskraft. Mit den Jahren ist sie sehr misstrauisch geworden und vermutet ständig jemanden in ihrem Zimmer, der ihr Eigentum durchstöbert. Sie fürchtet, dass das Pflegepersonal sich hinter ihrem Rücken über sie lustig macht.
Frau Lang verbringt den ganzen Tag auf ihrem Zimmer, hört etwas Radio, kann aber mit ihrer Zeit nicht viel anfangen. Sie traut sich nur noch wenig zu mit der Begründung, sie sei fast blind und mache doch nur alles falsch. Sie benötigt bei den folgenden Aktivitäten Hilfe: Körperpflege, Ankleiden und Auskleiden, Essen und Trinken sowie Gang auf die Toilette.

Individuelle Pflegeplanung

Tab. 5.35 Individuelle Pflegeplanung bei diabetischer Netzhautveränderung

a) Probleme b) Ressourcen	Ziele	Maßnahmen
1a) Aufgrund eingeschränkter Sehfähigkeit* Misstrauen gegenüber Personal	• Äußert, dass sie Vertrauen zum Personal hat	• Vor Eintritt ins Zimmer anklopfen, darauf hinweisen, wenn Zimmer verlassen wird • Sich selbst vorstellen • Intimsphäre wahren • Nicht flüstern, sondern laut und deutlich sprechen • Auf verbale Kommunikation achten (sieht Körpersprache nicht) • Nicht in ihr Zimmer gehen, wenn sie nicht zu Hause ist • Nichts ohne ihr Einverständnis im Zimmer verrichten • Erklärungen bei allen Handlungen

Tab. 5.35 Individuelle Pflegeplanung bei diabetischer Netzhautveränderung (Forts.)

a) Probleme b) Ressourcen	Ziele	Maßnahmen
2a) Soziale Isolation* und Sturzgefahr* durch Orientierungsschwierigkeiten 2b) Vorstellung über räumliche Anordnung des Zimmers vorhanden	• Nimmt Kontakt zu anderen BewohnerInnen auf • Nimmt an Veranstaltungen teil • Findet sich im Zimmer/in der näheren Umgebung zurecht – stürzt nicht	• Behilflich sein, ihren Wohnbereich zu verlassen, spazieren zu gehen, Kontakte zu knüpfen • Über Selbsthilfegruppen informieren • Veranstaltungen in Begleitung besuchen • 3 × täglich 15 Min. Orientierungstraining • Orientierung über andere Sinne wie Hören, Tasten, Fühlen, Riechen aufmerksam/bewusst machen • Orientierungshilfen geben • Stolperfallen im Zimmer beseitigen • Nichts im Zimmer umstellen, Dinge immer auf den gleichen Platz zurückstellen • Gewohnheiten beibehalten • Erklären, wo die wichtigen Dinge sich befinden • Bestimmte Wege mit ihr gehen, dann unter Aufsicht alleine gehen lassen, Zeit lassen beim Ertasten und Erfühlen • Erinnerung an „sehende Tage" miteinbeziehen
3a) Angst* vor Erblindung	• Spricht Gefühle aus	• An regelmäßige Augenarztkontrollen erinnern • Zeit für Gespräche nehmen, ihre Bedenken ernst nehmen
4a) Selbstversorgungsdefizit bei der Körperpflege*, je nach Tagesform wird das Waschen von Rücken, Beinen und Intimbereich komplett übernommen 4b) Je nach Tagesform kann sie die Mundpflege und das Waschen von Gesicht und Oberkörper unter Anleitung übernehmen	• Ressourcen erhalten, führt Mundpflege selbstständig durch und wäscht sich Gesicht und Oberkörper	• Hautbeobachtung insbesondere an den Füßen • Wenn Verletzungsgefahr 3–4-mal wöchentliche Inanspruchnahme einer Fußpflegerin empfehlen • Anleitung und Hilfestellung bei den täglichen Aktivitäten, dem Tagesbefinden anpassen • 2 × täglich Körperpflege am Waschbecken (➤ Kap. 7.6.2)
5a) Selbstversorgungsdefizit beim An-und Auskleiden*, muss je nach Tagesform z. T. komplett übernommen werden 5b) Je nach Tagesform kann sie Kleidung nach Absprache der genauen Reihenfolge selbst anziehen	• Kann sich selbstständig ankleiden	• Beratung über bequemes Schuhwerk • Kleidungsstücke nach Absprache zurechtlegen und Hilfestellung in abgesprochener Reihenfolge durchführen
6a) Selbstversorgungsdefizit bei der Ausscheidung*, findet außerhalb ihres Zimmers die Toilette nicht und kann sich zum Ausscheiden nicht selbstständig aus- und ankleiden 6b) Meldet sich zum Gang zur Toilette	• Erhält erforderliche Hilfestellung	• 3–4 × täglich und 1 × nachts zur Toilette begleiten • Unterstützung beim Ausscheiden (➤ Kap. 7.5.1)
7a) Selbstversorgungsdefizit bei der Ernährung*, Essen muss mundgerecht zubereitet und Getränk vorbereitet werden 7b) Kann vorbereitetes Essen und Getränk zu sich nehmen	• Äußert Zufriedenheit im Hinblick auf ihre Ernährung	• Diabetes Diät, *Insulininjektion nach ärztlicher Verordnung,* Essabstand (siehe Beipackzettel des Insulins) genau einhalten – über Notwendigkeit informieren • *Regelmäßige Blutzuckerkontrollen durchführen nach ärztlicher Verordnung*

5

5.7.5 Altersweitsichtigkeit

Eine **Altersweitsichtigkeit** *(Presbyopie)* entsteht, wenn sich die Linse wegen ihres altersbedingten Elastizitätsverlustes kaum noch verformen (akkomodieren) kann, so dass der alte Mensch in der Nähe nicht mehr scharf sieht. Das Nachlassen der Linsenverformbarkeit beginnt meist um das 45. Lebensjahr. Dann merken die Betroffenen, dass sie in der für das Lesen üblichen Entfernung von 30–40 cm nicht mehr scharf sehen. Die Arme werden zu kurz, um die Zeitung lesen zu können.

Symptome

- Scharfes Sehen in der Nähe wird mit zunehmendem Alter schwierig bzw. unmöglich
- Zu lesender Text wird immer weiter entfernt von den Augen gehalten.

Ärztliche Behandlung

Der Augenarzt verordnet eine Brille mit Sammelgläsern (Konvexlinsengläser).

Pflegerische Maßnahmen

Ziel: Der alte Mensch führt Aktivitäten durch, die für eine gute Sehqualität sorgen
- Auf regelmäßige Augenarztkontrollen hinweisen
- Auf Sauberkeit der Brillengläser achten
- Beim Lesen für ausreichende Beleuchtungsverhältnisse sorgen.

TIPP
Evtl. Brille beschriften, damit sie der richtigen Person zurückgebracht werden kann, wenn sie, z. B. im Aufenthaltsraum, liegen bleibt.

5.7.6 Altersschwerhörigkeit

Die **Altersschwerhörigkeit** *(Presbyakusis)* wird hervorgerufen durch einen Verlust an Hör- oder Nervenzellen, Durchblutungsstörungen sowie Störungen des Stützgewebes im Innenohr. Auch Lärmeinwirkung, Medikamente, Ernährungsgewohnheiten und Infekte in jüngeren Jahren haben einen Einfluss auf die Abnahme des Hörvermögens. Der Hörverlust beginnt um das 55. Lebensjahr an beiden Ohren und nimmt mit fortschreitendem Alter zu.

Symptome

- Seitengleiche Hörverschlechterung, insbesondere für hohe Töne
- Schlechtes Sprachverständnis bei hohem Geräuschpegel (z. B. mehrere Gesprächspartner bei Feiern)
- Evtl. Ohrgeräusch, vor allem in ruhiger Umgebung.

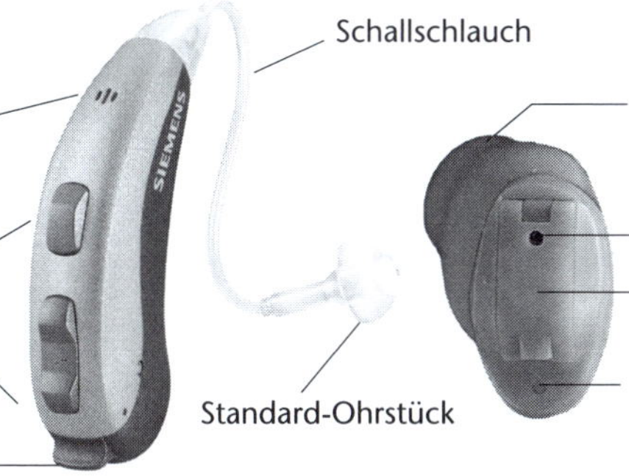

Abb. 5.24 Hörgeräte. Links: Hinter-dem-Ohr-Gerät Motion P. Rechts: Im-Ohr-Gerät. [V137]

Ärztliche Behandlung

Für die Altersschwerhörigkeit gibt es weder eine medikamentöse noch eine chirurgische Behandlung.

Bei einem Hörverlust von mehr als 40 % wird ein Hörgerät (➤ Abb. 5.24) verordnet, wenn der alte Mensch in der Lage ist, die Handhabung des Apparates zu erlernen.

Pflegerische Maßnahmen

Ziel: Der alte Mensch nimmt am täglichen Leben teil

- Ermutigen, sich zu äußern
- Nach Einverständnis MitbewohnerInnen über Problem aufklären
- Umgang mit schwerhörigen und gehörlosen alten Menschen sowie Hilfestellung bei Einstellung und Wartung des Hörgerätes (➤ Kap. 7.1.5).

TIPP

- Oft wird erschwertes Hören alter Menschen auf die Altersschwerhörigkeit zurückgeführt, nicht selten jedoch haben alte Menschen „abgeschaltet" oder sie wollen (vielleicht aus Trotz) nicht hören
- Hörgerät nicht in der Nähe von Medikamenten aufbewahren, Batterien können mit Tabletten verwechselt werden.

Fallbeispiel

Herr Karl Mach ist 96 Jahre alt und lebt seit sieben Monaten im Altenheim. Er hat den Aufenthalt selbst gewünscht. Nach dem Tod seiner Frau vor zwei Jahren merkte er, dass er sich selbst nicht mehr versorgen konnte, obwohl er sich körperlicher und geistiger Gesundheit erfreute.

Als er sich um den Heimplatz bemühte, war er an den Aktivitäten, die im Haus stattfinden, sehr interessiert. Bald nach seinem Einzug organisierte er mit zwei MitbewohnerInnen eine Skatrunde. Außerdem nahm er regelmäßig an der zweimal wöchentlich stattfindenden Gymnastik teil.

Seit ca. drei Wochen lebt er jedoch sehr zurückgezogen in seinem Zimmer. Die MitbewohnerInnen hatten sich über das von ihm sehr laut eingestellte Radio im Aufenthaltsraum beklagt. Sobald er sein Zimmer verlässt, wirkt er unsicher. Wird er angesprochen, legt er seine Hand als Schalltrichter ans Ohr, sein Gesichtsausdruck wirkt angespannt und konzentriert. Wenn das Pflegepersonal sein Zimmer betritt, reagiert er erst auf Blickkontakt und wird aggressiv. Von Tag zu Tag wird er misstrauischer. Eine Altenpflegerin versuchte, ihn zu einem Ohrenarztbesuch zu bewegen. Als Antwort erhielt sie: „Nein, nein, dann bekomme ich so ein Ding wie Frau Werner ins Ohr gedrückt, das ständig piepst. Damit lachen mich die anderen aus. Sie glauben ja jetzt schon, dass ich nicht mehr ganz zurechnungsfähig bin."

Individuelle Pflegeplanung

Tab. 5.36 Individuelle Pflegeplanung bei Altersschwerhörigkeit

a) Probleme b) Ressourcen	Ziele	Maßnahmen
1a) Eingeschränkte Hörfähigkeit* zeigt sich in Unsicherheit, Misstrauen und Aggressivität sowie im sozialen Rückzug	• Nimmt wieder am täglichen Leben teil • Äußert seine Gefühle	• Geduld zeigen, Zeit lassen • Blickkontakt • Lichtsignale, Zeichen vereinbaren • Deutlich, langsam und nicht zu laut sprechen • Kurze Sätze • Beim Gespräch nicht sprunghaft das Thema wechseln • Keine Fremdwörter benutzen • Schrifttafel verwenden, insbesondere bei wichtigen Informationen • Ermutigen, sich zu äußern • Einverständnis einholen, MitbewohnerInnen über sein Problem aufklären zu dürfen • Anregen, es selbst zu tun
2a) Angst* vor „Hörgerät" und damit ausgelacht zu werden	• Äußert Akzeptanz bzgl. Hörgerät und bemüht sich um Informationen und Auswahl eines Gerätes	• Über Therapiemöglichkeit beraten • Zum Besuch eines HNO-Arztes motivieren, evtl. begleiten • Erklären, dass es mittlerweile gute Geräte auf dem Markt gibt und dass durch richtige Handhabung und Wartung Zusatzgeräusche entfallen
2b) Ist geistig rege und hat den Willen, wieder so zu leben wie noch vor wenigen Monaten; spielt gerne Skat und macht gerne Gymnastik	• Nimmt Freizeitaktivitäten wieder auf	• Ihn auf Probleme, wie z. B. Isolation, Unsicherheit, die aus der Angst vor dem Hörgerät und dem Arztbesuch resultieren, aufmerksam machen • Auf Wunsch Gymnastikgruppe und Skatrunde über Verständigungsmöglichkeiten informieren • Ihn zur Wiederaufnahme seiner Freizeitaktivitäten motivieren

5.8 Hauterkrankungen

5.8.1 Trockene Haut

Eine **trockene Haut** *(Sebostase)* entsteht durch verminderte Talgproduktion. Talg ist eine gelbliche, dünnflüssige Substanz, die in den Talgdrüsen der Haut produziert wird und Hautoberfläche und Haare einfettet. Mit steigendem Alter nimmt die Talgproduktion immer stärker ab, die Haut wird trocken, rissig. Übermäßige Verwendung von Seife sowie häufiges und heißes Baden trocknen die Haut zusätzlich aus.

Symptome

- Raue, rissige, trockene Haut
- Rötung und Schuppung
- Quälender Juckreiz.

Komplikationen

Die trockene Altershaut ist anfällig für Ekzeme (➤ Kap. 5.8.2) und Pilzerkrankungen (➤ Kap. 5.8.3). Bei dem Versuch, den Juckreiz durch Kratzen zu stillen, entstehen kleine Hautverletzungen, die sich infizieren können. Mitunter wird die Lebensqualität des alten Menschen durch die Hauterkrankung so erheblich eingeschränkt, dass er depressiv wird.

Ärztliche Behandlung

Der Haut muss gut gepflegt und regelmäßig eingefettet werden. Bei starkem Juckreiz kann z. B. Ingelan®-Puder verordnet werden.

Pflegerische Maßnahmen

Ziel: Der alte Mensch schützt seine Haut vor Austrocknung

- Duschen und Waschen mit Waschemulsion oder Ölbad (keine Seifen oder Duschgele verwenden)
- Waschen, Duschen oder Baden auf ein notwendiges Mindestmaß reduzieren, nur kurz und nicht heiß baden
- Zuführung von Fett in Form von pflanzlichen Ölen z. B. Soja-Öl, Jojoba-Öl, Avocado-Öl oder Linola®-Fett-Salbe
- Extra fetthaltiger Hautschutz bei Aufenthalt an Sonne und Wind
- Hautdurchblutung z. B. durch Massage mit Massageöl fördern
- Genügend Flüssigkeitszufuhr, ausgewogene Ernährung.

Ziel: Der alte Mensch äußert seine Bedürfnisse

- Einfühlen, ob Bedürfnisse des alten Menschen genügend beachtet wurden
- Besondere Zuwendung
- Für genügend Schlaf sorgen (➤ Kap. 5.11.2).

TIPP

Evtl. lässt sich Hautjucken durch ein paar Tropfen Obstessig im Waschwasser beheben.

Fallbeispiel

Herr Krätz ist 81 Jahre alt und lebt seit 12 Jahren im Heim. Aufgrund einer Kriegsverletzung am linken Bein ist er gehbehindert und benutzt zwei Gehstöcke. Der Grund seines Einzugs waren Schwierigkeiten bei der hauswirtschaftlichen Versorgung. Der ehemalige Maler war stets wortkarg und saß am liebsten an einem kleinen Biotop mit Fischen in der Eingangshalle des Heimes. Seit etwa zwei Monaten sieht man ihn dort jedoch immer seltener.

Die zuständige Altenpflegerin fragt ihn daraufhin, ob er denn jetzt einen anderen Lieblingsplatz gefunden habe. Daraufhin wird er traurig und sagt, es sei ihm unangenehm, sich in der Öffentlichkeit zu zeigen, da er sich ständig kratzen müsse. An den Unterschenkeln und an den Armen sowie an den Achseln sei er schon ganz aufgekratzt. Er erlaubt der Altenpflegerin, abends vorbeizukommen, um sich die Haut anzusehen. Diese stellt daraufhin bei Herrn Krätz eine extrem trockene Haut fest, die sich teilweise schon schuppt. An vielen Stellen sind Kratzspuren zu sehen. Auf die Frage, ob er sich ab und zu eincreme, sagt er, dass er als Mann so etwas noch nie gebraucht habe. Daraufhin empfiehlt ihm die Altenpflegerin, sich täglich mit einer ölhaltigen Pflegecreme einzureiben. Auch hier ist Herr Krätz skeptisch, da er so etwas für Frauenkosmetik hält. Die Altenpflegerin macht ihm daraufhin den Vorschlag, ihn nach dem morgendlichen Waschen und vor dem Schlafengehen mit Massageöl zu massieren, worauf Herr Krätz gerne eingeht.

Individuelle Pflegeplanung

Tab. 5.37 Individuelle Pflegeplanung bei Hauttrockenheit

a) Probleme b) Ressourcen	Ziele	Maßnahmen
1a) Soziale Isolation* aufgrund von Juckreiz infolge trockener Haut 1b) Mag Massage und ist weitgehend selbstständig	• Kratzt nicht mehr und äußert Wohlbefinden • Setzt sich wieder zum Biotop	• Ihn bitten, seinen Hausarzt beider nächsten Visite zu informieren • Beratung: seifenfreie Hautreinigungsmittel oder Ölbad • Morgens und abends mit Massageöl einölen bzw. einmassieren (morgens entgegen Haarrichtung, abends im Verlauf des Haarwuchses) • Einmal wöchentlich ein Ölbad mit Hilfestellung • Beratung: mind. 2 l täglich trinken • Ermuntern, wieder zu den Fischen zu gehen, ihn evtl. begleiten

5.8.2 Ekzem

Ein **Ekzem** *(Dermatitis)* ist eine entzündliche, nicht infektiöse oder ansteckende Reaktion der Haut auf meist von außen auf die Haut aufgebrachte Stoffe. Ein *allergisches Kontaktekzem* wird durch Kontakt der Haut mit allergieauslösenden Stoffen (z. B. Kosmetika, Chemikalien, Arzneimittel, Kleidungsstücke, Pflanzen, Schmuck), ein *toxisches Kontaktekzem* durch direkte Hautschädigung (z. B. durch Säuren, Laugen, Seifen, Lösungsmittel, UV-Strahlen) ausgelöst. Im Gegensatz zum allergischen Kontaktekzem reagiert beim toxischen Kontaktekzem jede Person auf den schädigenden Stoff. Ältere Menschen leiden häufig an einem *Austrocknungsekzem* durch mangelnde Talgproduktion (Sebostase ➤ Kap. 5.8.1).

Symptome

- Rötung, Knötchen, Bläschen, Schwellung der Haut
- Nässen bei Aufbrechen der Bläschen
- Später Schuppen- oder Krustenbildung
- Juckreiz und Brennen
- Im chronischen Stadium: Verdickung und Verhornung der Haut, Hauteinrisse (Rhagaden)
- Einschränkung des Wohlbefindens.

Komplikationen

Verunreinigte Kratzspuren können sich infizieren und eitern.

Ärztliche Behandlung

Beim allergischen Kontaktekzem muss der allergieauslösende Stoff möglichst konsequent gemieden werden. Durch Aufbringen von Testsubstanzen auf den Rücken oder Injektion in den Arm kann in vielen Fällen der Allergieauslöser gefunden werden. Evtl. kommen kortisonhaltige Salben oder Cremes zur Anwendung.

Nässende Kontaktekzeme werden mit Lotionen oder feuchten Umschlägen und Vaseline behandelt, Austrocknungsekzeme mit fettenden Salben.

Pflegerische Maßnahmen

Ziel: Der alte Mensch äußert sein Wohlbefinden

- Bei Juckreiz und Brennen Kühlung durch Auflegen von feuchten Kompressen mit 0,9 %-iger Kochsalzlösung oder Aqua destillata mit Kaliumpermanganat (Hautaufweichung und Unterkühlung unbedingt vermeiden)
- Viel Ruhe, Entspannung, Schlaf
- Zuwendung, Zuhören, klärendes Gespräch über mögliche Ursachen.

Ziel: Der alte Mensch führt Maßnahmen durch, die eine intakte Haut wieder herstellen und erhalten

- Beratung, um Kontakt mit ekzemauslösendem Stoff zu vermeiden
  - Kopf: Shampoo und andere Haarpflegemittel
  - Ohren: Ohrringe, Brillengestell, Hörgerät
  - Gesicht: Seife, Rasierwasser, Cremes, Kosmetika
  - Hals: Kragen, Schmuck, Parfüm
  - Achselhöhlen: Deodorant, Waschmittel, Textilien
  - Unterschenkel: Gummistrümpfe, Salben (besonders beim Ulcus cruris ➤ Kap. 5.8.5)
- Ekzemauslösende Substanz durch Waschen von der Haut entfernen
- Beratung zur vorbeugenden Hautpflege, z. B. nur seifenfreie Hautreinigungssyndets und -lotionen verwenden
- Ölbader zur Hautreinigung
- Hautschutz durch pflanzliche Öle (Jojoba), Fettsalben (Linola Fett N®), Basiscremes, Pflegecremes ohne Parfümzusätze und Konservierungsstoffe
- Beratung über Maßnahmen zur Stärkung der Abwehrlage und des psychischen Wohlbefindens (Schlaf, Ernährung, Gespräche, Entspannung).

TIPP

- Bundesweite Pollenflugvorhersage
- Deutsche Haut- und Allergiehilfe e.V.

Fallbeispiel

Frau Klara Heinzelmann ist 87 Jahre alt und kinderlos. Ihre fünf Jahre jüngere Schwester verstarb vor zwei Monaten. Da es Frau Heinzelmann schwer fiel, den Haushalt allein zu versorgen, zog sie ins Altenheim. Sie ist eine sehr reinliche Frau, duscht mitunter zweimal täglich, parfümiert sich gern und frisiert sich anschließend ausgiebig mit Haarspray.

Die Umstellung im Altenheim machte ihr mehr zu schaffen als sie erwartete, und sie klagte ständig über Mattigkeit und Abgeschlagenheit. Trotzdem versäumte sie es nicht, an den angebotenen Aktivitäten im Heim teilzunehmen.
Vor einer Woche entdeckte sie an mehreren Stellen ihres Körpers gerötete Flecken mit kleinen Knötchen im Randbereich, die stark juckten. Auch die Augenlider waren gerötet, geschwollen und schuppten sich. Daraufhin ging sie zum Hautarzt, der ein allergisches Ekzem feststellte und ihr eine kortisonhaltige Salbe für die befallenen Stellen am Körper sowie eine Augensalbe für die Augenlider verschrieb. Außerdem bekam sie die Auflage, die nächsten Wochen nur noch 1 × wöchentlich zu duschen, was sie am meisten erschreckte.

Individuelle Pflegeplanung

Tab. 5.38 Individuelle Pflegeplanung bei Ekzem

a) Probleme b) Ressourcen	Ziele	Maßnahmen
1a) Hautschädigung* verbunden mit Juckreiz aufgrund allergischem Ekzem an mehreren Körperstellen und Unwohlsein, da sie nur noch 1 × in der Woche duschen darf (soll) 1b) Ist sehr reinlich und gepflegt, möchte die Angebote im Heim nutzen	• Hat keinen Juckreiz mehr • Intakte, gepflegte Haut	• Zuhören, Trauer zulassen • Gründe sowie Vor- und Nachteile von möglicher Überaktivität besprechen • Parfüms und Haarspray weglassen • Duschen mit seifenfreien Syndets Lotionen oder Ölbädern • Der Haut anschließend Fett zuführen, z. B. Basissalben, Linola Fett, pflanzliche Öle ohne chem. Zusätze • Beratung: mehr Ruhe „gönnen" • Beratung: Anwendung der Salben regelmäßig nach Arztanordnung

5.8.3 Pilzerkrankungen

Pilzerkrankungen *(Mykose)* werden durch Infektion der Haut, Schleimhäute oder Hautanhangsgebilde (Nägel, Haare) mit Pilzen (Dermatophyten, Schimmelpilze oder Hefen) hervorgerufen. Begünstigt wird das Pilzwachstum durch Schädigung des normalen Haut- bzw. Schleimhautmilieus (Feuchtigkeitsstau durch Bekleidung, mangelnde Hygiene). Besonders anfällig sind alte Menschen mit Abwehrschwäche, Tumorerkrankungen, Diabetes mellitus, nach Antibiotikabehandlung und bei Stress.

Pilze können an Füßen (Fußpilz), zwischen den Fingern, aber auch an allen anderen Hautstellen des Körpers auftreten. Schleimhautpilze (Soor) können den Mund, die Genitalien, die Harnblase und in seltenen Fällen auch die Schleimhäute der Verdauungsorgane und der Atmungsorgane befallen. Der häufigste unter ihnen ist Candida albicans.

Symptome

- *Fuß- und Handpilz*: starker Juckreiz, Hornhautverdickung, feuchte Schuppung, Rhagadenbildung, Rötung, evtl. kleine Pusteln
- *Nagelpilz*: Verfärbung, Verdickung (höckerige Oberfläche) und evtl. Ablösung von Finger- oder Zehennägeln, Wachstumsstörungen der befallenen Nägel
- *Pilzbefall der Haare*: Abbrechen der Haare in einem kreisförmigen Areal

- *Genitalpilz*: juckende oder nässende Entzündung im Urogenital- oder Analbereich, Schwellung und Rötung der Schamlippen, weißliche Beläge, Ausfluss
- *Pilzbefall der Mundhöhle (Soor)*: weiße Beläge an der Mundschleimhaut.

Komplikationen

Insbesondere beim Pilzbefall der Mundhöhle besteht die Gefahr, dass sich der Pilz auf den Magen-Darm-Trakt, die Lunge oder sogar auf den ganzen Körper (systemisch) ausbreitet (Sepsis).

Ärztliche Behandlung

Die Behandlung erfolgt durch spezielle pilztötende Medikamente (Antimykotika). Evtl. müssen Medikamente, die die Ausbreitung von Pilzen fördern (Kortikosteroide, Antibiotika) abgesetzt werden.

Pflegerische Maßnahmen

Ziel: Der alte Mensch kennt Risikofaktoren und führt präventive Maßnahmen durch
- Anleitung zur korrekten persönlichen Hygiene (Waschlappengebrauch, Zahnprothesenpflege)
- Magensonden, Blasenkatheter sauber halten bzw. desinfizieren
- Bei Gefährdung des alten Menschen Soor-, Parotitis- und Intertrigoprophylaxe (➤ Kap. 7.4.2, 7.6.3) durchführen
- Haut und Schleimhäute vor Austrocknen, Druckstellen und sonstigen Schäden schützen
- Abwehrkräfte stärken durch ausreichenden Schlaf und Wohlbefinden
- Ballaststoff- und vitaminreiche Ernährung.

Ziel: Der alte Mensch führt erforderliche hygienische Maßnahmen durch, um die Keimverschleppung und Reinfektion zu verhindern
- Keimverschleppung vermeiden (Desinfektion von Händen, Kleidung, gebrauchten Materialien), Schutzhandschuhe tragen, Verneblerwartung
- Intimpflege des alten Menschen mit Schutzhandschuhen, evtl. Einmalwaschlappen benutzen
- Infizierte Areale zuletzt waschen
- Gebrauchte Waschlappen, Handtücher, Leibwäsche, Strümpfe, Badvorleger, Nagelpflegeset desinfizieren
- Auf regelmäßige Einnahme bzw. Anwendung der Medikamente achten
- Evtl. Schuhe und Strümpfe mit antimykotischem Puder behandeln
- Infizierte dürfen keine öffentlichen Bäder oder Saunen benutzen.

Fallbeispiel

Als Frau Dr. Wally Hamburger, 82 Jahre, ins Wohnstift einzog, war sie noch relativ rüstig. Eigentlich zehrte nur die Hausarbeit an ihren Kräften, die sie sich lieber noch für andere Aktivitäten wie Schwimmen, Lesen, Volkshochschulbesuche bewahren wollte. Da sie zunehmend vergesslicher wurde, vernachlässigte sie auch die Körperpflege etwas. Vor einem halben Jahr hatte sie eine schwere Grippe, von der sie sich lange nicht erholte und schlecht schlief. Auch nörgelte sie oft, dass das Essen zu hart sei oder nicht schmecke. Das Frühstück brockte sie sich in den Morgenkaffee, meldete sich jedoch immer öfter vom Essen ab. Ihre Aktivitäten behielt sie weiter bei.

Eines Tages beschwerte sich eine Mitbewohnerin über den starken Mundgeruch von Frau Dr. Hamburger. Es war ihr aber zu peinlich, es ihr selbst zu sagen. Während der letzten Monate ging Frau Dr. Hamburger, früher von Beruf Archäologin, auch immer seltener außer Haus, obwohl sie eigentlich leidenschaftlich gerne in der Natur unterwegs war. Sie resignierte zusehends und baute immer mehr ab.
Die betreuende Altenpflegerin wollte nicht an einen Abbauprozess dieser früher agilen Frau glauben und nahm sich zwei Stunden Zeit, um die Sorgen und Nöte der Bewohnerin anzuhören. Dabei erfuhr sie, dass die Mundschleimhaut beim Essen schmerzte und die Zahnprothese drückte. Wegen starken Juckreizes im Genitale und wegen Zehen, die in den Schuhen schmerzten, wollte sie nicht mehr weggehen. Sie erzählte, dass ihr Mann vor acht Jahren an den Komplikationen einer banalen Operation starb. Seitdem hatte sie kein Vertrauen zu Ärzten mehr und wollte keinen aufsuchen. Nachdem die Altenpflegerin sie überzeugen konnte, dass bei ihrer Erkrankung nichts zu operieren sei, ging Frau Dr. Hamburger zur Hautärztin, die einen Pilzbefall des Genitales, einen Fußpilz und einen Mundsoor feststellte. Zusätzlich zur Einnahme eines Antimykotikums soll Frau Dr. Hamburger den Mund nach Anweisung mit Moronal® auspinseln und ihren Fußpilz mit Canesten®-Salbe behandeln sowie Ernährungs- und Hygieneregeln beachten.

5

Individuelle Pflegeplanung

Tab. 5.39 Individuelle Pflegeplanung bei Pilzerkrankungen

a) Probleme b) Ressourcen	Ziele	Maßnahmen
1a) Schmerzen* beim Essen durch Mundsoor	• Kann ohne Schmerzen Essen	• Anleitung zur richtigen Medikamentenanwendung (Gebrauchsinformation) • Zuckerfreie Diät über mindestens 6 Wochen (Information, Motivation) • Vitamin- und ballaststoffreiche Ernährung, kein Zucker verwenden
2a) Hautschädigung* und Juckreiz im Genitale	• Äußert verbal Besserung, kein Juckreiz mehr vorhanden	• Anleitung zu speziellen hygienischen Maßnahmen • Keimverschleppung vermeiden – Desinfektion von Händen • Infizierte Areale zuletzt waschen • Gebrauchte Waschlappen, Handtücher, Leibwäsche, Strümpfe, Badvorleger, Nagelpflegeset desinfizieren • Empfehlung, zur Intimhygiene nur Syndets zu benutzen • Schwimmbad erst wieder nach Abheilung besuchen
3a) Schmerzen* in den Zehen beim Gehen 3b) Ist gerne draußen unterwegs und geistig rege	• Kann ohne Schmerzen Gehen	• Empfehlung, offene Sandalen und kochbare Baumwollsocken zu tragen • Erinnerung, nach 8 Wochen zur Kontrolluntersuchung die Hautärztin aufzusuchen • Information über Veranstaltungen

5.8.4 Gürtelrose

Die **Gürtelrose** *(Herpes zoster)* ist eine Zweitinfektion mit Varizella-Zoster-Viren. Nach einer Windpockenerkrankung (Erstinfektion) können diese Viren jahrelang im Nervengewebe des Menschen überleben. Bei einer Abwehrschwäche, z. B. durch schwere Krankheit, Diabetes mellitus, Medikamente, Stress oder AIDS, können sie reaktiviert werden und die Gürtelrose hervorrufen. Die hierbei auftretenden typischen Hauterscheinungen verlaufen entlang des Versorgungsgebietes der Haut der betroffenen Nervenbahn (Dermatom) meist einseitig gürtelförmig vom Rücken über den Brustkorb. Seltener betrifft die Gürtelrose den rechten und linken Brustkorb und tritt als doppelter „Gürtel" auf. Bei einem Gesichtsnervenbefall können auch Gehörgang oder Auge in das Krankheitsgeschehen einbezogen sein.

Vorwiegend erkranken Erwachsene zwischen dem 50. und 70. Lebensjahr. Kinder können sich bei an Gürtelrose erkrankten alten Menschen mit Windpocken anstecken, die Gürtelrose selbst kann jedoch nicht auf diesem Weg übertragen werden.

Symptome

- Allgemeines Krankheitsgefühl mit Appetitlosigkeit, Abgeschlagenheit, Müdigkeit
- Gelegentlich Temperaturanstieg
- Rötung mit Bläschenausschlag (stecknadelkopfgroße, wasserklare, gruppiert stehende Bläschen), gürtelförmig an Brust oder Bauch bis zur Körpermitte reichend
- Schmerzen im befallenen Gebiet, die nach Abheilung der Hauterscheinungen noch lange bestehen können.

Komplikationen

Mit zunehmendem Alter nehmen auch die Komplikationen zu. Es kann zu einer Generalisation der Erkrankung mit Befall von inneren Organen kommen. Besonders gefürchtet sind dabei eine Lungen- und eine Gehirnentzündung. Werden Gesichtsnerven befallen, können Augen und Ohren auf Dauer geschädigt werden. Eine zwar nicht gefährliche, aber äußerst quälende Komplikation sind stechende Schmerzen (Neuralgien) noch Jahre nach Ausheilen der Gürtelrose im Bereich des betroffenen Nervs.

Ärztliche Behandlung

Im akuten Stadium wird virustatisch behandelt. Lokal werden zur Austrocknung der Bläschen und zur antiinfektiösen Therapie Zinkpaste oder Zinköl, Betaisodona®-Lösung und Farbstofflösungen aufgetragen. Auch der kühlende und austrocknende Effekt von Franzbranntwein kann genutzt werden.

Nach dem Akutstadium können evtl. Kortikosteroide den möglicherweise noch über Jahre anhaltenden Schmerzzuständen vorbeugen. Bei Schmerzen werden meist stark wirkende Schmerzmittel wie Valoron® oder Tramal® und Beruhigungsmittel gegeben.

Bei Infektion der Bläschen kommen Antibiotika zur Anwendung.

Pflegerische Maßnahmen

Ziel: Der alte Mensch führt Maßnahmen durch zur Linderung der Hautbeschwerden, Schmerzen und zur Stärkung des Immunsystems

- Erkrankte Hautstellen trocken halten, nicht waschen
- In warmen Räumen wenn möglich keine Bekleidung oder lediglich leichte, weiche Bekleidung am Oberkörper, z. B. Seide
- Wenn nötig leichter, luftdurchlässiger Verband
- Leichtes Bettzeug, um Wärmestau zu vermeiden
- Für Ruhe und genügend Schlaf sorgen (Besuche absprechen und evtl. einschränken)
- Vitamin- und ballaststoffreiche Kost.

Ziel: Der alte Mensch führt Maßnahmen durch zur Verhinderung der Krankheitsausbreitung
- Bei der Körperpflege Schutzhandschuhe tragen
- Waschen mit Betaisodona® Flüssigseife
- Intertrigoprophylaxe (➤ Kap. 7.6.3)
- Häufiges Händewaschen bzw. Händedesinfektion (alter Mensch und Pflegepersonal)
- Bettwäsche und Leibwäsche desinfizierend waschen bzw. behandeln
- Alten Menschen über hygienische Verhaltensregeln informieren
- Abwehrgeschwächte Menschen und Kinder fern halten.

Ziel: Der alte Mensch entwickelt keine Komplikationen bei Bettlägerigkeit und eingeschränkter Beweglichkeit
- Durchführung von Dekubitus-, Pneumonie-, Kontraktur-, Thrombose-, Obstipationsprophylaxe (➤ Kap. 7).

Ziel: Der alte Mensch kann mit der Erkrankung lebenswert leben
- Überforderung und Aufregung vermeiden
- Umfeld über die nicht ansteckende Erkrankung informieren (Ausnahme: abwehrgeschwächte Menschen, Windpockengefahr bei Kindern)
- Einfühlung bei Ängsten und Schmerzen, Zuhören, behutsamer Umgang.

5

Fallbeispiel

Frau Erna Blasius, 78 Jahre alt, hatte im November eine schwere Grippe mit Fieber und langwierigem Husten und Schnupfen. Sie erholte sich den ganzen Winter nicht richtig. Sie litt an Schlafstörungen durch die Erkältungserscheinungen, ihr Allgemeinbefinden verschlechterte sich immer mehr. Im März bekam sie dann zusätzlich eine Gürtelrose. Zurzeit lebt sie zwar in ihrer Wohnung zu Hause, hat aber so starke Schmerzen, dass sie sich kein Kleidungsstück mehr anziehen möchte und auch nicht zum Einkaufen gehen kann. Sie läuft nur noch im Unterhemd in der Wohnung herum und ist ganz verzweifelt. Die verordnete Salbe kann sie am Rücken nicht selbst auftragen. Deshalb hat sie einen Pflegedienst beauftragt, sie 2 × täglich zu besuchen.

Individuelle Pflegeplanung

Tab. 5.40 Individuelle Pflegeplanung bei Gürtelrose

a) Probleme b) Ressourcen	Ziele	Maßnahmen
1a) Schmerzen* im befallenen Gebiet der Gürtelrose (rechter Oberkörper) 1b) Kann die täglichen Aktivitäten selbstständig durchführen	• Berichtet, dass der Schmerz erträglich ist	• Beratung: Leichte oder keine Kleidung tragen, leichtes Bettzeug, befallene Haut nicht waschen • *Schmerz- und Hautbehandlung nach Arztanordnung*
2a) Kann Behandlung nach Arztanordnung selbstständig nicht durchführen	• Äußert verbal eine Besserung der Erkrankung	• Rücken 2 × täglich mit Betaisodona® desinfizieren, mit Zinköl austrocknend pflegen • Anleitung zur selbstständigen Behandlung an der Körpervorderseite • *Medikamente nach Arztanordnung (Beratung u. Beobachtung von Wirkung und unerwünschter Wirkung)*

Tab. 5.40 Individuelle Pflegeplanung bei Gürtelrose (Forts.)

a) Probleme b) Ressourcen	Ziele	Maßnahmen
3a) Infektionsgefahr* (Keimverschleppung im befallenen Gebiet)	• Kann Maßnahmen durchführen, um das Infektionsrisiko herabzusetzen • Kann Maßnahmen durchführen, um ihre körpereigene Abwehr zu stärken	• Händedesinfektion nach Haut- bzw. Wäschekontakt • Bei Pflegeverrichtungen Schutzhandschuhe tragen • Beratung: Abwehrgeschwächte sowie Kinder fern halten; gute Pflege der nichtbefallenen Haut • Bettwäsche und Leibwäsche desinfizieren/waschen • Vitamin- und ballaststoffreiche Kost, z. B. Vollkornbrot, Obst, Gemüse, Leber, Fisch, Milch
4a) Hoffnungslosigkeit* ob der momentanen Situation 4b) Zur Kommunikation fähig	• Kann ihre Gefühle ausdrücken	• Zuhören, Hoffnung auf baldiges Nachlassen der Beschwerden durch Beratung verstärken

5.8.5 Ulcus cruris

Das **Ulcus cruris** ist ein *geschwüriger Gewebedefekt* meist im Bereich der Unterschenkelinnenseite. Es entsteht durch einen Blutrückstau mit nachfolgender Ödembildung in den Beinen bei einer venösen Abflussstörung der Beinvenen. Häufig liegt ein Krampfaderleiden (Varikosis) oder ein Zustand nach tiefer Beinvenenthrombose (➤ Kap. 5.2.6) mit zerstörten oder veränderten Venenklappen vor. Die Ödeme schädigen das Gewebe, da die Sauerstoffversorgung durch das Ödem beeinträchtigt wird.

Symptome

- Schweregefühl, Schmerzen und Müdigkeit in dem/den betroffenen Bein/en nach längerem Gehen und Stehen
- Unterschenkelödeme
- Blau- und Braunfärbung sowie Stauungsflecken an den Beinen
- Im fortgeschrittenen Stadium Pigmentverlust
- Fehlende Behaarung der Beine
- Haut erscheint dünn und papieren
- Haut bricht an einzelnen Stellen als nässendes und wegen Mangeldurchblutung schwer heilendes Geschwür auf
- Geschwüre sind häufig an der Unterschenkelinnenseite lokalisiert
- Meist Verschlechterung durch Entzündungen
- Fortschreiten der Erkrankung langsam über Zeitraum von Jahren.

Ärztliche Behandlung

Wichtigste therapeutische und prophylaktische Maßnahme ist die Kompression der betroffenen Venen (nicht bei arteriellen Durchblutungsstörungen der Beine!). Kompressionsstrümpfe sollten nur in den frühen Stadien eingesetzt werden, günstiger ist der Kompressionsverband.

Im Vordergrund der Ulcus cruris-Therapie steht die Wundbehandlung mit Infektionsbekämpfung und Granulationsförderung. Schmierig belegte Ulzera müssen regelmäßig gereinigt werden. Die besten Erfolge werden mit Hydrokolloidverbänden erzielt. Salben sollten wegen der Allergisierungsgefahr sparsam eingesetzt werden. Große Ulzera müssen operativ mit Spalthaut gedeckt werden. Eine medikamentöse Therapie hat allenfalls unterstützenden Charakter.

Pflegerische Maßnahmen

Ziel: Der alte Mensch erleidet keine weitere Gewebsschädigung und/oder die vorhandene heilt ab

- 1–3 × täglich Verbandwechsel (➤ Kap. 7.9.6) der septischen Wunde
- Häufig werden durch Hydrokolloidverbände sehr gute Erfolge erzielt, wobei der Verbandwechsel erst nach Bildung einer Blase erfolgen darf.

Ziel: Der alte Mensch wendet Maßnahmen an, die den venösen Rückstrom unterstützen (➤ Kap. 7.2.5)

- Beim Sitzen und Liegen Beine hochlagern (Vorsicht bei Herzinsuffizienz)
- Kompressionstherapie nach Arztanordnung (Stützverband, Stützstrümpfe)
- Vermeiden von längerem Stehen und Sitzen, möglichst ständiger Wechsel von Gehen, Stehen und Sitzen
- Gymnastik
- Kalte Beingüsse
- Reduktion von Übergewicht.

Beobachtung: Haut der Beine (Spannung, Ödeme, Farbe, Oberflächenbeschaffenheit, Temperatur), Schmerzen, Beinumfang, Beweglichkeit, Gang, Stimmung, evtl. Wunde (Größe, Tiefe, Sekretion, Granulation, Beschaffenheit der Wundränder, Umgebung).

Fallbeispiel

Frau Martha Pflaum ist 59 Jahre alt und seit zwei Jahren wegen ihres Ulcus cruris und einer Depression in Frührente. Frau Pflaum war, wie sie der Altenpflegerin der Sozialstation erzählte, eine lebenslustige und humorvolle Frau gewesen. Das Übergewicht, das sie schon seit jungen Jahren hatte, hatte sie nie zu reduzieren versucht. Sie aß stets große Portionen. Da sie Kellnerin in einem bekannten Münchener Bierlokal war, fühlte sie sich auch stets wohl in ihrer Haut. Wegen ihrer Krampfadern und der damit verbundenen Probleme wurde die Tätigkeit als Kellnerin für sie jedoch immer anstrengender. Die damals verordneten Kompressionsstrümpfe empfand sie als lästig und trug sie bald nicht mehr. Als im Laufe der Zeit ihre Beine immer dicker wurden und Geschwüre am Unterschenkel aufbrachen, bekam sie bald eine sitzende Tätigkeit in der Küche zugewiesen. Sie musste nun ambulant zu ihrem Hausarzt zum täglichen Verbinden kommen. Wegen ihrer stimmungsbedingten Nachlässigkeit erschien sie jedoch bald nicht mehr. Die Geschwüre, mittlerweile an beiden Beinen, machten aufgrund der Wundheilungsstörungen mehrere Krankenhausaufenthalte nötig. Um die Wundheilung weiter zu unterstützen, wird Frau Pflaum nun durch die MitarbeiterInnen der Sozialstation verbunden. Inzwischen geht es ihr besser. Sie ist im Begriff, ihren alten Humor wiederzugewinnen.

Individuelle Pflegeplanung

Tab. 5.41 Individuelle Pflegeplanung bei Ulcus cruris

a) Probleme b) Ressourcen	Ziele	Maßnahmen
1a) Übergewicht* BMI mehr als 25	• Setzt sich wöchentlich ein realistisches Abnahmeziel und kann die geplanten Nahrungsbeschränkungen einhalten sowie Bewegungsübungen durchführen	• Motivation: Vorteile geringeren Gewichts bewusst machen, gemeinsamen Ernährungsplan (gemüsereich, fettarm) erstellen, Selbsthilfegruppen empfehlen • Positives Feedback bei Einhaltung der Nahrungsbeschränkung • Bewegungsübungen zeigen und 1 × täglich anhalten: für die Arme und Schultern z. B. Arme locker oder in versch. Richtungen bewegen, Schultern heben/senken, Schultern rückwärts kreisen, für die Beine und Hüften z. B. in den Knien leicht wippen, gestrecktes Bein vorwärts/rückwärts oder seitwärts spreizen, Oberkörper bleibt dabei aufrecht, für den Rumpf und Wirbelsäule z. B. aufrechte Haltung, Kopf nach rechts und links neigen, Rumpf Wirbel für Wirbel nach vorne beugen u. genauso wieder aufrichten • Übungen mehr und mehr steigern, langsam Gymnastikprogramm erstellen • Zur Teilnahme an der Seniorengymnastik motivieren • Gewichtskontrollen gemeinsam durchführen
2a) Hautschädigung* an beiden Unterschenkeln 2b) Ist im Begriff, ihren alten Humor wiederzugewinnen	• Unterstützt Verbandwechsel und führt präventive Maßnahmen durch • Gewebeschädigung dehnt sich nicht weiter aus und heilt ab • Zeigt wieder Humor	• *Verbandwechsel und Kompressionstherapie nach Arztanordnung* (➤ Kap. 7.9.6, 7.2.5) • Beine hochlagern beim Sitzen und Liegen • Bewegungsübungen zur Kräftigung der Muskulatur, z. B. Zehen krallen – locker lassen, gestrecktes Bein leicht anheben 10–20 × den Fuß kräftig strecken und anziehen, mehrmals abwechselnd in den Ballenstand heben und Fersen langsam senken • Durch Anerkennung unterstützen

5.8.6 Dekubitus

Der **Dekubitus** ist ein *Druckgeschwür* und entsteht durch Druckschädigung des Gewebes bei längerer Immobilisation. Der Druck auf die Kapillaren eines Gewebes kann bereits nach zwei Stunden das Gewebe durch Sauerstoffmangel schädigen. Altersbedingte Hautveränderungen (z. B. trockene Haut, Ekzeme), Feuchtigkeit, Ernährung, Zusammensetzung des Blutes und der Blutdruck in den Kapillaren beeinflussen die Dekubitusentstehung.

Besonders gefährdet sind alte Menschen, die immobil sind, unter einem gestörten Druckempfinden (z. B. nach Schlaganfall), stoffwechselbedingten Mangelzuständen der Haut (z. B. bei Diabetes mellitus) oder Ödemen leiden, sowie kachektische oder adipöse Menschen. Im Gegensatz zum gesunden Menschen spüren Empfindungsgestörte keine durch den Sauerstoffmangel hervorgerufenen Schmerzen und entlasten die entsprechende Körperregion demzufolge nicht.

Häufig entsteht ein Druckgeschwür über Knochenvorsprüngen (➤ Abb. 5.25).

- *In Rückenlage*: Hinterkopf, Ohren, Ellenbogen, Schulterblatt, Dornfortsätze der Wirbelsäule, Kreuzbein, Fersen
- *In 90°-Seitenlage*: Ohren, Oberschenkelknochen (Vorsprung des großen Rollhügels), Knie, Fußknöchel.

Auch sitzende alte Menschen können einen Dekubitus bekommen, wenn sie z. B. nur mit dem Sitzbeinbereich auf der Stuhlfläche aufsitzen. Durch Sonden, Katheter, Zahnprothesen, Gipsverbände sowie Krümel und Falten im Bettlaken oder im Bett verbliebene Fremdkörper (z. B. Verbandklammern, Schutzkappen) kann ein Druckgeschwür an jeder Stelle des Körpers entstehen.

Grundlage der Dekubitusprophylaxe (➤ Kap. 7.2.1) ist die Risikoschätzung mit Hilfe einer Skala.

Symptome

Je nach Tiefe und Ausdehnung des Dekubitus werden vier Schweregrade unterschieden.

- **Grad 1**: Rötung des betroffenen Hautbezirks, die sich nicht wegdrücken lässt; die Haut ist intakt
- **Grad 2**: Blasenbildung; Hautdefekte, so dass das Subkutangewebe frei liegt
- **Grad 3**: Zerstörung von Haut, Muskeln, Sehnen, Bändern bis zur Knochenhaut, der Knochen ist nicht betroffen
- **Grad 4**: wie Grad 3, zusätzlich Knochenbeteiligung (Osteomalazie, Osteomyelitis) und Nekrose.

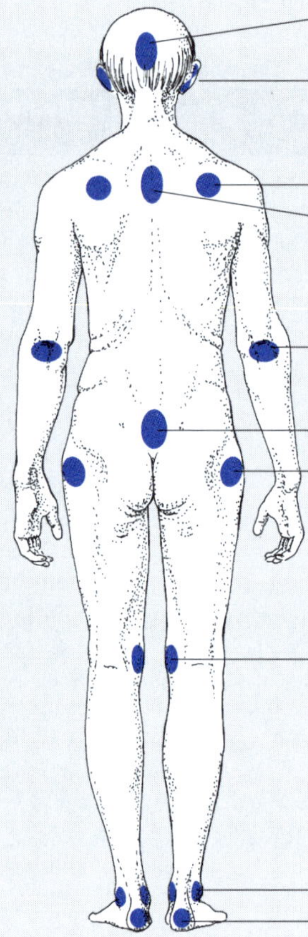

Abb. 5.25 Dekubitusgefährdete Stellen bei Rücken- und 90°-Seitenlagerung [A400–190]

Komplikationen

Die Wunde kann sich infizieren. Bekommt der alte Mensch Fieber, ist das ein Zeichen dafür, dass die Infektion auf den ganzen Körper übergegriffen hat (systemische Infektion). Ein Dekubitusgeschwür kann auf den Knochen übergreifen und zu einer Knochenmarkentzündung (Osteomyelitis) führen.

Ärztliche Behandlung

An erster Stelle steht bei gefährdeten Personen die Prophylaxe eines Dekubitus (➤ Kap. 7.2.1). Zeigen sich bereits dekubitusverdächtige Hautareale, muss ab sofort konsequent druckentlastet werden. Oberflächliche Hautdefekte oder Rötungen sind intensiv mit guter Säuberung und Pflege der Haut, optimaler Lagerung und häufigem Umlagern sowie rascher Mobilisation zu behandeln. Schnell entwickeln sich tiefergehende Wunden mit Gewebszerstörung (Nekrosen). Nekrosen müssen abgetragen werden, große Wundflächen unter Umständen mit Hautersatz gedeckt werden. Die Therapie ist äußerst langwierig und bedarf der Mitarbeit des gesamten Pflegepersonals.

Pflegerische Maßnahmen

Ziel: Der alte Mensch kennt Dekubitusrisikofaktoren und wirkt ihnen entgegen

- Maßnahmen wie bei Dekubitusprophylaxe (➤ Kap. 7.2.1).

Ziel: Die Gewebeschädigung heilt ab

- Wundreinigung und -desinfektion sowie Verbandwechsel (➤ Kap. 7.9.6) nach Arztanordnung.

Beobachtung: Dekubitalgeschwür (Größe, Tiefe, Rötung, Schwellung, Schmerzen, Sekretion, Bildung von gesundem Gewebe, Wundränder, Heilungstendenz), Beweglichkeit des alten Menschen, Haut (Rötung, Blasen, Intertrigo), Körpertemperatur, Ernährungszustand, Psyche.

TIPP

- Keine Lagerungsringe zum Hohllagern verwenden, da sie die Blutzufuhr behindern, besser ist eine großflächige Druckverteilung (z. B. Ferse frei lagern, indem unter das ganze Bein Kissen gelegt werden)
- Druckgeschwüre ohne Schorf und Wundtaschen heilen oft innerhalb von 2–4 Wochen in Mikroglaskugelbetten aus, wegen ihres hohen Gewichtes sind diese Betten jedoch nicht in allen Räumen aufstellbar (Überprüfung durch Verleihfirma, evtl. Statiker)
- Bei ausreichender ärztlicher Begründung werden nach vorheriger Rücksprache mit der Krankenkasse oft die Verleihkosten übernommen.

Fallbeispiel und individuelle Pflegeplanung

➤ Kap. 6.2.8

5.9 Neurologische Erkrankungen und hirnorganische Störungen

5.9.1 Schlaganfall

Der **Schlaganfall** *(zerebraler Gefäßinsult, Apoplex)* beruht auf einer akuten Durchblutungsstörung des Gehirns, die bei 85 % der Betroffenen durch eine *verminderte Blutversorgung (Hirninfarkt)* und bei 15 % der Betroffenen durch eine *Hirnblutung* hervorgerufen wird.

Ursachen einer verminderten Blutversorgung:

- Verschluss eines Hirngefäßes durch einen Blutgerinnsel (Embolus), meist auf dem Boden einer Arteriosklerose; deshalb sind alte Menschen mit Bluthochdruck, Diabetes mellitus, erhöhten Blutfetten sowie Raucher besonders gefährdet
- Blutgerinnsel (Embolus), das vom Herzen nach einem Herzinfarkt oder bei Herzrhythmusstörungen ausgeht.

Ursachen einer Hirnblutung:

- Gefäßwandzerreißung aufgrund einer Gefäßaussackung (Aneurysma) oder einer chronischen Hypertonie
- Seltene Ursachen sind Gerinnungsstörungen, Tumorblutungen, Gefäßmissbildungen, Gefäßentzündungen.

Der Schlaganfall tritt meist im mittleren bis höheren Lebensalter auf. Im 7. Lebensjahrzehnt ist er die zweithäufigste Todesursache.

Symptome

Die Symptome sind abhängig vom Versorgungsgebiet des betroffenen Gefäßes. Sie finden sich in der Regel auf der der Hirnschädigung gegenüber liegenden Körperseite:

- Halbseitenlähmung (Hemiplegie) oder alleinige Lähmung von Arm oder Bein (➤ Abb. 5.26); die Lähmung ist anfangs schlaff und wird später spastisch, die Spastik (erhöhte Muskelspannung) ist gekennzeichnet durch eine Beugung des Ellbogens mit Absinken und Rückverlagerung der Schulter, die Hand ist geballt, das Bein gestreckt
- Halbseitige Sensibilitätsstörung
- Sprachstörung (Aphasie): Je nach Typ der Sprachstörung (motorisch, amnestisch, sensorisch oder global) überwiegt eine Störung der Sprachbildung, der Wortfindung oder des Sprachverständnisses. Intelligenz, Denken und Bewusstsein sind in der Regel nicht gestört

- Halbseitige Gesichtslähmung und Schluckstörungen
- Halbseitiger Gesichtsfeldausfall (Hemianopsie)
- Bewusstseinstrübung, Bewusstlosigkeit
- Urin- und Stuhlinkontinenz
- Erbrechen
- Heiserkeit
- Stimmungsschwankungen oder Depressionen.

Häufig kündigt sich ein Schlaganfall durch **Vorboten** an:

- Sehverlust, Doppelbilder
- Lähmung meist des Armes und einer Gesichtshälfte
- Gangstörungen
- Sprachstörungen
- Schluckstörungen
- Drehschwindel
- Blitzartiges Hinstürzen mit nur kurzem oder keinem Bewusstseinsverlust
- Ohrgeräusche, Hörminderung.

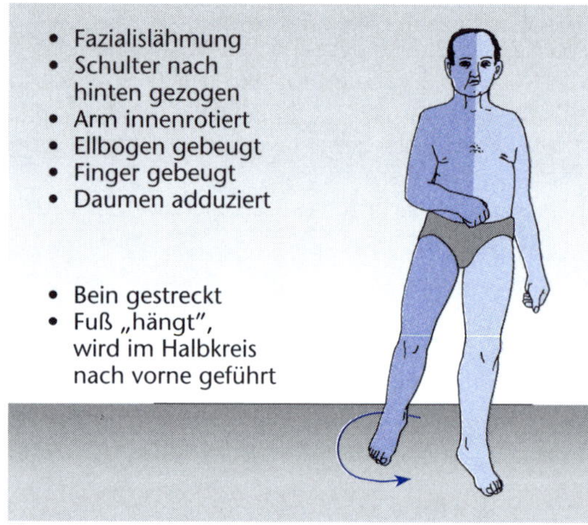

Abb. 5.26 Typische Körperhaltung bei einer rechtsseitigen Hemiparese [A300–215]

Bilden sich diese Symptome innerhalb von 24 Stunden zurück, spricht man von einer transitorischen ischämischen Attacke (**TIA**). Dauert die Rückbildung ca. 4 Wochen, handelt es sich um ein prolongiertes ischämisches neurologisches Defizit (**PRIND**). Beim vollständigen Schlaganfall können sich die Ausfälle nur teilweise oder gar nicht zurückbilden.

Komplikationen

Die Bettlägerigkeit kann ohne rechtzeitiges Einsetzen prophylaktischer Maßnahmen zu Folgekrankheiten wie Dekubitus, Kontrakturen, Aspiration mit Pneumonie, Thrombose, Zystitis, Obstipation führen. Mitunter erleiden die Betroffenen kurze Zeit nach dem ersten einen weiteren Schlaganfall.

Ärztliche Behandlung

Die ärztliche Behandlung beginnt bei der *Vorsorge gegen einen Schlaganfall.* Diese besteht in der Aufklärung des alten Menschen, Diät und evtl. medikamentöser oder gefäßchirurgischer Behandlung der Risikofaktoren. Jeder alte Mensch mit Vorboten oder einem manifesten Schlaganfall sollte so rasch wie möglich in eine mit allen diagnostischen und therapeutischen Möglichkeiten ausgestattete Klinik eingewiesen werden.

In den ersten Tagen nach einem Schlaganfall durch einen *Hirninfarkt* ist das Ziel der ärztlichen Behandlung, die lebenswichtigen körperlichen Funktionen (Atmung, Herz-Kreislauffunktion, Blasen- und Darmfunktion, Wasser- und Elektrolythaushalt) aufrecht zu erhalten. Zur Verbesserung der Fließeigenschaften des Blutes und damit auch der Hirndurchblutung wird eine Infusionstherapie durchgeführt. Risikofaktoren werden so weit wie möglich ausgeschaltet. Nach Stabilisierung des lebensbedrohlichen Zustandes beginnen sofort Rehabilitationsmaßnahmen, die Physiotherapie, Ergotherapie und Logopädie umfassen. Zur Langzeitbehandlung kann Azetylsalizylsäure (Aspirin®) verordnet werden.

Bei einer *Hirnblutung* muss das im Gehirn entstandene Hämatom je nach Größe operativ beseitigt werden.

Pflegerische Maßnahmen

In Anlehnung an das **Bobath-Konzept** (➤ Abb. 5.27) beginnt die pflegerische Rehabilitation sofort nach Diagnosesicherung. Alle Verrichtungen werden über die gelähmte Seite getätigt.

Akutpflege

Ziel: Der alte Mensch äußert verbal/nonverbal Gefühle der Sicherheit

- Komplikationen verhüten durch Krankenbeobachtung und Durchführung aller Prophylaxen (➤ Kap. 7)
- Bei Schluckstörungen Aspiration verhindern (➤ Kap. 7.4.4)
- Unruhige, bewusstseinsgetrübte alte Menschen vor dem Herausfallen aus Bett und Stuhl sichern
- Bei Vorboten oder Symptomen eines Schlaganfalls den Arzt verständigen, Ruhe bewahren und alten Menschen beruhigen.

Ziel: Der alte Mensch gewinnt mit Hilfestellung seine Selbstständigkeit bei Einschränkung in den Lebensaktivitäten (Selbstfürsorgedefizite) zurück

- Ressourcen erkennen, Selbstständigkeit fördern (➤ Kap. 7.11.2)
- Einfühlen, motivieren, nicht überfordern
- Gezielte Beobachtung im Hinblick auf Symptome, mögliche Komplikationen und Risikofaktoren
- Unterstützung und Hilfestellung je nach Einschränkung
- Beratung bei Hilfsmitteln
- Auf Wunsch Kontakt zu Selbsthilfegruppe herstellen
- Über Rehabilitationsmaßnahmen und -kliniken informieren.

5

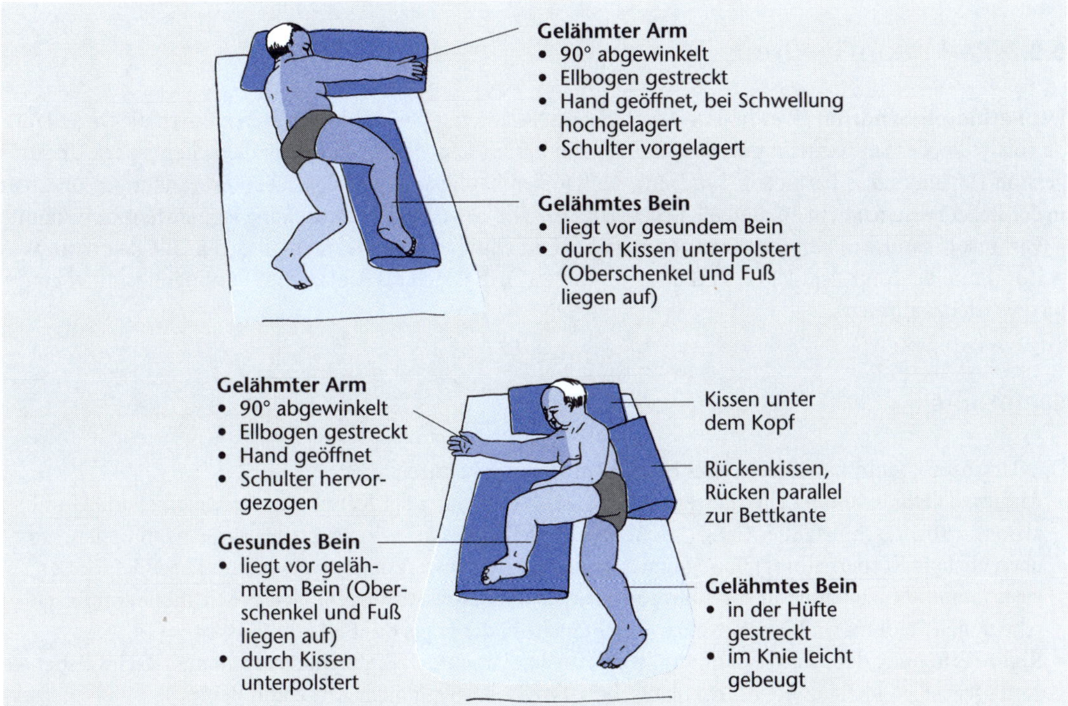

Abb. 5.27 Zur Muskelentspannung (nach dem Bobath-Konzept) werden alte Menschen mit Schlaganfall in ca. 90°-, bei Dekubitusgefährdung auch in ca. 30°-Seitenlage gelagert. [A300–215]

Langzeitpflege

- Aktivierende Pflege bei Schlaganfall (➤ Kap. 7.11.2).

Beobachtung: Blutdruck, Puls, Atmung, Bewusstsein, Motorik, Beweglichkeit, Gang, Haltung, Muskeltonus, Mimik, Gestik, Körpergewicht und auf ärztliche Anordnung Blutzucker, Urin (Menge, Farbe, Häufigkeit, Geruch, Konzentration, Beimengungen), Stuhl, Schmerzen, Schlaf, Schluckfähigkeit, Wahrnehmungsfähigkeit (hören, sehen, tasten, riechen, schmecken), Sprache, Merkfähigkeit, Reaktionsfähigkeit, Antrieb, Orientierung, Stimmung, Haut (Farbe, Spannung, Ödeme, Entzündungen, Druckstellen) und Schleimhäute (insbesondere Mundkrankheiten und Schleimansammlung).

TIPP

- Aktivierende Pflegemaßnahmen bei Schlaganfall müssen einheitlich von allen Teammitgliedern und Angehörigen der alten Menschen durchgeführt werden
- Berufsverbände, Wohlfahrtsverbände, Pflege- und Betreuungsinstitutionen bieten Schulungen für Pflegende und Angehörige der Schlaganfallpatienten an
- „Praktischer Ratgeber – Schlaganfall. Aktivierende häusliche Pflege durch Angehörige." Diese Broschüre ist kostenlos erhältlich beim Bundesministerium für Gesundheit, Referat Öffentlichkeitsarbeit.

5

Fallbeispiel und individuelle Pflegeplanung

➤ Kap. 6.2.9

5.9.2 Parkinson-Syndrom

Das **Parkinson-Syndrom** *(Paralysis agitans*, „Schüttelkrankheit"*)* wird hervorgerufen durch die Degeneration von Zellen der Substantia nigra im Mittelhirn mit daraus folgendem Mangel an dem chemischen Überträgerstoff Dopamin. Das Parkinson-Syndrom zählt zu den häufigsten neurologischen Erkrankungen und tritt in der Regel zwischen dem 40. und 60. Lebensjahr auf. Die Ursache der Erkrankung ist meistens unbekannt.

Parkinson-ähnliche Symptome können auch bei Einnahme von Medikamenten gegen Übelkeit (z. B. Paspertin®) und bei Neuroleptika (z. B. Haldol®, Neurocil®), die auch als Schlaf- und Beruhigungsmittel eingesetzt werden, auftreten.

Symptome

Das Parkinson-Syndrom ist durch **drei Hauptsymptome** gekennzeichnet:

- **Akinese** (Verlangsamung aller Bewegungsabläufe): Verarmung der Mimik (Maskengesicht) und Gestik; kleinschrittiger, schlurfender Gang (➤ Abb. 5.28); fehlendes Mitschwingen der Arme beim Gehen; vornübergebeugte Körperhaltung; Bewegungen können nur erschwert in Gang gesetzt und beendet werden; leise, monotone, zunehmend stimmlose Sprache; Artikulationsstörungen; kleines Schriftbild, im fortgeschrittenen Stadium sind die Betroffenen nicht mehr in der Lage, das Bett zu verlassen
- **Rigor** (Erhöhung der Muskelspannung) wird von den Patienten als Starrheit empfunden; nachweisbar als „wächserner" Widerstand der Muskulatur, bei passiver Bewegung der Arme und Beine
- **Tremor** (Zittern) in Ruhe, am Kopf als kontinuierliche „Ja"- oder „Nein"-Bewegungen zu beobachten, an den Händen als „Pillendrehen" oder „Münzenzählen", bei gezielten Bewegungen und im Schlaf Abnahme, bei Stress, Angst, Freude Zunahme des Tremors.

Weitere Symptome sind:

- Schwierigkeiten beim Wasserlassen, Darmträgheit
- Erhöhte Talgabsonderungen (fettig glänzendes Gesicht, sog. Salbengesicht)
- Vermehrter Speichelfluss bei Schluckstörungen
- Störungen der Wärmeregulation (Schweißausbrüche)
- Psychische Veränderungen zeigen sich in depressiver Verstimmung, Rückgang der Spontaneität, Verzögerung emotionaler Reaktionen, Teilnahmslosigkeit, Antriebsschwäche, Reizbarkeit.

Gefürchtete **Komplikationen** sind Kontrakturen, Dekubitus und Pneumonie bei Bettlägerigkeit.

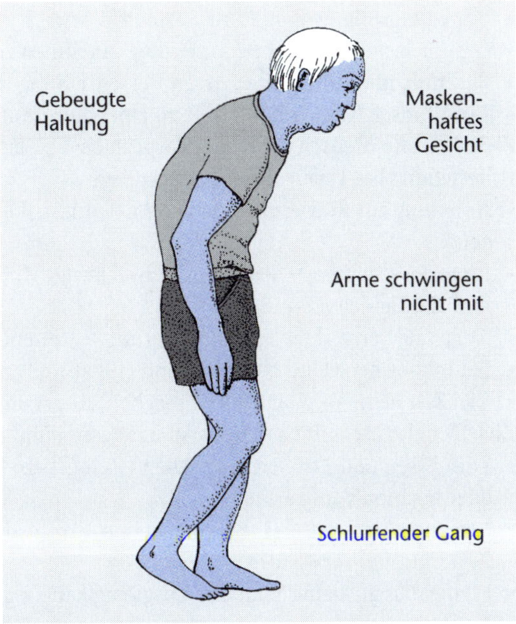

Abb. 5.28 Gangbild eines an Morbus Parkinson erkrankten alten Menschen. [A300–190]

Ärztliche Behandlung

Es werden Medikamente gegeben, die die Symptome des Parkinson-Syndroms verbessern, die Erkrankung jedoch nicht heilen können. L-Dopa, eine pharmakologische Vorstufe der beim Parkinson-Syndrom erniedrigten Überträgersubstanz Dopamin, steht dabei im Vordergrund. Wichtig sind auch körperliche Aktivitäten des Kranken wie therapeutisches Schwimmen, Krankengymnastik, Massagen sowie Logopädie.

Pflegerische Maßnahmen

Ziel: Der alte Mensch äußert Gefühl der Sicherheit

- Zum fachgerechten Umgang mit Hilfsmitteln anleiten
- Zum sicheren Verhalten beim Gehen anleiten (Handläufe, Gehstützen, rutschfestes Schuhwerk)
- Stühle mit Armlehnen bereitstellen
- Hindernisse und Stolperfallen im Umfeld beseitigen (Sturzprophylaxe ➤ Kap. 7.2.4)
- Medikamente zeitgerecht verabreichen und auf Nebenwirkungen achten.

Ziel: Der alte Mensch erhält so lange wie möglich seine Selbstständigkeit und Mobilität

- Mobilität erhalten durch Angebot von Aktivierung: Gymnastik, Werken, Musizieren, Spiele, Teilnahme an Festen, Gedächtnistraining
- Physiotherapeutische Übungen nach Anleitung durch die Physiotherapeutin
- Übungen zum Aufrichten der Wirbelsäule (Wand, Sprossenwand)
- Gehübungen: Fersen zuerst aufsetzen und Beine leicht spreizen
- Beim Stehen Fersen fest auf den Boden, aufrechte Körperhaltung
- Schwungübungen der Arme mit Stäben, Ringen oder Keulen, Drehbewegungen der Hände, Kräftigung der Hände mit Therapiekitt, Finger nacheinander zum Daumen führen, große Buchstaben in Zwischenräume linierter Blätter schreiben
- Koordinationsübungen
- Bewusst und deutlich sprechen, laut vorlesen, Lippenübungen, Aufblasen der Wangen, Atemgymnastik
- Aufmuntern, motivieren, Überforderung und Erregung vermeiden

- Bewegungsübungen, z. B. im warmen Wasser
- Gesprächsangebot, um Behinderung annehmen zu können
- Beratung über Hilfsmittel, deren Verschreibung und Finanzierung
- Auf Wunsch Kontaktaufnahme zu einer Selbsthilfegruppe.

Ziel: Der alte Mensch führt die Körperpflege so lange wie möglich selbstständig durch und akzeptiert die Hilfestellung bei Teilen seiner Körperpflege

- Anleitung zur Körperpflege sowie An- und Auskleiden (➤ Kap. 7.6.5), atmungsaktive Kleidung bevorzugen
- Im fortgeschrittenen Stadium Überwachung, Mithilfe oder Übernahme der Körperpflege sowie des An- und Auskleidens
- Aufgrund verstärkter Talgabsonderung entfettende Gesichtsreinigung
- Bei Inkontinenz Unterstützung und Hilfsmittel anbieten (➤ Kap. 5.3.7, 5.5.3, 7.5.4)
- Viel Zeit nehmen, Abläufe klar machen, Angst und Aufregung verstärken Symptome.

Ziel: Der alte Mensch kann selbstständig essen und trinken

- Zum Essen und Trinken ausreichend Zeit geben, Essen vor Auskühlen schützen (Warmhaltegeschirr) oder nochmals aufwärmen
- Geeignete Hilfsmittel (z. B. hohe Tassen, Strohhalm, Teller mit hohem Rand, mit Moosgummi verdickte Besteckgriffe) verwenden
- Kleine Bissen, kleine Schlucke, ausgiebig kauen, um Verschlucken zu vermeiden
- Auf Mundpflege achten, da geringe Speisereste oft im Mund verbleiben (Soor- und Parotitisprophylaxe ➤ Kap. 7.4.2).

Ziel: Der alte Mensch pflegt soziale Kontakte und drückt seine Gefühle aus

- Gelegenheit zu Gesprächen und Kontakten geben
- Lob und Anerkennung für schönes Umfeld, Kleidung, Fortschritte aussprechen
- Anleitung der Angehörigen.

Ziel: Der alte Mensch wendet Maßnahmen an, um Komplikationen zu verhindern

- Bei Bettlägerigkeit Durchführung von Dekubitus-, Kontraktur-, Thrombose-, Pneumonie-, Obstipationsprophylaxe (➤ Kap. 7).

Beobachtung: Beweglichkeit, Haltung, Gang, Sprache, Mimik, Gestik, Stimmung, Schriftbild, Haut, Stuhl- und Urinausscheidung, Medikamentennebenwirkung.

TIPP

- Die morgendliche Dosis L-Dopa ½ Stunde vor dem Aufstehen, alle weiteren ca. ½ Stunde vor dem Essen geben, um diese Tätigkeit zu erleichtern
- Ein behindertengerechtes Umfeld erhält die Selbstständigkeit länger
- Viele physiotherapeutische Übungen können vor dem Spiegel besser kontrolliert werden
- Der Parkinson-Service der Firma Hoffmann-La Roche gibt eine „Parkinson-Fibel" und eine „Gymnastik-Fibel" für Parkinson-Kranke heraus, die hilfreiche Tipps und Übungen beschreiben.

Fallbeispiel

Frau Müller ist 82 Jahre alt und lebt seit zwei Jahren im Pflegeheim. Seitdem hat sich ihr Allgemeinzustand zunehmend verschlechtert. Sie kann nur noch mit viel Mühe aus ihrem Sessel aufstehen, um ein paar Schritte zu gehen. Ihr Bewegungsdrang, der vorher sehr ausgeprägt war, hat stark nachgelassen. Obwohl sie die Gottesdienste in der hauseigenen Kapelle stets gerne besuchte, benötigen die Pflegekräfte in der letzten Zeit viel Überzeugungskraft, um sie zu motivieren. Frau Müller, die stets auf ihr Äußeres bedacht war, sieht in letzter Zeit ungepflegt aus. Sie hat fettige Haut, der Speichel läuft ihr seitlich aus den Mundwinkeln, und sie riecht unangenehm, da sie vermehrt schwitzt und Schwierigkeiten beim

Wasserlassen hat. An ihren Kleidern (aus Synthetikfasern) hängt sie sehr, denn sie gehören zu den wenigen Dingen, die sie ins Heim hatte mitbringen können. Die Pflegekräfte haben den Eindruck, dass Frau Müller nicht mehr am alltäglichen Leben teilnehmen will. Sie sitzt die meiste Zeit mit einem starren Gesichtsausdruck in ihrem Sessel, und auf Ansprache antwortet sie mit einer leisen, monotonen Stimme. Ihre Hände zittern dabei stark. Auch beim Essen hat sie die größten Schwierigkeiten. Sie schafft es kaum, den Löffel zum Mund zu führen, ohne dass die Hälfte wieder herunterfällt.

Individuelle Pflegeplanung

Tab. 5.42 Individuelle Pflegeplanung bei Parkinson-Syndrom

a) Probleme b) Ressourcen	Ziele	Maßnahmen
1a) Eingeschränkte Sprachfähigkeit*, sie spricht leise und monoton	• Bringt zum Ausdruck, dass sie sich verstanden fühlt	• Bei allen Verrichtungen Zeit für verbale und nonverbale Äußerungen haben • Logopäden anfordern und nach Anweisung Sprachübungen durchführen
2a) Eingeschränkte Beweglichkeit*, sitzt die meiste Zeit im Sessel, unsicherer, kleinschrittiger, schlürfender Gang mit Gefahr von Dekubitus, Kontraktur und Sturz aufgrund Akinese	• Entwickelt keine Komplikationen wie Dekubitus und Kontraktur • Stürzt nicht	• Sturzprophylaxe (➤ Kap. 7.2.4) • Sitzfläche im Sessel erhöhen (z. B. Würfelkissen) • Unter Anleitung der Physiotherapeutin Gehübungen durchführen • Dekubitus- und Kontrakturenprophylaxe (➤ Kap. 7.2.1, 7.2.2) • Rollator anbieten
3a) Selbstversorgungsdefizit bei der Körperpflege*, muss komplett übernommen werden aufgrund Antriebsschwäche und Teilnahmslosigkeit, hat fettige Haut und schwitzt viel	• Äußert Gefühle des „Wohlbefindens" und „sich sauber" fühlen	• Angemessene Reaktion auf Gefühlsäußerungen • Mehrmals täglich Gesicht und Hände waschen, evtl. Reinigung mit entfettendem Syndet pH 6 • Taschentücher zum Abwischen bereithalten • Täglich mit Gesichtscreme gegen fettige Haut eincremen • 1 × täglich duschen, wohlriechende Seife, Deo benutzen
4a) Selbstversorgungsdefizit beim An- und Auskleiden*, muss komplett übernommen werden aufgrund Antriebsschwäche und Teilnahmslosigkeit, hat viele Kleider aus Synthetik 4b) Legt Wert auf ihr „Äußeres"	• Findet Berücksichtigung ihrer Gewohnheiten	• Täglich frische Kleidung anziehen, Information über Material der Kleidung • Bei Neuanschaffung von Kleidung auf Naturfasern achten
5a) Inkontinenz* 5b) Nimmt Harn- und Stuhldrang wahr und kann sich melden	• Nässt nicht mehr ein	• Blasentraining, Toilettentraining nach Plan, rund um die Uhr (Standard ➤ Kap. 7.5.4) • Zur Vorsicht Einlage benutzen • Intimpflege nach Verschmutzung mit Ausscheidungen • Glocke bereitlegen
6a) Soziale Isolation*, wirkt zunehmend depressiv 6b) Ging früher gern zum Gottesdienst	• Nimmt wieder am täglichen Leben teil	• Ausreichend Zeit für Gespräche • Kontakt zu anderen HeimbewohnerInnen fördern, bekannt machen • Hausinterne Informationszeitschrift geben • Frau Müller auf Wunsch in den Aufenthaltsraum bringen

Tab. 5.42 Individuelle Pflegeplanung bei Parkinson-Syndrom (Forts.)

a) Probleme b) Ressourcen	Ziele	Maßnahmen
7a) Hände zittern vermehrt bei Ansprache	• Äußert verbal Kenntnis und Akzeptanz über das Symptom	• Nicht auf Hände schauen • Bei Ansprache Hände in die eigenen Hände nehmen, alle Verrichtungen in Ruhe durchführen • Zeit nehmen • Zur Ergotherapie begleiten • *Medikation nach Arztanordnung verabreichen*
8a) Selbstversorgungsdefizit bei der Ernährung*, aufgrund des Händezitterns hat sie Schwierigkeiten, das Besteck zum Mund zu führen	• Kann weiterhin selbstständig essen	• Esshilfen benutzen, dabei anleiten • Alleine lassen und Zeit geben; Ruhe ausstrahlen, Lob und Anerkennung geben

5.9.3 Multiple Sklerose

Die **Multiple Sklerose** *(MS, Encephalomyelitis disseminata)* ist eine chronisch-entzündliche Erkrankung des ZNS. Sie ist gekennzeichnet durch herdförmige Auflösungen (Entmarkungen) der Markscheiden der Nerven. Diese Auflösungen entwickeln sich später zu Narben (Sklerose), die in wechselnder Größe über das ZNS verteilt sind und zu unterschiedlichen Symptomen führen. Die Ursache der MS ist ungeklärt. Sie kann schubweise mit wechselnd starker Symptomatik oder chronisch fortschreitend verlaufen.

Symptome

- Frühsymptome:
  - Rasche Ermüdung
  - Sehstörungen: trübes Sehen wie durch Milchglas bis zur Erblindung durch eine Sehnervenentzündung, Doppelbilder durch Augenmuskellähmungen
- Spastische Lähmungen in allen Abstufungen beginnend mit Beeinträchtigung der Feinmotorik bis zur kompletten Bewegungsunfähigkeit, Gangstörungen
- Empfindungsstörungen: Taubheit, Pelzigkeit oder Kribbeln vor allem in Händen und Füßen
- Sprachstörungen
- Blasenstörungen
- Psychische Veränderungen häufig als Euphorie, fehlende Betroffenheit über die eigene Erkrankung, mitunter auch depressive Verstimmung.

Komplikationen

Im fortgeschrittenen Stadium: Bettlägerigkeit sowie Immobilität führen zu Dekubitus, Kontrakturen, Pneumonien und Harnwegsinfekte aufgrund der Inkontinenz.

Die Krankheit kann in Schüben oder kontinuierlich verlaufen. Nur selten nimmt sie einen raschen fatalen Verlauf. Viele alte Menschen waren noch jahrelang nach Ausbruch der Erkrankung berufstätig.

Ärztliche Behandlung

Die MS kann nicht ursächlich, sondern nur symptomatisch behandelt werden. Während eines akuten Schubes werden Kortikosteroide eingesetzt. Daneben stehen Physiotherapie, Blasentraining und eine sichere Führung des Patienten im Zentrum der Therapie. Auch Rohkostdiäten und pflanzliche Heilmittel finden Anwendung.

Pflegerische Maßnahmen

Ziel: Der alte Mensch führt die täglichen Aktivitäten so weit wie möglich selbst durch und kann die notwendige Hilfestellung akzeptieren

- Selbstständige Durchführung der Verrichtungen des täglichen Lebens solange wie möglich, Unterstützung, wo notwendig
- Spastikprophylaxe (Gelenke regelmäßig durchbewegen)
- Nach akutem Schub schnellstmögliche Mobilisation
- Im Spätstadium Unterstützung bei allen Lebensaktivitäten (Schwerstkrankenpflege).

Ziel: Der alte Mensch entwickelt keine Komplikationen durch Immobilität und Bettlägerigkeit

- Mobilität erhalten, völlige Bettruhe vermeiden, Physiotherapie
- Bei Bettlägerigkeit und Immobilität Durchführung aller Prophylaxen: Dekubitus-, Thrombose-, Pneumonie-, Kontraktur-, Sturz-, Soor- und Parotitisprophylaxe (➤ Kap. 7)
- Bei Inkontinenz Kontinenzförderung (➤ Kap. 7.5.4)

Ziel: Der alte Mensch äußert Akzeptanz der Behinderung und kennt Hilfsmöglichkeiten

- Gespräche und Hilfestellung, Behinderung annehmen zu können
- Beratung zu geeigneten Hilfsmitteln (Bett, Gehhilfen, Rollstuhl), Verweis auf Sanitätshaus
- Auf Selbsthilfegruppen hinweisen und auf Wunsch Kontakt herstellen
- Überanstrengung vermeiden, Aufgaben schrittweise bewältigen, Ruhepausen, ausreichender Schlaf

Beobachtung: Beweglichkeit, Gang, Haltung, Mimik, Gestik, Schmerzen, Befinden und Stimmung, Sehfähigkeit, Sprache, Wasserlassen, Nebenwirkungen bei Kortikosteroidbehandlung.

Im Spätstadium Krankenbeobachtung im Hinblick auf Zweiterkrankungen und Behinderungen.

TIPP

- AMSEL (Aktion Multiple Sklerose Erkrankter Landesverband) Baden-Württemberg e. V.
- Sanitätshäuser beraten bei Hilfsmittelauswahl und deren Beschaffung
- Soziale Dienste der Städte und Gemeinden geben Auskunft über regionale Selbsthilfegruppen und weitere Hilfsangebote.

Fallbeispiel

Frau Kern kam auf eigenen Wunsch vor 3 Wochen ins Pflegeheim. Sie ist 48 Jahre alt, verheiratet und hat 2 Kinder. Von Beruf war sie Buchhändlerin. Vor 16 Jahren wurde bei ihr Multiple Sklerose festgestellt.
Im Gespräch erzählt sie, dass ihre Krankheit schleichend mit Gehstörungen, Konzentrationsschwäche und Artikulationsschwierigkeiten begonnen hätte, die sich von Schub zu Schub verschlechterten.
Heute sitzt sie im Rollstuhl und braucht Hilfestellung bei allen Aktivitäten, wobei ihr die Annahme der Hilfestellung durch das Personal zum Teil sehr schwer fällt. Das Aufstehen oder Zubettgehen ist alleine nicht mehr möglich, da sie ihre Beine nicht voll belasten kann. Sie braucht Hilfe bei der Körperpflege, beim Waschen von Rücken, Beinen und dem Intimbereich sowie beim An- und Auskleiden. Die Mahlzeiten müssen ihr mundgerecht zerkleinert werden. Da sie ihre Blase nicht mehr unter Kontrolle hat, benötigt sie Einlagen. Zum Absetzen von Stuhl meldet sie sich.

Am meisten trifft es sie jedoch, dass sie ihrem früheren Beruf und Hobby, dem Lesen, nicht mehr nachkommen kann, da sie alles nur verschwommen sieht.
Täglich bekommt sie Besuch, abwechselnd von ihrem Mann und den beiden Kindern. Ihr gutes Verhältnis zu den Angehörigen war auch der Ausschlag für sie, sich um einen Heimplatz zu bemühen. Sie wollte und konnte ihrer Familie, trotz der Hilfe durch eine Sozialstation, ihre Versorgung nicht mehr zumuten.

Individuelle Pflegeplanung

Tab. 5.43 Individuelle Pflegeplanung bei Multipler Sklerose

a) Probleme b) Ressourcen	Ziele	Maßnahmen
1a) Eingeschränkte Beweglichkeit*, kann ihre Beine nicht mehr voll belasten und sitzt deshalb im Rollstuhl, dadurch Gefahr von Kontrakturen und Dekubitus 1b) Guter Kontakt zu ihren Angehörigen, die sie während ihres Besuches versorgen, z. B. Bewegungsübungen mit ihr machen	• Erhält ihre Beweglichkeit bei und entwickelt keine Komplikationen	• Ihre Umgebung zur Förderung der Beweglichkeit gestalten, elektr. höhenverstellbares Bett, Haltegriffe in der Nasszelle usw. • Rezept für Physiotherapie anfordern • 1 × täglich Hilfestellung beim Aufstehen sowie 1 × täglich beim Zubettgehen • Beobachtung der Haut im Gesäßbereich 1 × täglich bei der Körperpflege • Alle Bewegungsabläufe im kinästhetischen Sinn mit ihr durchführen • Unter Anleitung der Physiotherapeutin Übungen durchführen • Kontrakturenprophylaxe (➤ Kap. 7.2.2) mit aktiven Bewegungsübungen und isometrischem Muskeltraining mind. 2 × täglich durchführen • Anleitung der Angehörigen zu Bewegungsübungen und Druckentlastung im Rollstuhl • Gespräche über Befinden und Bedürfnisse mind. 2 × täglich
2a) Selbstversorgungsdefizit bei der Körperpflege*, benötigt Hilfe beim Waschen von Rücken, Beinen und dem Intimbereich, fällt ihr sehr schwer, diese Hilfe anzunehmen 2b) Mundpflege und waschen von Gesicht und Oberkörper kann selbstständig durchgeführt werden	• Akzeptiert die Hilfestellung durch das Personal • Äußert verbal, dass ihre Selbstpflegebedürfnisse befriedigt sind	• Absprache im Personal zur gleichen Vorgehensweise • 2 × täglich aktivierende Hilfestellung bei der Körperpflege
3a) Selbstversorgungsdefizit beim An- und Auskleiden* von Unterkörper, muss komplett übernommen werden, was ihr sehr schwer fällt 3b) Oberkörper kann nach Anreichen der Kleidungsstücke an- und ausgekleidet werden	• Akzeptiert die Hilfestellung durch das Personal	• 2 × täglich aktivierende Hilfestellung beim An- u. Auskleiden nach Teamabsprache • Beratung zur einfacheren Handhabung von Kleidungsstücken: Kauf von größerer Konfektionsgröße, Verschlüsse mit Klettband, etc.
4a) Selbstversorgungsdefizit bei der Ernährung*, Essen muss mundgerecht, Getränk vorbereitet werden 4b) Kann, wenn Essen mundgerecht zubereitet und Getränk vorbereitet ist, beides zu sich nehmen	• Akzeptiert die Hilfestellung und behält ihren Appetit	• 4 × täglich Hilfestellung beim Zerkleinern der Mahlzeiten und entsprechend ihren Wünschen Getränke bereitstellen

Tab. 5.43 Individuelle Pflegeplanung bei Multipler Sklerose (Forts.)

a) Probleme b) Ressourcen	Ziele	Maßnahmen
5a) Reflexinkontinenz* aufgrund Schädigung der Nervenbahnen im Rückenmark infolge ihrer MS-Erkrankung 5b) Nimmt Entleerung der Harnblase wahr und meldet sich beim Stuhlgang	• Intakte Haut	• Einsatz von Hilfsmitteln nach Bedarf (Einlagenwechsel) • Durchführung der Intimreinigung und Hautpflege nach Bedarf, mind. 2 × täglich • Zeit, Ungestörtheit und Intimität gewährleisten • Blasenklopftraining, Beklopfen der Blasengegend in ca. dreistündigen Abständen (Standard ➤ Kap. 7.5.4) dazu Hilfe zum Transfer auf die Toilette • Anleitung zur selbstständigen Durchführung
6a) Eingeschränkte Sehfähigkeit*, kann ihrem Hobby „Lesen" nicht mehr nachkommen 6b) Bekommt täglich Besuch von Angehörigen	• Kennt Alternativen zum Lesen und nimmt sie in Anspruch	• Auf Hilfen wie Kassetten, Hörfunk, Literatursendungen verweisen • Anbieten, zu festgesetzter Zeit vorzulesen • Nach Absprache MitbewohnerInnen suchen, die bereit sind, vorzulesen • So weit möglich in Pflege einbeziehen: z. B. Hilfe beim Zubettgehen, Duschen • Auf Überforderung achten • Gesprächsbereitschaft signalisieren

5.9.4 Apallisches Syndrom

Das **Apallische Syndrom** *(Enthirnungsstarre)* entsteht als Folge schwerer Gehirnverletzungen oder -entzündungen durch eine funktionelle Trennung des Hirnmantels von den übrigen Zentren des Gehirnes. Die Betroffenen sind komatös und ohne Kontaktfähigkeit. Das Apallische Syndrom kann Jahre andauern, bevor die Patienten an Komplikationen sterben, oder es kann eine langsame, aber stetige Besserung zeigen. Günstige Verläufe werden in erster Linie bei jungen Menschen beobachtet.

Symptome

- Reaktions- und Bewusstlosigkeit, auf kommunikative Botschaften erfolgt keine Reaktion
- Vitale Funktionen (Puls, Blutdruck, Temperatur, Atmung) häufig gestört oder sehr störanfällig
- Fremdreflexe (z. B. Hustenreflex, Kornealreflex) und Eigenreflexe (z. B. Patellarsehnenreflex) je nach Schwere erloschen
- Kontrollverlust über Blasen- und Darmfunktionen.

Rückbildungs-/Erholungsphase

- Zu Beginn erholen sich motorische Funktionen: Wälzbewegungen, Greifen und Saugen auslösbar, ungerichtete Spontanbewegungen
- Reaktion auf Geräusche, Belichtung der Augen, Sprache
- Geöffnete Augen, Blick geht ins Leere
- Nach Aufforderung Handdrücken, nach Ansprache oder Berührung Augen öffnen, manchmal kurzfristige Fixierung des Gegenübers.

Komplikationen

Vitale Gefährdung durch gestörte Atem-, Herz- und Kreislauffunktionen bestehen in der ersten Zeit eines Apallischen Syndroms. Nach Stabilisierung des Zustandes gefährden Infektionen und die Folgeerkrankungen durch Bettlägerigkeit den Betroffenen.

Ärztliche Behandlung

Eine PEG (perkutane endoskopische Gastrostomie ➤ Kap. 7.4.3) wird zur Langzeiternährung, ein suprapubischer Blasenkatheter (➤ Kap. 7.5.5) zur langfristigen Urinableitung gelegt. Zum Freihalten der Atemwege wird evtl. eine Trachealkanüle belassen. Die Medikation erfolgt je nach Grunderkrankung und Komplikationen. Nach erfolglosen Rehabilitationsversuchen ist der Mensch dann intensiv pflegebedürftig. In der Regel wird nur noch die entsprechende Behandlungspflege angeordnet.

Informationssammlung

➤ Kap. 4.1

Pflegerische Maßnahmen

Ziel: Der alte Mensch kann ungestört atmen, ausscheiden und sein Körpergewicht halten
- Absaugen über Trachealkanüle (➤ Kap. 7.3.3)
- Pflege und Überwachung bei suprapubischem Blasenkatheter (➤ Kap. 7.5.5)
- Pflege der PEG-Sonde und Verabreichung von Sondenkost (➤ Kap. 7.4.3)
- Weitere Behandlungspflege nach Arztanordnung.

Ziel: Der alte Mensch entwickelt keine Komplikationen
- Überwachung der Vitalzeichen, des Bewusstseins und allgemeine Beobachtung
- Durchführung aller Prophylaxen: Dekubitus-, Intertrigo-, Pneumonie-, Thrombose-, Kontrakturen-, Obstipations-, Soor- und Parotitisprophylaxe (➤ Kap. 7).

Ziel: Der alte Mensch versteht mitgeteilte Informationen und zeigt ggf. Reaktionen, z. B. Mimik, Gestik
- Zuwendung, direkte Ansprache des Apallikers
- Kontaktversuche, um Erholungszeichen zu erkennen und zu fördern
- Ganzkörperpflege unter Berücksichtigung der Basalen Stimulation (➤ Kap. 7.6.1)
- Wechsel der Bettwäsche (➤ Kap. 7.7.1)
- Wechsel von Inkontinenzeinlagen und Intimhygiene bei Stuhlverschmutzung.

Beobachtung: Bewusstsein, Vitalzeichen (Puls, Blutdruck, Atmung), Reflexe, Reaktionen, Ausscheidungen (Stuhl, Urin, Sputum, Schweiß), Haut, Beweglichkeit.

Fallbeispiel

Herr Pfeil, 62 Jahre alt, erlitt vor fünf Jahren einen Schlaganfall. Die Behandlung und erste Rehabilitationsmaßnahmen erfolgten im Krankenhaus. Kurz vor seiner Entlassung nach Hause bekam er einen Herz- und Atemstillstand. Er wurde nach Auffinden sofort reanimiert, intubiert und beatmet und wegen tiefer Bewusstlosigkeit auf die Intensivstation verlegt. Hier wurde aufgrund der Langzeitbeatmung und

Gefahr eines erneuten Atemstillstandes eine Tracheotomie (Luftröhrenschnitt) durchgeführt, eine PEG-Sonde und ein suprapubischer Blasenkatheter gelegt.
Herr Pfeil erwachte nicht mehr aus dem Koma. Die Spontanatmung stellte sich jedoch nach vier Wochen wieder ein, so dass er von der Intensivstation verlegt werden konnte. Nach neurologischen Untersuchungen und einer erfolglosen Rehabilitationsphase wurde Herr Pfeil als „Pflegefall mit Apallischem Syndrom" in ein Pflegeheim verlegt, da Frau Pfeil nicht in der Lage war, diese aufwendige Pflege allein oder mit Hilfe der Sozialstation zu leisten. Sie besucht abwechselnd mit ihrer Tochter und deren dreijährigen Tochter Miriam den „Opa". Miriam hat schon viele, viele Bilder für den Opa gemalt, die immer wieder über und um das Bett von Herrn Pfeil aufgehängt werden. Bei diesen Besuchen hat Herr Pfeil seine Augen geöffnet und wirkt fast ein wenig fröhlich. Dagegen zeigt er beim Absaugen oft abwehrende Mimik und Gestik. Sonst lässt Herr Pfeil trotz aller Bemühungen keine Reaktionen erkennen.

Individuelle Pflegeplanung

Tab. 5.44 Individuelle Pflegeplanung bei Apallischem Syndrom

a) Probleme b) Ressourcen	Ziele	Maßnahmen
1a) Eingeschränkte Beweglichkeit* aufgrund Bettlägerigkeit mit Gefahr von Dekubitus, Kontrakturen, Thrombose, Pneumonie und Obstipation	• Entwickelt keine Komplikationen	• Prophylaxen (➢ Kap. 7) rund um die Uhr
2a) Selbstversorgungsdefizit bei der Körperpflege* muss komplett übernommen werden 2b) Befinden lässt sich anhand der geöffneten Augen erkennen	• Zeigt bei der Hilfestellung keine abwehrende Mimik und Gestik • Zeigt durch seine geöffneten Augen, dass er die Hilfestellung akzeptiert	• Bilder der Enkelin aufhängen, darüber sprechen • Zuwendung, Ansprache, Beziehung und Hautkontakt bei allen Verrichtungen • Körperpflege mit Basaler Stimulation® 1 × täglich (➢ Kap. 7.6.1) • Haar- und Bartpflege • Intertrigoprophylaxe (➢ Kap. 7.6.3)
3a) Selbstversorgungsdefizit beim An- und Auskleiden*, muss komplett übernommen werden	• Zeigt bei der Hilfestellung keine abwehrende Mimik und Gestik	• Seine eigenen Schlafanzüge anziehen
4a) Selbstversorgungsdefizit bei der Ausscheidung*, Harnausscheidung erfolgt über suprapubischen Katheter	• Harnentleerungsmenge stimmt	• Beobachtung, Entleerung, Bilanzbogen führen • *Verbandwechsel nach Arztanordnung durchführen* • 1–2 × täglich Desinfektion der Ableitung bis 10 cm vor der Hauteintrittsstelle
5a) Selbstversorgungsdefizit bei der Ernährung*, wird über PEG-Sonde ernährt	• Kann sein Körpergewicht halten	• *Nach Arztanordnung Pflege der PEG und Sondenkostverabreichung* (➢ Kap. 7.4.3) • 3–4 × täglich Mundpflege durchführen (➢ Kap. 7.4.2) • Schleimhäute mit Vernebler, Tee o. Ä. ebenfalls 3–4 × täglich befeuchten

Tab. 5.44 Individuelle Pflegeplanung bei Apallischem Syndrom (Forts.)

a) Probleme b) Ressourcen	Ziele	Maßnahmen
6a) Eingeschränkte Selbstreinigungsfähigkeit der Atemwege*, muss abgesaugt werden, zeigt häufig abwehrende Mimik und Gestik beim Absaugen	• Kann ungestört atmen • Zeigt durch seine Mimik und Gestik, dass er es akzeptiert	• *Nach Arztanordnung regelmäßig rund um die Uhr absaugen* (➤ Kap. 7.3.3) • Rund um die Uhr Atmung überwachen • 2–3 × täglich Tracheostoma reinigen und saubere Kompresse unterlegen • *Kanülenwechsel* 1 × wöchentlich nach Arztanordnung
6b) Angehörige besuchen ihn oft	• Angehörige wirken bei der Pflege mit	• Information, Einfühlen, Berührung • Fachliche sichere und vorsichtige Durchführung aller Pflegemaßnahmen • Angehörige auf Wunsch in Pflege einbeziehen, anleiten • Auf Überforderung achten • Gesprächsbereitschaft signalisieren

5.9.5 Demenz

Unter **Demenz** *(chronische Verwirrtheit)* versteht man den *Abbau geistiger Fähigkeiten* mit Beeinträchtigung des Denkens, des Gedächtnisses, der Konzentrationsfähigkeit, der Auffassungsgabe, der Orientierung, der Affektivität, Motorik und der Koordination (z. B. Sprache, Gang, Ausscheidungskontrolle).

Eine Demenz kann verschiedene Ursachen haben: Infektionskrankheiten des Gehirns, Verletzungen, Tumore, Stoffwechselerkrankungen, Vergiftungen. Am häufigsten treten jedoch die Multiinfarktdemenz und die Alzheimer-Erkrankung auf.

Die **Multiinfarktdemenz** beruht auf einer *Mangeldurchblutung des Gehirns* mit Minderversorgung der Nervenzellen mit Sauerstoff und Glukose. Bereits nach einer Unterbrechung der Blutzufuhr von 2–4 Minuten kommt es zum Untergang von Nervenzellen (kleine Gehirninfarkte) und damit zu neurologischen Ausfällen. Diese können von diskreten Persönlichkeitsveränderungen bis zur ausgeprägten Demenz reichen. Die Multiinfarktdemenz entsteht durch arteriosklerotische Veränderungen der Gehirngefäße. Risikofaktoren dafür sind Diabetes mellitus, Bluthochdruck, erhöhte Blutfettwerte, Nikotin. Die Multiinfarktdemenz ist oft begleitet von Schlaganfällen.

Bei der **Alzheimer-Erkrankung** schwindet das Hirnvolumen durch Umwandlung und Verminderung von Nervenzellen. Im Gehirn wird vermehrt das Protein Amyloid abgelagert, das für den Ausfall der Nervenzellen verantwortlich ist. Auch der von Nervenzellen gebildete Überträgerstoff Azetylcholin ist reduziert. Der Verlauf der Alzheimer-Erkrankung vollzieht sich unaufhaltsam bis zum Tod, der meist nach 6–8 Jahren eintritt. Die endgültige Diagnose kann erst nach einer Gewebsuntersuchung des Gehirns bei den Verstorbenen gestellt werden. Die Ursache der Krankheit ist bislang unklar. Es werden Erbanlagen, Umweltfaktoren und evtl. Virusinfektionen diskutiert.

Symptome

Die Ausprägung der Symptome ist abhängig vom Grad der Demenz (leichte, mittelgradige und schwere):

- Störungen des Kurzzeitgedächtnisses bei vorerst erhaltenem Langzeitgedächtnis (alter Mensch weiß nicht mehr, was er gerade getan hat, kann aber noch Gedichte vortragen, die er in der Schule gelernt hat)
- Nachlassen von Aufmerksamkeit und Konzentrationsvermögen
- Denken ist verlangsamt und umständlich

- Zunehmende Desorientiertheit, zuerst zeitlich, später örtlich und situativ, zuletzt zur eigenen Person
- Persönlichkeitsveränderungen: ursprünglich typische Charaktereigenschaften werden verstärkt (Starrsinn, Geiz, Herrschsucht) oder flachen ab
- Gestörter Tag-Nacht-Rhythmus
- Selbstständige Versorgung zunehmend erschwert, Hilfe bei den gewohnten Verrichtungen des täglichen Lebens, wie z. B. beim Ankleiden, Essen und im Bad notwendig
- Im Spätstadium sind die alten Menschen völlig pflegebedürftig (fast sprachunfähig, Schluckstörungen, Gehstörungen, Inkontinenz).

Komplikationen

Häufig kommt es bei verwirrten alten Menschen zur *Selbstgefährdung*, z. B. durch mangelnde Bekleidung, mangelnde Ernährung, Weglaufen mit Sich-Verirren, Stürze, gefährliches Verhalten im Straßenverkehr, unsachgemäßen Umgang mit Medikamenten.

Fremdgefährdung kann entstehen durch Feuer, Wasser, bei bedrohlichen Halluzinationen, Aggressionen und anderem Fehlverhalten.

Ärztliche Behandlung

Bei der **Multiinfarktdemenz** steht die Verbesserung der zerebralen Durchblutung im Vordergrund. Es kommen verschiedene Medikamente zum Einsatz (z. B. Nootrop®), die evtl. zu einer Verbesserung des Sozialverhaltens und der Alltagsaktivitäten führen können. Beim akuten Schlaganfall wird der Kranke in der Regel in eine Klinik eingewiesen.

Auch für die **Alzheimer-Erkrankung** gibt es keine Erfolg versprechende Therapie. Zum Schutz von Nervenzellen kommen Kalzium-Antagonisten (Nimodipin®) zur Anwendung und gegen Angst, Depression, Unruhe und Sinnestäuschungen niedrig dosierte Psychopharmaka.

Pflegerische Maßnahmen

Ziel: Die Sichtweise des alten Menschen ist Grundlage für die Pflege, insbesondere für das fördern von Ressourcen und der Alltagskompetenz

- Ermitteln von Wünschen und Ängsten des alten Menschen, zur Pflege und Betreuung, zu Gewohnheiten, zu Gesundheit und Mobilität, der Wohnsituation, der Sicherung, der Privatsphäre und der Aufrechterhaltung von sozialen Kontakten, aber auch Fragen zur Selbstpflege, zu Ernährung und Hauswirtschaft
- Befragungen sind häufig im frühen oder mittleren Stadium noch möglich und sinnvoll, auch Angehörige können hier wertvolle Unterstützung bieten; wenn der Verlust der Sprache oder der kognitiven Funktionen eingetreten ist, ist das Erleben des demenzkranken Menschen gestört, hier bietet die Beobachtung des Verhaltens Anhaltspunkte für Pflege und Betreuung des demenzkranken Menschen.

Ziel: Der alte Mensch setzt seine vorhandenen Fähigkeiten zur selbstständigen Bewältigung der Lebensaktivitäten ein

- Unterstützung bei allen Lebensaktivitäten, die nicht mehr wahrgenommen werden können, dabei Ressourcen (körperlich, geistig, emotional, biografisch) ermitteln und solange wie möglich erhalten und fördern
- Bei Hilfestellung dem alten Menschen klare Anweisungen geben

- Nur erhaltene Funktionen üben, um Defiziterlebnisse zu vermeiden (z. B. Haare waschen, Körperpflege, Haushaltstätigkeiten)
- Hirnleistungstraining und Sinnesschulung, um Abbau etwas zu verzögern, keinesfalls überfordern
- Singen, musizieren, tanzen, Musik hören, Fotos anschauen, Natur erleben, malen, basteln, Handarbeiten, Gymnastik oder Beschäftigung je nach Neigung
- Begleitung verwirrter Menschen (➤ Kap. 7.11.3).

Ziel: Der alte Mensch äußert Gefühle des Wohlbefindens

- Sichere Umgebung und entspannte Atmosphäre
- Zuwendung, Geborgenheit geben
- Keine Ungeduld dem alten Menschen gegenüber zeigen
- Eigenarten des alten Menschen akzeptieren
- Keine negative Kritik, sondern positive Verstärkung
- Validierende Gesprächshaltung.

Ziel: Der alte Mensch entwickelt keine Komplikationen

- Mithilfe bei therapeutischen Maßnahmen
- Gesteigerte Beobachtung und Sicherungsmaßnahmen bei starker Verwirrtheit
- Bei Bettlägerigkeit Durchführung aller Prophylaxen (➤ Kap. 7).

Beobachtung: Orientierung, Bewusstsein, Wahrnehmung, Stimmung, Antrieb, Motorik, Blutzucker, Durstgefühl, Flüssigkeitszufuhr, Haut.

5

TIPP

- Bei nächtlicher Verwirrtheit hilft oft späteres Zubettgehen, Kaffee oder eine kleine späte Mahlzeit, deshalb evtl. Cafeteria abends und nachts öffnen
- Hinter plötzlicher erregter Verwirrtheit können ein stummer Herzinfarkt oder die Vorboten eines Schlaganfalles stecken.

LITERATUR UND ADRESSEN FÜR WEITERE INFORMATIONEN

Förderpflege mit Demenzen, Ingrid Berghoff, Urban & Fischer Verlag 2002
„Leben mit der Alzheimer-Krankheit" von Lili Feldmann, Piper Verlag, München 1992
„Das große Vergessen–Die Alzheimer Krankheit" von Annelies Furtmayr-Schuh, Kreuz Verlag, Zürich 2000
„Der 36–Stunden-Tag, N. Mace und P. Rabins, Huber Verlag, 2001
Broschüre „Kommunikation zwischen Partnern–Alzheimer Krankheit" Bundesarbeitsgemeinschaft Hilfe für Behinderte e. V., Düsseldorf
Alzheimer-Initiative, Stuttgart
Memory Clinic Essen, Haus Berge Krankenhaus, Essen
Alzheimer Bundesverband, Berlin
Begutachtungsrichtlinien des MDK www.mdk.de
Leitlinie Demenz in www.patientenleitlinien.de – www.demenz-service-nrw.de
www.kompetenznetz-demenzen.de/
www.evidence.de

Fallbeispiel und individuelle Pflegeplanung

➤ Kap. 6.2.10

5.10 Psychische Störungen

5.10.1 Akute Verwirrtheit

Die **akute Verwirrtheit** ist keine eigenständige Krankheit, sondern Symptom einer Grunderkrankung. Häufig werden Verwirrtheitszustände auch als *Durchgangssyndrom* oder *Hirnorganisches Psychosyndrom* (HOPS) bezeichnet. Sie werden insbesondere bei alten Menschen durch sehr viele verschiedene Ursachen ausgelöst. Vorübergehend können sie z. B. bei Austrocknung (Exsikkose) durch mangelnde Flüssigkeitszufuhr, Erbrechen oder Durchfall oder bei Arzneimittelüberdosierungen z. B. durch Sedativa, Digitalis, Diuretika, Schmerzmittel oder blutdrucksenkende Medikamente auftreten. Auch eine plötzliche Umgebungsänderung wie Trennung von der eigenen Wohnung durch Umzug ins Alten- und Pflegeheim, eine Operation oder Narkose oder ein Suizidversuch führt bei manchen alten Menschen zu akuten Verwirrtheitszuständen.

Symptome

- Gedächtnisstörungen vor allem des Kurzzeitgedächtnisses, äußert sich z. B. als
  - Nichtwiederfinden häufig gebrauchter Gegenstände (Schlüssel, Brille, Gehstütze)
  - Vergessen von Namen
  - Alter Mensch verläuft sich leicht
- Diese Situation und das Ausgeliefertsein machen Angst
- Trugwahrnehmungen (Halluzinationen)
- Motorische Unruhezustände
- Zwanghaftes oder wahnhaftes Verhalten
- Aggression (Schreien, Schlagen, Beißen, Verweigerung)
- Weglaufen
- Ausziehen, Schmieren mit Kot, nicht situationsgemäßes sexuelles Verhalten
- Depression
- Störung des Tag-Nacht-Rhythmus
- Erzählung meist zufälliger Gedanken
- Reduzierter Wortschatz, monotones Singen, Rufen.

Komplikationen

Häufig kommt es bei verwirrten alten Menschen zu Selbst- und Fremdgefährdung (➤ Kap. 5.10.4, 7.11.3).

Ärztliche Behandlung

Eine einheitliche Therapie von akuten Verwirrtheitszuständen gibt es angesichts der verschiedenen Ursachen nicht. Behandlungsansätze ergeben sich aus der jeweiligen Grunderkrankung, z. B. Infusionstherapie bei Exsikkose, Absetzen auslösender Medikamente. Depressive Reaktionen werden mit Antidepressiva behandelt. Besonderes Augenmerk wird auf die Behandlung von Herz-Kreislauf-Erkrankungen gelegt.

Pflegerische Maßnahmen

Begleitung verwirrter Menschen (➤ Kap. 7.11.3)

Ziel: Der alte Mensch erleidet keine Verletzung im Stadium der Verwirrtheit
- Schutz vor Selbst- und Fremdgefährdung (evtl. hinterherlaufen)
- Zettel mit Namen und Gruppe in die Tasche stecken
- Ecken und Kanten polstern, Hindernisse und Stolperfallen entfernen
- An den Flurenden evtl. Bank aufstellen
- Für gute Beleuchtung sorgen
- Medikamenteneinnahme überwachen.

Ziel: Der alte Mensch berichtet über Gefühle des Wohlbefindens und zunehmender Ruhe
- Möglichst feste Bezugspersonen gewährleisten
- Verwirrtes Verhalten durch Einfühlen und Verständnis akzeptieren; Vertrauen schaffen
- Vergangenheitsbewältigung durch aktives Zuhören unterstützen
- Emotionalen Hintergrund von verwirrtem und aggressivem Verhalten verstehen und in die Pflege einbeziehen
- Nicht überfordern
- Rituale (z. B. beim zu Bett gehen) ermöglichen
- auch ➤ Kap. 5.11.2.

Ziel: Der alte Mensch führt seine Lebensaktivitäten (Selbstfürsorge) so lange wie möglich selbst durch
- Vorhandene Ressourcen erkennen und einbeziehen
- Motivation erkennen und aktivieren.

Ziel: Der alte Mensch findet seinen normalen Schlaf-Wach-Rhythmus
- Angemessene Verteilung von Ruhe- und Aktivitätsphasen über den Tag
- Abends schlaffördernde Getränke (z. B. warmer Tee, Milch, Rotwein, evtl. Kaffee) anbieten.

Beobachtung: Flüssigkeitszufuhr, Durst, Ausscheidungen, Vitalzeichen, Ernährung, Haut, Bewusstsein, Orientierung, Wahrnehmungsfähigkeit, Antrieb, Beweglichkeit, Motorik, Schlaf, Schmerzen.

TIPP
- Plötzliche erregte Verwirrtheit kann durch einen stummen Herzinfarkt oder einen beginnenden Schlaganfall hervorgerufen werden
- Psychopharmaka wirken bei alten Menschen oft doppelt stark oder anders als erwartet (paradox)
- Beobachtung regelmäßig dokumentieren und dem Arzt vorlegen.

Fallbeispiel

Herr Alfred Mend ist 73 Jahre alt und seit acht Monaten im Alten- und Pflegeheim. Zum Umzug ins Heim wurde er von seinem Hausarzt überredet, nachdem er massive Schwierigkeiten bei der täglichen Versorgung hatte. Vor ungefähr drei Jahren diagnostizierte der Hausarzt eine Herzinsuffizienz, die sehr gut mit Digitalis und Diuretika eingestellt werden konnte. Der Umzug klappte problemlos. Herr Mend konnte sich sein Zimmer mit eigenen Möbeln einrichten. Auch die erste Zeit im Heim verlief ohne große Schwierigkeit. Eine Pflegekraft war für ihn zuständig und führte ihn nach und nach ins Heimleben ein. Er musste lediglich an die Essenszeiten erinnert werden. In den letzten sechs Wochen veränderte sich sein Zustand jedoch. Anfangs verlegte er ständig Dinge wie Zeitung, Schlüssel oder Geldbeutel. Inzwischen findet er die Toilette nicht mehr rechtzeitig und nässt ein. Seine Umgebung und Mitmenschen erkennt er zeitweise nicht mehr. Nachts ist er oft wach und irrt hilflos umher. Seine zunehmende Vergesslichkeit macht die eigenständige Körperpflege unmöglich, da er immer wieder meint, dass er schon gewaschen und angezogen sei.

Individuelle Pflegeplanung

Tab. 5.45 Individuelle Pflegeplanung bei akuter Verwirrtheit

a) Probleme b) Ressourcen	Ziele	Maßnahmen
1a) Aufgrund akuter Verwirrtheit* findet er sich nicht in der Umgebung zurecht und erkennt Personen zeitweise nicht	• Keine Verletzungen im Stadium der Verwirrung • Berichtet über Gefühle der Sicherheit	• Arztbesuch anregen (Abklärung der Ursache) • Orientierungshilfen aufzeigen (Tag, Datum Monat, Ort, Jahreszeit) • Markierung der Zimmer (große Namensschilder, Bilder) • Überschaubare Gestaltung der Räume • Vorstellung der eigenen Person, HeimbewohnerInnen immer mit Namen ansprechen • Pflegepersonen tragen gut lesbare Namensschilder • Gewohnte, regelmäßige Gestaltung des Tagesablaufes • Zum Essen abholen, evtl. durch Mitbewohner • *Medikamente nach Arztanordnung verabreichen*
2a) Selbstversorgungsdefizit bei der Körperpflege*, aufgrund akuter Verwirrung muss die Körperpflege komplett übernommen werden	• Kann sich teilweise wieder waschen (Gesicht, Oberkörper, Arme)	• 1 × täglich anleitende Mithilfe bei der Körperpflege • 3–4 × täglich zur Intimpflege und Hände waschen nach dem Ausscheiden anleiten • Biografie einbeziehen • Information über Grundpflege mit einfachen, klaren Worten und Gesten • Biografie bezogene Rituale aufnehmen, z. B. Gesicht und Hände selbst waschen, schrittweise erweitern • Gewohnte Reihenfolge einhalten
3a) Selbstversorgungsdefizit beim An- und Auskleiden*, muss je nach Tagesform komplett übernommen werden	• Kann sich teilweise selbst wieder anziehen	• Kleidung selbst aussuchen lassen und beim An- und Ausziehen Hilfestellung mehr und mehr einschränken
4a) Schlafstörung*, Schlaf-Wach-Rhythmus ist gestört, irrt nachts hilflos umher	• Kann ungestört schlafen	• Beruhigend einwirken, ihn bei der Hand nehmen, sich zu ihm setzen, Zeit haben • Blutdruckkontrollen 1 × wöchentlich durchführen • Tagsüber beschäftigen, z. B. Tisch decken lassen • Abends schlaffördernde Getränke anbieten (z. B. Tee, Milch, Rotwein)
5a) Selbstversorgungsdefizit bei der Ausscheidung*, aufgrund akuter Verwirrung nässt er ein	• Ist kontinent	• Kontinenztraining rund um die Uhr (➤ Kap. 7.5.4)

5.10.2 Depression

Depression bedeutet *Niedergeschlagenheit* oder *Lähmung der Gefühle*. Es wird die *endogene Depression* ohne erkennbare körperliche oder seelische Ursache von der *exogenen Depression* unterschieden. Bei der exogenen Depression liegt häufig eine Hirnerkrankung (Hirntumor, Arteriosklerose, Gehirnentzündung, Morbus Parkinson) vor. Die *neurotische (reaktiv-psychogene) Depression* kommt bei alten Menschen am häufigsten vor und wird durch einen unverarbeiteten Konflikt oder ein aktuelles Ereignis, das häufig mit einem Geborgenheitsverlust einhergeht, hervorgerufen. Depressionen sind nicht zu verwechseln mit gelegentlichen Stimmungstiefs wie Niedergeschlagenheit oder Traurigkeit.

Symptome

Körperliche Symptome

Die körperlichen Symptome können so im Vordergrund stehen, dass oft Monate vergehen, bis die Diagnose einer Depression gestellt wird.

- Schlafstörungen
- Appetitlosigkeit, Gewichtsverlust
- Obstipation
- Druck- und Engegefühl im Kopf-, Hals- und Brustbereich
- Sprache verlangsamt
- Bewegungen verlangsamt, Antriebsarmut
- Vorzeitige Ermüdbarkeit, Leistungsrückgang
- Alltägliche Verrichtungen können nicht mehr oder nur noch unter großer Anstrengung vollbracht werden
- Körperliche „Erstarrung“ durch Muskelverspannungen, starre Mimik, Gestik
- Haltung zusammengesunken
- Kraftlosigkeit, schleppender Gang
- Libidoverlust
- Manchmal Unruhe, Jammern und Klagen, Nervosität (agitierte Depression).

Psychische Störungen

- Unfähigkeit, Gefühle (Trauer, Freude) zu empfinden und auszudrücken
- Kann nicht weinen, Tränen bringen keine Erleichterung
- Innere Leere, Sinnlosigkeit (➤ Abb. 5.29)
- Gleichgültigkeit, Entschlussunfähigkeit, Lustlosigkeit, Antriebslosigkeit
- Massive Selbstzweifel, Minderwertigkeitsgefühle
- Angst vor Anforderungen; Angst, erdrückt zu werden
- Rückzug und Isolation
- Todeswünsche, Selbstmordgedanken.

Komplikationen

Alte Menschen mit Depressionen sind suizidgefährdet (➤ Kap. 5.10.4). Besonders zu Beginn der medikamentösen Behandlung muss darauf geachtet werden, dass die antriebssteigernde Wirkung von Antidepressiva erst nach einer Stimmungsaufhellung einsetzt. Aufgrund der Medikation und der psychischen Situation vieler Depressiver besteht Suchtgefahr. Schlafmittel vom Benzodiazepin-Typ können bereits nach vier Wochen eine Abhängigkeit hervorgerufen haben.

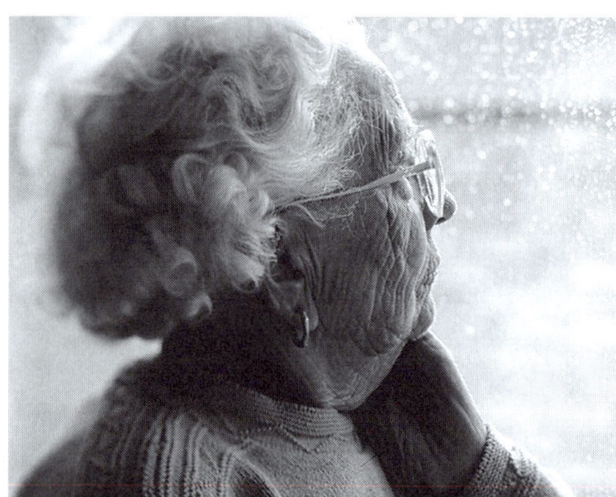

Abb. 5.29 Depressive alte Menschen sehen keinen Sinn mehr in ihrem Leben. [J666]

Ärztliche Behandlung

Die *endogene Depression* wird mit Antidepressiva behandelt. Zur Prophylaxe eines erneuten depressiven Schubes können Lithiumsalze eingesetzt werden.

Bei der *exogenen Depression* steht die Therapie der zugrunde liegenden Erkrankung im Vordergrund.

Die *neurotische Depression* kann mit Psychotherapie in Form von Gesprächstherapie, Verhaltenstherapie, Psychoanalyse therapiert werden. Jede Psychotherapie setzt Vertrauen, Freiwilligkeit und aktive Mitarbeit voraus. Psychotherapie ist häufig eine langfristige Therapie und wird bei alten Menschen selten angewandt. Sie kann hier durch besonders intensive Maßnahmen zur Seelenpflege ersetzt werden. Vorübergehend können Benzodiazepine (z. B. Tranquilizer, die gleichzeitig angst- und spannungslösend sind) als Schlafmittel eingesetzt werden.

Nebenwirkungen von Antidepressiva (Saroten®, Aponal®, Anafranil®):
- Schwitzen, Tremor, Mundtrockenheit, Obstipation, Müdigkeit, Schlafstörungen, Schwindel, Blutdruckabfall, gesteigerte oder erniedrigte Herzfrequenz
- Stimmungsaufhellende Wirkung der Antidepressiva tritt nach ca. 14 Tagen ein.

Nebenwirkungen von Benzodiazepinen (Adumbran®, Valium®, Dalmadorm®):
- Appetitzunahme, Muskelerschlaffung, Konzentrationsminderung, Schwindel, Gangunsicherheit
- Suchtgefahr, Abhängigkeit kann nach vier Wochen auftreten.

Pflegerische Maßnahmen

Ziel: Der alte Mensch beschreibt seine Angstgefühle
- Zuwendung verbal und nonverbal, Zeit für den alten Menschen, Interesse an seiner Person, auch wenn scheinbar keine Resonanz auf liebevolles Verhalten erkennbar ist (dabei sich selbst gleichzeitig durch Abgrenzung vor Selbstüberforderung schützen)
- Beziehung aufbauen, Geborgenheit vermitteln
- Immer wieder durch kleine Aufmerksamkeiten Beziehung und Anteilnahme signalisieren
- Nicht durch Aggression, Nörgeln und negative Sichtweise entmutigen lassen
- Viel Geduld für alten Menschen aufbringen.

Ziel: Der alte Mensch berichtet über ein gesteigertes Selbstwertgefühl und zeigt zunehmende Unabhängigkeit
- Verantwortung übertragen (nicht überfordern)
- Erfolgserlebnisse vermitteln (Fähigkeiten durch Biografiearbeit, Gespräche und Beobachtungen ermitteln)
- Loben (Kleider, Aussehen, Verhalten).

Ziel: Der alte Mensch entwickelt keine Komplikationen
- Medikamenteneinnahme unter Aufsicht (alter Mensch darf keine Medikamente horten, Suizidgefahr)
- Nebenwirkungen von Medikamenten beobachten (Packungsbeilage) und dokumentieren
- Komplikationen (vor allem Suizidgefahr und Medikamentensucht) rechtzeitig erkennen und Arzt benachrichtigen.

Beobachtung: Stimmung, Antrieb, Bewusstsein, körperliche Beschwerden, Schlaf, Nebenwirkungen der Medikamente.

TIPP
- Depressionen können als Demenz verkannt werden
- Angebotene Hilfe lässt häufig keine unmittelbare Resonanz oder Wirkung erkennen; am Ende fühlen sich deshalb ungeschulte Helfer meist selbst niedergeschlagen.

Fallbeispiel und individuelle Pflegeplanung

➤ Kap.6.2.11

5.10.3 Suchterkrankungen

Die **Suchterkrankung** *(Abhängigkeit)* ist ein Zustand periodischer oder chronischer, durch den wiederholten Gebrauch eines Suchtmittels hervorgerufenen Vergiftung, die dem Betroffenen und der Gemeinschaft schadet (in Anlehnung an WHO-Definition).

Süchtige Menschen bekommen körperliche Entzugssymptome, sobald sie das Suchtmittel absetzen. Typisch ist, dass mit zunehmender Suchtdauer immer größere Mengen des Suchtmittels eingenommen werden müssen, um die gleiche Wirkung zu erzielen. Süchtige haben ein so starkes Verlangen nach dem Suchtmittel, dass sich ihre Gedanken fast ausschließlich um die Beschaffung des Suchtmittels drehen.

Das Entstehen einer Sucht wird begünstigt durch ein ungünstiges soziales und materielles Umfeld sowie persönliche Veranlagung. Häufig wird die Sucht durch eine Krise ausgelöst, z.B. nicht verarbeitete Kränkungen, Trauer, Konflikte, Angst, Sinn- oder Identitätskrise, Depression, Partnerverlust, Umzug ins Altenheim, Rollenverlust, Vereinsamung, akute oder chronische Schmerzen und sonstige körperliche Funktionseinschränkungen.

Häufige Suchtmittel im Alter sind Schlafmittel (Benzodiazepine), Beruhigungsmittel und Alkohol.

Die Sucht verläuft meist in Form eines verhängnisvollen Kreislaufs (➤ Abb. 5.30). Antoine de Saint-Exupéry beschreibt diesen Kreislauf in „Der kleine Prinz“: „Der kleine Prinz fragt den Trinker: Warum trinkst du? Der Trinker antwortet: Um zu vergessen, dass ich mich schäme. Der kleine Prinz: Warum schämst du dich? Der Trinker: Weil ich trinke.“

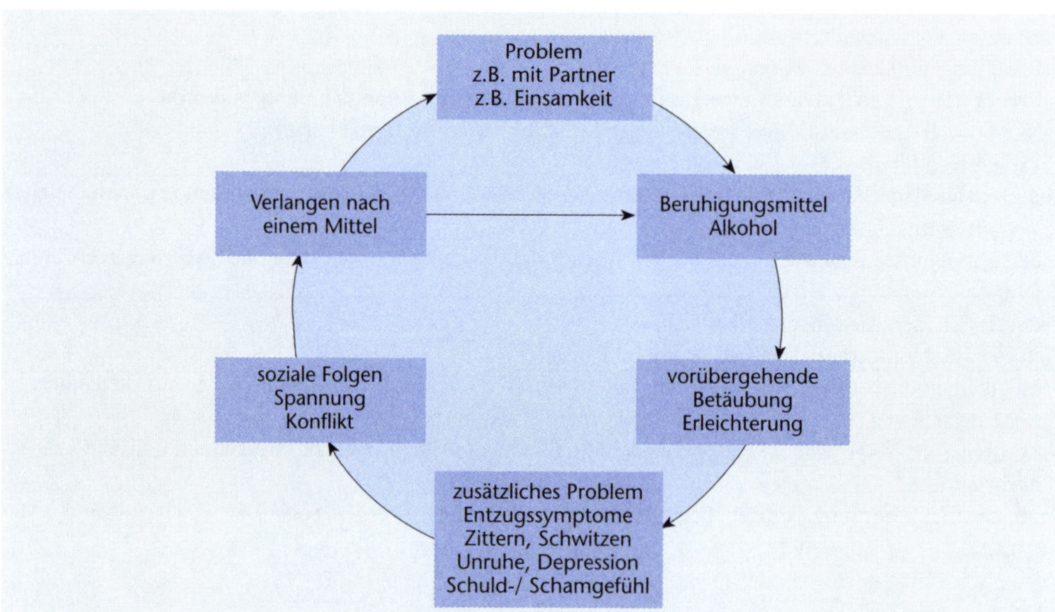

Abb. 5.30 Teufelskreis der Abhängigkeit nach Erlemeier

Symptome

- Beschaffungszwang (zwanghaftes Denken an Suchtmittel und dessen Beschaffung)
- Dosissteigerung
- Kontrollverlust
- Nächtliches Schwitzen
- Nervosität
- Konzentrationsschwäche, Leistungsabfall
- Schlaflosigkeit, Alpträume
- Körperliche Erscheinungen bei Entzug: Schwitzen, Zittern, Herzklopfen, Schlaflosigkeit, Kopfschmerzen, Übelkeit, Erbrechen, Krämpfe
- Psychische Erscheinungen bei Entzug: erregte Unruhe, Angst, Verwirrtheit, Delir, Wahnvorstellungen, Depression, Psychose.

Komplikationen

Komplikationen entstehen durch die Folgeerkrankungen des Suchtmittelkonsums. Bei der Alkoholabhängigkeit kann z. B. fast jedes Organ durch den Alkohol geschädigt werden, meist sind Leber (Leberzirrhose ➤ Kap. 5.3.10) und Bauchspeicheldrüse (Pankreatitis ➤ Kap. 5.4.4), Gehirn (bis hin zur Demenz ➤ Kap. 5.9.5), Herz und der Verdauungstrakt betroffen. Die Lebenserwartung ist deutlich verkürzt. Zusätzlich zu den körperlichen Komplikationen beeinträchtigen soziale Probleme die Lebensqualität der Betroffenen und ihrer Angehörigen.

Ärztliche Behandlung

Der Körper wird unter stationären Bedingungen entgiftet. Daran sollte sich eine mehrwöchige bis -monatige Entwöhnungstherapie anschließen, die jedoch nur Erfolg hat, wenn der alte Mensch sie selber durchführen will und motiviert ist. Angewendet werden Verhaltenstherapie mit psychoanalytischer Einzel- oder Gruppentherapie unter Einbeziehung des sozialen Umfeldes (bei alten Menschen oft von Kassen nicht befürwortet). Danach sollte sich eine Nachsorge anschließen. Auch Selbsthilfegruppen (z. B. Anonyme Alkoholiker) sind sehr hilfreich.

Pflegerische Maßnahmen

Ziel: Der alte Mensch entwickelt einen Plan, den Konsum des Suchtmittels zugunsten seiner Gesunderhaltung einzuschränken oder aufzugeben

- Alten Menschen zur Entwöhnungskur motivieren
- Kein eigenmächtiger Suchtmittelentzug, Entzug nur unter ärztlicher Kontrolle
- Bei Entzugssymptomatik (Schwitzen, Nervosität, Unruhe) Arzt informieren
- Einfühlen, Ängste akzeptieren, bei Aggressionen nicht gegenagieren.

Ziel: Der alte Mensch entwickelt Strategien, Alternativen zum Suchtmittel

- Auf Selbsthilfegruppen aufmerksam machen z. B. Anonyme Alkoholiker, Guttempler, das Blaue Kreuz, Kreuzbund

- Gespräche, Zuwendung, angstfreie Atmosphäre schaffen, Individualität erhalten
- Entspannungsübungen, körperliche Betätigung, geistige Anregungen
- Musische Angebote (malen, werken, musizieren, Seniorentanz)
- Sinnvolle Beschäftigung, evtl. soziale Aufgaben aufzeigen (nicht überfordern).

Ziel: Der alte Mensch entwickelt keine Komplikationen

- Hilfestellungen bei eingeschränkten Alltagsaktivitäten
- Vor Sturz schützen (Sicherheitsmaßnahmen wie z. B. Haltegriffe, gute Beleuchtung)
- Beobachtung verstärken.

Ziel: Der alte Mensch achtet z. B. nach erfolgreichem Alkoholentzug auf Sicherheit

- Bei erfolgreicher Entwöhnungskur vor Alkohol schützen; schon eine alkoholgefüllte Praline kann zum Rückfall führen
- Anweisungen an die Küche, bei Essenszubereitung keinen Alkohol verwenden
- Auf Wunsch MitbewohnerInnen von der Sucht in Kenntnis setzen.

Beobachtung: Bewusstsein, Gang, Sprache, Geruch.

TIPP

Vorwürfe erzeugen Schuldgefühle und führen zur Verstärkung der Sucht.

5

Fallbeispiel

Herr Franz Küfer war der Älteste von vier Kindern und wuchs auf einem Bauernhof auf der Schwäbischen Alb auf. Sein Leben war geprägt von harter Arbeit. Als er mit 30 Jahren heiratete, übernahm er einen stattlichen Bauernhof. Abends suchte er oft die Geselligkeit am Biertisch in der Dorfkneipe und spielte Skat. Er war aktiv bei der Feuerwehr und in der Blaskapelle. Seine Frau starb, als er 60 Jahre alt war. Von da an spülte er seine Trauer am Stammtisch mit Alkohol weg. Seiner beginnenden Hüftgelenksarthrose versuchte er mit starken Schmerzmitteln zu begegnen, um den Hof weiterführen zu können. Bald bekam er ein künstliches Hüftgelenk, die Schmerzmitteldosis reduzierte er jedoch nach der Operation nicht. Sein körperlicher und seelischer Zustand verschlechterte sich immer mehr. Er wurde harninkontinent. Mangels geeigneter Pflegepersonen musste er ins Pflegeheim ziehen. Mittlerweile war er so stark gehbehindert, dass er tagsüber im Rollstuhl saß. Besuch bekam er kaum.
Im Heim fühlte er sich ständig vernachlässigt. Bei Kontaktaufnahme wurde er jedoch meist aggressiv, laut und verletzend. Viele HeimbewohnerInnen gingen ihm aus dem Weg. Seine Haut war blass und feucht vom ständigen Schwitzen. Beim Waschen oder sonstigen Berührungen schrie er oft laut und wurde handgreiflich. Seinen Nachschub an Bier bezog er direkt von einer Getränkefirma. Am liebsten saß er allein im Zimmer.

Individuelle Pflegeplanung

Tab. 5.46 Individuelle Pflegeplanung bei Suchterkrankungen

a) Probleme b) Ressourcen	Ziele	Maßnahmen
1a) Missbrauch von Schmerzmitteln und Alkohol führt zur Verschlechterung des körperlichen Zustandes	• Erkennt die Auswirkung der Mittel auf seine Gesundheit	• Zuwendung, Ängste akzeptieren • Bei Aggression nicht gegenagieren • Alternativen, z. B. Wärme, Entspannung aufzeigen • Motivation zur Entwöhnung • Hinweis auf Selbsthilfegruppen

Tab. 5.46 Individuelle Pflegeplanung bei Suchterkrankungen (Forts.)

a) Probleme b) Ressourcen	Ziele	Maßnahmen
2a) Selbstversorgungsdefizit bei der Körperpflege* und beim An- und Auskleiden* mit Berührungsempfindlichkeit 2b) Uneingeschränkte Funktion von Händen und Armen	• Kann sich bis zu einem gemeinsam festgelegten Zeitpunkt Gesicht und Oberkörper selbstständig waschen • Kann sich bis zu einem gemeinsam festgelegten Zeitpunkt Oberkörper an- und auskleiden	• Berührung ankündigen und behutsam ausführen • Täglich aktivierende Ganzwaschung unterstützen • 1 × wöchentlich baden • Zur Mitarbeit und Selbstwaschung motivieren • Genaue Absprache im Team • Hilfestellungen nach und nach einstellen • Gemeinsam Kleidung aussuchen und nach Absprache im Team beim An- und Ausziehen behilflich sein, Hilfestellung richtet sich nach Tagesbefinden
3a) Eingeschränkte Beweglichkeit*, sitzt im Rollstuhl und ist bei allen Transfers auf Hilfe angewiesen 3b) Kann stehen und Mikrobewegungen ausführen	• Behält seine Beweglichkeit • Führt Bewegungsübungen durch und erreicht den höchstmöglichen Grad der Mobilität bis zum …	• Gezielte Physiotherapie (Arztanordnung), Übungen von PhysiotherapeutIn zeigen lassen und mit ihm durchführen • Physikalische Therapie anregen • Bewegungsübungen insbesondere beim Baden durchführen • Motivation und Anleitung zum Selbstbewegen • Fortschritte entsprechend loben
4a) Harninkontinenz* 4b) Nimmt Ausscheidung wahr	• Meldet sich rechtzeitig bei Harndrang • Nässt nicht mehr ein	• Aufenthalt in WC- und Personalnähe empfehlen • Klingel griffbereit legen • Leicht zu öffnende Kleidung anbieten • Toilettentraining rund um die Uhr • Tropfenfänger oder Kondom-Urinal anbieten
5a) Soziale Isolation* (kein Besuch, kontaktscheu, fühlt sich vernachlässigt)	• Spricht über seine Gefühle • Erkennt sein Verhalten gegenüber den anderen • Äußert verbal Wunsch nach Kontaktaufnahme	• Feste Bezugsperson mit Einfühlung und Ausbildung in Gesprächsführung, Beziehung aufbauen • Verantwortung übertragen (nicht überfordern) • Kontakte zu MitbewohnerInnen fördern • Besuchsdienst organisieren • Skatrunde organisieren

5.10.4 Suizidgefährdung

Suizidgefährdung *(Selbstmordgefährdung)* besteht bei einem Menschen, der glaubt, dass ihm als Ausweg aus seinen Problemen und erlebten Kränkungen nur noch das Auslöschen seines Lebens bleibt. Die Häufigkeit von Suiziden und Suizidversuchen nimmt mit dem Alter zu. Menschen über 65 Jahren haben die höchste Suizidrate in der Bevölkerung. Dabei ist der Anteil der Männer ca. doppelt so groß wie der der Frauen. Suiziddrohungen und Suizidversuche sind immer ernst zu nehmen. Bei älteren Menschen führen sie häufiger zum Tode als bei jüngeren Menschen. Männer benutzen häufig „harte Methoden", wie z. B. Erhängen, während Frauen z. B. Medikamente bevorzugen.

Ursachen

- Depression, insbesondere Beginn oder Abklingen einer depressiven Phase, zwei Drittel aller Alterssuizide werden von Depressiven verübt
- Suchterkrankung

- Chronische Erkrankungen mit starken Behinderungen, „niemandem zur Last fallen wollen“
- Erkrankungen mit starken oder chronischen Schmerzen, „endlich erlöst sein wollen“
- Chronische Schlafstörungen
- Verwirrtheit
- Individuelles Erleben (subjektive Bewertung) von belastenden Ereignissen
- Bedrohung des Selbstwertgefühls durch Verlust von Kontakten (Berentung, Partnerverlust, Umzug ins Heim)
- Einsamkeit, Zuwendungsmangel
- Erinnerung an belastende, nicht verarbeitete biografische Ereignisse
- Kräfteverfall, Hilflosigkeit
- Ausgeliefertsein, Angst, Wehrlosigkeit bei Bedrohung
- Armut
- Mangelnde Kompensationsmöglichkeiten durch religiöse Bindungen, positive Erinnerungen, sinnspendende Aktivitäten, Bezugspersonen, soziales Beziehungsnetz.

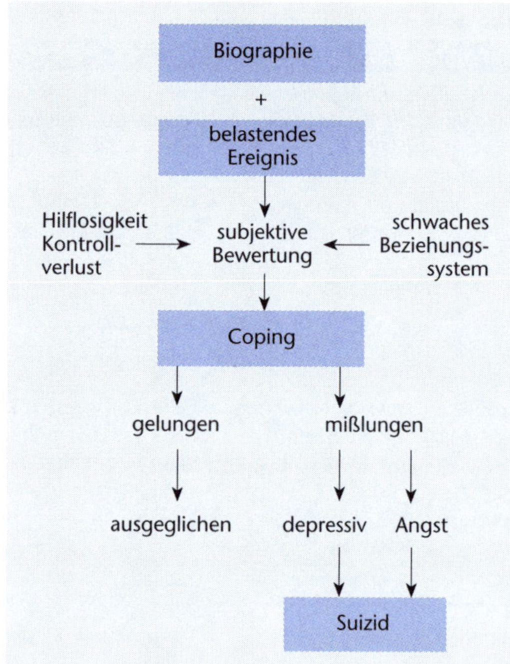

Abb. 5.31 Modell der Suizidentwicklung nach Erlemeier

Nach Erlemeier sind nicht die belastenden Ereignisse Auslöser für einen Suizid, sondern die Art und Weise, wie der Betroffene diese Belastungen und die daraus erwachsenden Konflikte bewertet und verarbeitet (➤ Abb. 5.31). Diese Konfliktverarbeitung wird beeinflusst von bereits in früheren Jahren erlernten Bewertungs- und Verarbeitungsmustern und von den sozialen Beziehungen des alten Menschen.

Symptome

- Symptome der Depression (➤ Kap. 5.10.2)
- Rückzug aus sozialen Beziehungen, Vereinsamung
- Gedanken kreisen nur um sich selbst und die verzweifelte Situation, aus der kein Ausweg gesehen wird
- Alles erscheint sinnlos und das Leben als nicht lebenswert
- Der Mensch kann seine Gefühle, seine Wut oder seine Trauer nicht zeigen und abreagieren oder kompensieren
- Realitätsverlust, versteckte Aggressionen
- Gehemmte Aggressionen machen sich bemerkbar in Form von Gereiztheit, Spannungen, Vorwürfen, Abschiedsbriefen, Suizidäußerungen, Drohungen, Selbstverletzungen, Verweigerung von Nahrung, Körperpflege oder Kommunikation
- Todesphantasien/Todeswünsche, „Beerdigungsträume“
- Ankündigung (oft verschlüsselt) als Hilferuf: „Bald werde ich Ruhe haben und niemandem mehr zur Last fallen.“
- Vorbereitung der suizidalen Handlung, z. B. Tabletten sammeln, Testament abfassen.

Ärztliche Behandlung

Im Vordergrund steht die Krisenintervention. Sie wird unterstützt durch Medikamente (Antidepressiva, Sedativa). Bei depressiven alten Menschen sollte eine Therapie mit Antidepressiva eingeleitet werden. Bei akuter Suizidalität ist eine stationäre Therapie angezeigt. Langfristigen Erfolg erhofft man sich auch von der Psychotherapie.

Pflegerische Maßnahmen

Ziel: Der alte Mensch bestätigt das Suizidrisiko
- Bei gefährdeten Personen auf Symptome achten
- Jede (auch verschlüsselte) Suiziddrohung ernst nehmen
- Bei Verdacht alten Menschen nach Todeswünschen fragen: „Sind Sie des Lebens überdrüssig?", Suizidgefahr thematisieren
- Gesamtes Pflegepersonal muss informiert sein, Arzt einschalten.

Ziel: Der alte Mensch spricht über seine Gefühle
- Zuwendung, Einfühlung und aktives Zuhören
- Äußern von Gedanken, Gefühlen, auch Aggressionen ermöglichen
- Vorbehaltlose Akzeptanz, auch von suizidalen und negativen Gedanken
- Möglichkeiten zum nonverbalen Ausdruck von Gefühlen geben, z. B. Schreien, Musik, Malen.

Ziel: Der alte Mensch überprüft seine Gedanken auf Realitätsnähe und erkennt Alternativen zum Suizid
- Geäußerte Gedanken des Gefährdeten auf Realitätsnähe und Sinn überprüfen lassen
- Unterstützung beim Umgang mit Kränkungen und Trauer
- Positive Erinnerungen erfragen, verstärken
- Möglichst realistische, nächste Schritte zur Problemlösung erarbeiten
- Angstfreie Atmosphäre schaffen (Entspannung, Wärme, keine Zwänge, Druck oder Sanktionen)
- Keine Überforderungen
- Keine Ratschläge geben.

Ziel: Der alte Mensch hält Kontakte, Beziehungen aufrecht
- Ressourcen und Kompensationsmöglichkeiten reaktivieren, z. B. Kontakt mit Seelsorger oder anderen Berufsgruppen herstellen, wenn gewünscht
- Bezugsperson oder Angehörige gedanklich und wenn möglich tatsächlich einbeziehen, z. B.: „Ihre Tochter würde sich sicher über eine Karte von Ihnen freuen. Wir könnten eine aussuchen oder anfertigen."
- Biografisch sinnspendende Aktivitäten anbieten, z. B. Koch-, Tanz-, Handarbeitsgruppe
- Möglichkeiten zur Neuorientierung ausloten, Unterstützung geben
- Zeit nehmen, erreichbar sein
- Selbstwertgefühl stärken z. B. „Heute haben Sie ein schickes Kleid an."
- Ruhebedürfnis respektieren.

TIPP
- Versuchen, das Versprechen zu bekommen, *vorerst* noch am Leben zu bleiben
- Nicht glauben, Suizid um jeden Preis verhüten zu müssen, evtl. sich mit eigenen Schuldgefühlen auseinandersetzen und versuchen, sie abzubauen
- Depressive bei Veränderungen der Antidepressivatherapie besonders gut überwachen.

Fallbeispiel

Herr Ernst Hippos, 69 Jahre alt, erlitt am Ende seines Berufslebens als Arzt vor sechs Jahren eine Hirnblutung. Er verbrachte knapp ein Jahr in Krankenhäusern und Rehabilitationseinrichtungen. Dort lernte er unter anderem, sich im Bett anzuziehen und sich selbst in den bereitstehenden Rollstuhl zu begeben. Mit Hilfsmitteln konnte er seiner schwer an Rheuma leidenden Frau beim Tischdecken und kleinen Handreichungen behilflich sein. Mittags wurden beide durch Essen auf Rädern versorgt. Zwischendurch ging ihnen der Sohn zur Hand.
Seine Kontakte zu früheren Kollegen und Freunden hatte Herr Hippos abgebrochen. Nachdem dann auch seine Frau starb, überredete ihn sein Sohn zum Umzug ins Pflegeheim. Hier verweigert er von Anfang an die Nahrung und hat schon 8 kg abgenommen. Zu den MitbewohnerInnen will er keinen Kontakt. Gegenüber dem Personal verhält er sich gespannt, feindselig und äußert: „Bald werde ich endlich Ruhe haben und niemandem mehr zur Last fallen – weder Ihnen noch meinem Sohn."

Individuelle Pflegeplanung

Tab. 5.47 Individuelle Pflegeplanung bei Suizidgefährdung

a) Probleme b) Ressourcen	Ziele	Maßnahmen
1a) Soziale Isolation*, zeigt sich im Rückzug, Misstrauen, feindselige Haltung gegenüber MitbewohnerInnen und Personal, Äußerungen wie: „Bald werde ich endlich Ruhe haben", weisen auf ein Suizidrisiko hin 1b) Guter Kontakt zum Sohn	• Spricht über seine Gefühle	• Verhalten respektieren, nicht tadeln • Gründe erfragen, Problem offen ansprechen • Erreichbarkeit mitteilen • Zuhören, Stimmungen aushalten • Auf Suiziddrohung achten, ernst nehmen • Suizidgefahr thematisieren: „Was wollen Sie mit dieser Äußerung sagen?" • Förderung von Kontakten zum Sohn • Eigene Hilflosigkeit mitteilen, um Hilfe bitten
2a) Machtlosigkeit* aufgrund eingeschränkter Selbstbestimmungsmöglichkeiten (z. B. Heimaufenthalt) 2b) Zur Kommunikation fähig	• Kann seine Situation annehmen und über seine täglichen Lebensaktivitäten selbst bestimmen	• Tagesablauf gemeinsam strukturieren, alle Aktivitäten selbst bestimmen lassen • Sinnvolle Beschäftigungsmöglichkeiten eruieren und anbieten
3a) Unterernährung* aufgrund von Nahrungsverweigerung 3b) Nahrungsaufnahme aufgrund des körperlichen Zustandes möglich	• Verbalisiert die Gründe • Soll nicht weiter an Gewicht verlieren	• Zuwendung, Bedürfnisse und Wünsche erfüllen, aktives Zuhören • Gründe für Nahrungsverweigerung erfragen • Arzt hinzuziehen • Wöchentliche Gewichtskontrollen durchführen
4a) Eingeschränkte Beweglichkeit*, sitzt im Rollstuhl mit Gefahr von Kontrakturen 4b) Kann Transfers selber durchführen	• Erhält vorhandene Beweglichkeit und entwickelt keine Komplikationen • Erreicht den höchstmöglichen Grad der Mobilität	• Tägliche Aktivitäten weitgehend selbstständig durchführen lassen, Hilfestellung seinem Tagesbefinden anpassen • Gemeinsam Mobilisations- bzw. Gymnastikplan erstellen/durchführen (➤ Kap. 7.2.3) • Erfolge loben

5.11 Psychosomatische Störungen

5.11.1 Chronische Schmerzen

Schmerz kann durch eine Vielzahl den Körper schädigender Einwirkungen verursacht werden. An der Schmerzleitung und -verarbeitung sind verschiedene Strukturen des Nervensystems beteiligt. Angefangen von den Schmerzrezeptoren der Haut über spezielle Bahnen im Rückenmark bis zur Großhirnrinde (➤ Abb. 5.32). Von chronischen Schmerzen spricht man, wenn Schmerzen in einem Zeitraum von über sechs Monaten häufig auftreten oder fortwährend andauern. Sie können z. B. auftreten bei Arthrose (➤ Kap. 5.6.2), Migräne, bösartigen Tumoren, Nervenschmerzen (Neuralgien), Phantomschmerzen bei Amputation eines Körpergliedes. Das Schmerzempfinden jedes Menschen ist individuell verschieden und hängt von seiner psychischen Bewertung und seinen Kompensations- und Verdrängungsstrategien ab.

Symptome

Das Schmerzgeschehen wird von jedem Menschen zu verschiedenen Tageszeiten und in verschiedenen Situationen unterschiedlich wahrgenommen und bewertet.

Komplikationen

Sie können durch die Nebenwirkungen einer jahrelangen, unkontrollierten Schmerzmitteleinnahme hervorgerufen werden und reichen von Magenblutungen, Nierenschädigungen, Leberschädigungen, Blutbildveränderungen, verminderter Atmung (Atemdepression) bis zur Sucht. Alte Menschen mit starken chronischen Schmerzen sind suizidgefährdet (➤ Kap. 5.10.4).

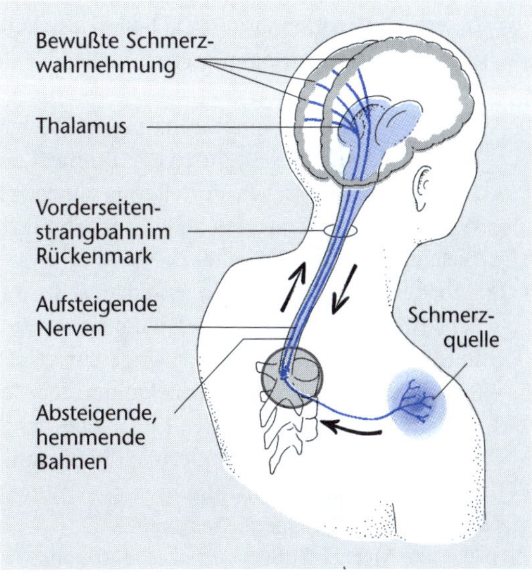

Abb. 5.32 Vom Ort seiner Entstehung wird der Schmerzreiz über das Rückenmark zum Gehirn geleitet. Erst, wenn er dort angekommen ist, wird er bewusst wahrgenommen. Die Schmerzwahrnehmung kann auch durch im Gehirn ausgeschüttete Stoffe gehemmt werden. [A400]

Ärztliche Behandlung

Die Schmerztherapie orientiert sich immer an der Ursache des Schmerzes. Schmerzen gehen häufig durch Behandlung der Grunderkrankung zurück. Ist dies nicht der Fall, richtet sich die Schmerzmedikation nach der Schwere des Schmerzes.

Mäßiger Schmerz wird mit Azetylsalizylsäure (Aspirin®) oder Parazetamol® behandelt. Reicht dies nicht aus, ist die zusätzliche Gabe von Kodein möglich. Bei *starken Schmerzen* kommen schwach und schließlich stärker wirkende Opiate zur Anwendung. Chronische Schmerzen, deren Ursache ein bösartiger Tumor ist, werden mit Opiaten behandelt. Eine mögliche Abhängigkeit spielt angesichts der verkürzten Lebenserwartung des Tumorkranken keine Rolle. Chronische Schmerzen anderer Ursache sind möglichst lange ohne Opiate zu therapieren. Die Gabe von Antidepressiva oder Neuroleptika kann die Schmerztherapie unterstützen. Schmerzambulanzen und Schmerzkliniken mit besonderer Erfahrung stehen in schwierigen Fällen zur Verfügung. Hier wird vielfach auch mit örtlicher Betäubung (Anästhesie), transkutaner Nervenstimulation (TNS) und Akupunktur gearbeitet.

Pflegerische Maßnahmen

Ziel: Der alte Mensch ist frei von Schmerzen oder Schmerzen und Schmerzfolgen sind erträglich
- **Schmerzassessment**: Ersteinschätzung bei der Aufnahme und beim Verdacht auf Schmerzerleben
  - Instrumente: Schmerzintensitätsskalen , z. B. EPCA (Echelle comportementale de la douleur pour personnes agées non communicantes) oder visuelle Analogskala
  - Schmerzursache (Diagnose), Schmerzort, Ausstrahlung
  - Stärke, Intensität (z.B. Schmerzskala von 1–10)
  - Tageszeit, Dauer, Spitzen, Häufigkeit des Schmerzes
  - Eigenschaften des Schmerzes, z. B. stechend, klopfend, ziehend, drückend, brennend, schneidend, reißend, hämmernd, krampfartig, wellenförmig, kolikartig
  - Wodurch wird der Schmerz verschlimmert? (Kälte, Wärme, Angst, Wut, Trauer, Blutzuckerschwankungen, Ernährung, Bewegung, Blutdruckanstieg oder -abfall, Haltung, Lagerung, Aufregung)
  - Wodurch wird der Schmerz gebessert?
  - In welchem Spannungszustand befindet sich die Muskulatur?
  - Welche inneren Anspannungen bestehen?
  - Welche Ereignisse im Leben waren bzw. sind sehr belastend?
  - Welche psychischen Einschränkungen bestehen (Depression, Angst)?
  - Welche Aktivitäten sind durch den Schmerz eingeschränkt?
  - Zieht der alte Menschen Vorteile aus seinen Schmerzen (mehr Zuwendung, Fürsorge)?
  - Welche eigenen Strategien helfen zur Schmerzlinderung?
  - Welche Medikamente helfen?
- Einschätzung möglicher Schmerzfolgen, z. B.:
  - Schlafstörungen, gesteigerte Müdigkeit
  - Eingeschränkte Beweglichkeit, eingeschränkte Selbstversorgung
  - Sturzgefahr aufgrund Nebenwirkungen der Medikation, Depression Suizidgefahr.

Ziel: Der alte Mensch erhält Unterstützung bei der Schmerztherapie
- Unterstützen bei schmerzmindernden Maßnahmen, z. B. Lagerungen
- Unterstützen bei der Medikation
- Kontinuierliches Schmerzassessment.

Ziel: Der alte Mensch äußert verbal eine Abnahme von Angst und innerer Spannung
- Bedürfnisse und Wünsche berücksichtigen, Geborgenheit vermitteln
- Gespräche über den Schmerz und dessen Ursachen ermöglichen
- Möglichkeiten der Schmerzbeeinflussung erkennen und nutzen
- Durch biografisch sinnvolle Aktivitäten (malen, werken, musizieren, sich bewegen) vom Schmerz ablenken
- Entspannung durch Eutonie, Autogenes Training, Yoga, Selbsthypnose.

Ziel: Der alte Mensch kennt alternative Maßnahmen und kann sie zur Entspannung der Muskulatur einsetzen
- Pflege ruhig und sicher durchführen
- Alle Reize, die Spannungen auslösen, beobachten und vermeiden
- Beruhigende, evtl. leicht massierende Waschungen
- Entspannende Bäder (Rücksprache mit Arzt)
- Wärmende Wickel oder Auflagen (Rücksprache mit Arzt)
- Warme, beruhigende Getränke
- Atemübungen, Vorlesen, Ruhezeiten einhalten
- Funktionelle Muskelentspannung nach Jakobson.

Ziel: Der alte Mensch zeigt Verhaltensweisen, die aufgrund der Schmerztherapie erforderlich sind
- Medikamente pünktlich geben
- Nebenwirkungen der Medikamente beobachten

- Bei physikalischen Maßnahmen unterstützen
- Obstipationsprophylaxe (➤ Kap. 7.5.2) bei Gabe von Opiaten.

TIPP

- Plötzlich auftretender Schmerz ist immer ein Alarmzeichen, Arzt benachrichtigen
- Schmerzen können durch Schmerzmittel verschleiert werden
- Asthmatiker dürfen keine Schmerzmittel einnehmen, die Azetylsalizylsäure enthalten, da diese Asthmaanfälle auslösen können
- Es werden weniger Schmerzmittel benötigt, wenn ein bestimmter Schmerzmittelspiegel konstant aufrecht erhalten wird (z. B. zur Dauerbehandlung bei Tumorschmerzen).

Beobachtung (Schmerzprotokoll)

Kontinuierliche Erfassung der Schmerzen und des Erfolges der Schmerztherapie z. B. im Tagesverlauf und in festgelegten zeitlichen Abständen

Fallbeispiel und individuelle Pflegeplanung

➤ Kap. 6.2.12

5.11.2 Schlafstörungen

Schlafstörungen im Alter können psychische und organische Ursachen haben. Zu den *psychischen Ursachen* gehören Einsamkeit, Unzufriedenheit, Konflikte, Angst, Leistungsdruck, Langeweile, aufgestaute Wut, die Einstellung zum Schlaf (Erwartung, wieder nicht schlafen zu können).

Körperliche Erkrankungen wie Herzinsuffizienz (➤ Kap. 5.2.1), Hypertonie (➤ Kap. 5.2.7), Angina pectoris (➤ Kap. 5.2.3), Depression (➤ Kap. 5.10.2) und Atemregulationsstörungen führen nicht selten zu Schlafstörungen. Auch die Unruhe bei Dementen und Parkinson-Kranken, Schmerzen, Fieber, Schwitzen, Frieren, Juckreiz, Husten, Völlegefühl, Blähungen und nächtliches Wasserlassen können Ursachen sein.

Daneben können auch *Veränderungen des Schlafumfeldes* (Lärm, Licht, Wetterumschwung, Zudecke, Spätmahlzeit, Genussmittel) eine Rolle spielen.

Altersbedingt ändert sich das *Schlafmuster*: Alte Menschen schlafen nachts nur ca. 6–7 Stunden, haben kürzere Tiefschlafphasen und wachen häufiger kurz auf. Der Schlaf kann durch eine niedrigere Weckschwelle leichter gestört werden. Kurzschlafphasen tagsüber werden häufig nicht wahrgenommen, nächtliche Schlafpausen meist als Schlaflosigkeit erlebt.

Symptome

- Einschlafstörungen
- Durchschlafstörungen (häufig bei Depression)
- Verminderte Schlafdauer
- Frühes Erwachen (häufig bei Depression)
- Flacher Schlaf mit Tiefschlafphasen in den Morgenstunden

- Klagen über Schlaflosigkeit, Müdigkeit, Erschöpfung, schlechte Laune
- Veränderung des Schlafrhythmus (Schlafumkehr).

Ärztliche Behandlung

Die Behandlung einer Grunderkrankung, die die Schlafstörungen hervorruft, steht im Vordergrund der Therapie: Kräftigung des Herzmuskels bei Herzinsuffizienz (➤ Kap. 5.2.1), durchblutungsfördernde Medikamente bei Angina pectoris (➤ Kap. 5.2.3), Schmerzmittel, fiebersenkende Medikamente, juckreizstillende Medikamente, Behandlung von Prostata-Erkrankungen (➤ Kap. 5.5.4). Ein Bluthochdruck (➤ Kap. 5.2.7) wird mit blutdrucksenkenden Medikamenten eingestellt, bei Depressionen (➤ Kap. 5.10.2) und anderen psychischen Störungen werden Antidepressiva, Psychopharmaka und Neuroleptika eingesetzt.

Schlafmittel werden wenn möglich nur vorübergehend verordnet, da sie ein hohes Abhängigkeitsrisiko bergen.

Pflegerische Maßnahmen

5

Ziel: Der alte Mensch erkennt Faktoren, die den Schlaf stören
- Einfühlen in veränderte Lebenssituation (Partnerverlust, Heimumzug, finanzielle Lage)
- Fragen, wie früher geschlafen wurde und was alles zur Schlafvorbereitung getan wurde
- Bei Geräuschempfindlichkeit Lärmschutzdämpfer, z. B. Oropax®, anbieten
- Bei Lichtempfindlichkeit Rolladen oder lichtundurchlässige Vorhänge nutzen bzw. anbringen
- Bei Angst vor Dunkelheit Dämmerlicht anlassen oder Vorhänge auflassen
- Gut gelüftetes Zimmer, Zimmertemperatur nachts bei 16–18 °C halten, leichte Zudecke bereithalten.

Ziel: Der alte Mensch kennt Möglichkeiten zur Schlafförderung und wendet sie an
- Abends keine üppigen Mahlzeiten, Vermeiden von Genussmitteln (Kaffee, Alkohol, Nikotin)
- Trinkmenge abends etwas reduzieren, um nächtlichen Toilettengang zu vermeiden
- Bei nächtlichem Blutdruckabfall besser eine kleine späte Mahlzeit und/oder eine Tasse Kaffee
- Entspannung und entspannte Lagerung kann Schmerzen lindern
- Bei Juckreiz helfen Waschungen mit lauwarmem Essigwasser oder juckreizstillender Puder; bei trockener Haut (Sebostase ➤ Kap. 5.8.1) pflanzliche Öle anwenden
- Bei kalten Füßen Fußbad oder Wärmflasche richten
- Ein warmer Tee (z. B. Melissentee) oder eine Tasse warme Milch beruhigt
- Verdunstung von beruhigenden ätherischen Ölen
- Melissenbad vor dem Einschlafen
- Entspannungsübungen, Autogenes Training, Atemübungen, Meditation
- Tagsüber zu geistiger und körperlicher Aktivität anregen, z. B. zu Spaziergängen und sinnvollen Tätigkeiten je nach biografischer Veranlagung
- Abends Entspannung durch Rituale (z. B. Lesen, Musik hören, Fernsehen) oder einen Abendspaziergang fördern
- Besuche evtl. bis zum Einschlafen
- Werken, malen, musizieren als Mittel nonverbalen Gefühlsausdrucks, Aggressionsabbaus und Problemverarbeitung einsetzen
- Zuwendung und Gesprächsbereitschaft signalisieren, Konflikte und Unzufriedenheit aussprechen lassen, Geborgenheit durch Verständnis und „Rufbereitschaft" vermitteln
- Nächtliche Wachphasen positiv bewerten, da sie der Problemverarbeitung dienen
- Informieren, dass Schlaf sich nach längeren Wachphasen von selbst einstellt

- Mittagsruhe möglichst nicht zu lange ausdehnen
- Gewohnte Rituale unterstützen, fördern.

Ziel: Der alte Mensch berichtet über Müdigkeit

- Verzicht auf Mittagsschlaf, Reduktion des Tagesschlafes
- Ausgiebige Tagesaktivitäten
- Alternative Schlafmittel: Alkohol in kleinen Mengen oder Kaffee können manchmal schlaffördernde Wirkung haben
- Baldriantee.

TIPP

- Hausmittel in hohen Dosierungen (z. B. 4 Tassen Baldriantee) verursachen nach dem Absetzen zuerst verstärkte Beschwerden
- Abends auf üppige Mahlzeiten verzichten.

Fallbeispiel

Frau Bianca Wachter, 81 Jahre alt, leidet schon seit dem 35. Lebensjahr an Schlafstörungen. Früher hörte sie fast jeden Glockenschlag der gegenüberliegenden Kirchturmuhr. Sie stand dann oft auf und ging ruhelos im Zimmer umher. Besonders vor außergewöhnlichen Anlässen wie Reisen oder Besuchen tat sie oft kein Auge zu. Sozialkontakte mied sie zunehmend, da die Verarbeitung der Gespräche und Ereignisse sie Tag und Nacht beschäftigte. Lediglich Wanderungen machte sie gern und schlief auch anschließend recht gut.

Auch im Heim schläft sie schlecht. Sie grübelt die ganze Nacht. Morgens möchte sie kaum aufstehen, denn gerade dann ist sie sehr schläfrig und verwirrt. Wegen ihrer Abgeschlagenheit führt sie auch die morgendliche Körperpflege nicht ausreichend durch und benötigt Hilfe beim Waschen und Anziehen. Nach dem Frühstück sitzt sie meist in ihrer Lieblingsecke im Flur und schaut hinaus. Da sie unter starkem Schwindel leidet, läuft sie mit ihrem Stock höchstens bis zur nächsten Bank im Park, um sich dort wieder hinzusetzen. Nach dem Mittagessen macht sie einen ausgiebigen Mittagschlaf von 2–3 Stunden. Hier klagte sie noch nie über Schlafstörungen. Auch nach dem Abendessen nickt sie häufig noch einmal ein, bevor die Nachtschwester ihren Durchgang macht.

Individuelle Pflegeplanung

Tab. 5.48 Individuelle Pflegeplanung bei Schlafstörungen

a) Probleme b) Ressourcen	Ziele	Maßnahmen
1a) Schlafstörung*, hat Probleme beim Ein- und Durchschlafen durch veränderte Schlafzeiten	• Erkennt Faktoren, die den Schlaf verhindern oder stören • Kennt Möglichkeiten zur Schlafförderung und führt diese vor dem Zubettgehen durch	• Nach dem Essen kurze Ruhepausen, Reduzierung der Schlafphase am Tag, nach best. Uhrzeit (abgesprochen) wecken • Dann kleinen Spaziergang an frischer Luft • Für ausreichend Aktivitäten sorgen, z. B. Teilnahme an Gruppengymnastik • Sitzeckenblickfeld mit Anreizen zu Beschäftigung und Gespräch ausstatten, z. B. Spiele, Zeitung • Leichte, spätere Abendmahlzeit anbieten • Warmes Getränk nach Wunsch vor dem Aufstehen anbieten (Thermosflasche)

Tab. 5.48 Individuelle Pflegeplanung bei Schlafstörungen (Forts.)

a) Probleme b) Ressourcen	Ziele	Maßnahmen
2a) Selbstversorgungsdefizit bei der Körperpflege* und Selbstversorgungsdefizit beim An- und Auskleiden* aufgrund von fehlendem Schlaf	• Kann sich selbstständig waschen und kleiden	• Aktivierende Unterstützung bei der Körperpflege und Ankleiden 2 × täglich • Selbstständigkeit loben
2b) Läuft und wandert gern		
3a) Bedingt durch Schlafstörungen* kommt sie nachts ins „Grübeln"	• Spricht über ihre Gefühle, Probleme	• Möglichkeiten zum Gespräch anbieten, zuhören • Träume und Gedanken während des Wachseins äußern lassen • Gefühle von Ratlosigkeit akzeptieren • Höchstmögliche Freiheit und Selbstkontrolle fördern • Möglichst wenig Verhaltensregeln und Überwachung • Bezugspersonen, die immer erreichbar sind • Ruhe vermitteln • Über alle Maßnahmen gut informieren • Ermuntern, die Vorteile des Wachseins zu nutzen, z. B. lesen, Ruhe der Nacht genießen • Beobachtung: Evtl. Medikamentennebenwirkung?

5.12 Pflege eines sterbenden Menschen

Elisabeth Kübler-Ross hat fünf häufig vorkommende Sterbephasen beschrieben:

- **Phase 1**: Verdrängung als Selbstschutz: Abweisung, Verneinung, Nachlassen der Interessen („Nicht ich")
- **Phase 2**: Zorn, Protest, Hader und Misstrauen: aggressives Verhalten ist beim alten Menschen oft nicht mehr so deutlich („Warum ich?")
- **Phase 3**: Verhandeln um das Leben („Jetzt noch nicht")
- **Phase 4**: Depression: der alte und schwer kranke Mensch macht sich mit den Gedanken an den Tod ernsthaft vertraut, einerseits zieht er Bilanz über sein bisheriges Leben, andererseits sieht er sich vor einer Fülle ungelöster Probleme („Was bedeutet das für mich?")
- **Phase 5**: Zustimmung: der Sterbende hat in sein Schicksal eingewilligt und gibt häufig noch letzte Anweisungen („Wenn es sein muss, ja").

Nicht jeder Sterbende durchläuft die Phasen in der genannten Reihenfolge. Einzelne Phasen können sich wiederholen, die schon durchlebt schienen. Auch werden sie von jedem Sterbenden auf seine Weise erlebt und verarbeitet (➤ Abb. 5.33). Die Erfahrungen von Elisabeth Kübler-Ross sollen helfen, den Sterbenden in seinem jeweiligen Zustand zu verstehen, anzunehmen und zu begleiten.

Menschen, die bald sterben

- Menschen, die bald sterben haben oft Vorahnungen vom Tod
- Haben manchmal Visionen mit Todessymbolik (z. B. Reise, Vogel, Keller)
- Wollen manchmal Angehörige unbedingt noch einmal sehen, sich mit Feinden versöhnen
- Zeigen oft noch einmal ein besonderes Aufleuchten, Lebensenergie und Wachheit.

Zeichen des herannahenden Todes

- Fieber, zum Ende Temperaturabfall
- Tachykardie
- Blutdruckabfall
- Kalter Schweiß
- Kalte Extremitäten
- Weiße Nasenspitze, die spitz aus dem eingefallenem Mundwinkeldreieck ragt
- Somnolenz
- Erschwerte Atmung
- Unruhe, Angst, Verwirrtheit.

Unsichere Todeszeichen (Klinischer Tod)

- Atemstillstand
- Pulslosigkeit
- Pupillenreflex fehlt.

Vom **Hirntod** spricht man, wenn ein Mensch nach zweimaliger Messung der Hirnströme jeweils keine Hirnstromkurve, sondern eine so genannte „Nulllinie" erkennen lässt. Der Hirntod ist insbesondere in der Intensivmedizin und der Organtransplantationsmedizin von Bedeutung.

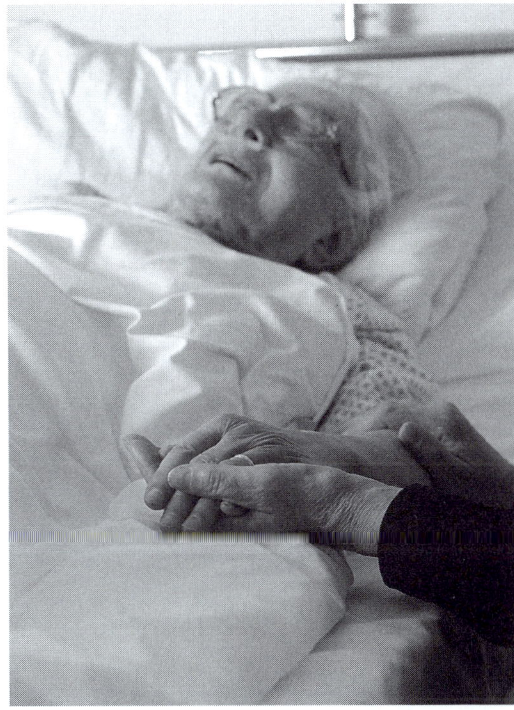

Abb. 5.33 Sterbende, die nicht mehr in der Lage sind, mit Worten zu kommunizieren, erleben die Nähe vertrauter Manschen als wohltuend. [K115]

Sichere Todeszeichen (Biologischer Tod)

- *Totenflecken*: Die Haut weist von blassrosa über dunkelrot bis blaugrau gehende Verfärbungen an den tieferliegenden Stellen des Körpers auf, zunächst hinter den Ohren, am Nacken und Hals, später an der ganzen Unterseite des Toten
- *Leichen-* oder *Totenstarre*: Sie beginnt nach 2–4 Stunden und breitet sich vom Kopf über die oberen und unteren Extremitäten aus und löst sich in umgekehrter Reihenfolge nach 2–3 Tagen wieder.

Pflegerische Maßnahmen

Ziel: Der sterbende Mensch äußert verbal/nonverbal Wünsche und Vorstellungen

- Zuhören, nonverbale Reaktionen beachten, um den Sterbenden richtig zu verstehen
- Mit dem Sterbenden hoffen, ihn unterstützen, seine positiven und negativen Gefühle und Aggressionen auszudrücken
- Ihn unterstützen, wo erwünscht, sich mit Gott, mit den Menschen und sich selbst zu versöhnen
- Mit ihm den Sinn seines Lebens sehen und seine Vorstellungen über ein Leben nach dem Tod mit einbeziehen
- Seine Wünsche erspüren und nach Möglichkeit erfüllen, z. B. Musik, Kleidung, Besuch von Angehörigen, Freunden
- Pflegemaßnahmen, die zusätzliche Schmerzen und Belastung bedeuten, auf ein rechtlich vertretbares Maß reduzieren

- Die Maßnahmen des Arztes gewissenhaft durchführen und die Wirksamkeit einer evtl. angeordneten Schmerzbekämpfung beobachten und weiterleiten
- Zeit haben, Ruhe vermitteln
- Die eigene Hilflosigkeit annehmen
- Selbst innerlich vom Sterbenden loslassen.

Ziel: Die Angehörigen erfahren Hilfe und Unterstützung

- Zuhören
- Mit ihnen hoffen
- Sie unterstützen, positive und negative Gefühle, Hilflosigkeit und Trauer anzunehmen und auszudrücken
- Sie unterstützen, sich mit dem Sterbenden und ihren Schuldgefühlen zu versöhnen
- Sie darin unterstützen, einen Sinn im Leben und Sterben des Angehörigen zu sehen
- Sie zum liebevollen Abschiednehmen vom Sterbenden, falls angebracht durch Hautkontakt, ermuntern
- Falls erwünscht ihnen ermöglichen, dem Sterbenden selbst Wünsche zu erfüllen
- Sie darin bestärken, selbst loszulassen und ihrem Schmerz Ausdruck zu verleihen.

Maßnahmen nach Eintritt des Todes

Der **Arzt** stellt den Tod fest und bescheinigt Tod und Todesursache im Totenschein.

Die **Pflegenden**:

- Versorgen den Toten (➤ Kap. 7.11.4)
- Betreuen die Angehörigen des Toten während des gemeinsamen Aufenthaltes auf der Station oder im Zimmer.

Die **Angehörigen**:

- Setzen sich mit der Heimverwaltung und dem Bestattungsinstitut in Verbindung
- Regeln nach Beratung durch diese die weiteren Formalitäten.

Fallbeispiel

Frau Sieglinde Fahnenweh, die sich bis zu ihrem 91. Lebensjahr ihr Insulin selbst verabreichte, selbst in den Speisesaal des Alten- und Pflegeheimes Abendrot ging, hatte in letzter Zeit immer wieder vom Sterben gesprochen. Die Infekte, die sich bei ihr in letzter Zeit häuften und sie vorübergehend ans Bett fesselten, schwächten sie so sehr, dass sie Angst hatte, bald ganz bettlägerig zu werden. Sie will aber lieber schnell sterben als ein „Pflegefall" werden.

Sie erzählte, dass sie in ihrem früheren Beruf Krankenschwester war und sehr viele kranke, alte und sterbende Menschen gepflegt hat. Nun hole sie der „Sensenmann" auch bald. Als sie eines Tages den Leichenwagen vorfahren sah, sagte sie, dass sie die Nächste sei, wenn Gott mit ihr Erbarmen hätte.

Am nächsten Tage finden sie die Altenpflegerinnen bewusstlos, im Erbrochenen und dunkelbraunen, stechend riechenden Urin sowie übel riechenden Stuhl auf dem Boden liegend in ihrem Zimmer. Sie hat 41 °C Fieber und 140 Pulsschläge/Min. Sie atmet schnarchend, jedoch flach mit offenem Mund, das Gesicht ist blass, eingefallen, mit spitzer Nase und klebrigem, kühlem Schweiß bedeckt. Nur auf starken Schmerzreiz reißt sie die Augen auf, um dann gleich wieder weiter zu dämmern.

Die Altenpflegerinnen bringen Frau Fahnenweh sofort in stabile Seitenlage und rufen den Arzt. Dann säubern sie Frau Fahnenweh und bringen sie mit Hilfe eines Lifters wieder ins Bett. Außerdem stellen sie einen Blutdruckabfall und leicht erhöhte Blutzuckerwerte fest. Der mittlerweile hinzugekommene Arzt legt zur Flüssigkeitssubstitution eine Infusion (insgesamt 2000 ml/Tag werden auf einem Infusionsplan angeordnet) und einen Dauerkatheter. Es fließt ca. 20 ml dunkelbrauner, dickflüssiger, flockiger

Urin. Aufforderungen, die Hand zu drücken oder die Augen zu öffnen, kann die komatöse Frau nicht mehr nachkommen. Der Arzt hält weitere medizinische Maßnahmen nicht mehr für sinnvoll und dokumentiert, dass die Frau ohne Reanimation sterben dürfe.
Eine Altenpflegerin verständigt die Angehörigen, um den beiden Kindern und den Enkelkindern ein Verabschieden von Frau Fahnenweh zu ermöglichen.

Tab. 5.49 Individuelle Pflegeplanung beim sterbenden Menschen

a) Probleme b) Ressourcen	Ziele	Maßnahmen
1a) Bewusstlosigkeit: flache Atmung durch offenen Mund, dadurch eingeschränkte Beweglichkeit* mit Dekubitusgefahr, Obstipation*, eingeschränkte Selbstreinigungsfunktion der Atemwege*, kann nicht Insulin selbstständig injizieren	• Entwickelt keine Komplikationen	• Je nach Reaktion Nähe vermitteln durch Handhalten oder in den Arm nehmen • Bett bei Verschmutzung und Nässe beziehen, behutsam vorgehen • Behutsam und sicher nach separatem individuellem Lagerungs- und Bewegungsplan • 2 × täglich Brust mit ätherischer Salbe/Öl einreiben, beruhigende Körperausstreichungen, leichte Bauchmassage • Atemluftanfeuchtung • Mundpflege bei Trockenheit und Belägen (➤ Kap. 7.4.2) • Fortwährende (mind. 2-stdl.) Pulskontrollen • *Nach Arztanordnung – Sauerstoffverabreichung, BZ-Kontrolle, Verabreichen von Insulin* (1 × tägl. 12 I.E.)
2a) Hohes Fieber*, am Körper klebriger, kalter Schweiß	• Hat wieder Temperatur im Normbereich und intakte Haut	• Bei warmen Füßen Wadenwickel (➤ Kap. 7.3.6) • Fortlaufende Temperaturkontrolle • 1–2 × tägl. behutsame lauwarme Waschung und Hautpflege, Schweiß zwischendurch abwischen
3a) Harninkontinenz, hat Dauerkatheter	• Es kommt zu keiner Infektion • Intakte Haut	• 2 × tägl. bzw. bei Verschmutzung Intimpflege • Flüssigkeitsbilanz
4a) Kann vermutlich Gerüche, Geräusche, Hautkontakt und Geschmack wahrnehmen 4b) Hat 2 Kinder und Enkelkinder, keine Reanimation (Dokumentation/Arzt: sie war auf das Sterben vorbereitet)	• Mimik und Muskulatur sind entspannt • Abschied und Loslassen ermöglichen • Begleitung im würdevollen Sterben	• Wenn bekannt, evtl. z. B. leise Lieblingsmusik, Gerüche • Pflegepersonal riecht neutral (keine Parfüms, Zigaretten- oder Essensgeruch) • Angehörige begleiten • Bei Atem-/Kreislaufstillstand Augen schließen, Hände falten, Besinnung, evtl. Gebet allein oder mit Angehörigen • Arzt (und je nach Vorgabe der Einrichtung z. B. Heimleitung) benachrichtigen • Mit Schutzkleidung und Handschuhen Infusion und Katheter entfernen, grobe Verschmutzung reinigen • Die Tote je nach hausinternen Gepflogenheiten bis zur Abholung versorgen • Ihren Tod den anderen HeimbewohnerInnen mitteilen und ihnen und Angehörigen ermöglichen, von ihr Abschied zu nehmen • Bei Angehörigen und MitbewohnerInnen Trauer zulassen

KAPITEL 6

Vereinfachte Pflegedokumentation mit strukturierten Tagespflegeplänen

6.1 Der Tagesplan als Arbeitsinstrument für die Pflegepraxis

Fallbeispiel

Altenpflegerin Paula Wagner will sich anhand des Dokumentationssystems informieren, welche Tätigkeiten sie bei Frau Brenner und weiteren fünf Bewohnerinnen, die sie heute komplett zu versorgen hat, durchführen muss. Frau Brenner kennt sie bisher nur von den Übergaben. Die Hilfestellungen für die anderen sind ihr bekannt.

Paula Wagner informiert sich über Frau Brenner anhand des Tagesplanes zur „Frühschicht" in ihrer Dokumentationsmappe. Dort sind alle Tätigkeiten, bei denen ihre Hilfestellung notwendig ist, sowie jene Tätigkeiten, die Frau Brenner noch selbstständig durchführen kann, aufgeführt. Auf einen Blick erkennt sie, welche Hilfestellungen sie bei der Körperpflege durchführen muss. Bis einschließlich zum Frühstück ist sie vorläufig über Frau Brenner handlungsweisend informiert. Nach dem Frühstück wird eine weitere Information anhand des Tagesstrukturplanes notwendig, um an diesem Vormittag Frau Brenner bei allen Aktivitäten entsprechend versorgen zu können.

Hat Frau Wagner die Bewohnerin Frau Brenner 2–3-mal in der Frühschicht versorgt, wird eine detaillierte Information über den Tagesstrukturplan bzgl. Frühschicht nicht mehr notwendig sein.

Parallel dazu muss Frau Wagner sich aber noch um die in der Planung angegebenen Ziele kümmern. Denn sie muss jede ihrer Pflegehandlungen, die sie an oder mit Frau Brenner aufführt, zielgerichtet durchführen, um im Anschluss daran auch den Pflegebericht adäquat führen zu können.

In der Folgewoche ist Frau Wagner in der Spätschicht eingeteilt. Die Informationen, bei welchen Aktivitäten Frau Brenner welchen Hilfebedarf am Nachmittag benötigt, entnimmt sie ebenfalls aus dem Tagesstrukturplan „Spätschicht" der Dokumentenmappe.

Anhand der Tagesstrukturpläne kann die Pflege eines alten Menschen auf der Grundlage eines Schichtplanes organisiert und durchgeführt werden.

Aufbau eines Tagesstrukturplans

Tab. 6.1 Tagesstrukturplan

Früh-/Spät-/Nachtschicht oder Hausbesuch Nr. 1, 2, 3 …			
Besonderheiten			
Pflegediagnosen-Nr.	Hilfebedarf	Uhrzeit	Maßnahmen/Leistungen

Früh-, Spät-, Nachtschicht

Tagesstrukturpläne sind zeitlich gegliederte (Frühschicht, Spätschicht, Nachtschicht oder für ambulante Einrichtungen in Hausbesuch eins, zwei, drei oder vier) Pflegepläne, in denen alle routinemäßig erforderlichen Pflegemaßnahmen bei einem alten Menschen in chronologischer Reihenfolge aufgelistet sind.

Spalte: Besonderheiten

Es besteht die Gefahr, dass Aufgaben im sozialen Umgang mit dem alten Menschen, wie z. B. Fördern, Motivieren, Gespräche, Geduld aufbringen, nicht zeitlich zugeordnet werden können und daher nicht mehr eingeplant und dokumentiert werden. Solche besonderen Verhaltensweisen und allgemeine Aufgaben bei der Pflege müssen aber auf jeden Fall erfasst werden und gehören daher in die Rubrik „Besonderheiten".

Spalte: Nummerierung

Der Bezug zwischen den Pflegediagnosen, Pflegeproblemen/Ressourcen und Pflegezielen zu den Maßnahmen im individuellen Tagesplan wird anhand einer Nummerierung der Pflegediagnosen hergestellt. Diese erfolgt nach Vorgabe der für die Pflegediagnosen zugrunde gelegten Literatur. Die Nummerierung der hier verwendeten Pflegediagnosen in der Altenpflege wurde nach der Auflistung in ➤ Tab. 2.1 übernommen. Sie sind identisch mit den Pflegediagnosen in unserem Buch: Pflegediagnosen in der Altenpflege.

> Wenn die Einrichtung mit einem Pflegediagnosensystem von 20 bis 50 Pflegediagnosen arbeitet, können sich die Pflegenden die Nummern der Pflegediagnosen rasch merken, weil sie in allen Planungen wiederkehren und meist auf wenige Schwerpunktdiagnosen beschränkt sind.

Spalte: Hilfebedarf

Der Hilfebedarf weist auf die Durchführung der Maßnahmen (wer tut es wie) hin. Die Pflegemaßnahmen können durchgeführt werden als

- VÜ = vollständige Übernahmen
- TÜ = teilweise Übernahmen
- U = Unterstützung
- B = Beratung
- A = Anleitung/Beaufsichtigung
- S = Selbständige Durchführung

Ein umfassender Tagesplan, der alle für den alten Menschen wichtigen Lebensaktivitäten einschließt, enthält auch solche, die vom pflegebedürftigen Menschen selbst durchgeführt werden können. Dies ist erforderlich, damit die Pflegenden auf den ersten Blick erkennen, dass der pflegebedürftige Mensch diese Aktivität in der Regel selbständig durchführt und diese nicht etwa bei der Planung vergessen wurde. Hier wird daher auch nicht auf eine Pflegediagnosennummer verweisen, sondern der Hilfebedarf wird mit „S" gekennzeichnet.

Spalte: Uhrzeiten

Uhrzeitangaben dienen lediglich einer groben Orientierung, da alte Menschen und Pflegesituationen in der Praxis Flexibilität erfordern. Uhrzeiten können, aber müssen daher nicht zwingend aufgenommen werden.

Spalte: Maßnahmen

Die ausgewählten Maßnahmen sollen das vorhandene Problem lösen und damit das aufgestellte Ziel erreichen. Die Pflegemaßnahmen sollen handlungsorientiert, d.h. präzise, kurz und verständlich, formuliert sein. Sie beziehen Ressourcen und Fähigkeiten sowie Wünsche und Bedürfnisse des alten Menschen mit ein. Auch der Verweis auf Standards kann z.B. anhand einer Nummerierung erfolgen. Bei diesen Nummern können z.B. anhand des AEDL-Modells auch schnell wieder Bezüge zur Pflegediagnose hergestellt werden. Die Evaluation, z.B. im Rahmen einer Pflegevisite, kann auf dem Tagesstrukturplan selbst oder in einer gesonderten Spalte oder auf einem gesonderten Formular erfolgen.

Erhöhte Praktikabilität

Die erhöhte Praktikabilität der Tagesstrukturpläne gegenüber den herkömmlichen Pflegeplanungen liegt in ihrer direkten Anwendung als Arbeitsinstrument. Herkömmliche Pflegepläne lassen zwar auf den ersten Blick schnell erkennen, welche Maßnahmen welchem Problem zugeordnet werden. Um diese Maßnahmen jedoch realistisch in einen Arbeitsplan umzusetzen, muss zusätzlich ein Tagesstrukturplan erstellt werden. Die sofortige Erstellung eines Tagesstrukturplanes erfordert etwas Übung und die Fähigkeit zur Prioritätensetzung.

6.2 Von den Pflegediagnosen, -ressourcen und -zielen zum Tagesstrukturplan

Pflegediagnosen nach Prioritäten ordnen

Individuelle Pflege bedeutet Prioritäten setzen. Nachdem eine umfassende Informationssammlung anhand aller AEDL vorgenommen wurde, werden Pflegediagnosen und weitere Schritte des Pflegeprozesses in der Reihenfolge der individuellen Prioritäten vorgenommen und dokumentiert. Dies ermöglicht eine prägnante, übersichtliche Pflegeplanung.

Pflegediagnosennummer als Leitzahl im Pflegeprozess

Zu der Nummerierung (Nummer der Pflegediagnose ➤ Kap. 2.3) lassen sich alle Schritte des Pflegeprozesses zuordnen. Es geht daraus hervor, zu welcher Pflegediagnose bzw. welchem Problem welche Maßnahme gehört, auch wenn die Maßnahmen nicht in einer Spalte mit den Problemen und Zielen stehen. Es ist sofort zu erkennen, ob zu allen Pflegeproblemen/Pflegediagnosen problemlösende Maßnahmen eingeplant und evaluiert sind.

> Die Erstellung von differenzierten, anwendbaren Tagesstrukturplänen zeugt von fachlicher und organisatorischer Professionalität.

6.2.1 Alte Menschen mit Tracheostoma

Fallbeispiel

Herr Klaus Werner lebt seit zwei Jahren im Altenheim. Er ist 70 Jahre alt und führte früher mit seiner inzwischen verstorbenen Frau eine Gastwirtschaft. Er verpachtete diese, als er ins Heim übersiedelte. Zwei Abende in der Woche verbrachte er in seiner ehemaligen Wirtschaft und war dort ein gern gesehener Gast in geselliger Runde.
Seit einem Jahr leidet er an einem Kehlkopfkarzinom, weswegen vor drei Monaten eine Tracheotomie bei ihm durchgeführt werden musste.
Die äußere Entstellung und die Schwierigkeit, nicht stimmhaft sprechen zu können, machen ihm sehr zu schaffen, weil dadurch seine Kommunikationsfähigkeit stark eingeschränkt ist. Seine plötzlichen Hustenanfälle und starken Schleimabsonderungen möchte er seinen Freunden nicht zumuten, weshalb er sich immer mehr zurückzieht.
Die Sorge um seine Krebserkrankung belastet ihn sehr. Dies zeigt sich in Stimmungsschwankungen. Zeitweise weigert er sich, bei der täglichen Versorgung seiner Trachealkanüle mitzuhelfen.

Individuelle Pflegeplanung

➤ Kap. 5.1.6

6

Pflegediagnosen und Pflegeziele

Tab. 6.2 Pflegdiagnosen und Pflegeziele bei Tracheostoma

PD-Nr.	Pflegediagnose (PD) mit Ursachen	Symptome – Probleme	Ressourcen	Ziele
11.2	**Soziale Isolation** aufgrund äußerer Entstellung, Ösophagus-Ersatz-Sprache, Hustenanfällen und Schleimabsonderungen	• Nimmt keinen Kontakt zu seinen Freunden, MitbewohnerInnen mehr auf • Ist traurig – Stimmungsschwankungen	• Geistig rege und vor der Erkrankung kontaktfreudig	• Nimmt seine früheren Gewohnheiten und Kontakte wieder auf
3.6	**Eingeschränkte Selbstreinigungsfunktion der Atemwege** aufgrund einer Tracheotomie	• Hat verschleimte Atemwege – Kanülenverstopfung mit eingetrocknetem Sekret	• Liest den Prozentanteil des Hygrometers ab	• Empfindet Erleichterung beim Atmen und Abhusten
10.3	**Infektionsgefahr**, Gefahr einer Atemwegsinfektion		• Geistig rege, versteht alle Informationen	• Kennt Gefahren und kann sich davor schützen
9.2	**Körperbildstörung** aufgrund einer Tracheotomie	• Fehlende Kooperationsbereitschaft bei der täglichen Tracheostoma- und Kanülenpflege	• Kann Gefühl von Scham äußern	• Hilft bei der täglichen Tracheostoma- und Kanülenpflege mit

Individueller Tagesplan

Tab. 6.3 Individueller Tagesplan bei Tracheotomie – Frühschicht

Besonderheiten:
- Auseinandersetzung mit der Krankheit zulassen, aktiv zuhören
- Aufgrund Sprachbehinderung können Bedürfnisse nur schwer geäußert werden, deshalb darauf achten, dass Fragen bevorzugt werden, die mit ja oder nein zu beantworten sind (➤ Kap. 7.10.1)
- Meldet sich, wenn Kanüle oder Kompresse außerhalb der üblichen Wechsel- und Reinigungszeit gewechselt werden muss

PD-Nr.	Hilfebedarf	Zeit	Maßnahmen/Leistungen
3.6	VÜ	8.00	• Kanülenwechsel nach ärztlicher Verordnung Mo., Mi. und Fr. • Bei Bedarf Inhalation, damit angetrocknetes Sekret aufgeweicht wird und leichter abgehustet werden kann
9.2	VÜ		• Alle Maßnahmen in Ruhe mit ihm besprechen • Tracheostoma-Umgebung mit feuchtem, weichem Tuch (Kompresse) reinigen, Krusten evtl. mit ölgetränktem Tuch entfernen • Befestigungsband, Trachealkompresse und Abdecktuch (Schutztuch) erneuern • Motivation: soll mithelfen, die verschiedenen Teile anzureichen
	S		• Waschen und kleiden
	VÜ/S	8.45	• Frühstück im Zimmer servieren
11.2			• Motivation zu den täglich stattfindenden Aktivitäten wie Gymnastik, Werken, Spiele (➤ Kap. 7.10.2)
3.6, 10.3	U		• Inhalation nach ärztlicher Verordnung
3.6, 10.3	VÜ		• Im Zimmer auf Luftbefeuchtung achten – Hygrometer, Luftfeuchtigkeit darf nicht unter 50 % absinken, Luftbefeuchter anstellen
11.2	A/S		• Zum Mittagessen im Speisesaal erinnern
	S		• Hält sich am liebsten im Zimmer auf

Tab. 6.4 Individueller Tagesplan bei Tracheotomie – Spätschicht

Besonderheiten:
- Auseinandersetzung mit der Krankheit zulassen, aktiv zuhören
- Aufgrund Sprachbehinderung können Bedürfnisse nur schwer geäußert werden, deshalb darauf achten, dass Fragen bevorzugt werden, die mit ja oder nein zu beantworten sind
- Di. und Do. besteht die Möglichkeit, ihn zu Aktivitäten außer Haus zu bringen – Abholung spät: 22.30 Uhr

PD-Nr.	Hilfebedarf	Zeit	Maßnahmen/Leistungen
3.6, 10.3	U	14.00	• Inhalation nach ärztlicher Verordnung
11.2		15.00	• Motivieren, zum Kaffeetrinken den Aufenthaltsraum aufzusuchen
3.6, 10.3	VÜ		• Im Zimmer auf Luftbefeuchtung achten – Hygrometer, Luftfeuchtigkeit darf nicht unter 50 % absinken, Luftbefeuchter anstellen
	VÜ/S	18.00	• Abendessen im Zimmer servieren
11.2			• Motivieren, seine früheren Gewohnheiten – Besuch der Gaststätte – wieder aufzunehmen

Tab. 6.5 Individueller Tagesplan bei Tracheotomie – Nachtschicht

Besonderheiten:
- Auseinandersetzung mit der Krankheit zulassen, aktiv zuhören
- Aufgrund Sprachbehinderung können Bedürfnisse nur schwer geäußert werden, deshalb darauf achten, dass Fragen bevorzugt werden, die mit ja oder nein zu beantworten sind

PD-Nr.	Hilfebedarf	Zeit	Maßnahmen/Leistungen
3.6, 10.3	VÜ		• Im Zimmer auf Luftbefeuchtung achten – Hygrometer, Luftfeuchtigkeit darf nicht unter 50 % absinken, Luftbefeuchter anstellen
3.6, 10.3	U		• Bei Bedarf Inhalation nach ärztlicher Verordnung

6.2.2 Chronische Herzinsuffizienz

Fallbeispiel

Frau Berta Track ist 70 Jahre alt und seit drei Monaten im Pflegeheim. Sie ist eine sehr aufgeschlossene und an allem interessierte Bewohnerin. Vor einem halben Jahr wurde bei ihr eine Rechtsherzinsuffizienz diagnostiziert. Seit drei Tagen liegt sie im Bett und überlässt die Grundpflege komplett dem Pflegepersonal, denn mittlerweile sind die Symptome so ausgeprägt, dass sie selbst in Ruhe eine Blaufärbung (Zyanose) besonders der Lippen und Fingernägel aufweist. Weil sich das Blut im Gebiet der Pfortader staut, klagt sie bei den Mahlzeiten oft über ein Völlegefühl und Appetitlosigkeit. Seit zwei Nächten hat sie außerdem Schlafstörungen, und die Nachtwache berichtet über häufiges nächtliches Wasserlassen (Nykturie). Dies deckt sich mit Beobachtungen des Tagdienstes, der Ödeme an beiden Unterschenkeln festgestellt hat.

Individuelle Pflegeplanung

➢ Kap. 5.2.1

Pflegediagnosen und Pflegeziele

Tab. 6.6 Pflegediagnosen und Pflegeziele bei chronischer Herzinsuffizienz

PD-Nr.	Pflegediagnose (PD) mit Ursachen	Symptome – Probleme	Ressourcen	Ziele
3.5	**Atemnot** aufgrund Rechtsherzinsuffizienz	• Unruhe • Erstickungsangst • Zyanose	• Geistig rege, zur Kommunikation fähig	• Führt ihre täglichen Verrichtungen im Rahmen ihrer Möglichkeiten und Leistungsfähigkeiten durch
2.1	**Eingeschränkte Beweglichkeit** aufgrund von Bettlägerigkeit	• Mit Gefahr von Dekubitus, Pneumonie, Kontraktur und Thrombose • Unterschenkelödeme	• Mikrobewegungen sind möglich	• Entwickelt keine Komplikationen wie Dekubitus, Pneumonie, Kontraktur und Thrombose • Hat keine geschwollenen Beine mehr

Tab. 6.6 Pflegediagnosen und Pflegeziele bei chronischer Herzinsuffizienz (Forts.)

PD-Nr.	Pflegediagnose (PD) mit Ursachen	Symptome – Probleme	Ressourcen	Ziele
6.2	**Selbstversorgungsdefizit bei der Körperpflege** aufgrund von Bettlägerigkeit	• Muss komplett übernommen werden	• Ist zur Mitarbeit motiviert	• Kann Mundpflege selbst durchführen, kann Gesicht, Oberkörper und Intimbereich waschen
6.3	**Selbstversorgungsdefizit beim An- und Auskleiden** aufgrund von Bettlägerigkeit	• Muss zum großen Teil übernommen werden	• Hebt Arme, Beine und Kopf, um die Kleidungsstücke anziehen zu können	• Trägt angemessene Kleidung
		• Appetitlosigkeit mit Gefahr von Gewichtsverlust	• Kann Wünsche äußern	• Verliert nicht an Gewicht
7.1	**Schlafstörungen** aufgrund von nächtlichem Wasserlassen	• Fühlt sich nicht ausgeruht	• Aufgeschlossen und interessiert, möchte über alles informiert sein	• Hat eine ungestörte Nachtruhe
5.5	**Selbstversorgungsdefizit bei der Ausscheidung** aufgrund von Bettlägerigkeit	• Kann nicht selbstständig auf die Toilette, Steckbecken oder Toilettenstuhl benutzen	• Verspürt Harn- und Stuhldrang, meldet sich	• Nach Tagesform wird entsprechendes Hilfsmittel eingesetzt

Individueller Tagesplan

Tab. 6.7 Individueller Tagesplan bei chronischer Herzinsuffizienz – Frühschicht

Besonderheiten:
- Aufgrund Atemnot bei allen Aktivitäten Zeit lassen, Hilfestellung immer dem Bedarf anpassen
- Vitalzeichenkontrollen nach ärztlicher Anordnung durchführen
- Medikamente nach ärztlicher Verordnung
- Nach Arztanordnung Gabe von Sauerstoff (➤ Kap. 7.3.5)

PD-Nr.	Hilfebedarf	Zeit	Maßnahmen/Leistungen
	VÜ		• Dienstags wiegen
3.5, 6.2, 6.3	VÜ	8.00	• Ganzwaschung im Bett (➤ Kap. 7.6.1) • Je nach Tagesform soll die Pflege von Oberkörper und Mundpflege selbst übernommen werden • Hautpflege mit eigenen Produkten durchführen • Nachthemd bei Bedarf wechseln, Bettjacke anziehen, hebt Arme, Beine und Kopf, um die Kleidungsstücke anziehen zu können • Intertrigoprophylaxe (➤ Kap. 7.6.3)
5.5	TÜ		• Unterstützung beim Ausscheiden (➤ Kap. 7.5.1): je nach Befinden auf Steckbecken/Toilettenstuhl ermöglichen

Tab. 6.7 Individueller Tagesplan bei chronischer Herzinsuffizienz – Frühschicht (Forts.)

PD-Nr.	Hilfebedarf	Zeit	Maßnahmen/Leistungen
2.1	VÜ		• Pneumonieprophylaxe (➤ Kap. 7.3.1): atemstimulierende Einreibung • Thromboseprophylaxe (➤ Kap. 7.2.5): Pütterverband anlegen • Kontrakturenprophylaxe (➤ Kap. 7.2.2): alle großen Gelenke – Hand-, Ellenbogen- und Schultergelenk sowie Fuß-, Knie- und Hüftgelenk – 3 × durchbewegen • Dekubitusprophylaxe (➤ Kap. 7.2.1): Lagerung nach Bewegungsplan, auf erhöhten Oberkörper achten wegen ihrer Atemnot
	VÜ S VÜ	9.00	• Unterstützung beim Essen und Trinken: Frühstück – Wunschkost (anhand von Speiseplan ermittelt) anbieten und mundgerecht vorbereiten • Motivation, dass sie selbstständig isst • Trinkprotokoll führen
2.1	VÜ		• Dekubitusprophylaxe (➤ Kap. 7.2.1): Lagerung nach Bewegungsplan, auf erhöhten Oberkörper achten wegen ihrer Atemnot • Kontrakturenprophylaxe: alle großen Gelenke 3 × durchbewegen – isometrisches Muskeltraining – Handflächen aneinander drücken, Knie gegeneinander drücken, Fußsohle gegen Widerstand drücken
	S VÜ	11.00	• Zwischenmahlzeit und Getränk anbieten und bereitstellen • Trinkprotokoll führen
	S		• Interesse an Tageszeitung – evtl. Nachrichtensendungen im Fernsehen
5.5	TÜ		• Bei Bedarf: Unterstützung beim Ausscheiden (➤ Kap. 7.5.1): je nach Befinden auf Steckbecken/Toilettenstuhl ermöglichen
	VÜ S TÜ VÜ	13.00	• Händehygiene ermöglichen • Unterstützung beim Essen und Trinken: Mittagessen-Wunschkost (anhand von Speiseplan ermittelt) und mundgerecht vorbereiten • Motivation zur Einnahme des Mittagessens • Mundpflege ermöglichen • Trinkprotokoll führen
2.1	VÜ		• Dekubitusprophylaxe (➤ Kap. 7.2.1): Lagerung nach Bewegungsplan, auf erhöhten Oberkörper achten aufgrund der Atemnot

Tab. 6.8 Individueller Tagesplan bei chronischer Herzinsuffizienz – Spätschicht

Besonderheiten:
- Medikamente nach ärztlicher Verordnung
- Aufgrund Atemnot bei allen Aktivitäten Zeit lassen, Hilfestellung immer dem Bedarf anpassen

PD-Nr.	Hilfebedarf	Zeit	Maßnahmen/Leistungen
5.5	TÜ	14.00	• Bei Bedarf Unterstützung beim Ausscheiden (➤ Kap. 7.5.1): je nach Befinden, Steckbecken reichen oder Transfer auf Toilettenstuhl ermöglichen
	VÜ		• Trinkprotokoll führen
2.1	VÜ	15.00	• Pneumonieprophylaxe (➤ Kap. 7.3.1): atemstimulierende Einreibung • Dekubitusprophylaxe (➤ Kap. 7.2.1): Lagerung nach Bewegungsplan, auf erhöhten Oberkörper achten, Atemnot • Kontrakturenprophylaxe (➤ Kap. 7.2.2): alle großen Gelenke Hand-, Ellenbogen- und Schultergelenk sowie Fuß-, Knie- und Hüftgelenk 3 × durchbewegen
	S VÜ		• Unterstützung beim Essen und Trinken: Zwischenmahlzeit • Motivation zur Einnahme des Mittagessens • Trinkprotokoll führen

Tab. 6.8 Individueller Tagesplan bei chronischer Herzinsuffizienz – Spätschicht (Forts.)

PD-Nr.	Hilfebedarf	Zeit	Maßnahmen/Leistungen
		15.30	• Mo., Mi. und Fr. Besuchsdienst
	VÜ VÜ	18.00	• Händehygiene ermöglichen • Unterstützung beim Essen und Trinken: Abendessen – Wunschkost (anhand von Speiseplan ermittelt) anbieten und mundgerecht vorbereiten • Motivation zur Einnahme des Abendessens • Trinkprotokoll führen
6.2	VÜ		• Teilwaschung im Bett (➤ Kap. 7.6.2): Gesicht und Hände waschen, Mundpflege ermöglichen • Intertrigoprophylaxe (➤ Kap. 7.6.3) • Bei Bedarf Nachthemd wechseln
5.5	TÜ		• Bei Bedarf Unterstützung beim Ausscheiden (➤ Kap. 7.5.1): je nach Befinden, Steckbecken reichen oder Transfer auf Toilettenstuhl ermöglichen
2.1	VÜ	18.30	• Dekubitusprophylaxe (➤ Kap. 7.2.1): Lagerung nach Bewegungsplan, auf erhöhten Oberkörper achten aufgrund von Atemnot • Kontrakturenprophylaxe (➤ Kap. 7.2.2): alle großen Gelenke Hand-, Ellenbogen- und Schultergelenk sowie Fuß-, Knie- und Hüftgelenk 3 × durchbewegen • Pütterverband abwickeln

Tab. 6.9 Individueller Tagesplan bei chronischer Herzinsuffizienz – Nachtschicht

Besonderheiten:
- Medikamente nach ärztlicher Verordnung
- Aufgrund Atemnot bei allen Aktivitäten Zeit lassen, Hilfestellung immer dem Bedarf anpassen

PD-Nr.	Hilfebedarf	Zeit	Maßnahmen/Leistungen
5.5	TÜ	21.00	• Bei Bedarf Unterstützung beim Ausscheiden (➤ Kap. 7.5.1): auf Toilettenstuhl neben dem Bett ermöglichen, bei Bedarf Gespräch und Entspannungsübungen anbieten
2.1	VÜ	2.00	• Dekubitusprophylaxe (➤ Kap. 7.2.1): Lagerung nach Bewegungsplan, auf erhöhten Oberkörper achten wegen Atemnot

6.2.3 Hiatushernie

Fallbeispiel

Frau Klara Gold ist 80 Jahre alt und wurde vor zehn Wochen aufgrund eines Oberschenkelhalsbruches ins Krankenhaus eingewiesen. Von dort wurde sie direkt ins Altenheim verlegt, da sie keine Angehörigen und auch sonst niemanden hat, der sie rund um die Uhr betreuen kann. Sie benötigt Hilfestellung bei der Körperpflege und beim Ankleiden.

Seit dem ersten Tag klagt sie über Sodbrennen und Schmerzen nach dem Essen. Zuerst glaubten die Pflegekräfte, dass dies auf ihre gewohnte Verdauungszigarette nach den Mahlzeiten und auf die obligatorische Flasche Bier beim Mittag- und Abendessen zurückzuführen sei. Als sich die Schmerzen jedoch gar nicht besserten, wurde der Hausarzt von Frau Gold hinzugezogen, der eine Hiatushernie feststellte.

Individuelle Pflegeplanung

➢ Kap. 5.3.1

Pflegediagnosen und Pflegeziele

Tab. 6.10 Pflegediagnosen und Pflegeziele bei Hiatushernie

PD-Nr.	Pflegediagnose (PD) mit Ursachen	Symptome – Probleme	Ressourcen	Ziele
12.1	**Schmerzen** aufgrund von Hiatushernie	• Sodbrennen, Schmerzen hinter dem Brustbein nach dem Essen und im Liegen	• Geistig rege und zur Mithilfe bereit	• Nahrungsaufnahme bereitet ihr keine Beschwerden mehr
6.2	**Selbstversorgungsdefizit bei der Körperpflege** aufgrund allgemeiner Schwäche	• Kann sich nicht selbstständig Rücken, Beine und Gesäß waschen	• Kann Gesicht, (Mundpflege) Oberkörper und Intimbe-reich selbst waschen	• Ressourcen erhalten, soll sich weiterhin Gesicht mit Mundpflege und Oberkörper sowie Intimbereich selbst waschen
6.3	**Selbstversorgungsdefizit beim An-und Auskleiden** aufgrund allgemeiner Schwäche	• Kann Unterkörper nicht ankleiden	• Kann Oberkörper selbst ankleiden	• Ressourcen erhalten, gepflegtes Erscheinungsbild
5.5	**Selbstversorgungsdefizit bei der Ausscheidung** aufgrund allgemeiner Schwäche	• Braucht Begleitung beim Gang auf die Toilette	• Meldet sich bei Harn- oder Stuhldrang	• Gewohnheiten werden berücksichtigt
2.1	**Eingeschränkte Beweglichkeit** aufgrund allgemeiner Schwäche	• Ist unsicher beim Laufen mit Rollator, braucht Sicherheit durch Pflegekraft	• Kann Hilfe einfordern	• Erhält angemessene Unterstützung

Individueller Tagesplan

Tab. 6.11 Individueller Tagesplan bei Hiatushernie – Frühschicht

Besonderheiten:
- Medikamente nach Arztanordnung verabreichen
- Hat Mo. und Mi. 10.00 Uhr Physiotherapie im Zimmer
- Beratung über Negativwirkung von Nikotin/Alkohol (fördert Sodbrennen)
- Rollator immer in Reichweite abstellen, bei Begleitung mit Rollator – rechts neben ihr gehen

PD-Nr.	Hilfebedarf	Zeit	Maßnahmen/Leistungen
5.5	B	8.00	• Aufstehen – Begleitung beim Gang zur Toilette
6.2, 6.3	VÜ TÜ/B S S TÜ/B		• Körperpflege am Waschbecken (➢ Kap. 7.6.2): – Material bereit legen zur Mundhygiene – Mundpflege/Gesicht waschen – Oberkörper entkleiden – Material bereit legen zur Waschung

Tab. 6.11 Individueller Tagesplan bei Hiatushernie – Frühschicht (Forts.)

PD-Nr.	Hilfebedarf	Zeit	Maßnahmen/Leistungen
	S/VÜ S VÜ S/B VÜ S TÜ/S VÜ		– Oberkörper waschen/Rücken waschen und eincremen – Oberkörper anziehen, Kleidungsstücke reichen – Unterkörper entkleiden, Beine waschen und eincremen – Intimbereich stehend waschen – Gesäß waschen, eincremen, Unterkörper ankleiden – Haare kämmen • Badetag (➤ Kap. 7.6.4): Di. beim Ein- und Ausstieg aus der Wanne behilflich sein, Rücken, Beine und Gesäß waschen, Haare nicht waschen, geht jede zweite Woche zum Hausfrisör • Nagelpflege durchführen
2.1	B S	8.30	• Begleitung in den Speisesaal zum Frühstück • Unterstützung beim Essen und Trinken: Frühstück nach Wunsch – eiweißreich und fettarm – beraten
2.1	B TÜ	9.15	• Begleitung in den Aufenthaltsraum • Im Sessel entsprechend mit Kissen unterstützen, dass Oberkörper aufgerichtet ist
5.5	B		• Bei Bedarf Begleitung beim Gang zur Toilette
2.1	B		• Begleitung in den Speisesaal zum Mittagessen
	A/S	12.30	• Unterstützung beim Essen und Trinken: Mittagessen nach Wunsch – eiweißreich und fettarm
2.1	B S TÜ		• Begleitung ins Zimmer • Möglichkeit der Mund- und Händehygiene ermöglichen • Lagerung im Bett – nach Wunsch, auf Oberkörperhochlagerung achten

Tab. 6.12 Individueller Tagesplan bei Hiatushernie – Spätschicht

Besonderheiten:
- Medikamente nach Arztanordnung verabreichen
- Rollator immer in Reichweite abstellen, bei Begleitung mit Rollator rechts neben ihr gehen

PD-Nr.	Hilfebedarf	Zeit	Maßnahmen/Leistungen
5.5	B	14.00	• Bei Bedarf: Begleitung zur Toilette
2.1, 12.1	TÜ		• Begleitung in den Aufenthaltsraum • Im Sessel entsprechend mit Kissen unterstützen, dass Oberkörper aufgerichtet ist
12.1	A/S		• Unterstützung beim Essen und Trinken: Zwischenmahlzeit bereitstellen – auf richtige Sitzhaltung (aufrechter Oberkörper) achten
2.1	B		• Begleitung zu den Aktivitäten nach Wunsch
5.5, 2.1	B		• Bei Bedarf Begleitung zur Toilette • Begleitung in den Speisesaal
	B	18.00	• Unterstützung beim Essen und Trinken: Abendessen nach Wunsch – eiweißreich und fettarm
2.1	B		• Begleitung in den Aufenthaltsraum
5.5	B		• Bei Bedarf Begleitung zur Toilette • Begleitung ins Zimmer

Tab. 6.12 Individueller Tagesplan bei Hiatushernie – Spätschicht (Forts.)

PD-Nr.	Hilfebedarf	Zeit	Maßnahmen/Leistungen
6.2	TÜ TÜ/B S S VÜ		• Körperpflege am Waschbecken (➤ Kap. 7.6.2): – Material bereit legen zur Mundhygiene – Mundpflege, Gesicht waschen – Oberkörper entkleiden, Nachthemd anziehen – Unterkörper entkleiden
12.1	TÜ		• Lagerung im Bett, nach Wunsch, auf Oberkörperhochlagerung achten

Tab. 6.13 Individueller Tagesplan bei Hiatushernie – Nachtschicht

Besonderheiten:
• Nachtlicht anlassen, Türe schließen, schläft gerne bei offenem Fenster

PD-Nr.	Hilfebedarf	Zeit	Maßnahmen/Leistungen
5.5	U/S	21.00	• Bei Bedarf Begleitung auf Toilette
		24.00	• Kontrollgang (➤ Kap. 7.7.2)
	TÜ	5.00	• Kontrollgang, Rückenlagerung

6.2.4 Diabetes mellitus

Fallbeispiel

Frau Wagner ist 83 Jahre alt und lebt seit drei Jahren im Pflegeheim. Sie ist geistig rege, wird aber zunehmend hilfsbedürftiger aufgrund zunehmender altersbedingter Schwäche. Das Übergewicht schränkt sie zusätzlich in ihrer Beweglichkeit ein. Frau Wagner hat laut BMI 15 kg Übergewicht.

Vor 13 Jahren wurde bei ihr ein Diabetes mellitus Typ II diagnostiziert. Sie bekommt Diabetesdiät, isst aber fast täglich ein bis zwei Stücke Kuchen, den die Tochter vorbeibringt. Sie hat eine Schwäche für gesüßte Getränke und achtet nicht immer darauf, dass es sich dabei um Diät-Getränke handelt. Die Beschwerden aufgrund des Diabetes mellitus wurden für sie in der Zeit immer belastender. So ließ die Schmerzempfindlichkeit ihrer Beine aufgrund einer Neuropathie nach. Dies hat zur Folge, dass Frau Wagner sich häufig kleinere Verletzungen zuzieht, ohne dies zu bemerken. Diese heilen dann sehr schlecht.

Seit einiger Zeit kann Frau Wagner nur mit Unterstützung des Pflegepersonals das Bett verlassen, beim Gehen benötigt sie Hilfestellung. Es wurde bei der Pflegekasse ein Rollator beantragt. Die Körperpflege kann Frau Wagner nicht alleine durchführen. Die Beweglichkeit der Arme ist jedoch nicht beeinträchtigt. So ist sie durchaus in der Lage, den Oberkörper (außer Rücken) selbstständig zu waschen. Das Waschen von Rücken, Beinen und Intimbereich übernimmt das Pflegepersonal.

Bedingt durch ihre Erkrankung musste Frau Wagner häufig Wasser lassen. Seit einiger Zeit verspürt sie den Harndrang immer weniger, sie wird zunehmend harninkontinent. Nachts leidet sie unter Schlaflosigkeit aufgrund schmerzhafter Wadenkrämpfe. Laut ärztlicher Verordnung wird bei ihr neben der 3-mal täglichen Insulininjektion einmal wöchentlich montags eine Blutzuckerkontrolle durchgeführt.

Individuelle Pflegeplanung

➢ Kap. 5.4.5

Pflegediagnosen und Pflegeziele

Tab. 6.14 Pflegediagnosen und Pflegeziele bei Diabetes mellitus

PD-Nr.	Pflegediagnose (PD) mit Ursachen	Symptome – Probleme	Ressourcen	Ziele
6.2	**Selbstversorgungsdefizit bei der Körperpflege** aufgrund altersbedingter Schwäche	• Unselbstständig beim Waschen von Rücken, Beinen und Intimbereich mit Gefahr von Intertrigo	• Selbstständig im Durchführen der Mundpflege und im Waschen von Oberkörper und Gesicht	• Ressourcen erhalten, wäscht sich weiterhin Gesicht und Oberkörper und führt Mundpflege selbstständig durch
6.3	**Selbstversorgungsdefizit beim An- und Auskleiden** aufgrund von altersbedingter Schwäche und Übergewicht	• Kann sich Unterkörper nicht selbstständig an- und auskleiden	• Kann Oberkörper selbstständig ankleiden	• Trägt der Tageszeit entsprechend angemessene Kleidung
4.2	**Übergewicht** aufgrund eingeschränkter Beweglichkeit und Vorliebe für Süßspeisen	• Laut BMI 15 kg Übergewicht	• Kann selbstständig essen	• Nimmt nicht mehr weiter zu
2.1	**Eingeschränkte Beweglichkeit** aufgrund von altersbedingter Schwäche und Übergewicht	• Kann nur mit Unterstützung von Pflegekräften gehen	• Fühlt sich an der Hand der Pflegekraft sicher	• Erhält die vorhandene Beweglichkeit
5.4	**Harninkontinenz** aufgrund von Übergewicht	• Kann Urindrang nicht wahrnehmen	• Akzeptiert Inkontinenzhilfsmittel	• Intakte Haut
10.2	**Verletzungsgefahr** aufgrund von Sensibilitätsstörungen		• Verfügt über Kenntnisse in der Naturheilkunde	• Erleidet keine Hautschädigung
7.1	**Schlafstörungen** aufgrund nächtlichem Wadenkrämpfen	• Wacht in der Nacht öfters auf und kann danach schlecht wieder einschlafen, fühlt sich nicht ausgeruht	• Geistig rege, weiß sich zu beschäftigen	• Fühlt sich ausgeruht

Individueller Tagesplan

Tab. 6.15 Individueller Tagesplan bei Diabetes mellitus – Frühschicht

Besonderheiten:
- Medikamente nach ärztlicher Verordnung
- Blutzuckerkontrollen Mo. durchführen
- Vorliebe für Süßspeisen
- Unterstützung beim Gehen: Hände halten, vor ihr gehen

PD-Nr.	Hilfebedarf	Zeit	Maßnahmen/Leistungen
4.2	VÜ		• Di. wiegen mit Nachthemd
6.2	VÜ	8.00	• Teilwaschung im Bett und am Waschbecken (➤ Kap. 7.6.2): • Pflegeutensilien bereitstellen, Beine waschen, Beobachtung der Zehen und Zehenzwischenräume, Fußgymnastik 2–3 × täglich durchführen • Intimbereich im Bett waschen • Intertrigoprophylaxe (➤ Kap. 7.6.3): auf Bauchfalten besonders achten, bei Rötung und ihrem Wunsch einen Leinenlappen einlegen • Geschlossenes Inkontinenzhilfsmittel anlegen
2.1	TÜ		• Begleitung ins Bad
6.2, 6.3 **10.2**	VÜ S VÜ S VÜ TÜ		• Pflegeutensilien bereitstellen • Nachthemd ausziehen, Mundpflege durchführen, Gesicht und Oberkörper waschen, trocknen, eincremen • Rücken waschen, eincremen • Oberkörper ankleiden • Unterkörper ankleiden, täglich frische Kniestrümpfe anziehen • Di. Baden (➤ Kap. 7.6.4): Hilfe beim Ein- und Ausstieg aus der Wanne, Zeit lassen, Haare und Rücken waschen, genaue Beobachtung der Zehen und Zehenzwischenräume
2.1	TÜ		• Begleitung in den Aufenthaltsraum
4.2	TÜ	9.00	• Frühstück vorbereiten, erhält Diabetes-Kost, bei Wunsch bzgl. Nachschlag informieren, beraten über Übergewicht und seine Auswirkungen
5.4	TÜ VÜ	10.00	• Begleitung ins Bad • Unterstützung beim Ausscheiden (➤ Kap. 7.5.1) • Inkontinenzhilfsmittel wechseln
2.1	TÜ S		• Auf Wunsch Begleitung, wenn in der Nacht sehr schlecht geschlafen, möchte sie sich auf dem Sofa im Zimmer für ca. 30 Min ausruhen • Interesse an Tageszeitung – evtl. Nachrichtensendungen im Fernsehen
4.2		11.00	• Zwischenmahlzeit anbieten
2.1, 54	TÜ VÜ	12.30	• Begleitung ins Bad • Unterstützung beim Ausscheiden (➤ Kap. 7.5.1) • Inkontinenzhilfsmittel wechseln
2.1, 6.2	TÜ	13.00	• Händehygiene ermöglichen • Begleitung in den Speisesaal • Mittagessen: erhält Diabetes-Kost, vorbereiten, bei Wunsch bzgl. Nachschlag vor allem bei Süßspeisen informieren, beraten über Übergewicht und seine Auswirkungen
2.1	TÜ	13.00	• Begleitung auf Wunsch in den Aufenthaltsraum oder ins Zimmer

Tab. 6.16 Individueller Tagesplan bei Diabetes mellitus – Spätschicht

Besonderheiten:
- Medikamente nach ärztlicher Verordnung
- Isst gerne Süßes, Tochter bringt fast täglich 1–2 Stücke Kuchen vorbei, Tochter informieren und beraten über Auswirkungen der Kuchenstücke
- Unterstützung beim Gehen: Hände halten, vor ihr gehen

PD-Nr.	Hilfebedarf	Zeit	Maßnahmen/Leistungen
5.4	TÜ VÜ	14.30	• Begleitung ins Bad • Unterstützung beim Ausscheiden (➤ Kap. 7.5.1), Inkontinenzhilfsmittel wechseln
2.1	TÜ	15.00	• Mobilisation bei schönem Wetter und auf Wunsch Spaziergang (2 Runden) ums Haus, ansonsten über die Treppe je eine Runde auf allen drei Stockwerken
4.2			• Zwischenmahlzeit anbieten
5.4, 2.1	TÜ VÜ	16.00 17.30	• Begleitung ins Bad • Unterstützung beim Ausscheiden (➤ Kap. 7.5.1), Inkontinenzhilfsmittel wechseln, zurück in den Aufenthaltsraum
4.2	TÜ	18.00	• Händehygiene ermöglichen • Abendessen: erhält Diabetes-Kost, vorbereiten, bei Wunsch bzgl. Nachschlag vor allem bei Süßspeisen informieren, beraten über Übergewicht und seine Auswirkungen
2.1		18.00	• Begleitung ins Zimmer
6.2, 6.3	U S VÜ		• Körperpflege am Waschbecken (➤ Kap. 7.6.2): Gesicht und Hände waschen • Mundpflege ermöglichen • Oberkörper ausziehen und Nachthemd anziehen lassen • Unterkörper ausziehen • Begleitung zum Bett • Intimbereich im Bett waschen • Intertrigoprophylaxe (➤ Kap. 7.6.3): auf Bauchfalten besonders achten, bei Rötung und ihrem Wunsch einen Leinenlappen einlegen • Geschlossenes Inkontinenzhilfsmittel anlegen • Beobachtung der Zehen und Zehenzwischenräume
			• Auf Wunsch Fernseher anschalten oder Zeitungen zum Lesen geben

Tab. 6.17 Individueller Tagesplan bei Diabetes mellitus – Nachtschicht

Besonderheiten:
- Medikamente nach ärztlicher Verordnung
- Nachtlicht anlassen

PD-Nr.	Hilfebedarf	Zeit	Maßnahmen/Leistungen
5.4	TÜ	22.00, 24.00, 5.00	• Kontrollgang • Bei Bedarf Unterstützung beim Ausscheiden (➤ Kap. 7.5.1), Inkontinenzhilfsmittel wechseln
7.1	VÜ/TÜ		• Bei Klagen über schmerzhafte Wadenkrämpfe Fußsohlendruck ermöglichen, im Bett oder vor dem Bett stehen

6

6.2.5 Chronische Niereninsuffizienz

Fallbeispiel

Herr Lukas Brenner, 75 Jahre alt, wohnte sechs Jahre in einer dem Pflegeheim angegliederten Altenwohnung. Weil sich seine chronische Niereninsuffizienz in letzter Zeit jedoch verschlechterte, konnte das in den Altenwohnungen tätige Pflegepersonal die erforderliche Pflege nicht mehr durchführen. Herr Brenner hätte einer ständigen Beobachtung bedurft. Schon nach geringer Anstrengung litt er unter Atemnot und klagte häufig über Übelkeit und Erbrechen. Auch klappte es mit der Flüssigkeitsaufnahme von 2–3 l täglich nicht mehr so gut. Mittlerweile wurde die Nierenerkrankung durch seine gelblich-blasse Hautfarbe sichtbar.

Der Umzug ins Pflegeheim fiel ihm nicht allzu schwer, da er täglich im Speisesaal, der im Erdgeschoss des Pflegeheimes liegt, seine Mahlzeiten einnahm und so schon mehrere Personen vom Sehen und von Gesprächen kannte.

Von seinem neuen Zimmer aus kann er auch die Wohnung seines besten Freundes, Herrn Wiedner, sehen. Herr Wiedner kommt fast täglich zu Besuch. Er war, wie Herr Brenner, von Beruf Grund- und Hauptschullehrer. Schachspielen ist ihr gemeinsames Hobby.

Seit zwei Tagen geht es Herrn Brenner schlechter, weshalb er das Bett hüten muss. Er hat festgestellt, dass die Atemnot mittlerweile schon in Ruhe auftritt, was ihm Angst macht. Er braucht Hilfe bei der Körperpflege. Je nach Tagesform kann er jedoch Gesicht, Hände und Oberkörper selbst waschen, eincremen und ankleiden. Zur Übelkeit und dem Erbrechen kommt ein urinähnlicher Mundgeruch. Außerdem ist er es leid, täglich 2–3 l zu trinken. Psychisch geht es ihm schlecht. Er zeigt keine Motivation, sich an der Pflege zu beteiligen, sondern erduldet sie nur. Nur Herr Wiedner kann ihn etwas aufheitern.

Individuelle Pflegeplanung

➤ Kap. 5.5.1

Pflegediagnosen und Pflegeziele

Tab. 6.18 Pflegediagnosen und Pflegeziele bei chronischer Niereninsuffizienz

PD-Nr.	Pflegediagnose (PD) mit Ursachen	Symptome – Probleme	Ressourcen	Ziele
3.5	**Atemnot** aufgrund von Flüssigkeitsansammlung in der Lunge	• Unruhe • Erstickungsangst • Zyanose	• Geistig rege, zur Kommunikation fähig	• Führt seine täglichen Verrichtungen im Rahmen seiner Möglichkeiten und Leistungsfähigkeiten durch
2.1	**Eingeschränkte Beweglichkeit** aufgrund von Atemnot und Bettlägerigkeit	• Gefahr von Pneumonie, Kontraktur und Thrombose	• Mikrobewegungen sind ausreichend möglich	• Entwickelt keine Komplikationen wie Pneumonie, Kontraktur und Thrombose

Tab. 6.18 Pflegediagnosen und Pflegeziele bei chronischer Niereninsuffizienz (Forts.)

PD-Nr.	Pflegediagnose (PD) mit Ursachen	Symptome – Probleme	Ressourcen	Ziele
6.2	**Selbstversorgungsdefizit bei der Körperpflege** aufgrund von Bettlägerigkeit und Atemnot sowie während und nach dem Erbrechen	• Muss komplett übernommen werden	• Ist zur Mitarbeit motiviert • Je nach Tagesform kann Mundpflege und das Waschen von Gesicht und Oberkörper selbstständig übernommen werden	• Kann Mundpflege selbst durchführen, kann Gesicht und Oberkörper waschen
6.3	**Selbstversorgungsdefizit beim An- und Auskleiden** aufgrund von Atemnot	• Muss zum großen Teil übernommen werden	• Hebt Arme, Beine und Kopf, um die Kleidungsstücke anziehen zu können	• Trägt angemessene Kleidung • Seine Ressourcen, die Arme, Beine und den Kopf anheben zu können, werden erhalten
12.3	**Hoffnungslosigkeit** aufgrund seiner chron. Erkrankung	• Trinkt ungern, ist es leid, die verordneten 2 l Flüssigkeit zu trinken • Mangelnde Motivation mitzuhelfen	• Kann Wünsche äußern • Freude bei Herrn Weidners Besuchen	• Trinkt die verordneten 2 l Flüssigkeit
5.5	**Selbstversorgungsdefizit bei der Ausscheidung** aufgrund von Bettlägerigkeit	• Kann nicht selbstständig Toilette, Steckbecken oder Toilettenstuhl benutzen	• Verspürt Harn- und Stuhldrang, meldet sich	• Nach Tagesform wird entsprechendes Hilfsmittel eingesetzt
		• Urinähnlicher Mundgeruch	• Meldet sich, wenn Mundgeruch zu stark	• Äußert verbal „Wohlbefinden"

Individueller Tagesplan

Tab. 6.19 Individueller Tagesplan bei chronischer Niereninsuffizienz – Frühschicht

Besonderheiten:
- Medikamente nach ärztlicher Verordnung
- Aufgrund von Atemnot bei allen Aktivitäten Zeit lassen, Hilfestellung immer dem Bedarf anpassen
- Nach dem Erbrechen Kleidungs- oder Bettwäschewechsel bei Bedarf

PD-Nr.	Hilfebedarf	Zeit	Maßnahmen/Leistungen
5.5	TÜ		• Bei Bedarf Unterstützung beim Ausscheiden (➤ Kap. 7.5.1): je nach Befinden auf Steckbecken/Toilettenstuhl ermöglichen
6.2, 6.3	VÜ	8.00	• Ganzwaschung im Bett (➤ Kap. 7.6.1) • Je nach Tagesform soll die Pflege von Oberkörper und Mundpflege selbst übernommen werden • Prophylaxen siehe unten einfließen lassen • Im Hinblick auf Ödeme und Atemgeräusche beobachten, dokumentieren, ggf. Arzt benachrichtigen

Tab. 6.19 Individueller Tagesplan bei chronischer Niereninsuffizienz – Frühschicht (Forts.)

PD-Nr.	Hilfebedarf	Zeit	Maßnahmen/Leistungen
			• Mundpflege durchführen, nach Wunsch frisches Obst, z. B. Äpfel, Orangen oder Melonen und Mundwasser • An- und Auskleiden (➤ Kap. 7.6.5): Schlafanzug bei Bedarf wechseln
2.1	VÜ		• Pneumonieprophylaxe (➤ Kap. 7.3.1): atemstimulierende Einreibung • Thromboseprophylaxe (➤ Kap. 7.2.5): Venen herzwärts ausstreichen, zuerst Oberschenkel, dann Unterschenkel, abschließend Oberschenkel • Kontrakturenprophylaxe (➤ Kap. 7.2.2): alle großen Gelenke von Händen, Knie,
			Schultern, Füßen, Knien und Hüfe 3 × durchbewegen, isometrisches Muskeltraining: Handflächen aneinander drücken, Knie gegeneinander drücken, Fußsohle gegen Widerstand drücken, atemstimulierende Einreibung
12.3	VÜ S VÜ		• Unterstützung beim Essen und Trinken: Wunschkost zum Frühstück anbieten und mundgerecht vorbereiten • Information über die Wichtigkeit der Flüssigkeitsaufnahmen • Trinkprotokoll führen
2.1	VÜ		• Kontrakturenprophylaxe (➤ Kap. 7.2.2): alle großen Gelenke von Händen, Ellbogen, Schultern, Fußgelenken, Knien und Hüfte 3 × durchbewegen, isometrisches Muskeltraining: Handflächen aneinander drücken, Knie gegeneinander drücken, Fußsohle gegen Widerstand drücken
			• Thromboseprophylaxe (➤ Kap. 7.2.5): Venen herzwärts ausstreichen, zuerst Oberschenkel, dann Unterschenkel, abschließend Oberschenkel, alle großen Gelenke 3 × durchbewegen, isometrisches Muskeltraining: Handflächen aneinander drücken, Knie gegeneinander drücken, Fußsohle gegen Widerstand drücken
12.3		11.00	• Information über die Wichtigkeit der Flüssigkeitsaufnahme • Trinkprotokoll führen
	S		• Interesse an Tageszeitung – evtl. Nachrichtensendungen im Fernsehen • Bekommt täglich Besuch von seinem Freund – spielen zusammen Schach
5.5	TÜ		• Bei Bedarf Unterstützung beim Ausscheiden (➤ Kap. 7.5.1): je nach Befinden auf Steckbecken/Toilettenstuhl ermöglichen
12.3, 6.2	VÜ S U VÜ	13.00	• Händehygiene ermöglichen • Unterstützung beim Essen und Trinken: Wunschkost anbieten zum Mittagessen und mundgerecht vorbereiten • Mundpflege ermöglichen – auf Wunsch mit Obststücken und Mundwasser • Information über die Wichtigkeit der Flüssigkeitsaufnahme • Trinkprotokoll führen

Tab. 6.20 Individueller Tagesplan bei chronischer Niereninsuffizienz – Spätschicht

Besonderheiten:
- Medikamente nach ärztlicher Verordnung
- Aufgrund von Atemnot bei allen Aktivitäten Zeit lassen, Hilfestellung immer dem Bedarf anpassen
- Nach dem Erbrechen Kleidungs- oder Bettwäschewechsel bei Bedarf

PD-Nr.	Hilfebedarf	Zeit	Maßnahmen/Leistungen
5.5	TÜ	14.00	• Bei Bedarf Unterstützung beim Ausscheiden (➤ Kap. 7.5.1): je nach Befinden Steckbecken reichen oder Transfer auf Toilettenstuhl ermöglichen
12.3	U VÜ		• Information über die Wichtigkeit der Flüssigkeitsaufnahme • Trinkprotokoll führen

Tab. 6.20 Individueller Tagesplan bei chronischer Niereninsuffizienz – Spätschicht (Forts.)

PD-Nr.	Hilfebedarf	Zeit	Maßnahmen/Leistungen
2.1	VÜ VÜ VÜ		• Pneumonieprophylaxe (➢ Kap. 7.3.1): atemstimulierende Einreibung • Thromboseprophylaxe (➢ Kap. 7.2.5): Venen herzwärts ausstreichen, zuerst Oberschenkel, dann Unterschenkel, abschließend Oberschenkel • Kontrakturenprophylaxe (➢ Kap. 7.2.2): alle großen Gelenke von Händen, Ellenbogen, Schultern, Füßen, Knien und Hüfte 3 × durchbewegen, isometrisches Muskeltraining: Handflächen aneinander drücken, Knie gegeneinander drücken, Fußsohle gegen Widerstand drücken
12.3	S VÜ U		• Information über die Wichtigkeit der Flüssigkeitsaufnahme • Trinkprotokoll führen • Mundpflege ermöglichen – auf Wunsch mit Obststücken und Mundwasser
	S		• Häufig Besuch von seinem Bekannten
12.3	VÜ	18.00	• Händehygiene ermöglichen • Unterstützung beim Essen und Trinken: Wunschkost anbieten zum Abendessen und mundgerecht vorbereiten • Information über die Wichtigkeit der Flüssigkeitsaufnahme • Trinkprotokoll führen
6.2	U/VÜ		• Teilwaschung im Bett (➢ Kap. 7.6.2): Gesicht und Hände waschen • Mundpflege auf Wunsch mit Obst und Mundwasser ermöglichen • Bei Bedarf: Schlafanzug wechseln, Gesicht und Hände waschen
5.5	TÜ		• Bei Bedarf Unterstützung beim Ausscheiden (➢ Kap. 7.5.1): je nach Befinden Steckbecken reichen oder Transfer auf Toilettenstuhl ermöglichen
2.1	VÜ		• Kontrakturenprophylaxe (➢ Kap. 7.2.2): alle großen Gelenke von Händen, Ellbogen, Schultern, Füßen, Knien und Hüfte 3 × durchbewegen, isometrisches Muskeltraining: Handflächen aneinander drücken, Knie gegeneinander drücken, Fußsohle gegen Widerstand drücken • Thromboseprophylaxe (➢ Kap. 7.2.5): Venen herzwärts ausstreichen, zuerst Oberschenkel, dann Unterschenkel, abschließend Oberschenkel

Tab. 6.21 Individueller Tagesplan bei chronischer Niereninsuffizienz – Nachtschicht

Besonderheiten:
- Medikamente nach ärztlicher Verordnung
- Aufgrund von Atemnot bei allen Aktivitäten Zeit lassen, Hilfestellung immer dem Bedarf anpassen
- Leise arbeiten
- Immer wiederkehrende Übelkeit und Erbrechen, dann komplett auf Hilfe angewiesen

PD-Nr.	Hilfebedarf	Zeit	Maßnahmen/Leistungen
5.5	TÜ		• Bei Bedarf Unterstützung beim Ausscheiden (➢ Kap. 7.5.1): je nach Befinden Steckbecken reichen oder Transfer auf Toilettenstuhl ermöglichen
4.7	VÜ		• Information über die Wichtigkeit der Flüssigkeitsaufnahme • Trinkprotokoll führen

6.2.6 Entzündliche Gelenkerkrankungen

Fallbeispiel

Frau Frieda Kralmeister ist 86 Jahre alt und lebt seit vier Jahren im Pflegeheim. Ihre Krankheit „chronische Polyarthritis" wurde vor 23 Jahren diagnostiziert. Sie hat ständig Schmerzen in den Händen, Knien und Hüften. Zeitweise sind diese so stark, dass sie nicht aufstehen will und im Bett bleibt. Sie hat Schwierigkeiten, die tägliche Körperpflege selbstständig zu verrichten. Den Intimbereich und die unteren Extremitäten kann sie selbst nicht mehr waschen. Auch beim Essen und Anziehen wäre es ihr am liebsten, wenn ihr alles abgenommen würde und sie vollständig umsorgt wäre. Der Gang zur Toilette wird für sie immer wieder zur Tortur. Deshalb nässte sie in letzter Zeit häufig ein. Es fällt ihr immer schwerer, die Gelenke zu bewegen. Am liebsten würde sie den ganzen Tag in ihrem Sessel sitzen und in Ruhe gelassen werden. Das Wort „chronisch" machte ihr von Anfang an Angst. Da sie die Krankheit als unheilbares, nicht mehr aufzuhaltendes Schicksal empfindet, hat die Angst im Laufe der Zeit von ihrem ganzen Wesen Besitz ergriffen. Sie äußert oft Verzweiflung und Sorge um die Krankheit, ist aber geistig rege und orientiert, wenn sie angesprochen wird.

Individuelle Pflegeplanung

➤ Kap. 5.6.3

Pflegediagnosen und Pflegeziele

Tab. 6.22 Pflegediagnosen und Pflegeziele bei entzündlichen Gelenkerkrankungen

PD-Nr.	Pflegediagnose (PD) mit Ursachen	Symptome – Probleme	Ressourcen	Ziele
12.1	**Schmerzen** aufgrund chronischer Polyarthritis	• In den Händen, Knien und Hüften	• Kann den Schmerz verbal äußern und beschreiben	• Berichtet, dass der Schmerz erträglich ist
6.2	**Selbstversorgungsdefizit bei der Körperpflege** aufgrund von Schmerzen bedingt durch chron. Polyarthritis	• Kann sich Beine, Rücken und Intimbereich nicht waschen • Haare nicht kämmen	• Kann Mundpflege durchführen sowie Gesicht und Oberkörper waschen	• Kann selbstständiges Waschen von Gesicht, Brust, Bauch und oberen Extremitäten beibehalten
6.3	**Selbstversorgungsdefizit beim An- und Auskleiden** aufgrund von Schmerzen	• Kann Unterkörper nicht selbstständig an- und auskleiden • Kann keine Knöpfe schließen	• Kann Oberkörper selbstständig ankleiden	• Trägt der Tageszeit angemessene Kleidung
2.1	**Eingeschränkte Beweglichkeit** aufgrund von Schmerzen bei den Bewegungsabläufen	• Gehen ist erschwert, möchte am liebsten nur im Sessel sitzen • Gefahr von Kontrakturen und Stürzen	• Kann mit Unterstützung gehen	• Erhält die vorhandene Beweglichkeit, bekommt keine Kontrakturen und stürzt nicht

Tab. 6.22 Pflegediagnosen und Pflegeziele bei entzündlichen Gelenkerkrankungen (Forts.)

PD-Nr.	Pflegediagnose (PD) mit Ursachen	Symptome – Probleme	Ressourcen	Ziele
4.7	**Selbstversorgungsdefizit bei der Ernährung** aufgrund von Schmerzen in den Händen	Kann Mahlzeiten und Getränke nicht vorbereiten	• Kann selbstständig vorbereitetes Essen und Getränk zu sich nehmen	• Erhält erforderliche Unterstützung
5.5	**Selbstversorgungsdefizit bei der Ausscheidung** aufgrund eingeschränkter Beweglichkeit	• Kann die Toilette nicht selbstständig und schnell genug erreichen	• Verspürt Harn- und Stuhldrang und kann sich melden	• Erreicht die Toilette rechtzeitig mit Hilfestellung
12.3	**Hoffnungslosigkeit** aufgrund ihrer Erkrankung	• Äußert oft Verzweiflung und Sorge • Resignation	• Geistig rege und orientiert	• Signalisiert, dass sie sich verstanden fühlt und das Gefühl hat, die richtige Behandlung zu erhalten

Individueller Tagesplan

Tab. 6.23 Individueller Tagesplan bei entzündlichen Gelenkerkrankungen – Frühschicht

Besonderheiten:
- Medikamente nach ärztlicher Verordnung
- Äußert oft Resignation über ihre unzureichende Selbstständigkeit – das verbale Ausdrücken der Hoffnungslosigkeit zulassen, Nähe, Verständnis vermitteln
- Bei starken Schmerzäußerungen und auf Wunsch Fango-Umschläge auf das betroffene Gelenk – häufig Schulter
- Schmerzprotokoll führen (➢ Kap. 7.11.1)
- Physiotherapie Di. und Fr.
- Nimmt Mi. am Programm zur Sturzprophylaxe teil
- Sturzrisiko erfassen (➢ Kap. 7.2.4)

PD-Nr.	Hilfebedarf	Zeit	Maßnahmen/Leistungen
6.2, 6.3	TÜ VÜ VÜ VÜ VÜ	8.00	• Teilwaschung im Bett, am Waschbecken (➢ Kap. 7.6.2): Pflegeutensilien vorbereiten • Kontrakturenprophylaxe (➢ Kap. 7.2.2): Bewegungsübungen (3 ×) – Zehen beugen, strecken, Fußgelenk drehen, Knie beugen und strecken, Hüftgelenk abwechselnd in Beugung und Streckung • Beine und Intimbereich im Bett waschen, eincremen • Bei Bedarf Inkontinenzhilfsmittel anlegen • Unterkörper komplett ankleiden (Hüftprotektoren)
2.1	TÜ		• Begleitung ins Bad
5.5	TÜ/VÜ		• Bei Bedarf Unterstützung beim Ausscheiden (➢ Kap. 7.5.1): Toilettengang ermöglichen und dann Inkontinenzhilfsmittel anlegen
6.2, 6.3, 2.1	VÜ S/A S VÜ		• Pflegeutensilien bereitstellen • Kontrakturenprophylaxe (➢ Kap. 7.2.2): Bewegungsübungen (3 ×) – Finger beugen, strecken, Handgelenke drehen, Unterarme beugen und strecken, Schultergelenke rotieren lassen • Nachthemd ausziehen, Mund- und Zahnpflege durchführen, Gesicht und Oberkörper waschen, trocknen, eincremen • Rücken waschen, eincremen • Oberkörper ankleiden lassen, Knöpfe schließen

6

Tab. 6.23 Individueller Tagesplan bei entzündlichen Gelenkerkrankungen – Frühschicht (Forts.)

PD-Nr.	Hilfebedarf	Zeit	Maßnahmen/Leistungen
2.1	TÜ		• Begleitung in den Aufenthaltsraum
4.7	VÜ VÜ S	9.00	• Frühstück mundgerecht vorbereiten • Trinkprotokoll führen • Isst vorbereitetes Frühstück
5.5	TÜ/VÜ	10.00	• Bei Bedarf Unterstützung beim Ausscheiden (➤ Kap. 7.5.1): Toilettengang ermöglichen und dann Inkontinenzhilfsmittel anlegen
4.7	VÜ		• Trinkprotokoll führen
2.1	TÜ		• Sturzprophylaxe (➤ Kap. 7.2.4): Gehübungen durchführen 3 × langen Flur entlang außer Di. und Fr.
4.7	VÜ		• Trinkprotokoll führen
4.7	TÜ TÜ S VÜ	12.30	• Händehygiene ermöglichen • Begleitung in den Speisesaal • Mittagessen mundgerecht vorbereiten • Trinkprotokoll führen
2.1	TÜ		• Begleitung auf Wunsch in den Aufenthaltsraum oder ins Zimmer

Tab. 6.24 Individueller Tagesplan bei entzündlichen Gelenkerkrankungen – Spätschicht

Besonderheiten:
- Medikamente nach ärztlicher Verordnung
- Äußert oft Resignation über ihre unzureichende Selbstständigkeit – das verbale Ausdrücken der Hoffnungslosigkeit zulassen, Nähe, Verständnis vermitteln
- Bei starken Schmerzäußerungen und auf Wunsch Fango-Umschläge auf das betroffene Gelenk – häufig Schulter
- Schmerzprotokoll führen (➤ Kap. 7.11.1)

PD-Nr.	Hilfebedarf	Zeit	Maßnahmen/Leistungen
5.5	TÜ/VÜ	14.00	• Bei Bedarf Unterstützung beim Ausscheiden (➤ Kap. 7.5.1): Toilettengang ermöglichen und dann Inkontinenzhilfsmittel anlegen
2.1	S/A TÜ		• Kontrakturenprophylaxe (➤ Kap. 7.2.2): Bewegungsübungen (3 ×) – Finger beugen und strecken, Handgelenke drehen, Unterarme beugen und strecken, Schultergelenke rotieren lassen • Schuhe ausziehen, Zehen beugen, strecken, Fußgelenk drehen, Knie beugen und strecken, Hüftgelenk abwechselnd in Beugung und Streckung • Begleitung in den Aufenthaltsraum
4.7	VÜ/S		• Zwischenmahlzeit anbieten, wenn notwendig, mundgerecht vorbereiten • Trinkprotokoll führen
2.1	TÜ	16.00	• Sturzprophylaxe (➤ Kap. 7.2.4): Gehübungen durchführen, 3 × langen Flur entlang
5.5	TÜ/VÜ		• Bei Bedarf Unterstützung beim Ausscheiden (➤ Kap. 7.5.1): Toilettengang ermöglichen und dann Inkontinenzhilfsmittel anlegen
4.7	TÜ/VÜ	18.00	• Händehygiene ermöglichen • Abendessen mundgerecht, vorbereiten • Trinkprotokoll führen
6.2	VÜ U VÜ U/A	19.30	• Baden (➤ Kap. 7.6.4): Mi. und Fr. Rheumabad, Hilfe beim Ein- und Aussteigen aus der Wanne • Fr. Haare waschen • Im Wasser alle Gelenke durchbewegen lassen • Mundpflege ermöglichen

Tab. 6.24 Individueller Tagesplan bei entzündlichen Gelenkerkrankungen – Spätschicht (Forts.)

PD-Nr.	Hilfebedarf	Zeit	Maßnahmen/Leistungen
6.2	TÜ U S VÜ U		• Körperpflege am Waschbecken (➤ Kap. 7.6.2) außer Mi. und Fr. – Pflegeutensilien vorbereiten – Gesicht und Hände waschen – Mund- und Zahnpflege ermöglichen – Oberkörper ausziehen und Nachthemd anziehen lassen – Unterkörper ausziehen – Begleitung zum Bett
			• Auf Wunsch Fernseher anschalten

Tab. 6.25 Individueller Tagesplan bei entzündlichen Gelenkerkrankungen – Nachtschicht

Besonderheiten:
- Medikamente nach ärztlicher Verordnung
- Äußert oft Resignation über ihre unzureichende Selbstständigkeit – das verbale Ausdrücken der Hoffnungslosigkeit zulassen, Nähe, Verständnis vermitteln
- Bei starken Schmerzäußerungen und auf Wunsch Fangoumschläge auf das betroffene Gelenk – häufig Schulter

PD-Nr.	Hilfebedarf	Zeit	Maßnahmen/Leistungen
5.5	TÜ	22.00, 24.00, 5.00	• Kontrollgang, bei Bedarf Unterstützung beim Ausscheiden (➤ Kap. 7.5.1): Toilettengang ermöglichen und dann Inkontinenzhilfsmittel anlegen

6.2.7 Grüner Star

Fallbeispiel

Frau Charlotte Sommer lebt seit drei Jahren im Altenheim und teilt das Zimmer mit ihrer Freundin, Frau Helena Spitz. Die beiden gehen gerne zusammen in die Stadt zum Kaffee trinken und unternehmen des Öfteren kleinere Tagesausflüge mit dem Bus. Auch gestern waren sie wieder mit einem Busunternehmen unterwegs. Abends gegen 18.00 Uhr fuhren sie, was ungewöhnlich ist, mit einem Taxi vor. Frau Spitz begleitete Frau Sommer, die sehr unsicher ging, ins Haus. Dort berichtete Frau Sommer, dass sie auf dem linken Auge Nebel und Schleier sehen und nur noch einen kleinen Ausschnitt ihrer Umgebung erkennen könne, und dass dieser Umstand plötzlich aufgetreten sei. Da sie das Taxi noch nicht bezahlt hatte, wartete die Fahrerin vor der Tür. Noch mit demselben Taxi fuhr Frau Sommer in Begleitung einer Altenpflegeschülerin zum Augenarzt.
Zurück kamen sie mit der Diagnose Grüner Star. Die Altenpflegeschülerin brachte Augentropfen mit, mit der Anweisung, viermal täglich, immer zur gleichen Zeit, fünf Tropfen in das linke Auge von Frau Sommer zu träufeln. Durch die Tropfen wird der Augeninnendruck normalisiert. Frau Sommer war sehr erregt. Die Gesichtsfeldeinschränkung und das Wissen, dass sie eventuell erblinden könne, machten ihr Angst. Bei den Aktivitäten des täglichen Lebens ist sie nun teilweise auf Hilfe angewiesen.

Individuelle Pflegeplanung

➢ Kap. 5.7.3

Pflegediagnosen und Pflegeziele

Tab. 6.26 Pflegediagnosen und Pflegeziele bei Grünem Star

PD-Nr.	Pflegediagnose (PD) mit Ursachen	Symptome – Probleme	Ressourcen	Ziele
1.2, 12.2	**Eingeschränkte Sehfähigkeit** aufgrund von Grünem Star mit **Angst,** völlig zu erblinden	• Gangunsicherheit • Fühlt sich in ihrer Umgebung unsicher, da ihr Gesichtsfeld eingeschränkt ist	• Andere Sinnesfunktionen sind erhalten • Hakt sich gerne bei Pflegepersonen unter • Spricht Angstgefühl aus	• Findet sich in ihrer Umgebung zurecht • Auf Angst eingehen
10.1	**Sturzgefahr** aufgrund eingeschränkter Sehfähigkeit	• Sieht Hindernisse nicht immer, stolpert oder stößt häufiger an	• Sucht Halt in der Umgebung	• Keine Verletzungen durch Stürze
6.2	**Selbstversorgungsdefizit bei der Körperpflege** aufgrund eingeschränkter Sehfähigkeit	• Kann Pflegeutensilien nicht mehr selbstständig bereitstellen und finden, stößt sie oft um • Benötigt Hilfe bei Rücken, Beine und Intimbereich	• Kann Gesicht, Mundpflege und Oberkörper nach Anreichen der Hilfsmittel weitgehend selbstständig pflegen	• Ressource erhalten, Mundpflege, Gesicht und Oberkörper werden selbstständig gewaschen
6.3	**Selbstversorgungsdefizit beim An- und Auskleiden** aufgrund eingeschränkter Sehfähigkeit	• Kann gewünschte Kleidungsstücke nicht selbstständig erkennen und auswählen	• Kann sich selbst an- und auskleiden, wenn Kleidung bereitgelegt ist	• Ist angemessen gekleidet • Kann Kleidung an tastbaren Merkmalen erkennen
4.7	**Selbstversorgungsdefizit bei der Ernährung** aufgrund eingeschränkter Sehfähigkeit	• Kann Nahrung nicht selbstständig zerkleinern bzw. vorbereiten	• Kann bereitgestellte Nahrung und Flüssigkeit zu sich nehmen	• Ist über bereitgestellte Nahrungsmittel sowie über Hilfsmittel zur Nahrungs- und Flüssigkeitsaufnahme informiert
5.5	**Selbstversorgungsdefizit bei der Ausscheidung** aufgrund eingeschränkter Sehfähigkeit	• Findet Toilette nicht selbstständig	• Verspürt Harn- und Stuhldrang und kann sich melden	• Erhält erforderliche Unterstützung beim Toilettengang
11.2	**Soziale Isolation** aufgrund eingeschränkter Sehfähigkeit	• Kann nicht mehr selbstständig das Zimmer verlassen	• Ist geistig rege • Versteht sich mit Zimmernachbarin und Freundin Frau Spitz	• Knüpft Kontakte im Speisesaal und bei Angeboten der Einrichtung

6

Individueller Tagesplan

Tab. 6.27 Individueller Tagesplan bei Grünem Star – Frühschicht

Besonderheiten:
- Möchte nicht geweckt werden, wacht von alleine auf
- Über alle Aktivitäten und Pflegehandlungen detailliert informieren
- Immer von vorne ansprechen und mit Namen vorstellen, Stolperfallen beseitigen
- Gabe der verordneten Medikamente
- Regelmäßig zu den Augenarztkontrollen begleiten
- Freundin und Zimmernachbarin in Pflege einbeziehen, wenn beide es wünschen
- Nimmt Mo. am Angebot „Sturzprophylaxe" teil
- Fußpflege für ersten Di. im Monat bestellen (Frau Feil)
- Gegenstände im Zimmer immer am selben Platz belassen

PD-Nr.	Hilfebedarf	Zeit	Maßnahmen/Leistungen
1.2	B/S	8.00	• Ansprechen, mit Namen vorstellen
10.1	VÜ		• Schuhe anziehen im Bett
5.5	TÜ		• Unterstützung beim Ausscheiden: Toilettengang – beim Gehen einhaken lassen
6.2	VÜ TÜ VÜ TÜ VÜ TÜ VÜ		• Pflegeutensilien bereitstellen Körperpflege am Waschbecken (➤ Kap. 7.6.2) • Zahnprothese reinigen und anreichen • Becher mit klarem Wasser und Zahnbürste zur Mundreinigung reichen • Wäscht Gesicht und Oberkörper selbst, Lotion anreichen • Beine, Rücken und Intimbereich waschen und eincremen • Fr. nur kleine Toilette, wäscht sich Hände und Gesicht und führt Mundpflege durch • Gegen 10.30 Uhr Vollbad mit Haarwäsche
6.3	TÜ/A		• Kleidung ertasten lassen, bereitlegen, informieren – zieht sich selbst an • Augentropfen verabreichen
4.7	TÜ	8.30	• Zum Frühstück in den Aufenthaltsraum begleiten (➤ Kap. 7.1.4): Weg durch Information über tastbare Punkte und Geräusche erarbeiten
4.7	VÜ S		• Unterstützung beim Essen und Trinken: Frühstück bereitstellen: 1 Glas Möhrensaft, 2 Tassen Kräutertee ohne Zucker, 1 Wurstbrot, 1 Marmeladebrot – Essschürze anreichen, Nahrung zerkleinern, Lage des Essens auf dem Teller erklären, Einwegverpackungen öffnen, Standort der Getränke erklären • Isst und trinkt selbstständig
1.2	TÜ	9.30	• Zurück ins Zimmer begleiten (➤ Kap. 7.1.4)
11.2	B/U A		• Über Angebote der Einrichtung (tgl./wöchentl.) informieren, ggf. dorthin begleiten, z. B. Gymnastik am Di. • Gespräch – Zeit mit ihr verbringen • Gewünschte Wege erklären und ertasten lassen (➤ Kap. 7.1.4)
5.5	TÜ		• Unterstützung beim Ausscheiden: Toilettengang – beim Gehen einhaken lassen
4.7	VÜ S		• Unterstützung beim Essen und Trinken: Zwischenmahlzeit im Zimmer, z. B. Joghurt, Obst, 2 l Mineralwasser und 1 Glas bereitstellen, Standort erklären und ertasten lassen • Isst und trinkt selbstständig

Tab. 6.27 Individueller Tagesplan bei Grünem Star – Frühschicht (Forts.)

PD-Nr.	Hilfebedarf	Zeit	Maßnahmen/Leistungen
4.7	VÜ S	12.00	• Zum Mittagessen in den Speisesaal begleiten (➤ Kap. 7.1.4) • Unterstützung beim Essen und Trinken: Mittagessen bereitstellen, Informieren, Essschürze anreichen, Nahrung zerkleinern; Lage des Essens auf dem Teller erklären, ertasten lassen, Einwegverpackungen öffnen, Standort der Getränke erklären • Isst und trinkt selbstständig

Tab. 6.28 Individueller Tagesplan bei Grünem Star – Spätschicht

Besonderheiten:
- Immer von vorne ansprechen und mit Namen vorstellen, Stolperfallen beseitigen
- Hilfestellungen den Fortschritten anpassen, Fortschritte loben
- Freundin und Zimmernachbarin in Pflege einbeziehen, wenn beide es wünschen
- Gesprächsbereitschaft signalisieren

PD-Nr.	Hilfebedarf	Zeit	Maßnahmen/Leistungen
6.2	TÜ	13.00	• Begleitung ins Zimmer (➤ Kap. 7.1.4) und Unterstützung bei Zahnprothesenpflege, Toilettengang und Mittagsruhe • Setzt sich in den Ruhesessel – Beine hoch – Klingel in die Hand geben
4.7	TÜ A	14.30	• Unterstützung beim Essen und Trinken: Kaffee und Gebäck anbieten, Standort erklären • Gespräch – Zeit mit ihr verbringen • Gewünschte Wege erklären und ertasten lassen (➤ Kap. 7.1.4): bei schönem Wetter jahreszeitgemäß kleiden und Platz im Garten anbieten, zum Aufenthaltsraum begleiten (➤ Kap. 7.1.4)
5.5	TÜ	17.00	• Unterstützung beim Ausscheiden: Toilettengang – beim Gehen einhaken lassen
4.7	VÜ TÜ	17.30	• Zum Abendessen in den Speisesaal begleiten (➤ Kap. 7.1.4) • Unterstützung beim Essen und Melissentee mit Trinken: Abendessen bereitstellen: 3 Tassen Süßstoff, Informieren, Essschürze anreichen, Nahrung zerkleinern, Lage des Essens auf dem Teller erklären, ertasten lassen, Einwegverpackungen öffnen, Standort der Getränke erklären • Zum Aufenthaltsraum begleiten (➤ Kap. 7.1.4)
5.5	TÜ	19.00	• Unterstützung beim Ausscheiden: Toilettengang. Beim Gehen einhaken lassen
6.2	TÜ	18.00	• Körperpflege am Waschbecken (➤ Kap. 7.6.2): Gesicht und Hände waschen lassen, Zahnprothese reinigen und in Zahnprothesenreiniger einlegen
6.3	TÜ U S/A		• An- und Auskleiden: entkleidet sich selbst – Kleidung zusammenlegen oder aufhängen, schmutzige Kleidung entsorgen • Hilfe beim zu Bett gehen • Hört im Bett noch gerne Radio – Rundfunkprogramm vorlesen und auf Sendungen mit Hörspiel aufmerksam machen

Tab. 6.29 Individueller Tagesplan bei Grünem Star – Nachtschicht

Besonderheiten:
- Immer von vorne ansprechen und mit Namen vorstellen
- Hilfestellungen den Fortschritten anpassen, Fortschritte loben
- Freundin und Zimmernachbarin in Pflege einbeziehen

PD-Nr.	Hilfebedarf	Zeit	Maßnahmen/Leistungen
	TÜ	21.30	• Kontrollgang, Begleitung zum Toilettengang
		2.00	• Kontrollgang
	TÜ	5.00	• Kontrollgang, bei Bedarf Toilettengang

6.2.8 Dekubitus

Fallbeispiel

Frau Berta Kringel lebt seit sechs Jahren im Altenheim und ist jetzt 90 Jahre alt. Bis zu einem Oberschenkelhalsbruch, den sie sich bei einem kleinen Spaziergang vor einem Monat zuzog, war sie noch relativ rüstig. Seit der operativen Versorgung des Bruches im Krankenhaus ist sie jedoch bettlägerig. Zunehmende Schwäche macht ein Aufstehen derzeit nicht möglich.

Frau Kringel kam von ihrem vierwöchigen Krankenhausaufenthalt mit einem 2-€-Stück großen und ca. 1 cm tiefen Dekubitus am Kreuzbein zurück. Die Wunde sonderte besonders in der Wundmitte eitriges Sekret ab, was sich bei der Wundreinigung mit 0,9 %iger Kochsalzlösung weitgehend entfernen ließ. Bei der Rückkehr Frau Kringels aus dem Krankenhaus war die Wunde mit Betaisodona®-Salbe, Sofra-Tüll® und einem Wundverband bedeckt.

Der Hausarzt ordnete für die weitere Wundversorgung einen Hydrokolloidverband an, der erst bei Blasenbildung zu wechseln sei. Die Wundreinigung solle wie bisher mit Kochsalzlösung erfolgen. Gegen eine langsame Mobilisation sei nichts einzuwenden.

Frau Kringel isst wenig, aber bei ansprechender Darreichung schmeckt es ihr. Ihre Zimmernachbarin unterhält sich gern mit ihr und bietet ihr ab und zu etwas zu trinken an. Die Durchführung der Körperpflege ist Frau Kringel bis auf Gesicht, Bauch und Arme derzeit nicht möglich. Sie hat Angst, dass sie nicht wieder auf die Beine kommen könnte und die Abhängigkeit vom Pflegepersonal noch größer würde als bisher schon.

Individuelle Pflegeplanung

➢ Kap. 5.8.6

Pflegediagnosen und Pflegeziele

Tab. 6.30 Pflegediagnosen und Pflegeziele bei Dekubitus

PD-Nr.	Pflegediagnose (PD) mit Ursachen	Symptome – Probleme	Ressourcen	Ziele
6.1	**Hautschädigung** aufgrund eingeschränkter Beweglichkeit	• Am Kreuzbein 2-€-Stück groß und 1 cm tiefer Dekubitus • Kann druckgefährdete Stelle nicht selbst entlasten	• Ist zur Mitarbeit motiviert	• Wundheilung, Dekubitus heilt ab
2.1	**Eingeschränkte Beweglichkeit** aufgrund Bettlägerigkeit und zunehmender Schwäche mit Gefahr von Kontraktur, Pneumonie, Thrombose und Obstipation	• Hat Angst vor Langzeitimmobilität • Kann nicht stehen und gehen, bei allen Transfers auf Hilfe angewiesen	• Möchte nicht vom Pflegepersonal abhängig sein • Geistig rege, zur Mithilfe bereit • Kann Mikrobewegungen durchführen	• Entwickelt keine Komplikationen
6.2	**Selbstversorgungsdefizit bei der Körperpflege** aufgrund von zunehmender Schwäche	• Körperpflege von Rücken, Beine und Intimbereich muss übernommen werden	• Putzt sich die Zähne und wäscht sich Gesicht und vorderen Oberkörper selbstständig	• Ressource erhalten • Wäscht sich weiterhin je nach Tagesform Oberkörper selbstständig
6.3	**Selbstversorgungsdefizit beim An- und Auskleiden** aufgrund eingeschränkter Beweglichkeit	• Kann sich nicht selbstständig kleiden	• Wählt Nachthemd aus und hilft beim Nachthemdwechsel mit	• Ressource erhalten, hilft weiterhin beim Nachthemdwechsel mit
4.7	**Selbstversorgungsdefizit bei der Ernährung** aufgrund Bettlägerigkeit und eingeschränkter Beweglichkeit	• Isst und trinkt nicht ausreichend	• Mitbewohnerin bietet zwischendurch Getränk an • Isst und trinkt selbstständig	• Isst und trinkt ausreichend und selbstständig
5.5	**Selbstversorgungsdefizit bei der Ausscheidung** aufgrund Bettlägerigkeit	• Kann nicht selbstständig zur Toilette gehen	• Meldet sich bei Urin- und Stuhldrang • Geht auf Steckbecken	• Ihre Wünsche werden berücksichtigt
11.2	**Soziale Isolation** aufgrund Bettlägerigkeit	• Kann nicht mehr selbstständig das Zimmer verlassen	• Mitbewohnerin unterhält sich gerne mit ihr	• Kann Gefühle und Ängste ausdrücken

6

Individueller Tagesplan

Tab. 6.31 Individueller Tagesplan bei Dekubitus – Frühschicht

Besonderheiten:
- Mitbewohnerin auf Wunsch in Pflege einbeziehen, z. B. beim Essen und Trinken, auf Überforderung der Mitbewohnerin achten
- Fußpflege für ersten Mittwoch im Monat gegen 10.00 Uhr bestellen (Frau Feil)
- Mobilisation: 3 × täglich für je 45 Min. zu den Hauptmahlzeiten in den Rollstuhlsetzen – auf Gelkissen, Strickweste anziehen, Wolldecke über die Beine legen

PD-Nr.	Hilfebedarf	Zeit	Maßnahmen/Leistungen
5.5	VÜ		• Unterstützung beim Ausscheiden (➤ Kap. 7.5.1): auf das Steckbecken setzen
6.2, 6.3, 2.1, 6.1	VÜ S VÜ TÜ/A VÜ VÜ/A VÜ/A VÜ/A	7.30	• Pflegeutensilien bereitstellen • Körperpflege im Bett (➤ Kap. 7.6.1) • Putzt Zähne, wäscht und pflegt sich Gesicht selbstständig, Nachthemd ausziehen • Oberkörper und Rücken waschen, eincremen • Pneumonieprophylaxe (➤ Kap. 7.3.1): atemstimulierende Einreibung • Nachthemd anziehen, sie hilft mit • Beine waschen • Thromboseprophylaxe (➤ Kap. 7.2.5): Venen herzwärts ausstreichen • Intimpflege, Gesäß mit Pflegecreme eincremen • Verbandswechsel am Kreuzbein nach ärztlicher Verordnung durchführen • Kontrakturenprophylaxe (➤ Kap. 7.2.2): nach Absprache und Anleitung durch Physiotherapie aktive Bewegungsübungen: alle großen und kleinen Gelenke 3 × durchbewegen lassen • Lagern nach Bewegungsplan (➤ Kap. 7.2.1) wegen Dekubitus nur kurz zum Essen auf den Rücken • Nach kinästhetischen Prinzipien (Knietransfer) in den Rollstuhl setzen (Gelkissen)
4.7	U/S VÜ	8.00	• Essen und trinken: Frühstück bereitstellen • Trinkprotokoll führen
2.1	VÜ VÜ	8.45	• Mobilisation: nach kinästhetischen Prinzipien (Knietransfer) ins Bett legen • Lagern nach Bewegungsplan (➤ Kap. 7.2.1) • Trinkprotokoll führen
5.5	VÜ	9.30	• Unterstützung beim Ausscheiden (➤ Kap. 7.5.1): auf das Steckbecken setzen
11.2	VÜ VÜ	9.40	• Zeit für Gespräch • Lagern nach Bewegungsplan (➤ Kap. 7.2.1)
4.7	U/S S	10.00	• Zwischenmahlzeit, z. B. Joghurt, Obst, 1 l Mineralwasser und 1 Glas bereitstellen • Trinkprotokoll führen
5.5	VÜ	11.00	• Unterstützung beim Ausscheiden (➤ Kap. 7.5.1): auf das Steckbecken setzen, Intimpflege
2.1	VÜ		• Lagern nach Bewegungsplan (➤ Kap. 7.2.1): 30° Seitenlagerung links • Trinkprotokoll führen
2.1, 4.7	VÜ	12.00	• Nach kinästhetischen Prinzipien (Knietransfer) in den Rollstuhl setzen (Gelkissen), Essen und trinken (➤ Kap. 7.4.1), Mittagessen: mundgerecht zerkleinert bereitstellen • Trinkprotokoll führen

Tab. 6.32 Individueller Tagesplan bei Dekubitus – Spätschicht

Besonderheiten:
- Mitbewohnerin auf Wunsch in Pflege einbeziehen, z. B. beim Essen und Trinken, auf Überforderung der Mitbewohnerin achten
- Schaltet Fernseher mit Fernbedienung selbst ein/aus
- Mobilisation: 3 × täglich für je 45 Min. zu den Hauptmahlzeiten in den Rollstuhl setzen – auf Gelkissen, Strickweste anziehen, Wolldecke über die Beine legen

PD-Nr.	Hilfebedarf	Zeit	Maßnahmen/Leistungen
2.1	VÜ	12.45	• Mobilisation: nach kinästhetischen Prinzipien (Knietransfer) ins Bett legen
5.5	VÜ		• Unterstützung beim Ausscheiden (➤ Kap. 7.5.1): auf das Steckbecken setzen • Trinkprotokoll führen
	VÜ		• Zwischenmahlzeit, z. B. Joghurt, Obst, 1 l Mineralwasser und1 Glas bereitstellen
2.1	VÜ	15.00	• Lagern nach Bewegungsplan (➤ Kap. 7.2.1) • Trinkprotokoll führen
			• Auf Wunsch Besuch der Mitbewohnerin ermöglichen
5.5	VÜ	17.00	• Unterstützung beim Ausscheiden (➤ Kap. 7.5.1): auf das Steckbecken setzen • Trinkprotokoll führen
4.7	VÜ	18.00	• Nach kinästhetischen Prinzipien (Knietransfer) in den Rollstuhl setzen (Gelkissen) • Abendessen bereitstellen: 2 Tassen Tee mit Süßstoff
2.1	VÜ	18.45	• Mobilisation: nach kinästhetischen Prinzipien (Knietransfer) ins Bett legen
5.5	VÜ		• Unterstützung beim Ausscheiden (➤ Kap. 7.5.1): auf das Steckbecken setzen
6.2, 2.1	VÜ	19.30	• Körperpflege (➤ Kap. 7.6.2): Gesicht erfrischen, Zähne putzen • Kontrakturenprophylaxe (➤ Kap. 7.2.2): nach Absprache und Anleitung durch Physiotherapie aktive Bewegungsübungen: alle großen und kleinen Gelenke 3 × durchbewegen lassen • Pneumonieprophylaxe (➤ Kap. 7.3.1): atemstimulierende Einreibung • Lagern nach Bewegungsplan (➤ Kap. 7.2.1) • Sieht im Bett noch gerne fern

Tab. 6.33 Individueller Tagesplan bei Dekubitus – Nachtschicht

Besonderheiten:
- Schläft gerne bei offenem Fenster

PD-Nr.	Hilfebedarf	Zeit	Maßnahmen/Leistungen
5.5	VÜ	20.00	• Unterstützung beim Ausscheiden (➤ Kap. 7.5.1): auf das Steckbecken setzen • Lagern nach Bewegungsplan (➤ Kap. 7.2.1)
2.1	VÜ	24.00	• Kontrollgang (➤ Kap. 7.7.2) • Lagern nach Bewegungsplan
5.5 2.1	VÜ		• Unterstützung beim Ausscheiden: auf das Steckbecken setzen • Lagern nach Bewegungsplan
2.1	VÜ	3.00	• Kontrollgang • Lagern nach Bewegungsplan
2.1	VÜ	6.00	• Kontrollgang • Lagern nach Bewegungsplan

6.2.9 Schlaganfall

Fallbeispiel

Frau Albert ist 80 Jahre alt und lebt seit fünf Monaten im Altenheim. Sie ist auf eigenen Wunsch dorthin umgezogen, weil sie gemerkt hat, dass sie sich in zunehmendem Maße nicht mehr selbst versorgen konnte. Das Putzen und Einkaufen fiel ihr besonders schwer. Bislang hatte Frau Albert sich immer wohlgefühlt und sich nach eigenen Aussagen auch an das Leben und den veränderten Tagesablauf im Altenheim gewöhnt.
Vor drei Wochen wurde sie ins Krankenhaus eingewiesen. Bei der Geburtstagsfeier einer Mitbewohnerin fiel sie wie vom Schlag getroffen von ihrem Stuhl. Sie war bewusstlos. Der sofort benachrichtigte Notarzt diagnostizierte einen Schlaganfall mit Hemiplegie rechts. Nach abgeschlossener Akutbehandlung wird Frau Albert aus dem Krankenhaus auf die Pflegestation des Altenheimes entlassen. Bei der Übergabe an die Altenpflegerin werden folgende Informationen weitergegeben: Sie ist immobil aufgrund einer Hemiplegie rechts, hat eine Gesichtsfeldeinschränkung rechts und Sprachstörungen, hat Probleme beim Wasserlassen, kann aufgrund einer Schluckstörung nicht selbstständig essen und ist bei der Körperpflege ganz auf Hilfestellung angewiesen, was ihr sehr schwerfällt. Außerdem ist sie meist weinerlich und traurig verstimmt.

Individuelle Pflegeplanung

➢ Kap. 5.9.1

Pflegediagnose und Pflegeziele

Tab. 6.34 Pflegediagnose und Pflegeziele bei Schlaganfall

PD-Nr.	Pflegediagnose (PD) mit Ursachen	Symptome – Probleme	Ressourcen	Ziele
1.1	**Eingeschränkte Sprachfähigkeit** aufgrund von Aphasie	• Wörter oder Sätze werden nur eingeschränkt oder gar nicht gebildet	• Versteht mitgeteilte Informationen • Hat Zeigetafel zur Verfügung und kann damit umgehen	• Teilt nonverbal und über Zeigetafeln ihre Bedürfnisse mit
1.5	**Neglect** mit Hemiplegie rechts und eingeschränktem Tastsinn	• Dreht Kopf zur linken Seite und blickt nach links • Sieht Gegenstände auf der rechten Nachttischhälfte nicht (stößt Getränke um) • Beachtet rechte Körperhälfte nicht • Kann Berührungsreize rechts nicht wahrnehmen	• Linke Körperhälfte ist nicht eingeschränkt • Kann rechte Seite mit linker Seite stimulieren	• Dreht Kopf zur Mitte • Sieht und erkennt notwendige Gegenstände auf der rechten Nachttischhälfte • Kann Klingel betätigen • Benutzt den nicht betroffenen Arm, um die kranke Körperhälfte zu ertasten und wahrzunehmen • Nimmt rechte Körperhälfte wieder wahr

Tab. 6.34 Pflegediagnose und Pflegeziele bei Schlaganfall (Forts.)

PD-Nr.	Pflegediagnose (PD) mit Ursachen	Symptome – Probleme	Ressourcen	Ziele
2.1	**Eingeschränkte Beweglichkeit** aufgrund von Hemiplegie rechts, Gefahr von Dekubitus, Kontraktur, Pneumonie, Thrombose	• Kann rechte Seite nicht bewegen • Kann druckgefährdete Körperstellen teilweise nicht wahrnehmen und nicht selbst entlasten • Bei allen Transfers auf Hilfe angewiesen	• Linke Seite normal beweglich • Führt teilweise Mikrobewegungen durch	• Bewegt linke Seite selbstständig und rechte Seite mit Hilfe der rechten Hand oder Pflegekraft • Bekommt keine Komplikationen
6.2	**Selbstversorgungsdefizit bei der Körperpflege** aufgrund eingeschränkter Beweglichkeit	• Kann linke Oberkörperseite, Rücken, Beine und Intimbereich nicht selbst waschen	• Putzt sich Zähne mit linker Hand selbst • Wäscht sich Gesicht und Oberkörper rechts vorne selbst	• Ressource erhalten • Wäscht sich Gesicht und gesamten Oberkörper vorne selbst
6.3	**Selbstversorgungsdefizit beim An- und Auskleiden** aufgrund eingeschränkter Beweglichkeit	• Kann sich nicht selbstständig aus- und ankleiden	• Hilft mit weniger betroffenem Arm mit • Nimmt linke Seite zu Hilfe • Zieht Oberkörper selbstständig aus	• Ressourcen erhalten • Förderung der Selbstständigkeit beim An- und Auskleiden
4.7	**Selbstversorgungsdefizit bei der Ernährung** aufgrund Hemiparese rechts	• Kann Essen nicht mundgerecht zubereiten und Getränk nicht vorbereiten	• Isst und trinkt mit Hilfsmittel	• Ressource erhalten • Isst mit linker Hand und Hilfsmitteln
10.3	**Schluckstörungen** infolge Hemiplegie	• Verschluckt sich beim Trinken und fester Nahrung	• Verschluckt sich bei breiiger Nahrung nicht	• Aspiration vermeiden
5.5	**Selbstversorgungsdefizit bei der Ausscheidung** aufgrund neurogener Blase und eingeschränkter Beweglichkeit	• Kann nicht selbstständig zur Toilette • Nimmt Urindrang zu spät wahr mit Gefahr von Hautirritationen	• Meldet sich bei Stuhldrang rechtzeitig	• Intakte Haut
8.2	**Machtlosigkeit** wegen eingeschränkter Beweglichkeit	• Ist meist weinerlich und traurig verstimmt	• Kann sich nonverbal verständigen • Hat sich bisher gut ins Heimleben eingefunden	• Drückt Gefühle aus • Beteiligt sich an Aktivitäten des Heimalltags

Individueller Tagesplan

Tab. 6.35 Individueller Tagesplan bei Schlaganfall – Frühschicht

Besonderheiten:
- Betroffene Körperseite bei allen Aktivitäten mit einbeziehen
- Obere Zahnprothese an einem implantierten Zahn (rechter Eckzahn) befestigt
- Fußpflege für ersten Mi. im Monat gegen 17.00 Uhr bestellen (Frau Feil)
- Bezieht die Zeitung „Tagblatt" – bitte morgens zum Frühstücksplatz legen

PD-Nr.	Hilfebedarf	Zeit	Maßnahmen/Leistungen
	VÜ	7.20	• Nachsehen, ob Frau A. schon wach ist
6.2, 1.1, 6.3, 6.2	VÜ	7.30	• Pflegeutensilien bereitstellen
	A		• Verständigung mit Zeigetafel (➤ Kap. 7.1.3) ermöglichen, Fragen stellen, die mit ja oder nein beantwortet werden können
			• Körperpflege im Bett (➤ Kap. 7.6.2), Beine waschen
	VÜ		• Thromboseprophylaxe (➤ Kap. 7.2.5): Venen herzwärts ausstreichen
			• Intimpflege, Gesäß mit Pflegecreme eincremen, Einlage Saugstärke 3
			• Unterkörper ankleiden
	VÜ		• Transfer in den Rollstuhl zum Waschbecken fahren
			• Wäscht selbstständig Gesicht und rechten Arm mit linker Hand
			• Geführte Waschung der linken Körperseite
			• Pneumonieprophylaxe (➤ Kap. 7.3.1): atemstimulierende Einreibung
	S		• An- und Auskleiden: zieht Oberkörper mit Hilfe an, Anziehtraining (➤ Kap. 7.6.5)
	TÜ		• Kontrakturenprophylaxe (➤ Kap. 7.2.2):aktive Bewegungsübungen: alle großen und kleinen Gelenke der linken Körperseite 3 × durchbewegen lassen
	TÜ		• Rechte Körperseite passive Bewegungsübungen 3 × durchführen
	A/S		• Unter linke Gesäßhälfte zusammengefaltetes Handtuch legen (nach 20 Min. entfernen)
	VÜ		• Mi. nur Teilwaschung, Mundpflege durchführen und Gesicht und Hände waschen lassen sowie Intimbereich waschen, gegen 16.00 Uhr Vollbad (➤ Kap. 7.6.4) mit Haarwäsche
	VÜ		• Bett machen, je nach Hilfebedarf während des Waschens/Ankleidens oder danach • Zimmer aufräumen, lüften, Flächen desinfizieren
4.7	S/U	8.00	• Zum Frühstück begleiten
4.7, 4.8	VÜ		• Unterstützung beim Essen und Trinken (➤ Kap. 7.4.1): Frühstück bereitstellen – 2 Becher Früchtetee angedickt, in Milch eingeweichtes Weißbrot ohne Rinde und Fruchtejoghurt • Trinkprotokoll führen
5.5	VÜ	9.00	• Unterstützung beim Ausscheiden (➤ Kap. 7.5.1): zur Toilette bringen, ausscheiden ermöglichen, Einlagenwechsel bei Bedarf und in den Aufenthaltsraum oder ins Zimmerzurückfahren
8.2		9.30	• Über Angebote der Einrichtung (tgl./wöchentl.) informieren: ggf. dorthin begleiten, Gedächtnistraining Mo. und Mi., Do. Kochgruppe, Fr. Musikgruppe • Gespräch, Anleiten
4.7, 4.8	U	10.00	• Unterstützung beim Essen und Trinken (➤ Kap. 7.4.1): Zwischenmahlzeit, z. B. Joghurt oder püriertes Obst, nach Absprache mit Logopäden feste Kost, 2 l Saft (eingedickt) nach Wunsch bereitstellen
	VÜ		• Trinkprotokoll führen
5.5	TÜ	11.00	• Unterstützung beim Ausscheiden (➤ Kap. 7.5.1)
4.7, 4.8	VÜ/U	12.00	• Mittagessen bereitstellen, Unterstützung beim Essen und Trinken (➤ Kap. 7.4.1): mundgerecht zerkleinern oder pürierte Kost • Trinkprotokoll führen

Tab. 6.36 Individueller Tagesplan bei Schlaganfall – Spätschicht

Besonderheiten:
• Obere Zahnprothese an einem implantierten Zahn (rechter Eckzahn) befestigt

PD-Nr.	Hilfebedarf	Zeit	Maßnahmen/Leistungen
6.1, 5.5	TÜ U TÜ VÜ	13.00	• Körperpflege am Waschbecken (➤ Kap. 7.6.2) • Hilfe bei der Zahnprothesenpflege • Unterstützung beim Ausscheiden (➤ Kap. 7.5.1): zur Toilette fahren, auskleiden, 2 × Transfer, Intimpflege, Hände waschen, zum Aufenthaltsraum oder Zimmer zurückbegleiten • Legt sich auf die Decke (Schuhe im Bett ausziehen) und möchte mit einer weiteren Decke zugedeckt werden
8.2	VÜ	15.00	• Möchte an Nachmittagsrunde teilnehmen • Unterstützen beim Aufstehen, begleiten; rechte Rollstuhllehne mit kleinem Kissen polstern (nach 20 Min. entfernen) • Linke Gesäßhälfte mit zusammengefaltetem Handtuch polstern
5.5	VÜ	16.30	• Unterstützung beim Ausscheiden (➤ Kap. 7.5.1)
2.1	VÜ	17.15	• Zum Abendessenbegleiten
4.7, 4.8	VÜ	17.30	• Unterstützung beim Essen und Trinken (➤ Kap. 7.4.1): Abendessen bereitstellen – pürierte Kost, 2 Tassen Tee eingedickt
5.5	U/S	18.45	• Unterstützung beim Ausscheiden (➤ Kap. 7.5.1)
6.2	U/S		• Körperpflege am Waschbecken (➤ Kap. 7.6.2): Gesicht erfrischen, Zähne putzen
6.3	TÜ/A		• An- und Auskleiden (➤ Kap. 7.6.5): Oberkörper entkleidet sie selbst • Sieht im Bett noch gerne fern
	A	19.00	• Schaltet Fernseher selbstständig ein/aus

6

Tab. 6.37 Individueller Tagesplan bei Schlaganfall – Nachtschicht

Besonderheiten:
• Nachtlicht anlassen, Türe schließen, schläft gerne bei offenem Fenster

PD-Nr.	Hilfebedarf	Zeit	Maßnahmen/Leistungen
5.5	VÜ	21.00	• Unterstützung beim Ausscheiden (➤ Kap. 7.5.1): Steckbecken reichen, Intimpflege • Lagerung rechte Seite – Einlage zur Sicherheit
		24.00	• Kontrollgang (➤ Kap. 7.7.2) – Rückenlagerung
5.5	VÜ	2.00	• Unterstützung beim Ausscheiden: Steckbecken reichen, Intimpflege • Lagerung linke Seite
		5.00	• Kontrollgang – Rückenlagerung

6.2.10 Demenz

Fallbeispiel

Frau Kipp konnte ihren Haushalt schon seit drei Jahren nicht mehr alleine führen. Sozialer Dienst und Nachbarschaftshilfe übernahmen die Wäschepflege und halfen bei der morgendlichen Körperpflege, die Frau Kipp zunehmend vernachlässigte. Eine Zugehfrau besorgte Einkäufe.

Nachdem Frau Kipp wegen nächtlicher Verwirrtheit, starkem Schwindel kurzer Bewusstlosigkeit mehrmals an den Wochenenden gestürzt war und jedes Mal erst ein bis zwei Tage später stark unterkühlt und in Kot und Urin liegend gefunden wurde, ließ sie sich nach einem Krankenhausaufenthalt zum Heimeinzug bewegen.

Frau Kipp, heute 84 Jahre alt, war bis zum 80. Lebensjahr relativ rüstig, verlor aber zunehmend an Antrieb und ihr Gedächtnis ließ nach. Aktuellen Ereignissen versucht sie mühevoll zu folgen. Auch bei ihren kleinen Spaziergängen im Gelände kommt es immer häufiger vor, dass sie sich verläuft. Noch erscheint sie regelmäßig im Speisesaal zu den Mahlzeiten. Auch bei der Körperpflege ist sie auf Hilfestellung des Personals angewiesen. Ab und zu bekommt sie Besuch oder Anrufe von ihren Kindern und Enkelkindern. Die Zeitabstände und Tage der Besuche kann sie aber nicht mehr richtig einordnen.

Individuelle Pflegeplanung

➤ Kap. 5.9.5

Pflegediagnosen und Pflegeziele

Tab. 6.38 Pflegediagnosen und Pflegeziele bei Demenz

PD-Nr.	Pflegediagnose (PD) mit Ursachen	Symptome – Probleme	Ressourcen	Ziele
12.6	**Chronische Verwirrtheit** aufgrund Demenz vom Alzheimer-Typ	• Ist zeitlich, örtlich und situativ zeitweise desorientiert • Findet sich nicht mehr regelmäßig zu den Mahlzeiten in den Speisesaal ein • Findet Zimmer nicht • Findet nach Verlassen der Einrichtung nicht mehr zurück	• Erscheint an manchen Tagen regelmäßig zu den Mahlzeiten • Akzeptiert Hilfestellung	• Findet sich regelmäßig zu den Mahlzeiten im Speisesaal ein • Wird bei Spaziergängen beaufsichtigt
10.1	**Sturzgefahr** aufgrund Schwindel und Verwirrtheit	• Klagt nachts über Schwindel • Ist schon mehrmals gestürzt	• Fühlt sich in Begleitung sicher	• Stürzt nicht
6.2	**Selbstversorgungsdefizit bei der Körperpflege** aufgrund fehlender Orientiertheit zur Situation	• Führt Körperpflege nicht selbstständig durch	• Führt Mundpflege durch und wäscht Gesicht und Oberkörper nach gezielter Anleitung bzw. Handführung	• Behält ihre teilweise Selbstständigkeit bei der Körperpflege
6.3	**Selbstversorgungsdefizit beim An- und Auskleiden** aufgrund fehlender Orientiertheit zur Situation	• Kann Kleidung nicht selbstständig aussuchen • Zieht Unterkörper nicht selbstständig an	• Ist in der Lage, Oberkörper nach eindeutiger Anweisung an- und auszukleiden	• Behält ihre teilweise Selbstständigkeit beim An- und Auskleiden • Wird beim Auswählen der Kleidung angemessen unterstützt
5.5	**Selbstversorgungsdefizit bei der Ausscheidung**	• Hat richterlich genehmigten Herausfallschutz und ist in der Nacht auf Klingel angewiesen	• Meldet sich bei Harn- und Stuhldrang	• Kann weiterhin mit Hilfe zur Toilette gehen
8.3	**Eingeschränkte Beschäftigungsfähigkeit** aufgrund Desorientiertheit	• Kann sich nicht selbstständig beschäftigen und aktuellen Ereignissen nur mit Mühe folgen • Verwechselt Zeit und Tage der Besuche von Angehörigen	• Sieht gerne fern • Ist an Aktivitäten der Einrichtung interessiert und nimmt gerne daran teil	• Nimmt an Aktivitäten teil • Interesse an Fernsehsendungen wird erhalten

Individueller Tagesplan

Tab. 6.39 Individueller Tagesplan bei Demenz – Frühschicht

Besonderheiten:
- Geht Mo. und Do. 10.00 Uhr zur Sturzprophylaxe
- Trägt Hüftprotektoren

PD-Nr.	Hilfebedarf	Zeit	Maßnahmen/Leistungen
5.5	TÜ	8.00	• Unterstützung beim Ausscheiden: Begleiten zur Toilette
6.2	TÜ A/TÜ VÜ A/TÜ VÜ		• Körperpflege am Waschbecken (➤ Kap. 7.6.2): gezielte Anleitung bzw. Handführung bei der Mundpflege, beim Waschen von Gesicht und Oberkörper, beim Waschen von Rücken, Beine und Intimbereich • An- und Auskleiden (➤ Kap. 7.6.5): zur Kleiderauswahl entsprechend beraten • Anleitung/Unterstützung beim Ankleiden des Oberkörpers • Unterkörper wird komplett übernommen • Sturzprophylaxe: Hüftprotektoren anlegen • Anleitung/Unterstützung beim Kämmen • Wöchentliches Bad Di. mit Haarwäsche (Zettel in Großschrift mit Datum und Uhrzeit im Zimmer)
10.1	TÜ		• Sturzprophylaxe: Begleitung in den Aufenthaltsraum
	S	9.00	• Unterstützung beim Essen und Trinken: Frühstück bereitstellen
10.1, 12.6	VÜ	10.00	• Zu tagesstrukturierenden Maßnahmen, z. B. „Sturzprophylaxe" (➤ Kap. 7.2.4), zum „Gedächtnistraining" motivieren und begleiten; Trinken bereitstellen
5.5, 10.1	TÜ		• Unterstützung beim Ausscheiden: Begleiten zur Toilette (➤ Kap. 7.5.1)
10.1, 12.6	TÜ S	12.30	• Begleitung in den Speisesaal • Unterstützung beim Essen und Trinken: Mittagessen bereitstellen

Tab. 6.40 Individueller Tagesplan bei Demenz – Spätschicht

Besonderheiten:
- Trägt Hüftprotektoren
- Verfolgt gerne Reisereportagen im Fernsehen

PD-Nr.	Hilfebedarf	Zeit	Maßnahmen/Leistungen
10.1, 12.6	TÜ		• Unterstützung beim Ausscheiden: Begleiten zur Toilette (➤ Kap. 7.5.1)
12.6	S	14.30	• Unterstützung beim Essen und Trinken: Kaffee und Kuchen bereitstellen • Trinken bereitstellen
11.2	TÜ	15.30	• Bei Besuch: Aufenthaltsmöglichkeiten für Angehörige anbieten (z. B. gemeinsame Mahlzeiten, Kaffee)
8.3	TÜ		• Zu tagesstrukturierende Maßnahmen, z. B. Seniorengymnastik, begleiten • Zeit für Gespräch einplanen • Bei Spaziergängen begleiten
5.5, 10.1	TÜ		• Unterstützung beim Ausscheiden: Begleiten zur Toilette (➤ Kap. 7.5.1)
10.1, 12.6	TÜ S	18.00	• Begleitung in den Speisesaal • Unterstützung beim Essen und Trinken, Abendessen bereitstellen
10.1	TÜ		• Begleitung in den Aufenthaltsraum
10.1, 5.5	TÜ	19.30	• Begleitung ins Zimmer • Unterstützung beim Ausscheiden: Begleiten zur Toilette (➤ Kap. 7.5.1)

Tab. 6.40 Individueller Tagesplan bei Demenz – Spätschicht (Forts.)

PD-Nr.	Hilfebedarf	Zeit	Maßnahmen/Leistungen
6.3	A VÜ		• Anleitung/Unterstützung beim Oberkörper aus- und Nachthemd ankleiden • Unterkörper wird komplett ausgekleidet – trägt über Nacht auch Hüftprotektoren
6.2	A		• Teilwaschung am Waschbecken: unter Anleitung Mundpflege durchführen und Gesicht und Hände waschen lassen
10.1, 8.3	TÜ		• Unterstützung beim ins Bett gehen • Nach Wunsch Fernseher anmachen und gemeinsam Programmauswählen

Tab. 6.41 Individueller Tagesplan bei Demenz – Nachtschicht

Besonderheiten:
- Nachtlicht anlassen, Tür schließen, schläft gerne bei offenem Fenster, abends Glocke griffbereit legen
- Meldet sich, wenn sie auf die Toilette muss

PD-Nr.	Hilfebedarf	Zeit	Maßnahmen/Leistungen
10.1	VÜ	22.00	• Kontrollgang,evtl. Fernseher ausschalten
5.5, 10.1	TÜ		• Unterstützung beim Ausscheiden: Begleiten zur Toilette (➤ Kap. 7.5.1)
10.1	VÜ	2.00	• Kontrollgang (➤ Kap. 7.7.2)
10.1	VÜ	5.00	• Kontrollgang

6.2.11 Depression

Fallbeispiel

Frau Berta Trüb, 83 Jahre alt, war eine lebenslustige Frau. Bis zum 50. Lebensjahr war sie der Mittelpunkt ihrer Familie. Doch bald gingen ihre Kinder aus dem Haus, gründeten Familien und bauten sich ihre Existenzen fern der Eltern auf. Die Kontakte verebbten in den folgenden Jahren. Frau Trüb genoss jedoch die Zeit und bereiste viele Länder. Als ihr Mann mit 63 Jahren einen Schlaganfall erlitt, änderte sich ihr Leben. Die Pflege beanspruchte sie stark, und bald fühlte sie sich überfordert. Als ihr Mann dann nach zwei Jahren starb, machte sie sich Vorwürfe. Die Selbstzweifel ließen sie nicht mehr durchschlafen. Auch dachte sie, ihre ehemalige Reiselust sei Schuld daran, dass sich ihre Kinder kaum noch meldeten. Starke rheumatische Beschwerden machten sich im 75. Lebensjahr an allen Gelenken bemerkbar. Frau Trüb versuchte jedoch mit aller Kraft, sich weiterhin selbst zu versorgen. Sie sah sich täglich mehr überfordert und vernachlässigte sich selbst und das Einfamilienhaus. Auch wurde sie immer vergesslicher. Bald ging sie nicht mehr einkaufen. Sie magerte stark ab. Als eine Nachbarin sie tagelang nicht mehr sah, klingelte sie und fand Frau Trüb geschwächt im Nachtgewand vor. Sie benachrichtigte den Arzt, der dann über einen sozialen Dienst die Heimeinweisung in die Wege leitete.
Im Heim bekommt Frau Trüb ein Antidepressivum und ein starkes Antirheumatikum gegen ihre Schmerzen. Tagsüber würde sie am liebsten im Bett bleiben, da sie oft nachts schlecht schlafen kann (wacht immer öfter auf). Nach Aufforderung schleppt sie sich jedoch an Haltegriffen entlang an einen Platz im Aufenthaltsraum. Dort sitzt sie apathisch und abwesend in einer Ecke und hat seit ihrer Heimeinweisung vor drei Monaten noch kaum etwas gesprochen. Informationen erhielt das Pflegepersonal von der Nachbarin, die sie ab und zu besucht. Frau Trüb isst bei dem Besuch den mitgebrachten Kuchen der Nachbarin und lässt sich vorlesen. Sie zeigt aber keine Freude oder Rührung. Den mitgebrachten Blumenstrauß stellt sie achtlos beiseite und ringt sich mit starrer Miene ein kurzes Dankeschön ab. Vom Pflegepersonal lässt sie sich fast stündlich auf die Toilette führen.

Individuelle Pflegeplanung

➢ Kap. 5.10.2

Pflegediagnosen und Pflegeziele

Tab. 6.42 Pflegediagnosen und Pflegeziele bei Depression

PD-Nr.	Pflegediagnose (PD) mit Ursachen	Symptome – Probleme	Ressourcen	Ziele
12.3	**Hoffnungslosigkeit** aufgrund von Depression mit Apathie und Antriebslosigkeit	• Sozialer Rückzug und Apathie • Klagt über Vergesslichkeit und seltene Kontakte mit den Kindern	• Ist zeitlich, örtlich und situativ orientiert • War früher lebenslustig	• Fasst Vertrauen und nimmt Beziehung auf
12.1	**Schmerzen chronisch** aufgrund von Gelenkrheuma	• Schmerzen in den Gelenken (Hüfte, Knie, Schulter, Handgelenk	• Badet gerne • Empfindet Wärme als angenehm	• Berichtet, dass der Schmerz erträglich/behoben ist
10.1	**Sturzgefahr** aufgrund von Gangstörungen durch rheumatische Schmerzen und Depression	• Erschwertes Gehen, zieht sich am Geländer entlang, bewegt sich wenig und nur mühsam	• Bewegt sich mit Hilfe von Haltegriffen	• Keine Verletzungen durch Stürze • Nimmt am Angebot „Sturzprophylaxe" teil
6.2	**Selbstversorgungsdefizit bei der Körperpflege** aufgrund von Schmerzen und Antriebslosigkeit	• Kann Pflegeutensilien nicht selbstständig vorbereiten • Ist nicht in der Lage, Rücken, Beine und Gesäß selbst zu waschen	• Führt Mundpflege durch, wäscht Gesicht, Oberkörper und Intimbereich vorne langsam aber selbstständig	• Führt Morgentoilette weiterhin selbstständig aus
6.3	**Selbstversorgungsdefizit beim An- und Auskleiden** aufgrund von Schmerzen und Antriebslosigkeit	• Kann Kleidung wegen Antriebsschwäche nicht selbstständig vorbereiten • Kann sich wegen Schmerzen nicht selbstständig ankleiden	• Kleidet sich nach Aufforderung und Hilfestellung selbstständig an	• Führt Ankleiden selbstständig durch
11.2	**Soziale Isolation** aufgrund Depression	• Sucht von sich aus keinen Kontakt • Kann aktuellen Ereignissen nur mit Mühe folgen	• Bekommt Besuch der Nachbarin • Isst gerne Kuchen und lässt sich gerne vorlesen • Bekommt ab und zu Besuch oder Anrufe von Kindern oder Enkelkindern • Nimmt gerne an Veranstaltungen der Einrichtung teil	• Kinder und Nachbarin begleiten sie zu Spaziergängen und Veranstaltungen • Sucht von sich aus Kontakt zu Mitbewohnerinnen
7.1	**Schlafstörungen** aufgrund von Depression	• Kann schlecht einschlafen und nicht durchschlafen	• Badet abends gerne	• Fühlt sich ausgeruht
4.1	**Untergewicht** aufgrund von Depression	• Isst nicht ausreichend	• Kann selbstständig Nahrung und Flüssigkeit zu sich nehmen • Kann Wünsche äußern	• Gewichtszunahme von 200–300 g pro Woche

Individueller Tagesplan

Tab. 6.43 Individueller Tagesplan bei Depression – Frühschicht

Besonderheiten:
- Geborgenheit vermitteln, Akzeptanz, Gespräche, Zuhören
- Viel Geduld aufbringen
- Förderung von Fähigkeiten und Tätigkeiten, z. B. Wäsche falten (von geringer Unterstützung ausgehen)
- Beschäftigungsprogramm mit Frau Trüb absprechen und so gestalten, dass es ihr Erfolg, z. B. durch Lob, vermittelt wird
- Evtl. vorlesen
- Zuwendung so oft wie möglich
- Angstfreies, geborgenes Umfeld schaffen
- Nahrungsaufnahme täglich dokumentieren

PD-Nr.	Hilfebedarf	Zeit	Maßnahmen/Leistungen
			• Mo. wiegen
6.2	VÜ B/A VÜ	8.00	• Pflegeutensilien vorbereiten • Körperpflege am Waschbecken (➤ Kap. 7.6.2): Aufforderung zur Mundpflege, waschen von Oberkörper und Intimbereich vorne, dabei Zeit lassen • Rücken, Beine und Gesäß waschen
6.3	B/A TÜ		• Aus- und Ankleiden (➤ Kap. 7.6.5): beim Aussuchen der Kleidung beraten, je nach Schmerzen beim An- und Auskleiden unterstützen
	S		• Bei Bedarf in den Aufenthaltsraum begleiten
4.1	VÜ/S	9.30	• Unterstützung beim Essen und Trinken: Frühstück bereitstellen zur Nahrungsaufnahme motivieren, Wünsche erfragen
12.1	S		• Ruhen im Liegesessel im Aufenthaltsraum
10.1	TÜ/A		• Sturzprophylaxe (➤ Kap. 7.2.4): motivieren, Mo. und Mi. am Angebot „Sturzprophylaxe" teilzunehmen, auf Haltegriffe aufmerksam machen
4.1	VÜ/S	10.30	• Unterstützung beim Essen und Trinken: Zwischenmahlzeit nach Wunsch, Joghurt, Früchtequark oder Müsli anbieten, zur Nahrungsaufnahme motivieren
71,12.3, 11.2	VÜ		• Di., Do., Fr. tagesstrukturierende Maßnahmen anbieten (➤ Kap. 7.8.1), motivieren und begleiten
4.1	S	12.30	• Unterstützung beim Essen und Trinken: Mittagessen bereitstellen
12.1	S		• Ruhen im Liegesessel im Aufenthaltsraum

Tab. 6.44 Individueller Tagesplan bei Depression – Spätschicht

Besonderheiten:
- Geborgenheit vermitteln, Akzeptanz, Gespräche, Zuhören
- Viel Geduld aufbringen
- Förderung von Fähigkeiten und Tätigkeiten, z. B. Wäsche falten (von geringer Unterstützung ausgehen)
- Beschäftigungsprogramm mit Frau Trüb absprechen und so gestalten, dass es ihr Erfolg, z. B. durch Lob, vermittelt wird
- Evtl. vorlesen
- Zuwendung so oft wie möglich
- Angstfreies, geborgenes Umfeld schaffen
- Nahrungsaufnahme täglich dokumentieren

PD-Nr.	Hilfebedarf	Zeit	Maßnahmen/Leistungen
4.1	VÜ/S	15.00	• Unterstützung beim Essen und Trinken: Zwischenmahlzeit Kaffee und Kuchen anbieten, zur Nahrungsaufnahme motivieren
7.1, 11.2	VÜ	16.30	• Tagesstrukturierende Maßnahmen anbieten (➤ Kap. 7.8.1), motivieren und begleiten

6

Tab. 6.44 Individueller Tagesplan bei Depression – Spätschicht (Forts.)

PD-Nr.	Hilfebedarf	Zeit	Maßnahmen/Leistungen
	S		• Ruhen im Aufenthaltsraum
4.1	VÜ/S	18.00	• Unterstützung beim Essen und Trinken: Abendessen anbieten, zur Nahrungsaufnahme motivieren
10.1	U		• Bei Bedarf ins Zimmer begleiten
6.2	VÜ/TÜ	19.30	• Di. und Do. Entspannungsbad mit Lavendelöl (2 Tr. auf Vollbad) • Mundpflege durchführen lassen
6.3	B/TÜ		• Aus- und Ankleiden (> Kap. 7.6.5): Hilfestellung der Tagesform anpassen
6.2	A/S		• Außer Di. und Do. Teilwaschung am Waschbecken: Aufforderung zur Mundpflege, zum Gesicht und Hände waschen
	S	20.00	• Zu Bett gehen

Tab. 6.45 Individueller Tagesplan bei Depression – Nachtschicht

Besonderheiten:
- Geborgenheit vermitteln, Akzeptanz, Gespräche, Zuhören
- Viel Geduld aufbringen

PD-Nr.	Hilfebedarf	Zeit	Maßnahmen/Leistungen
	VÜ	21.00	• Kontrollgang (> Kap. 7.7.2)
4.1	VÜ/S	22.00	• Unterstützung beim Essen und Trinken, Spätmahlzeit anbieten (> Kap. 7.4.1): Sahnepudding bzw. nach Wunsch Breikost
	VÜ	**3.00**	• Kontrollgang

6.2.12 Chronische Schmerzen

Fallbeispiel

Herr Stiefelmann, 78 Jahre alt, klagt jeden Morgen über starke Schmerzen in den Beinen, die oft unerträglich für ihn sind. Das Aufstehen und Auftreten ist ihm immer häufiger nicht mehr möglich. Die Schmerztabletten, die ihm der Arzt verschrieben hat, bringen keine ausreichende Linderung. Daher lässt er sich in der Apotheke zusätzliche Schmerztabletten besorgen.
Seit Herr Stiefelmann seltener spazieren geht, haben auch seine Kopfschmerzen, die er immer verstärkt bei Föhnwetterlage hat, zugenommen. Er ist dann nicht mehr in der Lage, seinen Haushalt zu versorgen, sich zu waschen und anzukleiden. Dies wird von der Sozialstation übernommen. Auch an seiner früher gern besuchten Skatrunde nimmt er kaum noch teil. Durch diese Immobilität wird er zusehends depressiver. Ohne seine Schmerzen wäre Herr Stiefelmann ein rüstiger, geselliger Mann, der in keiner Weise Hilfe bräuchte.

Individuelle Pflegeplanung

➢ Kap. 5.11.1

Pflegediagnosen und Pflegeziele

Tab. 6.46 Pflegediagnosen und Pflegeziele bei chronischen Schmerzen

PD-Nr.	Pflegediagnose (PD) mit Ursachen	Symptome – Probleme	Ressourcen	Ziele
12.1	**Schmerzen** aufgrund von AVK und Kriegsverletzung am Kopf	• Schmerzen in den Beinen beim Auftreten, Gehen und in Ruhe • Kopfschmerzen mit wenigen schmerzfreien Intervallen	• Führt Schmerzskala selbstständig • Nimmt Schmerzmittel und Magenschutzpräparat selbstständig ein • Kennt Maßnahmen zur Schmerzerleichterung	• Schmerzlinderung • Verbesserung der Lebensqualität
2.1	**Eingeschränkte Beweglichkeit** aufgrund von Schmerzen mit Gefahr von Thrombose, Pneumonie und Sturz	• Kann an manchen Tagen nicht selbstständig aufstehen • Bewegt seine Beine nicht ausreichend	• Kann an Tagen mit wenig Schmerzen selbstständig aufstehen und sich mit Rollator fortbewegen	• Entwickelt keine Komplikationen
6.2	**Selbstversorgungsdefizit bei der Körperpflege** aufgrund eingeschränkter Beweglichkeit und Schmerzen	• Kann Pflegeutensilien nicht selbstständig bereitstellen • Kann sich Beine und Rücken nicht selbstständig waschen	• Kann Körperpflege von Gesicht, Mundpflege, Oberkörper und Intimbereich nach Schmerzmitteleinnahme mit Unterstützung weitgehend selbstständig durchführen	• Selbstständigkeit bleibt erhalten
6.3	**Selbstversorgungsdefizit beim An- und Auskleiden** aufgrund eingeschränkter Beweglichkeit in Folge von Schmerzen	• Kann Unterkörper nicht selbstständig ankleiden • Äußert Kleidungswünsche	• Kann Oberkörper selbst an- und auskleiden	• Ist angemessen gekleidet
11.2	**Soziale Isolation** aufgrund eingeschränkter Beweglichkeit infolge Schmerzen	• Geht nur noch selten zur Skatrunde in den „Ochsen"	• Kann mit Rollator kurze Strecken selbstständig gehen • Spielt gerne Skat	• Nimmt wieder vermehrt an Skatrunde teil • Nimmt an Angeboten der Einrichtung teil

Individueller Tagesplan

Tab. 6.47 Individueller Tagesplan bei chronischen Schmerzen – Frühschicht

Besonderheiten:
- Führt Schmerztagebuch selbstständig
- Zeitpunkt der Schmerzeinnahme richtet sich nach Schmerztagebuch, dementsprechend bereitstellen
- Bei Kopfschmerzen Ruhe gewährleisten, auf Wunsch Zimmer verdunkeln
- Fußpflege für ersten Di. im Monat bestellen (Frau Feil)
- Soll möglichst zur Sturzprophylaxe – Do. Gymnastik
- Benutzt Rollator beim Gehen

6

Tab. 6.47 Individueller Tagesplan bei chronischen Schmerzen – Frühschicht (Forts.)

PD-Nr.	Hilfebedarf	Zeit	Maßnahmen/Leistungen
12.1	VÜ B/S	7.00	• Schmerzmittel und Magenschutzpräparat bereitstellen • Schmerzmanagement (➤ Kap. 7.11.1): Schmerzskala beurteilen, ggf. abheften, erneuern • Fragen und erinnern, ob er Schmerzmittel und Magenschutzpräparat vor der Körperpflege genommen hat
2.1	VÜ VÜ VÜ/A VÜ	7.25	• Bettsocken ausziehen und im Nachttisch aufbewahren • Beine waschen • Thromboseprophylaxe (➤ Kap. 7.2.5): auffordern zum Fußkreisen und Füße anziehen und ausstrecken, dabei Fersen im Hinblick auf Druckstellen beobachten • Füße, täglich mit Arnika-Creme vorsichtig eincremen, dabei Fersen im Hinblick auf Druckstellen beobachten
6.3	VÜ		• Socken und Schuhe anziehen
2.1	VÜ		• Rollator bereitstellen
2.1	VÜ		• Beim Aufstehen unterstützen, am Bettrand sitzen lassen (orthostatischer Kollaps)
6.3	U		• Unterstützung beim Ausscheiden: zur Toilette begleiten, je nach Tagesform geht er selbst zur Toilette
2.1, 6.2, 6.3	VÜ TÜ S VÜ VÜ A/S S/VÜ VÜ U		• Pflegeutensilien bereitstellen • Körperpflege am Waschbecken (➤ Kap. 7.6.2) • Wäscht und pflegt sich Oberkörper selbst • Rücken täglich waschen und eincremen • Pneumonieprophylaxe: atemstimulierende Einreibung (ASE) (➤ Kap. 7.3.1) durchführen • Zieht Oberkörper selbst an, Kleidungsstücke reichen • Je nach Tagesform wäscht er Intimbereich selbstständig • Unterkörper ankleiden • Mundpflege und Gesicht am Waschbecken waschen lassen
2.1	U/S	8.00	• Zum Frühstück in den Aufenthaltsraum begleiten • Fr. frühstückt er im Zimmer (Badetag, Vollbad mit Haarwäsche)
	VÜ		• Frühstück bereitstellen: 1 Glas Orangensaft, 2 Tassen Kaffee ohne Zucker mit Vollmilch, 1 Wurstbrot, 1 Marmeladebrot (Diabetiker-Erdbeermarmelade oder Pflaumenmarmelade)
11.2	A	9.00	• Über Angebote der Einrichtung informieren, ggf. dorthin begleiten
2.1	S/U		• Bei Bedarf: Hilfe beim Gang zur Toilette
	VÜ	10.00	• Zwischenmahlzeit, 1 l Mineralwasser und 1 Glas bereitstellen
2.1	VÜ U	12.00	• Zum Mittagessen in den Speisesaal begleiten • Mittagessen bereitstellen • Nach dem Mittagessen ins Zimmer begleiten

Tab. 6.48 Individueller Tagesplan bei chronischen Schmerzen – Spätschicht

Besonderheiten:
- Schmerztagebuch führt er selbstständig
- Zeitpunkt der Schmerzeinnahme richtet sich nach Schmerztagebuch, dementsprechend bereitstellen
- Bei Kopfschmerzen Ruhe gewährleisten, auf Wunsch Zimmer verdunkeln
- Benutzt Rollator beim Gehen

PD-Nr.	Hilfebedarf	Zeit	Maßnahmen/Leistungen
2.1, 6.2	U/S U	13.00	• Unterstützen beim Gang zum Waschbecken, Toilettengang und Zubettgehen • Legt sich auf die Decke (Schuhe im Bett ausziehen) und möchte mit einer weiteren Decke zugedeckt werden
	VÜ	15.00	• Wecken zur Kaffeerunde • Unterstützen beim Aufstehen und zur Toilette und in den Aufenthaltsraum begleiten
12.1	VÜ	17.00	• Schmerzmanagement (➤ Kap. 7.11.1)
	U/S	17.30	• Zum Abendessen in den Speisesaal begleiten • Abendessen bereitstellen: 3 Tassen Rotbuschtee mit Süßstoff
	U/S		• Bei Bedarf Hilfe beim Gang zur Toilette
6.2 6.3	TÜ S VÜ	18.45	• Körperpflege am Waschbecken (➤ Kap. 7.6.2): Gesicht erfrischen, Zähne putzen lassen • An- und Auskleiden (➤ Kap. 7.6.5): Oberkörper ent- und bekleidet er selbst • Hose im Bett auskleiden – Schlafanzughose anziehen • Socken für die Nacht anziehen (im Nachttisch)
11.2	U	19.00	• Nur Do. Straßenschuhe und Mantel anziehen und zur Skatrunde begleiten (Gasthaus Ochsen) • Ist bereit, sich abholen und wieder nach Hause bringen zu lassen

Tab. 6.49 Individueller Tagesplan bei chronischen Schmerzen – Nachtschicht

Besonderheiten:
- Schmerztagebuch führt er selbstständig
- Zeitpunkt der Schmerzeinnahme richtet sich nach Schmerztagebuch, dementsprechend bereitstellen
- Bei Kopfschmerzen Ruhe gewährleisten, auf Wunsch Zimmer verdunkeln
- Benutzt Rollator beim Gehen

PD-Nr.	Hilfebedarf	Zeit	Maßnahmen/Leistungen
6.2, 6.3	VÜ S/U	22.30	• Kontrollgang • Do. Körperpflege am Waschbecken (➤ Kap. 7.6.2): Gesicht erfrischen, Zähne putzen • An- und Auskleiden (➤ Kap. 7.6.5): Oberkörper ent- und bekleidet er selbst • Hose im Bett auskleiden – Schlafanzughose anziehen • Socken für die Nacht anziehen (im Nachttisch)
12.1	A/B VÜ	2.00	• Bei Schmerzen Beine aus dem Bett hängen lassen • Kontrollgang
2.1	VÜ	5.00	• Kontrollgang, bei Bedarf Toilettengang

KAPITEL

7 Pflegestandards

Ein Pflegestandard umschreibt eine für einen Leistungserbringer (z. B. ambulante oder stationäre Pflegeeinrichtung) verbindliche pflegerische Leistung, ist qualitativer Leistungsnachweis gegenüber den Kostenträgern und dem alten Menschen selbst sowie ein Instrument der Qualitätssicherung. Da das jeweilige Leitbild, Pflegemodell und Konzept den Aufbau und Inhalt der Standards beeinflussen, werden professionelle Standards deshalb erst *nach* deren Beschreibung entwickelt.

Nach dem ICN (International Council of Nurses) sind Standards Werkzeuge, mit denen die Qualität von Dienstleistungen geplant, eingeführt und bewertet werden kann. Sie zeigen auf, dass die Pflege eine Verantwortung hat gegenüber der Gesellschaft, dem Pflegebedürftigen und dem Gesetzgeber, ebenso wie gegenüber dem Berufsstand und seinen Mitgliedern (ICN, 1991).

Dienstleistungsstandards dienen in erster Linie der Darstellung der Dienstleistung und Information der KlientInnen über Art und Umfang der Dienstleistungen. Sie umfassen Bereiche der *Unterbringung* sowie der gesamten *Versorgung* in einer Einrichtung und können als Teil des Heimvertrages gesehen werden.

Bei Pflegestandards werden im Sinne der Qualitätssicherung folgende Ebenen standardisiert:

- Die **Struktur** einer Dienstleistung, z. B. Anzahl und Qualifikation des durchführenden Personals, erforderliches Material und der Zeitbedarf für die Durchführung
- Der **Prozess** einer Dienstleistung, z. B. die Gründe für die Erbringung (Indikation, Pflegediagnose), die Ziele (gleichzeitig Beurteilungskriterien zur Überprüfung) und die Durchführung (Prinzipien, Handlungsschritte)
- Das **Ergebnis** einer Dienstleistung, z. B. der alte Mensch äußert, dass er mit der Durchführung der Maßnahme zufrieden ist oder seine Selbstständigkeit zugenommen hat.

Grob richtungsweisende Standards werden auch als **Makrostandards**, detaillierte Standards als **Mikrostandards** bezeichnet.

- **Handlungsorientierte Pflegestandards** beschreiben in der Regel Maßnahmen der direkten Pflege und die Ausführung von ärztlich angeordneten Maßnahmen und sind Mikrostandards; um dem aktuellen Stand der pflegewissenschaftlichen Erkenntnisse zu entsprechen, müssen sie auf den vorhandenen nationalen Expertenstandards basieren und diese präzisieren
- **Nationale Expertenstandards** werden vom deutschen Netzwerk für Qualitätsentwicklung DNQP seit dem Jahr 2000 veröffentlicht (➤ Kap. 2.6)
- Dagegen beschreiben **Problemlösungs- und Organisationsstandards** in Form von Richtlinienstandards die indirekte Pflege und sind deshalb Makrostandards.

Handlungsorientierte Pflegestandards

Handlungsorientierte Pflegestandards sind fester Bestandteil der individuellen Pflegeplanung, mit denen gleiche Vorgänge mit minimalem Schreibaufwand bei maximaler Genauigkeit dokumentiert werden können. Sie werden z. B. durch Kürzel in die individuelle Pflegeplanung integriert. Durch die Standardisierung können benötigte Pflegematerialien im Voraus erfasst und effektiver beschafft werden. Neue MitarbeiterInnen, Auszubildende, Hilfskräfte sowie längere Zeit abwesende Pflegekräfte lassen sich schnell und unkompliziert einarbeiten, BewerberInnen können sich über die Besonderheiten einer neuen Arbeitsstelle informieren.

Standardpflegepläne können zwar ein informatives Nachschlagewerk für die Pflege sein, eine unkritische Übernahme in die Pflegeplanung entspricht jedoch nicht dem Leitgedanken des Pflegeprozesses, da bei jedem Pflegebedürftigen individuelle Pflegeprobleme und Erkrankungen vorliegen, die individuell angepasste Pflegemaßnahmen und Zielformulierungen erfordern. Ebenso wenig können **Standards bei Notfällen** in die Pflegeplanung integriert werden. Sie sind jedoch Leitfaden für die im Notfall erforderlichen Handlungsschritte.

Inhalt und Anforderungen eines handlungsorientierten Pflegestandards:

- Ziele, die erreicht werden sollen
- Material, das vom Träger der Einrichtung oder durch Arztanordnung und Versicherungsträger zur Durchführung der Maßnahme bereitgestellt wird
- Durchführung: Beschreibt das Vorgehen bei Pflegehandlungen, damit sie von allen Teammitgliedern einheitlich und korrekt anwendbar sind
- Personal: Festlegung von Anzahl und Ausbildung des Personals, das vom Träger der Einrichtung zur Verfügung gestellt bzw. von den Pflegekassen vorgegeben wird
- Ergebnisse, die erreicht wurden
- Genaue Bezeichnung der Dienstleistung
- Indikation und Häufigkeit der Maßnahme
- Benennung des Zeitpunktes der Erstellung
- Laufende Anpassung des Standards an den aktuellen Stand der medizinisch-pflegerischen Erkenntnisse
- Benennung der Fachliteratur und sonstige Quellen, die zur Bearbeitung herangezogen wurden
- Namen der erstellenden und verantwortlichen Pflegeperson(en).

Standards für die Mitarbeit bei ärztlicher Diagnostik und Therapie

Diese Maßnahmen bedürfen der ärztlichen Anordnung. Da Materialien und Techniken der ärztlichen Anordnung bzw. Aufsicht bedürfen, ist es erforderlich, dass diese Standards in Zusammenarbeit mit den verantwortlichen ÄrztInnen erstellt werden. Sie entsprechen der sogenannten **„Behandlungspflege"**. Diese Standards sind in der nachfolgenden Darstellung mit dem Kürzel **(B)** gekennzeichnet.

Standards für Notfallsituationen

Ein Notfall ist ein nicht vorhersehbarer, akuter lebensbedrohlicher Zustand und nicht zu verwechseln mit dem vorhersehbaren, unausweichlichen Sterben eines Menschen.

Die Angehörigen der pflegenden Berufe und der Rettungsdienste sind zur kompetenten Hilfeleistung in Notfällen im Rahmen ihrer Möglichkeiten verpflichtet. Lebensrettende Sofortmaßnahmen und insbesondere die Herz-Lungen-Wiederbelebung sind heute Inhalt der Altenpflegeausbildung. Die Einrichtungen sind verpflichtet, ihr Personal regelmäßig im Hinblick auf Notfälle zu schulen.

Ziele von Notfallmaßnahmen

- Der alte Mensch erhält bis zum Eintreffen des Arztes alle notwendigen Sofortmaßnahmen zur Aufrechterhaltung seiner Vitalfunktionen (Atm ung und Herz-Kreislauffunktion)
- Der alte Mensch bekommt schnellstmöglich ärztliche Hilfe, der Arzt entscheidet über den weiteren Verlauf der lebensrettenden Sofortmaßnahme und über die weitere Behandlung

- Der Wille des alten Menschen wird respektiert, insbesondere dann, wenn er in einer „gültigen“ Willenserklärung (z. B. Patiententestament) bestimmte Notfallmaßnahmen, z. B. die Herz-Lungen-Wiederbelebung, nachweislich ablehnt.

Das Vorhandensein aktueller Willenserklärungen ist im Dokumentationssystem zu vermerken.

Strukturkriterien

- Alle MitarbeiterInnen kennen die Notfallmaßnahmen und können Erste Hilfe leisten
- Für motivierte HeimbewohnerInnen und für Angehörige besteht ein Angebot zur Information über Notfallmaßnahmen
- Die Notrufnummer 112 ist am Telefon gut ersichtlich angebracht
- Die Telefonnummern von Giftnotrufzentralen sind zugänglich (regional verschieden, zu erfragen bei Telefonauskunft)
- Materialien zur Ersten Hilfe sind vollständig und gut sichtbar zugänglich
- Dokumentationen, die den eindeutigen Willen des Betroffenen erkennen lassen, dass keine Herz-Lungen-Wiederbelebung durchgeführt werden soll, sind den MitarbeiterInnen bekannt.

Nationale Expertenstandards

Expertenstandards sind nationale Leitlinien für die Pflege und geben den aktuellen Stand der wissenschaftlichen Erkenntnisse wieder. Sie entsprechen damit den Anforderungen des Pflegeversicherungsgesetzes an die Pflege. Gerichte verwenden Expertenstandards als Maßstab zur Beurteilung eines Falles. Sie müssen daher in den Einrichtungen präzisiert und umgesetzt werden. Dies erfordert, dass alle Pflegefachkräfte die Standards und die auf die Einrichtung bezogene Umsetzung kennen.

Problemlösungs- und Organisationsstandards

Neben der direkten pflegerischen Leistung am alten Menschen müssen in einer Pflegeeinrichtung von den Pflegepersonen auch andere Aufgaben erfüllt werden, z. B.:

- Erstellung und Anpassung einer Pflegeplanung
- Koordinations-, Vermittlungs-, Beratungsleistungen
- Leistungen zur Organisation
- Instandhaltung von medizinischen Geräten und Hilfsmitteln.

Im Rahmen der Leistungserfassung und Qualitätssicherung ist es sinnvoll, auch diese Maßnahmen zu standardisieren.

Vorgehen beim Erstellen von Pflegestandards

- Standardvorgaben unter Verantwortung des Trägers der Einrichtung und der leitenden Pflegefachkraft formulieren; dabei sind zu berücksichtigen:
  - Bedürfnisse des Pflegebedürftigen
  - Zielsetzung, Pflegemodell und Konzept der Einrichtung
  - Rahmenbedingungen der Einrichtung

- Standardvorgaben den Gegebenheiten anpassen
- Erfahrungen und Einwände aller MitarbeiterInnen berücksichtigen und diskutieren
- Endgültige Formulierung durch kleine Gruppe von 4–6 MitarbeiterInnen
- So konkret wie möglich formulieren, dabei aber möglichst flexibel gestalten
- So viel Standards wie nötig, aber so wenig wie möglich herstellen
- Jedem Standard ein Kürzel oder eine Nummer zuordnen
- Standards aufeinander abstimmen
- In einem Probelauf auf Praxistauglichkeit überprüfen und dann endgültig formulieren
- In regelmäßigen Zeitabständen Standards im Hinblick auf Funktionalität und fachlich neue Erkenntnisse aktualisieren.

Strukturieren der Pflegestandards

Es ist sinnvoll, die Standards entsprechend der Struktur des in der Einrichtung verwendeten Pflegemodells zu unterteilen. Da das **AEDL-Strukturmodell** (**A**ktivitäten und **e**xistenzielle Erfahrungen **d**es **L**ebens) in der Altenpflege sehr verbreitet ist, wurden die hier vorgestellten Pflegestandards nach dem AEDL-Modell strukturiert.

Arbeiten mit Pflegestandards

Es gibt verschiedene Möglichkeiten, wie mit Standards gearbeitet werden kann:

- Standards als *direktes Arbeitspapier* für jeden Pflegebedürftigen verwenden, mit dessen Namen versehen und zu dessen Unterlagen legen, die Durchführung wird auf diesem Arbeitspapier dokumentiert
- Standards in einem alphabetisch, nummerisch oder nach pflegerischen Gesichtspunkten geordneten *Ordner oder Karteikasten* aufbewahren, die Dokumentation der Durchführung einschließlich der individuellen Veränderungen erfolgt im Dokumentationssystem
- Standards in der EDV werden einer BewohnerIn zugeordnet und angepasst.

7

Bei der individuellen Pflegeplanung werden zu verwendende Standards mit dem Kürzel oder der Nummer aufgenommen. Wenn es vertretbar ist, kann bei Besonderheiten und Wünschen des Pflegebedürftigen vom Standard abgewichen werden. Es ist genau zu dokumentieren, wann welche individuellen Änderungen bei welchem Pflegebedürftigen warum erforderlich sind (Wer? Wann? Welche? Warum?). Der so erarbeitete *individuelle Pflegestandard* wird von der Pflegekraft, die ihn erstellt hat, mit Name und Datum unterschrieben. Er ist in Verbindung mit dem individuellen Pflegeplan Arbeitsanweisung für alle MitarbeiterInnen.

Personal

> Im Heimgesetz eines Bundeslandes wird verdeutlicht, welche Pflegekräfte Pflegefachkräfte sind. Hier ist auch die Mindestanzahl von Pflegekräften geregelt. In Bundesländern, die noch kein neues Heimgesetz haben, gilt die Heimpersonalverordnung des Bundes.

In der Praxis werden häufig Tätigkeiten der direkten Pflege an Pflegehilfskräfte (z. B. AltenpflegehelferInnen) delegiert, um Kosten zu sparen. Auch wenn Pflegehilfskräfte die alten Menschen sehr einfühlsam und liebevoll betreuen können, besteht wegen mangelnder Fachkompetenz die Gefahr, dass erkrankungsbezogene und rehabilitative Aspekte bei der direkten Pflege übersehen, die Rehabilitation verzögert oder Komplikationen und Folgeerkrankungen nicht frühzeitig erkannt werden.

Aus diesem Grund werden in den folgenden Standards auch bei Tätigkeiten der direkten Pflege Fachkräfte gefordert. Auszubildende bleiben unberücksichtigt, weil sie von einer Fachkraft angeleitet bzw. beaufsichtigt werden müssen. Alle Standards sind Vorschläge, nach denen Pflegestandards für die eigene Einrichtung erarbeitet werden können.

7.1 Standards bei AEDL „Kommunizieren"

7.1.1 Einzug eines Menschen in eine stationäre Einrichtung der Altenhilfe

Ziele

- Der alte Mensch lernt die Räumlichkeiten, die Umgebung und die sozialen und kulturellen Angebote sowie die weiteren Leistungsangebote in seinem neuen Lebensbereich kennen und nützen
- Der alte Mensch lernt die Personen (MitbewohnerInnen, Personal) in seinem neuen Lebensbereich kennen und kann nach eigenen Bedürfnissen Beziehungen und Kontakte knüpfen und aufrechterhalten
- Der alte Mensch kann über seine Lebensaktivitäten selbst bestimmen und sie im Rahmen seiner Möglichkeiten selbstständig durchführen
- Der alte Mensch erhält die erforderlichen pflegerischen Hilfen bei Einschränkungen seiner Selbstständigkeit
- Der alte Mensch kann Wünsche, Sorgen und Ängste mit dem Personal des Hauses besprechen
- Der alte Mensch erhält die erforderliche ärztliche Hilfe bei Erkrankungen oder Behinderungen
- Der alte Mensch erhält die erforderliche Beratung und Begleitung bei der Durchführung von Formalitäten und der Wahrnehmung seiner Rechte.

7

Material

- Pflegedokumentationssystem oder EDV
- Prospekte, Informationsmaterial über Leitbild und Leistungen des Hauses und Ansprechpartner für unterschiedliche Probleme
- Falls vorhanden ein Exemplar der Hauszeitung aushändigen
- Informationsmaterial über weitere Angebote wie Frisör, Fußpflege, Therapieangebote
- Möglichkeiten zur Teilnahme an Veranstaltungen vor Ort und außerhalb des Ortes
- Informationsmaterial über Ort und Umgebung
- Zimmer mit Blumen oder anderem Willkommensgruß schmücken.

Durchführung

- Den alten Menschen und die Angehörigen begrüßen, willkommen heißen und vorstellen
- Sich selbst (hauptverantwortliche Bezugsperson) vorstellen
- MitbewohnerIn vorstellen, falls der alte Mensch das Zimmer nicht allein bewohnt
- Das Zimmer und die sanitären Anlagen zeigen, erklären
- Notruf, falls vorhanden bzw. erwünscht, Lichtschalter, Telefon sowie Handhabung des Bettes erklären
- Falls erforderlich, beim Einräumen behilflich sein und die Handhabung der Schmutzwäsche- und Abfallentsorgung erklären

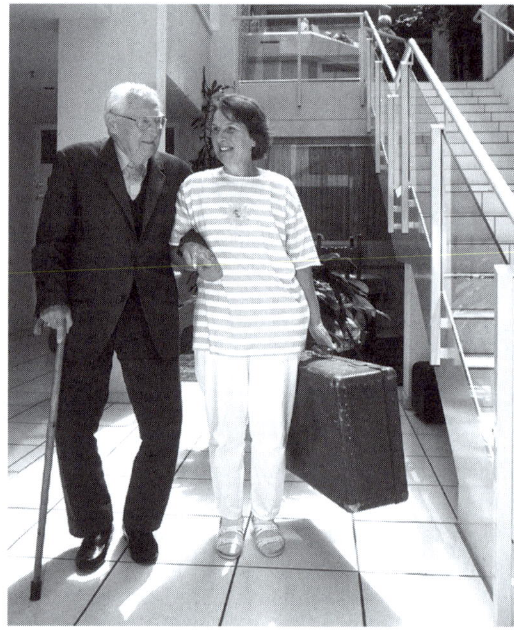

Abb. 7.1 Die Art und Weise des Begrüßung bestimmt oft auch die langfristige Einstellung des alten Menschen gegenüber der Einrichtung. [K157]

- Auf Möglichkeiten zur Aufbewahrung von Wertsachen hinweisen
- Hinweise zu den Mahlzeiten und zum ersten Treffen (z. B. Begrüßungsrunde)
- Informationsmaterial aushändigen, ggf. später erläutern
- Falls erforderlich, auf vorhandene Hilfsmittel im Hause hinweisen und diese zum Gebrauch anbieten
- Den Teilnehmern der Begrüßungsrunde bzw. den Tischnachbarn vorstellen
- Sensible Auswahl der Tischgemeinschaft, wenn möglich unter Mitbestimmung der SeniorInnen
- Anmelden von speziellen Essensgewohnheiten und -wünschen ermöglichen
- Im Laufe der ersten Woche die anderen MitarbeiterInnen und weitere MitbewohnerInnen vorstellen
- Besichtigung von weiteren Bereichen des Hauses je nach Wünschen und individueller Belastbarkeit, dabei Hinweise auf weitere Toiletten
- Hinweise auf Orientierungshilfen und Anschläge im Hause
- Hinweise auf Möglichkeiten zur aktiven Mitwirkung im Hause, z. B. Heimbeirat, Kochgruppe, Musikkreis, Tierpflege usw.
- Falls erwünscht, Möglichkeiten zum Verlassen und Wiederaufsuchen des Hauses erklären, ggf. um Abmeldung und Wiederanmeldung bitten, evtl. auf die Mitnahmemöglichkeit eines Mobiltelefons hinweisen
- Erstellen einer ausführlichen individuellen schriftlichen Informationssammlung und Pflegeplanung als Grundlage für den beginnenden Pflegeprozess gemeinsam durch eine AltenpflegerIn und die BewohnerIn, die als Hauptbezugsperson für den alten Menschen verantwortlich ist, hier werden auch individuelle Wünsche und Gewohnheiten in den Verrichtungen des Alltags, z. B. Körperpflege, erfragt und berücksichtigt
- Besprechung und Ergänzung der Pflegeplanung ca. einmal monatlich im Team, bei Besonderheiten während der täglichen Schichtübergabe.

TIPP

- Biografieformulare möglichst vor Einzug ins Heim vom alten Menschen bzw. den Angehörigen ausfüllen lassen, erwünschten Hausarzt und pflegerelevante aktuelle Erkrankungen sowie erforderliche Therapie dokumentieren
- Verwaltung oder Pflegedienstleitung händigt dem Wohnbereich ein möglichst gut ausgefülltes Biografieformular aus, das im Laufe der Zeit aufgrund weiterer Informationen von den FachpflegerInnen ergänzt wird
- Informationen und Material so anbieten, dass der alte Mensch weder unterfordert noch durch die Informationsflut überfordert ist
- Genügend Zeit und Ruhe geben, Zimmer, Haus und die Umgebung zu erkunden
- Mit sehbehinderten und hörbehinderten Menschen neue Umgebung schrittweise erarbeiten (➤ Kap. 7.1.4, 7.1.5)
- Möglichkeiten zu späteren Informationsgesprächen und Rückfragen anbieten
- Auf verbale und nonverbale Äußerungen achten
- Für eine qualitativ gute Begleitung einer BewohnerIn während der Einzugs- und Eingewöhnungsphase muss die erforderliche Zeit eingeplant werden, die investierte Zeit wird in der Regel durch die Zufriedenheit der BewohnerIn honoriert.

Ergebnis

- Der alte Mensch kann die stationäre Einrichtung als seine Heimat annehmen
- Der alte Mensch kennt die Namen seiner Bezugspersonen
- Der alte Mensch kann sich in seiner Umgebung orientieren und fühlt sich wohl
- Der alte Mensch äußert sich zufrieden über sein Leben und die Bedingungen in der Einrichtung.

7.1.2 Überleitungspflege und Entlassungsmanagement

Ziele

- Alle Pflegefachkräfte kennen die Inhalte des „Expertenstandards Entlassungsmanagement in der Pflege"
- Aufgrund eines differenzierten Assessments wird für alte Menschen, die voraussichtlich nach Hause entlassen werden, ein Entlassungs- und Schulungsplan erstellt, umgesetzt und spätestens 24 Stunden vor der Entlassung überprüft
- Der Unterstützungsbedarf des alten Menschen ist innerhalb von 24 Stunden anhand von Kriterien eingeschätzt (➢ Kap. 4)
- Allen alten Menschen, die nach absehbarer Zeit wieder entlassen werden, z. B. von der Kurzzeitpflegeeinrichtung nach Hause, wird der Unterstützungsbedarf zum Zeitpunkt der Entlassung mitgeteilt und eine Beratung und Schulung für die selbstständige Bewältigung der Situation zu Hause angeboten
- Den Angehörigen von Menschen, die nach absehbarer Zeit wieder entlassen werden, wird der Unterstützungsbedarf zum Zeitpunkt der Entlassung mitgeteilt und eine Beratung für die Bewältigung der Situation ihres Angehörigen angeboten
- Bei allen alten Menschen, die in ein Krankenhaus oder eine andere Einrichtung übergeleitet werden, werden anhand von Kriterien und einem geeigneten Instrument für die Pflege und Behandlung relevante Informationen schriftlich und evtl. mündlich mitgeteilt.

Material

Formulare, in denen der Unterstützungsbedarf und Vorschläge zur Bewältigung dokumentiert werden können, z. B. Entlassungsplan, Überleitungsbogen.

Durchführung

- Einschätzen des Unterstützungsbedarfes des alten Menschen innerhalb von 24 Stunden nach Beginn der Pflege
- Überprüfen und aktualisieren des Unterstützungsbedarfes zu festgelegten Zeitpunkten
- Einschätzen der Probleme und des Unterstützungsbedarfs zum Zeitpunkt einer geplanten Entlassung oder einer Überleitung in eine andere Einrichtung
- Einschätzen des Kooperationsbedarfs mit weiteren Berufsgruppen und Selbsthilfegruppen
- Kooperierende Gespräche mit weiteren, an der pflegerischen, medizinischen und rehabilitativen Versorgung beteiligten Berufsgruppen
- Für den weiteren Verlauf erforderliche Information und Beratung und ggf. Schulung des alten Menschen und der Angehörigen.

Pflegepersonal

Eine Pflegefachkraft mit entsprechender Beratungs- und Schulungskompetenz.

Ergebnisse

- Der Unterstützungsbedarf des alten Menschen wurde innerhalb von 24 Stunden anhand von Kriterien eingeschätzt (➤ Kap. 4)
- Allen alten Menschen, die nach absehbarer Zeit wieder entlassen werden, z. B. von der Kurzzeitpflege nach Hause, kennen den Unterstützungsbedarf zum Zeitpunkt der Entlassung und Hilfen zur Bewältigung möglicher Probleme
- Die Angehörigen von Menschen, die nach absehbarer Zeit wieder entlassen werden, kennen den Unterstützungsbedarf ihres Angehörigen zum Zeitpunkt der Entlassung und Hilfen zur Bewältigung möglicher Probleme
- Bei allen alten Menschen, die in ein Krankenhaus oder eine andere Einrichtung übergeleitet werden, werden anhand von Kriterien und einem geeigneten Instrument für die Pflege und Behandlung relevante Informationen schriftlich und evtl. mündlich mitgeteilt.

7.1.3 Kommunikation mit alten Menschen mit eingeschränkter Sprachfähigkeit

Ziele

Der alte Mensch:
- teilt seine Bedürfnisse verbal oder nonverbal mit
- bringt zum Ausdruck, dass er sich verstanden fühlt
- ist über Hilfsmittel und deren Beschaffung informiert
- versteht die mitgeteilten Informationen und Anleitungen
- akzeptiert die Einschränkung und die Hilfsangebote
- erhält angemessene Unterstützung und Bewältigungsangebote
- nimmt am sozialen Leben teil
- nimmt soziale Kontakte auf
- erleidet keine Folgeerkrankungen.

Material

- Dokumentationsblatt
- Hilfsmittel je nach Einschränkung, z. B. Zeigetafel mit Symbolen, Schreibblock und Stift, Personal-Computer, Sprechkanüle.

Durchführung

- Kommunikationsfähigkeit und Gefahren durch eingeschränkte Kommunikation zu Beginn der Pflege und laufend einschätzen, dokumentieren, z. B. Isolationsgefahr
- Hilfsmittel bereitlegen

- Hilfsmittel pflegen und warten
- Kommunikationsfördernde Rahmenbedingungen herstellen, z. B. genügend Zeit für verbale und nonverbale Äußerungen geben
- Kommunikation und Hilfestellung der Einschränkung anpassen
- Kommunikation durch gezielte Übungen und Beschäftigung sowie Hilfsmittel fördern
- Folgeprobleme durch eingeschränkte Kommunikation verhindern, z. B. durch laufende Beobachtung und Dokumentation von Befinden, Orientierung
- Vermeiden von sozialer Isolation durch Ermöglichen der Teilhabe am sozialen Leben innerhalb und außerhalb der Einrichtung.

Pflegepersonal

Gesamtes Pflegeteam.

Ergebnis

- Die Einschränkung der Kommunikation und daraus resultierende Gefahren wurden systematisch eingeschätzt, z. B. Art der Störung, genaue Zeichen, Ausprägungsgrad
- Mögliche Folgen, die aus der Kommunikationsbeeinträchtigung hervorgehen, wurden erkannt und beseitigt
- Der alte Mensch ist über Möglichkeiten zur Kommunikationsförderung informiert und wendet sie an
- Der alte Mensch kann mit seinen Möglichkeiten kommunizieren
- Der alte Mensch äußert, dass er sich verstanden fühlt.

7.1.4 Umgang mit sehbehinderten und blinden alten Menschen

Ziele

- Der alte Mensch kann seine Sehbehinderung und deren Folgen einschätzen und ist motiviert, an individuellen Lösungen aktiv mitzuarbeiten
- Der alte Mensch kennt Ressourcen und Hilfsmittel, die ihm helfen können, seine Sehbehinderung besser zu kompensieren und zu bewältigen und setzt diese ein
- Die Selbstständigkeit und die sozialen Beziehungen des alten Menschen bleiben erhalten
- Der alte Mensch stärkt durch Erfolge bei der Kommunikation und Beschäftigung sein Selbstwertgefühl und baut seine sozialen Kontakte aus
- Der alte Mensch kann über die Bedeutung der Sehbehinderung für ihn sprechen und eine Sinnhaftigkeit für seinen Lebensweg erkennen.

Material

- Blindenarmbinde (gelb mit drei schwarzen Punkten), Blindenstock, evtl. Blindenhund
- Angepasste Brille und Ersatzbrille bei Sehschwäche
- Weitere Hilfsmittel: Lupen, Lupenbrillen, Blindenuhr, -thermometer, -kalender
- Großdruckbücher, auf Band gesprochene Bücher und Hörspiele (kostenlose Anforderung über Hörbibliotheken)

- Bücher und Informationen in Blinden-Schrift (Braille- oder Punkt-Schrift)
- Zubehör für Blindenschrift: Speziallineal, Stichel, Klapptafel
- Blindenschrift-Bogenmaschine (Schreibmaschine), elektrische Punktschriftmaschine
- Radioprogramme
- Evtl. hauseigener „Sender“ zur Übertragung von Nachrichten, Andachten, Musik
- Gut sichtbare und ertastbare Erkennungsmerkmale von Räumen (Große Schrift, Symbole, verschiedene Materialien)
- Evtl. schnurloses, tragbares Telefon mit gekennzeichneten Tasten
- Ertastbare Spiele für Blinde (Domino, speziell markierte Brettspiele)
- Kleiner „Blindengarten“ zum Tasten, Riechen und Schmecken.

Umgang mit sehbehinderten und blinden Menschen

Verhalten dem Grad der Sehbehinderung anpassen.

Information des Blinden

- Bei Eintritt ins Zimmer oder bei Ansprache blinden Menschen mit Namen ansprechen und den eigenen Namen nennen, dabei von vorne ansprechen
- Die Kontaktpersonen des Blinden über die Besonderheiten und Wünsche des Blinden informieren oder selbst informieren lassen
- Fremde Personen vorstellen lassen und dem blinden Menschen die Möglichkeit geben, sie kennen zu lernen (Zeit nehmen)
- Nach dem Bekanntmachen Blickkontakt evtl. durch Berührung ersetzen
- Über jede vorzunehmende Tätigkeit genau informieren
- Klare, beschreibende und bildhafte Sprache verwenden.

Orientierung

- Bei Informationen über die zu benutzenden Räume Bezugspunkte (gegenüber, vorne, hinten), Entfernung in Schritten, Gegenstände nach ihrer Art und ihrer Anordnung im Raum genau beschreiben und vom Blinden ertasten lassen
- Nähere Umgebung und Wege durch Bänder, Schmirgelpapier, Herzchen, Glöckchen kennzeichnen
- Weg zur Toilette, Papierhalter, Spülung, Notruf erklären und ertasten lassen
- Nichts in der Umgebung verändern, ohne den blinden Menschen vorher zu informieren
- Gegenstände müssen dort liegen, wo der Blinde sie gewöhnlich aufbewahrt
- Sehbehinderte oder Blinde beim Gehen unterhaken; Körperkontakt anbieten (➤ Abb. 7.2)
- Niemals weggehen, ohne dem blinden Menschen einen Halt zu geben und ihm zu sagen, wo er sich gerade befindet und wer sich in seiner Umgebung aufhält, an den er sich wenden kann.

Sicherheit

- Türen geschlossen oder ganz geöffnet halten (halbgeöffnete Türen stellen Verletzungsgefahr dar)
- Keine Gegenstände auf dem Boden liegen lassen
- Tische möglichst frei halten
- Sturzprophylaxe (➤ Kap. 7.2.4).

Körperpflege und Kleidung

- Beim Waschen Anordnung der Waschutensilien erklären, stets gleiche Anordnung beibehalten
- Kleidungsstücke mit Merkzeichen zur Unterscheidung vorne/hinten versehen
- Wo nötig, Hilfestellung geben
- Möglichst keine zerbrechlichen Gegenstände in der Umgebung des Blinden aufstellen.

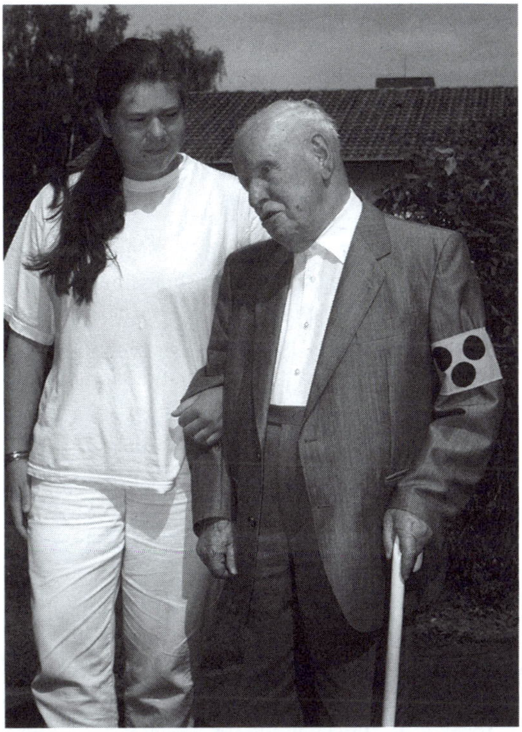

Abb. 7.2 Gerade in einer neuen Umgebung benötigt der sehbehinderte alte Mensch die Begleitung durch eine Pflegeperson. [K157]

Essen und Trinken

- Vor dem Essen darüber informieren, was es gibt und evtl. riechen lassen
- Stets gleiche Anordnung von Teller, Tasse, Glas, Besteck
- Teller ertasten lassen, Besteck ergreifen lassen, Standplatz des Getränkes und Art und Höhe des Trinkgefäßes erklären
- Gläser und Tassen nur ¾ füllen, um Verschütten zu verhindern, evtl. aus Flasche oder Schnabeltasse trinken lassen
- Evtl. rutschfesten Teller mit hohem Rand geben, Fleisch bei Bedarf gabelgerecht zubereiten
- Sich den Teller als Zifferblatt vorstellen und mit Hilfe von Uhrzeiten erklären, wo sich die Speisen befinden, z. B. 6.00 Uhr Fleisch, 10.00 Uhr Gemüse, 2.00 Uhr Kartoffeln
- Ermutigen, evtl. Essen auch mit dem Zeigefinger der anderen Hand auf Gabel oder Löffel zu schieben.

Beschäftigung

- Blinden und Kontaktpersonen wo möglich in Bedienung von Kassettenrecorder, Radio, Telefon, ertastbare Spiele einweisen
- Blindenschrift kann mit Hilfe von aufgeklebten Knöpfen erlernt werden
- Spaziergänge mit Kontaktperson in Blindengarten, zu Duftecken, Springbrunnen oder in der freien Natur
- Geräusche, Gerüche, Beschaffenheit von Dingen erleben lassen
- Wärme der Sonne, Kälte des Windes und Nähe des Menschen spüren lassen.

TIPP

- Kontaktaufnahme mit der örtlichen „Blindenhilfe" (Sozialdienste)
- Alten Menschen fördern, aber nicht überfordern, spät erblindete alte Menschen sind besonders hilflos, trauen sich aber auch besonders wenig zu.

Pflegepersonal

Gesamtes Pflegeteam.

Ergebnisse

- Der alte Mensch kann mit anderen Menschen kommunizieren und Sozialkontakte aufrechterhalten sowie sich entsprechend seiner Bedürfnisse beschäftigen
- Der alte Mensch ist in der Lage, erforderliche Hilfsmittel sachgemäß anzuwenden
- Die Sicherheit des alten Menschen ist gewährleistet
- Der alte Mensch kann seine Situation annehmen und ist zufrieden.

7.1.5 Umgang mit schwerhörigen und gehörlosen alten Menschen

Ziele

- Der alte Mensch kann seine Hörprobleme und deren Folgen einschätzen und ist motiviert, an individuellen Lösungen aktiv mitzuarbeiten
- Der alte Mensch kennt Ressourcen und Hilfsmittel, die ihm helfen können, seine Hörprobleme besser zu kompensieren und zu bewältigen und setzt diese ein
- Die Selbstständigkeit und die sozialen Beziehungen des alten Menschen bleiben erhalten
- Der alte Mensch stärkt durch Erfolge bei der Kommunikation und Beschäftigung sein Selbstwertgefühl und baut seine sozialen Kontakte aus
- Der alte Mensch kann über die Bedeutung seiner Hörbehinderung für ihn sprechen und eine Sinnhaftigkeit für seinen Lebensweg erkennen.

Material

- Hörhandcap-Fragebogen
- Informationsmaterial über Hörbehinderung und Hilfen für den Hörbehinderten
- Hilfsmittel für Schwerhörige und Taube, z. B. Fernsehprogramm mit Untertiteln, Telefon und Glocke mit tiefen Tönen (hohe Töne werden schlechter wahrgenommen), Warnungen und Informationen durch Lichtreize oder auffällige Informationstafeln, Schreibgeräte sowie beschriftete Kärtchen mit möglichen Wünschen des Hörbehinderten, Schreibtafel und Kreide im Speisesaal und Aufenthaltsraum, evtl. auch Verwendung eines Computers
- Hörgerät, Batterien bei Bedarf.

Umgang

- Viel Geduld im Umgang mit hörbehinderten Menschen zeigen
- Angehörige und alle, die mit dem Betroffenen in Kontakt stehen, über den richtigen Umgang informieren
- Bei Gesprächsaufnahme immer Blickkontakt mit dem hörbehinderten Menschen aufnehmen (z. B. durch Tippen auf die Schulter)

- Beim Sprechen für gute Beleuchtung von Mund und Gesicht der Pflegeperson sorgen (nachts evtl. mit Taschenlampe)
- Klare und einheitliche Reize oder Berührungen vermitteln („Begrüßungsritus")
- Langsam, mit ruhiger, tiefer Stimme, deutlich und in gleichmäßigem Tempo sprechen, mit Mimik und Gestik unterstreichen, Pausen einlegen
- Kurze und klare Sätze bilden, keine Fremdwörter verwenden
- Bei Nichtverstehen im Satzzusammenhang keine einzelnen Worte wiederholen
- Hörbehinderten Menschen auf der Seite des Hörgerätes ansprechen
- Dem hörbehinderten Menschen Möglichkeit zur Antwort durch Sprache, Mimik, Gestik, Berührung, Schrift oder anderen Hilfsmitteln geben
- Zusätzlich sehbehinderte Menschen sind über Berührungen und Gerüche erreichbar, ihnen muss jede Information über diesen Weg vermittelt werden
- Hörstörung des hörbehinderten Menschen beobachten, bei Verschlechterung Information des HNO-Arztes
- Hilfe bei Einstellung und Wartung des Hörgerätes nach Gebrauchsanleitung, evtl. Neueinstellung durch Fachmann
- Hörgerät kennzeichnen, ob links oder rechts getragen wird
- Einschätzung des Sturzrisikos (➤ Kap. 7.2.4), weil hörbehinderte Menschen häufig verbale Warnungen nicht hören oder verstehen, sind sie auch sturzgefährdet.

Pflegepersonal

Gesamtes Pflegeteam.

Ergebnisse

- Der alte Mensch kann mit anderen Menschen kommunizieren und Sozialkontakte aufrechterhalten sowie sich entsprechend seinen Bedürfnissen beschäftigen
- Der alte Mensch ist in der Lage, erforderliche Hilfsmittel sachgemäß anzuwenden
- Die Sicherheit des alten Menschen ist gewährleistet
- Der alte Mensch kann seine Situation annehmen und ist zufrieden.

7.2 Standards bei AEDL „Sich bewegen"

7.2.1 Dekubitusprophylaxe

Schon 10–20 Minuten Druck auf ein Hautareal können zur Hautschädigung führen, insbesondere bei alten Menschen mit Kachexie, teilweiser oder völliger Einschränkung der Eigenbeweglichkeit, schlechtem Allgemeinzustand oder Instabilität des Kreislaufsystems. Die Dekubitusgefährdung lässt sich anhand der Braden Skala, der erweiterten Norton-Skala nach Bienstein oder anderen Skalen einschätzen. Die Braden-Skala ist die am häufigsten getestete Skala (➤ Tab. 7.1).

Braden Skala

Tab. 7.1 Braden-Skala

	1 Punkt	2 Punkte	3 Punkte	4 Punkte
Sensorisches Empfindungsvermögen Fähigkeit, adäquat auf druckbedingte Beschwerden zu reagieren	**fehlt** • Keine Reaktion auf schmerzhafte Stimuli, mögliche Gründe: Bewusstlosigkeit; Sedierung oder • Störung der Schmerzempfindung durch Lähmungen, die den größten Teil des Körpers betreffen (z. B. hoher Querschnitt)	**stark eingeschränkt** • Eine Reaktion erfolgt nur auf starke Schmerzreize, Beschwerden können kaum geäußert werden (z. B. nur durch Stöhnen oder Unruhe) oder • Störung der Schmerzempfindung durch Lähmung, wovon die Hälfte des Körpers betroffen ist	**leicht eingeschränkt** • Reaktion auf Ansprache oder Kommandos • Beschwerden können aber nicht immer ausgedrückt werden (z. B. dass die Position geändert werden soll) oder • Störung der Schmerzempfindung durch Lähmung, wovon eine oder zwei Extremitäten betroffen sind	**vorhanden** • Reaktion auf Ansprache, Beschwerden können geäußert werden oder • Keine Störung der Schmerzempfindung
Feuchtigkeit Ausmaß, in dem die Haut Feuchtigkeit ausgesetzt ist	**ständig feucht** • Die Haut ist ständig feucht durch Urin, Schweiß oder Kot • Immer wenn der Patient gedreht wird, liegt er im Nassen	**oft feucht** • Die Haut ist oft feucht aber nicht immer • Bettzeug oder Wäsche muss mindestens einmal pro Schicht gewechselt werden	**manchmal feucht** • Die Haut ist manchmal feucht, etwa einmal am Tag wird neue Wäsche benötigt	**selten feucht** • Die Haut ist meist trocken • Neue Wäsche wird selten benötigt
Aktivität Ausmaß der physischen Aktivität	**bettlägerig** • Ans Bett gebunden	**sitzt auf** • Kann mit Hilfe etwas laufen • Kann das eigene Gewicht nicht allein tragen • Braucht Hilfe, um aufzusitzen (Bett, Stuhl, Rollstuhl)	**geht wenig** • Geht am Tag allein, aber selten und nur kurze Distanzen • Braucht für längere Strecken Hilfe • Verbringt die meiste Zeit im Bett oder im Stuhl	**geht regelmäßig** • Geht regelmäßig 2–3 × pro Schicht • Bewegt sich regelmäßig
Mobilität Fähigkeit, die Position zu wechseln und zu halten	**komplett immobil** • Kann auch keinen geringfügigen Positionswechsel ohne Hilfe ausführen	**Mobilität stark eingeschränkt** • Bewegt sich manchmal geringfügig (Körper oder Extremitäten) • Kann sich aber nicht regelmäßig allein ausreichend umlagern	**Mobilität gering eingeschränkt** • Macht regelmäßig kleine Positionswechsel des Körpers und der Extremitäten	**mobil** • Kann allein seine Position umfassend verändern

Tab. 7.1 Braden-Skala (Forts.)

	1 Punkt	2 Punkte	3 Punkte	4 Punkte
Ernährung Ernährungsgewohnheiten	**sehr schlechte Ernährung** • Isst kleine Portionen nie auf, sondern etwa nur ⅔ • Isst nur 2 oder weniger Eiweißportionen (Milchprodukte, Fisch, Fleisch) • Trinkt zu wenig • Nimmt keine Ergänzungskost zu sich oder • Darf oral keine Kost zu sich nehmen oder • Nur klare Flüssigkeiten oder • Erhält Infusionen länger als 5 Tage	**mäßige Ernährung** • Isst selten eine normale Essensportion auf, isst aber im allgemeinen etwa die Hälfte der angebotenen Nahrung • Isst etwa 3 Eiweißportionen • Nimmt unregelmäßig Ergänzungskost zu sich oder • Erhält zu wenig Nährstoffe über Sondenkost oder Infusionen	**adäquate Ernährung** • Isst mehr als die Hälfte der normalen Essensportionen • Nimmt 4 Eiweißportionen zu sich	**gute Ernährung** • Isst immer die gebotenen Mahlzeiten auf • Nimmt 4 oder mehr Eiweißportionen zu sich • Isst auch manchmal zwischen den Mahlzeiten • Braucht keine Ergänzungskost oder • Kann über eine Sonde oder Infusionen die meisten Nährstoffe zu sich nehmen
Reibung und Schwerkräfte	**Problem** • Braucht viel massive Unterstützung bei Lagewechsel • Anheben ist ohne Schleifen über die Laken nicht möglich • Rutscht ständig im Bett oder im (Roll-) Stuhl herunter, muss immer wieder hochgezogen werden • Hat spastische Kontrakturen • Ist sehr unruhig (z. B. scheuert auf den Laken)	**potenzielles Problem** • Bewegt sich etwas allein oder braucht wenig Hilfe • Beim Hochziehen schleift die Haut nur wenig über die Laken (kann sich etwas anheben) • Kann sich über längere Zeit in einer Lage halten (Stuhl, Rollstuhl) • Rutscht nur selten herunter	**kein Problem zur Zeit** • Bewegt sich im Bett und Stuhl allein • Hat genügend Kraft, sich anzuheben • Kann eine Position lange Zeit halten, ohne herunterzurutschen	
Dekubitusrisiko nach Braden-Skala				
Sehr Hoch: 10–6 Punkte	Hoch: 15–11 Punkte	Mittel: 19–16 Punkte	Niedrig: 23–20 Punkte	

Ziele

- Alle Pflegefachkräfte kennen die Inhalte des Expertenstandards „Dekubitusprophylaxe in der Pflege" und führen die entsprechenden prophylaktischen Maßnahmen durch
- Der alte Mensch hat eine gesunde Haut
- Die Dekubitusgefahr eines alten Menschen wird zu Beginn der Pflege erkannt und es werden wirksame prophylaktische Maßnahmen unverzüglich angewendet
- Der alte Mensch kennt Maßnahmen zur Gesunderhaltung seiner Haut und führt diese je nach Grad der Selbstständigkeit aus
- Der alte Mensch kennt Bewegungen und Hilfsmittel, die seine Mobilität fördern, und führt diese je nach Grad der Selbstständigkeit aus
- Der alte Mensch nimmt Lageveränderungen vor, um die Hautdurchblutung an allen Körperstellen aufrechtzuerhalten
- Die Angehörigen des alten Menschen sind in der Lage, die Mobilität und Eigenaktivität des alten Menschen zu fördern und an weiteren Maßnahmen zur Dekubitusprophylaxe aktiv und kompetent mitzuwirken.

Material

- Gefährdungsskala (z. B. Braden-Skala)
- Individueller Bewegungsplan mit dem Ziel der Förderung der Eigenbewegungsmöglichkeiten; dieser soll neben größeren Umlagerungen vor allem kleine Bewegungen, so genannte Mikrobewegungen, beinhalten; ist die Förderung der Bewegung nicht mehr möglich, müssen druckreduzierende Hilfsmittel eingesetzt werden
- Druckreduzierende Hilfsmittel (müssen nach Empfehlung des nationalen Expertenstandards innerhalb von 12 Stunden verfügbar sein und unverzüglich angewendet werden), z. B.:
  - Wechseldruckmatratzen, Luftkissenbetten
  - Weichlagerungskissen und -matratzen; diese müssen so angewendet werden, dass die Eigenbeweglichkeit nicht behindert wird, z. B. Kissen nicht unter Hals- oder Lendenbereich legen
  - Schaumstoffauflagen
  - Spezialbetten.

7

Durchführung

- Eigene Information (Risikoanamnese, z. B. anhand der Braden- oder Norton-Skala, individueller Bewegungsplan, Lagerungsprotokoll, Pflegebericht)
- Begrüßung und Information des alten Menschen über Sinn und Zweck der Dekubitusprophylaxe, Information bei jeder Maßnahme beibehalten
- Mobilität fördern; je nach Befinden des alten Menschen: Bewegen im Bett, insbesondere häufige Mikrobewegungen, Aufsetzen im Bett, Sitzen am Bettrand, Sitzen im Sessel, Aufstehen, Gehen mit Unterstützung (Mobilisation ➤ Kap. 7.2.3)
- Lagerung
  - Individuellen Bewegungs- und Lagerungsplan erstellen und in festgelegten Zeitabständen aktualisieren
  - Häufige Mikrobewegungen durchführen (lassen) und nach Plan umlagern, z. B. Rückenlage, 30°-Rechts- und Linksseitenlagerung auf *schiefer Ebene* (➤ Abb. 7.3 unten), z. B. zusammenge-

rollte Bettdecke in ganzer Länge unter die Matratze schieben, so dass eine 30°-Schräglagerung entsteht; Gelenke frei und in physiologischer Stellung lagern, Knicke in der Matratze vermeiden, evtl. Bettgitter oder Teilbettgitter anbringen, wenn der alte Mensch das Gefühl hat, aus dem Bett zu fallen, keine 90°-Seitenlagerung wegen zu hohem Druck auf großen Rollhügel
  - Gefährdete Körperregionen konsequent druckentlasten, z. B. mit der *5-Kissen- Methode* (➤ Abb. 7.3 oben) ein Kopfkissen, drei Kissen so legen, dass Schulter- und Kreuz-/Steißbeinregion und die Fersen freiliegen, ein Kissen zur Spitzfußprophylaxe, evtl. kombiniert mit Schiefer Ebene (➤ Abb. 7.3 unten)
  - Auf faltenfreie Wäsche und Unterlagen achten
  - Lagewechsel dokumentieren
- Angepasste eiweiß- und vitaminreiche Ernährung, ausreichende Flüssigkeitszufuhr (➤ Kap. 7.5.2)
- Hautpflege
  - Tägliche Beobachtung der gefährdeten Hautbezirke (➤ Kap. 5.8.6) und Beschreibung von Hautveränderungen im Pflegebericht
  - Haut mit klarem Wasser und evtl. mit PH-neutraler Seife/Syndet reinigen
  - Haut gut abtrocknen (Intertrigoprophylaxe ➤ Kap. 7.6.3)
  - Trockene Haut mit W/O-Präparaten pflegen, auch pflanzliche Öle, z. B. Jojoba-, Avocado-, Erdnuss- und Olivenöl, können auf Wunsch des alten Menschen verwendet werden
  - Geeignete Versorgung inkontinenter Personen (➤ Kap. 5.5.3, 5.3.7)
- Kontinenzförderung (➤ Kap. 7.5.4)
- Angehörige durch Schulung und Anleitung in die Lage versetzen, Maßnahmen zur Dekubitusprophylaxe zu verstehen und aktiv mitzuwirken
- Nach Wünschen fragen, Klingel griffbereit
- Eigene Händehygiene
- Durchgeführte Prophylaxe dokumentieren.

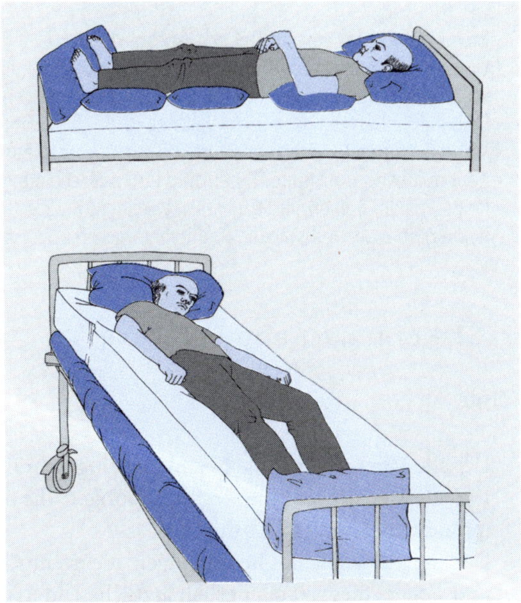

Abb. 7.3 Druckentlastende Lagerung zur Dekubitusprophylaxe. Oben: Fünf-Kissen-Methode.
Unten: Lagerung auf einer schiefen Ebene. [L215]

Pflegepersonal

Eine Pflegefachkraft und evtl. eine Hilfsperson für Lagerungswechsel.

Ergebnisse

- Die Haut des alten Menschen ist auch an druckgefährdeten Stellen gesund und gut durchblutet
- Der alte Mensch fühlt sich wohl und ist schmerzfrei
- Die Mobilität des alten Menschen nimmt zu.

TIPP

- Mobilisation ist die beste Dekubitusprophylaxe
- Weiche Unterlagen, Lagerungshilfsmittel und Antidekubitusmatratzen schränken die Beweglichkeit des alten Menschen ein, nur bei fehlender Eigenbeweglichkeit verwenden
- Reibung, z. B. durch kräftiges Waschen und Scherkräfte, vermeiden
- Keine Gummiunterlagen verwenden (Feuchtigkeitsstau)
- Kommunikation, Atmung, Ernährung und Ausscheidung durch Lagerung nicht behindern
- Keine Pasten, Salben und Cremes verwenden, die die Haut verschließen, z. B. Melkfett, Zinkpaste, Vaseline
- Keine gerbenden Substanzen und hyperämisierenden Salben verwenden.

7.2.2 Kontrakturenprophylaxe

Ziele

- Der alte Mensch kann alle Gelenke uneingeschränkt bewegen
- Der alte Mensch kennt Bewegungsübungen, die die Beweglichkeit der Gelenke erhalten, und führt sie mindestens 2–3 × täglich durch
- Der alte Mensch kennt Bedingungen, die eventuell auftretende Schmerzen bei Bewegungen reduzieren, und wendet diese an oder erhält ärztliche Unterstützung.

Material

- Lagerungshilfsmittel, z. B. Rhombo-Fill®-Kissen, Hirsekissen, Spreu- oder Styroporkissen, Bettbogen (Reifenbahre)
- Turnschuhe mit hohem Schaft, evtl. Arztanordnung
- Schaumstoffbälle, Greifgeräte, Therapiekitt
- Gummibänder zum isometrischen Muskeltraining
- Nach Arztanordnung: Mobilisationsgeräte.

Durchführung

- Eigene Information (Befinden des alten Menschen, Arztanordnungen)
- Begrüßung und Information des pflegebedürftigen Menschen über Sinn und Zweck der Kontrakturenprophylaxe bzw. der Mobilisation. Zur Mitarbeit motivieren. Information während der gesamten Handlung beibehalten
- Aktive Bewegungsübungen mindestens zweimal täglich:
  - Finger beugen und strecken
  - Handgelenke drehen
  - Unterarme beugen und strecken
  - Schultergelenke rotieren lassen
  - Gleiche Übungen mit Füßen und Beinen wiederholen (lassen)
- Isometrisches Muskeltraining ein- bis mehrmals täglich:
  - Handflächen aneinander drücken
  - Finger einkrallen und auseinander ziehen
  - Knie gegeneinander drücken

- Knie mit Händen zusammenhalten und gegen Widerstand auseinander drücken
- Fußsohle gegen Widerstand drücken
- Fuß zieht an eingehängter Hand der Pflegeperson
- Gummiband mit Armen, Beinen, Händen auseinander ziehen, das Gummiband kann am Bett befestigt werden

- Lagerung:
  - Schultergelenke abwechselnd in 30°- und 90°-Abspreizung
  - Ellenbogengelenke abwechselnd in Streckung, 30°- und 90°-Anwinkelung
  - Hand- und Fingergelenke, Hüft-, Knie- und Fußgelenke abwechselnd in Streckung und leichter Beugung
  - Wenn diese wechselnde Lagerung nicht möglich ist, Gelenke in physiologischer Mittelstellung lagern.

TIPP

- Kann der alte Mensch die Bewegungen nicht aktiv üben, alle Gelenke 2 × täglich passiv durchbewegen
- Bei Verkrampfungen Gelenke nicht mit Gewalt, sondern vorsichtig lockern
- Bei allen Übungen Schmerzen, Angst, Beweglichkeit beobachten.

Pflegepersonal

- Eine Pflegefachkraft
- Bei Mobilisation zusätzlich eine Hilfskraft.

Ergebnisse

- Der alte Mensch kann alle Gelenke uneingeschränkt bewegen
- Der alte Mensch bekommt keine Kontrakturen und Gelenkfehlstellungen.

7.2.3 Mobilisation

Ziele

- Der alte Mensch ist informiert über die Risiken und Folgen von unangepasster Mobilität und Immobilität
- Der alte Mensch bekommt keine Folgeerkrankungen, wie Dekubitus, Kontrakturen, Thrombose, Obstipation
- Der alte Mensch kann sich teilweise oder völlig selbst versorgen
- Der alte Mensch kann am sozialen Leben innerhalb und außerhalb der Einrichtung teilhaben
- Der alte Mensch verbessert seine Beweglichkeit und mindert ggf. Schmerzen und andere Krankheitszeichen und Störungen
- Der alte Mensch kennt Bewegungen und Hilfsmittel, die seine Mobilität fördern, und führt diese je nach Grad der Selbstständigkeit aus
- Die Angehörigen des alten Menschen sind in der Lage, die Mobilität und Eigenaktivität des alten Menschen zu fördern sowie aktiv und kompetent mitzuwirken.

Material

- Stufenplan zur Mobilisation bei Erkrankungen, z. B. nach Herzinfarkt, nach Operationen
- Materialien zur Entspannung wie warmes oder lauwarmes Wasser, z. B. Handbad, Fußbad, Bewegungsbad
- Schmerzmittel oder andere Medikamente nach Arztverordnung
- Materialien zum Greifen, wie Schaumstoffbälle oder Kirschkernsäckchen
- Strickleiter im Bett
- Rollstuhl
- Rollator, Gehstöcke
- Geräte zum Bewegungstraining und Muskelaufbau, z. B. Gummibänder, Bewegungstrainer, Gewichte, Ergometerfahrrad
- Übungsbälle.

Durchführung

- Eigene Information (Krankheitsbild, ärztliche Verordnungen, Risikoanamnese, Motivation, Biografie, Pflegebericht)
- Individuelle Möglichkeiten zur Mobilisation einschätzen und Gefahren wie z. B. Sturz, Kreislaufkollaps, starke Schmerzen, Spastikzunahme ausschließen
- Mobilisation entsprechend der individuellen Möglichkeiten des alten Menschen planen und durchführen
- Begrüßung und Information des alten Menschen über Sinn und Zweck der Mobilisation, Information bei jeder Maßnahme beibehalten
- Förderung der Mobilisation durch:
  - Einschätzung der individuellen Beweglichkeit und der individuellen Gefahren, z. B. Sturzgefahr
  - Erstellen eines individuellen Bewegungsplanes: Art der Bewegung, Häufigkeit, Mobilisationsschritte
  - Vollständige oder teilweise Übernahme von Bewegungen (z. B. aller Gelenke) durch die Pflegeperson nach den Grundsätzen der Kinästhetik®
  - Anleiten zum Bewegen im Bett, z. B. zum Durchführen von Mikrobewegungen
  - Anleiten zu aktiven Bewegungen, z. B. Umlagern, Gelenke bewegen, isometrische Übungen
  - Erstes Sitzen des alten Menschen im Bett: Kreislauf beobachten (Befinden, Hautfarbe, Puls und Blutdruck kontrollieren), Sitzdauer langsam steigern
  - Erstes Sitzen auf der Bettkante: Kreislauf beobachten, wärmende Oberbekleidung (z. B. Bettjäckchen) anziehen lassen, vor Zugluft schützen
  - Transfer in den Stuhl/ Rollstuhl nach den Grundsätzen der Kinästhetik®
  - Systematisches Mobilitätstraining: Training von Konzentration, Koordination, Motorik, Muskulatur, Gleichgewicht, z. B. als tagesstrukturierende Maßnahme (➤ Kap. 7.8.1) oder in Kooperation mit anderen Berufsgruppen wie Physiotherapeuten
  - Anleiten zum sicheren Stehen
  - Erstes Gehen mit Unterstützung: Kreislauf beobachten, auf angemessene Kleidung und sicheres Schuhwerk achten, körpernah führen, vorhandene Haltemöglichkeiten nützen
  - Anleiten zum sicheren Gehen
  - Anleiten zum sicheren Treppensteigen
  - Nach Wünschen fragen, Klingel griffbereit
  - Eigene Händehygiene
  - Durchgeführte Mobilisation dokumentieren.

TIPP

- Verspannungen und Schmerzen behindern die Beweglichkeit und erzeugen Angst vor Bewegungen
- Bewegungen, die starke Schmerzen verursachen, führen zu neuen Verspannungen, neuer Angst und vermindern häufig die Beweglichkeit
- Muskelentspannende Behandlungen mit Wärme, Massage und langsamer Bewegungsanbahnung sind häufig erst die Voraussetzung für eine Verbesserung der Beweglichkeit
- Je nach Erkrankung vor der Mobilisation zunächst die Medikamente verabreichen, z. B. bei starken Schmerzen, Morbus Parkinson, Multipler Sklerose
- Auch eine entspannte Atmosphäre oder warme Umgebung verbessern die Beweglichkeit
- Im Wasser insbesondere in etwas wärmerem Wasser lassen sich Bewegungen leichter und häufig schmerzfreier durchführen, auch ein Wannenbad bietet eine Möglichkeit zur Anbahnung von Bewegungen, größere Anstrengungen jedoch im Hinblick auf die Kreislaufbelastung im warmen Wasser vermeiden
- Auch unangepasste Mobilisation birgt Gefahren, z. B. Sturz, Kreislaufkollaps, starke Schmerzen, Zunahme von Spastik, daher die Anweisungen des Arztes, das individuelle Befinden und die individuelle Leistungsfähigkeit und angemessene Bekleidung beachten.

Pflegepersonal

Eine ausgebildete Pflegefachkraft oder eine Hilfskraft unter Anleitung und Aufsicht.

Ergebnisse

- Die Mobilität des alten Menschen hat sich verbessert
- Einschränkungen, Symptome und Gefahren durch die völlige oder teilweise Immobilität wurden vermieden oder gemindert
- Der alte Mensch kann sich wieder teilweise oder völlig selbst versorgen
- Der alte Mensch nimmt wieder am sozialen Leben innerhalb und außerhalb der Einrichtung teil
- Die Angehörigen des alten Menschen wirken aktiv und kompetent an der Förderung der Mobilität und Eigenaktivität des alten Menschen mit.

7.2.4 Sturzprophylaxe

Ziele

- Alle Pflegefachkräfte kennen die Inhalte des „Expertenstandards Sturzprophylaxe in der Pflege" und führen entsprechende Interventionen zur Sturzprophylaxe durch
- Die Pflegefachkraft ist in der Lage, das Sturzrisiko systematisch einzuschätzen, die erforderlichen Interventionen zur Sturzprophylaxe durchzuführen, Sturzereignisse zu dokumentieren, zu analysieren und daraus ggf. weitere Interventionen abzuleiten
- Das Sturzrisiko wird zu Beginn der Pflege, bei Veränderung der Pflegesituation oder bei Sturz eines alten Menschen mittels einer systematischen Erhebung ermittelt und dokumentiert
- Jeder Sturz wird anhand eines Sturzprotokolls, das Zeitpunkt, Ort des Sturzes, Beschreibung der Sturzsituation, Aktivitäten vor dem Sturz, körperliche und psychische Situation vor dem Sturz und die Folgen des Sturzes enthält, dokumentiert und analysiert, um ggf. die Interventionen neu anzupassen
- Der alte Mensch erfährt nach einem Sturz sofortige fachgerechte Hilfe.

Material

- Instrument zum systematischen Erfassen und Beurteilen des individuellen Sturzrisikos, z. B. Esslinger Skala des Sturzrisikos
- Hilfsmittel:
  - Rahmenbedingungen zur Sicherung der Umgebung, z. B. Haltegriffe, Sitzmöglichkeiten, rutschhemmende Böden, keine Stolperfallen, Teilbettgitter, gute Beleuchtung
  - Zur Förderung und Sicherung der Mobilität, z. B. Gehhilfen, passende rutschfeste Fußbekleidung, Antirutschmatten, Anziehhilfen, Greifhilfen
  - Zum gezielten Mobilitätstraining, z. B. Gewichte, Gymnastikbänder, Geräte zum Kraft- und Gleichgewichtstraining
  - Zum Schutz vor Verletzungen, z. B. Hüftprotektor, Sturzhelm, Polstermaterial, Auffangmatte
  - Zur sofortigen Alarmierung von Hilfe im Notfall, z. B. Sensoren, Notruf
- Informationsmaterial für alte Menschen und deren Angehörige und zur Schulung, z. B. Skripten, Broschüren, Videofilm
- Sturzprotokoll bzw. Sturztagebuch in der ambulanten Pflege.

Durchführung

- Zu Beginn der Pflege und bei Veränderung der Pflegesituation und bei Sturz Sturzrisikofaktoren systematisch erfassen: Sturzrisikofaktoren sind z. B.:
  - Eingeschränkte Sehfähigkeit*
  - Eingeschränkte Hörfähigkeit*
  - Neglect*
  - Eingeschränkte Beweglichkeit*
  - Verwirrtheit*
  - Angst*
  - Inkontinenz*
  - Vorangegangene Stürze
  - Individuelle Risiken wie Sport, Hausarbeit, Gartenarbeit, ungeeignete Steighilfen, ungeeignete Kleidung, Medikamente und Erkrankungen, die Auswirkungen auf Bewusstsein und Beweglichkeit haben können (Erkrankungen des Bewegungsapparates, Herz-Kreislauferkrankungen, Inkontinenz, Diabetes mellitus, neurologische Erkrankungen, psychische und psychosomatische Störungen) und Gefahren durch die Umgebung wie mangelnde Beleuchtung, Stolperfallen, glatte oder unebene Böden, steile Treppen
- Alte Menschen sowie Angehörige über Sturzrisikofaktoren informieren
- Gemeinsam mit dem alten Menschen und seinen Angehörigen einen individuellen Maßnahmenplan entwickeln und auf dieser Basis gezielte Interventionen planen und durchführen
- Alle an der Pflege Beteiligten über Sturzrisiken und -ursachen und erforderliche Interventionen informieren
- Umgebung überprüfen und auf Haltepunkte, Glocke und Sitzmöglichkeiten hinweisen
- Funktionsfähigkeit von Sehhilfen und Hörhilfen sicherstellen, z. B. saubere Brille, Batterien im Hörgerät
- Angemessene Ernährung und Flüssigkeitszufuhr sicherstellen, Hypoglykämie vermeiden durch Bereitstellen von Zwischenmahlzeiten
- Mobilitätstraining: Training von Konzentration, Koordination, Motorik, Muskulatur, Gleichgewicht anbieten (motivieren) oder durchführen, z. B. als tagesstrukurierende Maßnahme (➤ Kap. 7.8.1)

- „Die Verwendung von Bettgittern und freiheitsbeschränkenden Maßnahmen zur Sturzprävention sollte unbedingt vermieden werden." (Expertenstandard Sturzprophylaxe in der Pflege, Interventionen und Hilfsmittel zur Sturz- und Frakturprophylaxe)
- Beaufsichtigen und Unterstützen von sturzgefährdeten alten Menschen in besonders sturzgefährdeten Situationen
- Alte Menschen und deren Angehörige anleiten bzw. schulen, Sturzrisiken zu erkennen und diesen entgegenzuwirken
- Kooperation mit dem behandelnden Arzt zur Überprüfung der Medikation, Einleitung von weiteren therapeutischen Maßnahmen, z. B. Physiotherapie, Ergotherapie
- Minimieren der Sturzfolgen durch fachgerechte Hilfe nach Sturzereignissen.

Pflegepersonal

Eine Pflegefachkraft.

Ergebnis

- Das Sturzrisiko jedes gefährdeten alten Menschen wurde zu Beginn der Pflege, bei Veränderung der Pflegesituation und nach jedem Sturz eines alten Menschen ermittelt
- Gemeinsam mit den alten Menschen und deren Angehörigen wurde ein individueller Maßnahmenplan entwickelt und auf dieser Basis gezielte Interventionen geplant und durchgeführt
- Alle an der Pflege Beteiligten kennen das individuelle Sturzrisiko des alten Menschen, dessen mögliche Ursachen und wirken an der Umsetzung der Interventionen mit
- Alle Stürze sind dokumentiert und analysiert, es liegen Zahlen zu Häufigkeit, Umständen und Folgen von Stürzen vor
- Entsprechend der Sturzanalysen werden weitere präventive Interventionen entwickelt.

7.2.5 Thromboseprophylaxe

Ziele

- Der alte Mensch weiß um die Gefahr einer Thrombose und die Notwendigkeit zur Bewegung
- Der alte Mensch kennt Bewegungsübungen und kann sie je nach Grad seiner Selbstständigkeit ausführen
- Der alte Mensch kennt weitere Maßnahmen, die den venösen Rückstrom fördern und kann sie entsprechend dem Grad seiner Selbstständigkeit anwenden
- Der alte Mensch kennt Risiken, die den venösen Blutrückfluss behindern
- Der alte Mensch kann sich ärztlich verordnete Stützstrümpfe anziehen oder einen ärztlich verordneten Stützverband anlegen
- Der alte Mensch erkennt Zeichen einer Thrombose oder einer Thrombophlebitis und erhält bei Vorkommen dieser Zeichen ärztliche Hilfe
- Der alte Mensch erhält ärztlich verordnete Medikamente zur Blutgerinnungshemmung.

Material nach Arztanordnung

- Elastische Binden: Breite der Binden (8–12 cm) richtet sich nach dem jeweiligen Beinumfang; Anzahl der Binden nach der Höhe, die gewickelt werden soll (nur Unterschenkel oder auch Oberschenkel)
- Evtl. angepasste Kompressionsstrümpfe mit Anziehhilfe (Gummihandschuhe)
- Verstellbares Bett oder Schaumstoffkissen zur leichten Beinhochlagerung
- Bei Verabreichung blutgerinnungshemmender Medikamente Material und Medikamente zur s.c. Injektion (➤ Kap. 7.9.3).

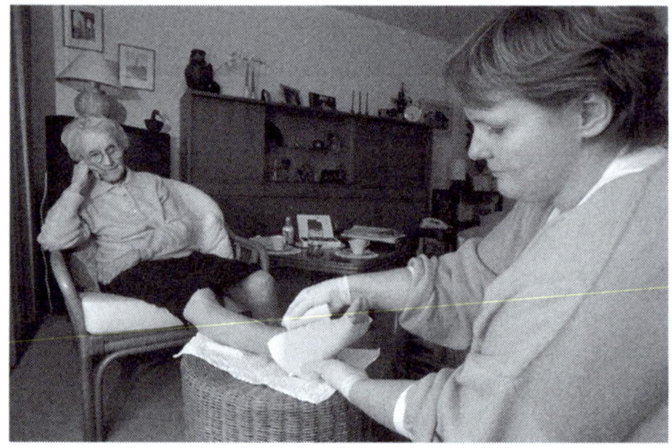

Abb. 7.4 Beine wickeln, dabei die Zehen frei lassen [K115]

Durchführung

- Eigene Information insbesondere über die Belastbarkeit des alten Menschen und über Arztanordnungen
- Begrüßung und Information des alten Menschen über Sinn und Zweck der Thromboseprophylaxe, Information während ganzer Handlung beibehalten
- Alten Menschen möglichst mobilisieren (➤ Kap. 7.2.3), das ist die beste Thromboseprophylaxe, Wadenmuskulatur betätigen (z. B. durch Gehen, Fußsohlen 3–4 ×mal täglich gegen Widerstand drücken und loslassen)
  - *Zehenübungen*: Zehen einkrallen, spreizen, lockern im Wechsel
  - *Fußübungen*: Fußkreisen, Füße anziehen und strecken
  - *Beinübungen*: Beine anziehen und strecken, Beine gestreckt anheben, kreisen und ablegen, Pedaltreten
  - *Beckenübungen*: Beine aufstellen und das Gesäß anheben und ablegen
  - *Isometrische Spannungsübungen* nach Anleitung durchführen (➤ Kap. 7.2.2)
- Oberflächliche Venen herzwärts ausstreichen, zuerst Oberschenkel, dann Unterschenkel, abschließend Oberschenkel (3–4 × täglich z. B. beim Waschen oder Lagern)
- 3–4 × täglich tief ein- und ausatmen (z. B. beim Singen, bei Gesprächen)
- Darauf achten, dass beim Ausatmen die Muskelspannung gehalten wird
- Nach dem Baden und Duschen Beine kalt abduschen, wenn dies vertragen wird
- Auf ausreichende Flüssigkeitszufuhr (1,5–2 l pro Tag) achten
- Abbau von Übergewicht empfehlen und anstreben
- Nach Absprache mit dem Arzt Beine leicht erhöht lagern (kein Druck auf Kniekehle): Fußteil des Bettes erhöhen oder Lagerung auf Kissen
- Kompressionstherapie (Indikation, Material, Technik, Dauer nach Arztanordnung)
  - Beine mit elastischer Binde wickeln: Am Fuß beginnen, Zehen freilassen (➤ Abb. 7.4), Fersen einbeziehen, nicht zu straff (Stauungsgefahr) oder zu locker (keine ausreichende Kompression der Venen) wickeln, der Kompressionsdruck muss von unten nach oben abnehmen, nach ca. 30 Min. Durchblutung der Zehen kontrollieren
  - Binden regelmäßig beim Anlegen und während des Tages auf ihren Sitz hin überprüfen
  - Alternativ können richtig angepasste Antithrombosestrümpfe (durch Sanitätshaus oder mit speziellem Maßband und Tabelle ausmessen) verwendet werden

7

- Blutgerinnungshemmende Medikamente nach Arztanordnung verabreichen
- Wünsche erfragen, Klingel griffbereit
- Prophylaxe im Dokumentationssystem festhalten.

TIPP

- Antithrombosestrümpfe und elastische Binden verlieren durch häufiges Waschen ihre Elastizität und müssen dann durch neue ersetzt werden
- Sofortige Arztinformation beim Auftreten von Fußsohlenschmerz, Wadenschmerz, Schmerzen im Verlauf der Venen, Rötung der oberflächlichen Venen, Beinschwellung (Phlebothrombose ➤ Kap. 5.2.6).

Pflegepersonal

Eine Pflegefachkraft.

Ergebnisse

- Die Mobilität des alten Menschen bleibt erhalten bzw. nimmt bei vorhandenen Einschränkungen zu
- Der alte Mensch bekommt keine Venenthrombose.

7.3 Standards bei AEDL „Vitale Funktionen des Lebens aufrechterhalten"

7.3.1 Pneumonieprophylaxe

Ziele

- Der alte Mensch kann ungehindert atmen
- Der alte Mensch kennt und vermeidet Umstände, die zu einer Lungenentzündung führen können
- Der alte Mensch kennt Körperhaltungen und Atemübungen, die eine gute Belüftung der Lunge ermöglichen und führt diese durch
- Der alte Mensch kennt zusätzliche Maßnahmen, die zur Stärkung seiner Abwehr beitragen und führt diese durch
- Der alte Mensch erhält bei besonderer Grippegefahr ärztliche Beratung und ggf. Schutzimpfung
- Bei schon vorhandenen Sekretansammlungen kennt der alte Mensch Möglichkeiten zum Lösen und Abhusten des Sekretes und führt diese durch.

Material

- Luftballon, Wattebäusche, Strohhalme
- Material für Mundpflege (➤ Kap. 7.4.2)
- Lagerungshilfsmittel, z. B. Kissen
- Taschentücher, Zellstoff, hygienischer Abwurf

- Nach Arztanordnung: Inhalationsgerät, Vibrator (Vibrax®)
- Sekretlösende Mittel
- Geräte zum Atemtraining nach ärztlicher Anordnung, z. B. Totraumvergrößerer (z. B. Giebel-Rohr)
- Material zum Absaugen der Atemwege (➤ Kap. 7.3.3).

Durchführung

- Eigene Information
- Begrüßung und Information des alten Menschen über Sinn und Zweck der Maßnahme, Information während ganzer Handlung beibehalten
- Frühzeitige Mobilisation

Maßnahmen zur Sekretlösung und -entleerung

- Einreibungen und Massagen mit ätherischen Ölen (z. B. Kampfer, Eukalyptus, Menthol) wirken über die Haut und durch Einatmen schleimlösend
- Atemstimulierende Einreibung (ASE) im Rhythmus der Atmung (➤ Abb. 5.1)
- Reichlich Flüssigkeitszufuhr, schleimlösende Tees anbieten (z. B. Huflattichblätter, Spitzwegerich, Fenchel)
- Raumluft befeuchten (Raumluftbefeuchter, Luftfeuchtigkeit > 50 %)
- Alten Menschen zum Abhusten anhalten; Zellstoff oder hygienischen Abwurf bereitstellen
- Nach Arztanordnung:
  - Inhalation (z. B. mit physiologischer Kochsalzlösung oder sekretlösenden Mitteln)
  - Abklopfen und Vibrationen mit der Hand oder einem speziellen Gerät (Vibrax®), Wirbelsäule und Nierengegend aussparen. Nicht anwenden bei alten Menschen mit Herzinfarkt, Lungenembolie oder Schädelverletzungen

Maßnahmen zur besseren Lungenbelüftung

Z. B. bei Bettlägerigkeit, Schonatmung bei Schmerzen, Sekretstau:
- Atmungserleichternde Lagerung: Oberkörper erhöht, V-, A-, oder T-Lagerung, bei Seitenlagerung zweistündlicher Lagewechsel (➤ Abb. 5.3, 5.4, 5.5)
- Alten Menschen zum tiefen Ein- und Ausatmen anhalten
- Atemgymnastik: nach Anleitung durch PhysiotherapeutIn, alten Menschen stetig zu Atemübungen motivieren. Gegen Widerstand ein- und ausatmen lassen (z. B. Luftballons oder Tüten aufblasen, Watte wegblasen, mit Strohhalmen und Farbe Bilder blasen). Zum Singen ermuntern und evtl. gemeinsam singen, da Singen die Atmung trainiert
- Atemstimulierende Einreibung (ASE) im Rhythmus der Atmung (➤ Abb. 5.1)
- Auf Arztanordnung:
  - Giebel-Rohr, Wasserschloss, Atemtrainer (z. B. Monoflow®)
  - Absaugen der Atemwege (➤ Kap. 7.3.3), wenn der alte Mensch nicht selbstständig abhusten kann

Maßnahmen bei Aspirationsgefahr

Z. B. bei Schluckstörungen, Schwäche, Bewusstseinsstörungen:
- Essen nur mit erhöhtem Oberkörper und bei Schluckfähigkeit einnehmen lassen
- Unterstützung beim Essen und Trinken (➤ Kap. 7.4.1)

- Gute Mundpflege, da aspirierte Speisereste zu schweren Lungenentzündungen führen
- Soor- und Parotitisprophylaxe (➤ Kap. 7.4.2)
- Evtl. Absaugen (➤ Kap. 7.3.3).

Abschließend:

- Wünsche erfragen, Klingel griffbereit
- Eigene Händehygiene
- Prophylaxe im Dokumentationssystem festhalten.

TIPP

Immer sekretlösende vor sekretentleerenden Maßnahmen anwenden.

Pflegepersonal

Eine examinierte Pflegekraft.

Ergebnisse

- Der alte Mensch kann ungehindert atmen und fühlt sich wohl
- Der alte Mensch bekommt keine Pneumonie.

7.3.2 Inhalieren (B)

Ziele

- Der alte Mensch ist über Sinn und Zweck der Maßnahme sowie über das Vorgehen informiert und mit der Durchführung einverstanden
- Der alte Mensch kann das Sekret lösen
- Er hat freie Atemwege und bekommt keine Komplikationen.

Material

- Inhalationsgerät (Wasserverdampfungsgeräte, Aerosolgeräte, Ultraschallvernebler) mit Zubehör und Bedienungsanleitung
- Inhalationsflüssigkeit (keimfreie Flüssigkeit, Medikamentenlösung nach Arztanordnung)
- Schutztuch für Bett oder Kleidung
- Taschentücher oder Zellstoff
- Abwurfbeutel oder -schale
- Einmalhandschuhe.

Durchführung

- Information des alten Menschen, begleitende Maßnahmen erklären, z. B. Lagerung, sekretlösende Maßnahmen, Abhusten, Atemtechnik, hygienische Entsorgung des infektiösen Sputums

- Alten Menschen vor kalter Luft und Zugluft schützen, in der kühlen Jahreszeit Raum beheizen und Fenster schließen
- Bett und Kleidung vor Feuchtigkeit schützen, z. B. beim Inhalieren
- Gerät kontrollieren (Desinfektion? Filterwechsel? Inhalationslösung?) und nach Vorschrift in Betrieb nehmen
- Alten Menschen während der Inhalation beobachten, genügend Taschentücher zum Abhusten reichen, anschließend hygienisch entsorgen
- Ca. 10–20 Min. nach der Inhalation Inhalator entfernen und nach Vorschrift desinfizieren
- Zum Selbstschutz Schutzhandschuhe beim Umgang mit Sputum tragen
- Dokumentation (Lösung, Zeit, Befinden des alten Menschen).

TIPP

- In durchhängenden Schläuchen sammelt sich Kondenswasser, sie sollten so angebracht werden, dass sich kein Wasser ansammeln kann
- Bei Wasserverdampfungsgeräten besteht Verbrennungsgefahr.

Ergebnisse

- Der alte Mensch kann das Sekret abhusten
- Er kann ungehindert atmen und fühlt sich wohl.

7.3.3 Absaugen der Atemwege (B)

Ziele

- Der alte Mensch ist über Sinn und Zweck der Maßnahme sowie über das Vorgehen informiert und mit der Durchführung einverstanden
- Die Selbstständigkeit und Mobilität des alten Menschen bleiben erhalten
- Der alte Mensch kann ungehindert atmen
- Der alte Mensch bekommt keine Infektion der Atemwege
- Der Mund ist frei von Speichel und Speiseresten
- Die Mund- und Nasenschleimhäute des alten Menschen sind belagfrei, feucht und reizlos.

Material

- Sterile Absaugkatheter mit endständiger und seitlicher Öffnung
- Verbindungsstück mit Öffnung
- Händedesinfektionsmittel
- Sterile Handschuhe für Absaugung der Trachea
- Absauggerät (elektrisch, Druck-Sog-Umwandler des Sauerstoffgerätes)
- Aqua destillata zum Anfeuchten und Durchspülen des Katheters
- Sekretflasche mit Desinfektionsmittel
- Unsterile Handschuhe für Mund und Rachenraum (Eigenschutz)
- Gefäß mit Desinfektionsmittel zum Nachspülen
- Abwurf.

Durchführung

Abgesaugt werden kann über den Mund *(oral)*, über die Nase *(nasal)* oder direkt über die Trachea, z. B. bei Beatmungspatienten oder Tracheostoma *(endotracheal)*. Eine ausschließlich den Ärzten vorbehaltene Form ist das Absaugen über ein Bronchoskop (Endoskop zur Untersuchung des Bronchialsystems).

- Vor dem Absaugen beim alten Menschen sekretlösende Maßnahmen, z. B. Inhalieren, Lageveränderung, Wickel, durchführen
- Alten Menschen informieren und gut beobachten, Information und Beobachtung beibehalten
- Oberkörperhochlagerung, bequeme Kopflagerung
- O_2-Anreicherung der Atemluft, alten Menschen z. B. mehrmals tief einatmen lassen
- Händedesinfektion
- Absaugkatheter anschließen
- Unsterile Handschuhe anziehen
- Saugung anstellen
- Mit Absaugkatheter Mund und Rachen (Backentaschen) absaugen (bei Mundschluss über die Nase oder über evtl. vorhandene Zahnlücke)
- Absaugkatheter in Handschuh stülpen und als Abfall entsorgen bzw. Katheter durchspülen und desinfizieren

Endotracheales Absaugen bei Intubation oder Trachealkanüle:

- Einen sterilen Handschuh anziehen
- Hülle des Absaugkatheters mit unsteriler Hand festhalten, mit steriler Hand Absaugkatheter entnehmen
- Absaugkatheter anschließen
- Den Pflegebedürftigen evtl. nochmals informieren
- Ohne Sog den Absaugkatheter über Mund oder Nase ca. 3–5 cm in Luftröhre vorschieben
- Bei endotrachealer Absaugung wird Beatmungsschlauch vom Tubus/Trachealkanüle gelöst und auf sterile Unterlage gelegt, Alarm des Beatmungsgerätes vorher ausschalten
- Durch Schließen des Zwischenstückes mit dem Daumen der unsterilen Hand Sog herstellen
- Vorsichtig unter Zurückziehen des Absaugkatheters absaugen: maximal 15 Sekunden
- Alten Menschen bei Absaugung genau beobachten: Sekret, Hautfarbe, Puls
- Absaugkatheter nicht gegen Widerstand (Verletzungsgefahr) vorschieben
- Kein Stochern mit dem Absaugkatheter, Festsaugen vermeiden
- Absaugkatheter nach Beendigung in Handschuh stülpen, abwerfen
- Bei endotrachealer Absaugung Anschluss des Beatmungsschlauches und Kontrolle der Atemparameter, Alarm des Beatmungsgerätes wieder einschalten
- Saugschlauch und Verbindungsstück mit desinfizierender Lösung gründlich durchspülen und keimgeschützt aufbewahren (z. B. in steriler Hülle des gebrauchten Absaugkatheters)
- Absauggerät ausschalten
- Saugschlauch und Sekretflasche sowie Desinfektionslösungen mindestens alle 2–3 Tage oder nach Bedarf erneuern
- Dokumentation von Absaugen u. Wechsel der Desinfektionslösung.

Pflegepersonal

- Endotracheales Absaugen ist eine ärztliche Tätigkeit und darf wegen der vitalen Gefahren nicht an ungeschultes Personal delegiert werden
- Ausnahme: Dauerkanülenträger (Tracheostoma ➤ Kap. 5.1.6) saugen sich nach Einweisung teilweise selbst ab oder werden, wenn keine vitalen Gefahren bestehen, von ärztlich bestimmtem, ausgebildetem Personal abgesaugt.

Ergebnisse

- Alle Ziele der Maßnahme werden erreicht
- Der alte Mensch fühlt sich wohl.

7.3.4 Notfallmaßnahmen bei akutem Asthmaanfall

Symptome

- Atemnot
- Erschwerte Ausatmung mit pfeifenden, giemenden, brummenden Geräuschen
- Aushusten von zähem, glasigen Schleim, v. a. zu Beginn des Anfalls
- Blaufärbung der Haut an Lippen und Fingerspitzen (Zyanose), Schweißausbruch
- Unruhe mit Erstickungsangst
- Schneller Puls (Tachykardie).

Zusätzliches Material

- Notfallspray mit spasmolytischer Wirkung
- Sauerstoffgerät.

Sofortmaßnahmen

- Durch einen zweiten Helfer Notruf auslösen:
  - Angabe der Adresse
  - Schilderung der Symptome, z. B. Atemnot, Erstickungsgefahr, Blaufärbung
  - Meldende Person
- Beim alten Menschen bleiben, Ruhe bewahren und beruhigend auf ihn einwirken
- Fenster öffnen, beengende Kleidung lockern
- In atemerleichternde Position bringen: auf einen Stuhl setzen, Kopf und Arme auf einen Tisch (Kissen unterlegen) legen lassen oder „Kutschersitz" (> Abb. 5.2), bei Bettlägerigen Unterstützung der Arme durch Kissen
- Bei bekannter Asthmaerkrankung ärztlich angeordnetes Notfallspray anwenden lassen:
  - Aerosolbehälter schütteln
  - Schutzkappe entfernen
  - Nach normaler Ausatmung Mundstück fest mit den Lippen umschließen
  - Während einer tiefen und langen Einatmung Sprühstoß applizieren
  - Luft ca. 5 Sek. anhalten
  - Ohne Aerosolbehälter ausatmen
  - Bei kortisonhaltigen Sprays anschließend Mundspülung durchführen
- Bis zum Eintreffen des Arztes Bewusstsein, Atmung und Puls kontrollieren (> Kap. 7.3.8).

TIPP

Sauerstoffgerät und Absauggerät durch zweiten Helfer bereitstellen lassen.

7.3.5 Sauerstoffverabreichung (B)

Ziele

- Der alte Mensch ist über Sinn und Zweck der Maßnahmen sowie über das Vorgehen informiert und mit der Durchführung einverstanden
- Die Selbstständigkeit und Mobilität des alten Menschen bleiben erhalten
- Der alte Mensch kann ungehindert atmen und berichtet über eine Linderung der Atemnot
- Der alte Mensch bekommt keine Infektion der Atemwege
- Die Mund- und Nasenschleimhäute des alten Menschen sind belagfrei, feucht und reizlos.

Material

- Betriebsbereites Sauerstoffgerät (Umwandlung aus der Luft) mit Zubehör oder
- Betriebsbereites Sauerstoffgerät (blaue Stahlflasche) mit geschlossenen Ventilen und Zubehör:
  - Druckmesser und Druckminderer (Manometer)
  - Evtl. zusätzliches Ventil (Druck-Sog-Umwandler) für Absaugung
  - Durchflussströmungsmesser (Flow), Skala: Liter/Minute und Schwimmer
  - Feinregulierventil zur Floweinstellung
  - Sprudler (keimfrei) zur Anreicherung des Sauerstoffes (O_2) mit molekularer Feuchte durch Aqua destillata oder AquaPack®-Sterilwasser-System
- Verbindungsschlauch
- Verabreichungszubehör (➤ Abb. 7.5), z. B.:
  - Sauerstoffbrille, steril verpackt
  - Sauerstoffsonde mit Schaumgummiabdichtung, steril verpackt
  - Sauerstoffmaske, steril verpackt
  - Sauerstofftrichter, steril verpackt
- Pflaster zum Fixieren
- Zellstoff
- Wecker zur Zeiteinstellung
- Verabreichungsanordnung mit Verabreichungsplan bzw. -protokoll.

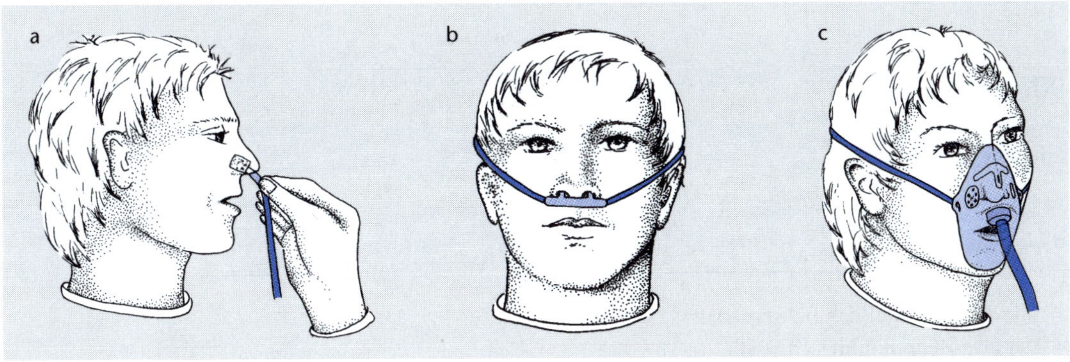

Abb. 7.5 O_2-Sonde, -Brille, -Maske [A400]

Durchführung

- Eigeninformation (ärztliche Anordnung erforderlich)
- Information des pflegebedürftigen Menschen (immer beibehalten)
- Ruhe vermitteln
- Pflegebedürftigen atemerleichternd lagern (Oberkörperhochlagerung, evtl. Arme unterstützen)
- Atemwege frei machen (Kopflagerung, Mund und Nase reinigen, abhusten lassen)
- Platz schaffen und Material bereitstellen
- Vorsichtsmaßnahmen im Umgang mit Sauerstoff und Sauerstoffgeräten beachten (Explosionsgefahr):
  - *Sichern* vor Sturz, Schlag, Erwärmung durch Sonnenbestrahlung und Heizung
  - *Fernhalten* von Kontakt mit Fett, Öl, Funken, Feuer und feuergefährlichen Stoffen
  - *Wechseln* nie im Bewohnerzimmer, leere Flasche als leer kennzeichnen, blau-weiße Etiketten an neue, gefüllte Flaschen
- Hauptventil öffnen und Flaschendruck am Manometer kontrollieren
- Ab 50 bar sollte Ersatzflasche bereitgehalten werden
- Flow kurz durch Auf- und Zudrehen kontrollieren
- Sauerstoffbrille, -sonde oder -maske an Verbindungsschlauch des Sprudlers anschließen, vorsichtig anlegen und mit hautfreundlichem Pflaster befestigen
- Ärztlich angeordnete Literzahl/Min. mittels Feinregulierventil einstellen
- Dokumentation
- Alten Menschen beobachten und überwachen (Bewusstsein, Atmung, Hautfarbe, Feuchtigkeit von Nasen- und Mundschleimhaut)
- Klingel griffbereit
- Sauerstoffvorrat, Einstellung (Liter/Minute) und Verabreichungszeit im Auge behalten
- Bei längerdauernder Sauerstoffverabreichung gute Mund- und Nasenpflege
- Das Gerät nach Beendigung der Sauerstoffgabe durch Wischdesinfektion reinigen
- Masken, Schläuche usw. in einer Desinfektionslösung reinigen.

TIPP

Bei chronischen Atemwegserkrankungen ist Sauerstoff vorsichtig zu verabreichen, da das Atemzentrum bei diesen Erkrankungen durch den geringen Sauerstoffsättigungsgrad des Blutes stimuliert wird. Sauerstoffgabe kann hier zur Atemdepression führen.

Pflegepersonal

Eine Pflegefachkraft.

Ergebnisse

- Alle Ziele der Maßnahme werden erreicht
- Der alte Mensch fühlt sich wohl.

7.3.6 Anlegen eines Wadenwickels (B)

Ziele

- Der alte Mensch ist über Bedingungen, Wirkung und Vorgehen der Maßnahme informiert und mit der Durchführung einverstanden
- Das Fieber des alten Menschen geht langsam zurück
- Herz und Kreislauf des alten Menschen werden entlastet
- Begleiterscheinungen des Fiebers, wie Kopfschmerzen, Gliederschmerzen, vermehrter Flüssigkeitsverlust, gehen zurück
- Die Risiken, wie Dekubitusrisiko, Thromboserisiko, Pneumonierisiko, werden reduziert.

Material

- Fieberthermometer
- Blutdruckmessgerät
- Uhr mit Sekundenzeiger
- Gummiertes Molton (oder andere wasserdichte Unterlage)
- Zwei saugfähige Tücher (Frottee- oder Wollhandtücher)
- Waschschüssel mit kaltem Wasser (30–35 °C)
- Bettbogen oder weitere zwei Frotteetücher.

Durchführung

- Eigene Information (Wickel wird ab 39,1 °C angelegt bzw. auf ärztliche Anordnung)
- Begrüßung und Information des alten Menschen über Sinn und Zweck des Wadenwickels, Information während der ganzen Handlung beibehalten
- Möglichkeit zur Blasen- und Darmentleerung geben
- Beine aufdecken und Bett vor Nässe schützen, Molton unterlegen
- Kontrolle der Durchblutung der Beine, Beine müssen warm sein
- Zwei saugfähige Tücher in kühles Wasser tauchen, mäßig auswringen (Tuch darf nicht tropfen)
- Wickel locker anlegen, Sprunggelenke und Knie frei lassen
- Bettbogen über Beine stellen, Deckbett darüberlegen; alternativ: Beine in jeweils ein trockenes Frotteetuch wickeln
- Beim alten Menschen bleiben
- Wickel erneuern, sobald sie sich erwärmt haben, meist nach 10 Min. Wickel abnehmen und Vorgang 3–4 × wiederholen, Temperatur darf dabei um nicht mehr als 1 °C pro Stunde gesenkt werden (Kreislaufbelastung)
- Vitalzeichen kontrollieren (Puls, Blutdruck, Temperatur)
- Beine gut abfrottieren
- Material entsorgen
- Für Ruhe und Entspannung sorgen
- Wünsche erfragen, Klingel griffbereit
- Eigene Händehygiene
- Ca. 30 Min. später Temperaturkontrolle
- Dokumentation (Datum, Uhrzeit, Erfolg, Komplikationen, Handzeichen).

Pflegepersonal

Eine Pflegefachkraft.

Ergebnisse

- Der alte Mensch hat normale Körpertemperatur
- Der alte Mensch fühlt sich wohl
- Er bekommt keine Komplikationen und Folgeerkrankungen.

7.3.7 Notfallmaßnahmen bei Herzinfarkt

Symptome

- Plötzliche, starke Schmerzen („Vernichtungsschmerz") hinter dem Brustbein verbunden mit einem Engegefühl
- Ausstrahlen der Schmerzen in linken Arm, Rücken, Oberbauch, Unterkiefer
- Unruhe, Todesangst,
- Gelegentlich Übelkeit, Erbrechen
- Blasse bis graue Gesichtsfarbe
- Meist starker Schweißausbruch
- Atemnot
- Schwacher Puls, Blutdruckabfall
- Schlimmster Fall: Herz-Kreislauf-Stillstand.

Jeder fünfte Herzinfarkt verläuft „stumm", das heißt ohne oder mit nur geringen Symptomen. Besonders häufig betrifft das Diabetiker und alte Menschen.

Zusätzliches Material

- Nitro-Spray
- Sauerstoffgerät.

Sofortmaßnahmen

- Ruhe bewahren und möglichst einen zweiten Helfer beauftragen, den Rettungsdienst zu alarmieren
- Sofortiger Notruf:
  - Angabe der Adresse
  - Schilderung der Symptome
  - Meldende Person
- Beim alten Menschen bleiben und bis zum Eintreffen des Arztes lebensrettende Sofortmaßnahmen durchführen:
  - Bewusstsein, Atmung und Kreislauf kontrollieren (➤ Kap. 7.3.8)

- Wenn der alte Mensch bei Bewusstsein ist, Oberkörper hochlagern, Fenster öffnen, beengende Kleidung öffnen, von Umgebungsreizen und Anstrengung abschirmen, Ruhe ausstrahlen
- Bei Bewusstlosigkeit mit funktionierender Atmung und tastbarem Puls: Stabile Seitenlagerung (➤ Abb. 7.6)
- Bei Bewusstlosigkeit ohne Puls und Atmung: Herz-Lungen-Wiederbelebung (➤ Abb. 7.7).

TIPP

Nach Arztanordnung
- Bei bekannten Angina-pectoris-Anfällen und einem systolischen Blutdruckwert von mindestens 100 mmHg 1–2 Hübe Nitro-Spray verabreichen
- Sauerstoff 2–4 l/Min. verabreichen (➤ Kap. 7.3.5).

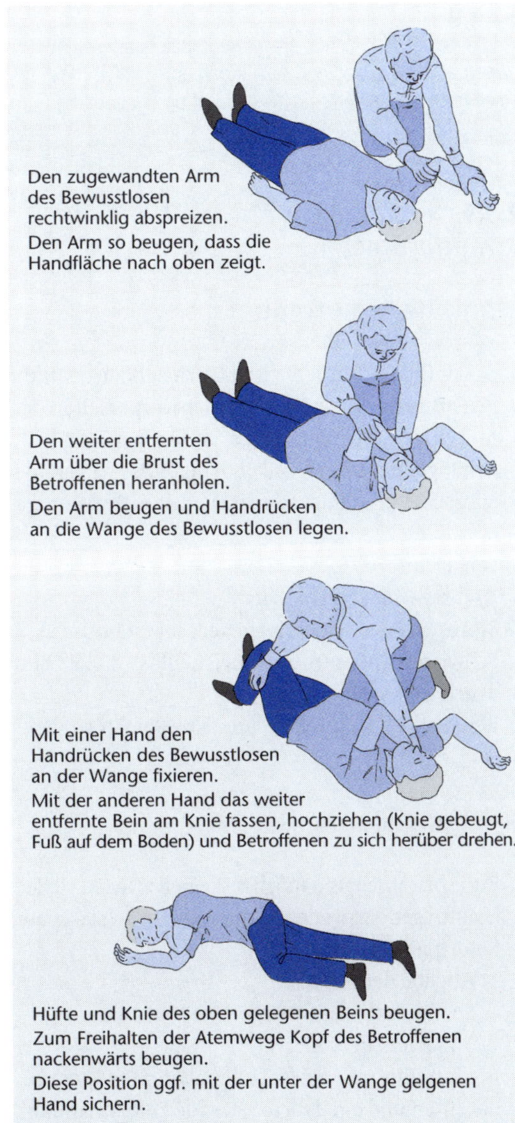

Abb. 7.6 Stabile Seitenlage [L190]

7.3.8 Notfallmaßnahmen bei plötzlicher Bewusstlosigkeit

Symptome

- Betroffener ist nicht ansprechbar
- Zeigt keine Reaktion auf Reize wie Schütteln oder Kneifen.

Sofortmaßnahmen

- Sofortiger Notruf:
  - Angabe der Adresse
  - Schilderung der Bewusstlosigkeit, der wahrnehmbaren Ursache der Bewusstlosigkeit und der Begleitsymptome
  - Meldende Person
- Beim alten Menschen bleiben und Vitalfunktionen kontrollieren:
  - **Bewusstsein**: Wiederholt laut ansprechen und ggf. an den Schultern schütteln
  - **Atmung**: Zuerst *Atemwege freimachen*: Fremdkörper, Blut, Erbrochenes und Prothese mit geschütztem Zeigefinger aus Mundhöhle entfernen, Kopf nach hinten überstrecken; dann *Atmung prüfen*: bei überstrecktem Kopf mit der Wange über den Mund des Betroffenen beugen und mit bauchwärts gerichtetem Blick auf Atembewegungen des Brustkorbs (sehen), auf Atemgeräusche (hören) und austretende Atemluft (fühlen) achten
- Bei Bewusstlosigkeit mit erhaltener Atmung und Puls: Betroffenen zum Freihalten der Atemwege in die **stabile Seitenlage** bringen (➤ Abb. 7.6) und weiter beobachten
- Bei Bewusstlosigkeit ohne Atmung: **Herz-Lungen-Wiederbelebung** (➤ Abb. 7.7) 30 Herzdruckmassagen im Wechsel mit 2 Atemstößen bis zum Eintreffen des Notarztes.

TIPP

Eine erfolgreiche Herz-Lungen-Wiederbelebung gelingt nur, wenn sie in regelmäßigen Abständen unter Anleitung eines hierfür ausgebildeten Anleiters erlernt und geübt wird.

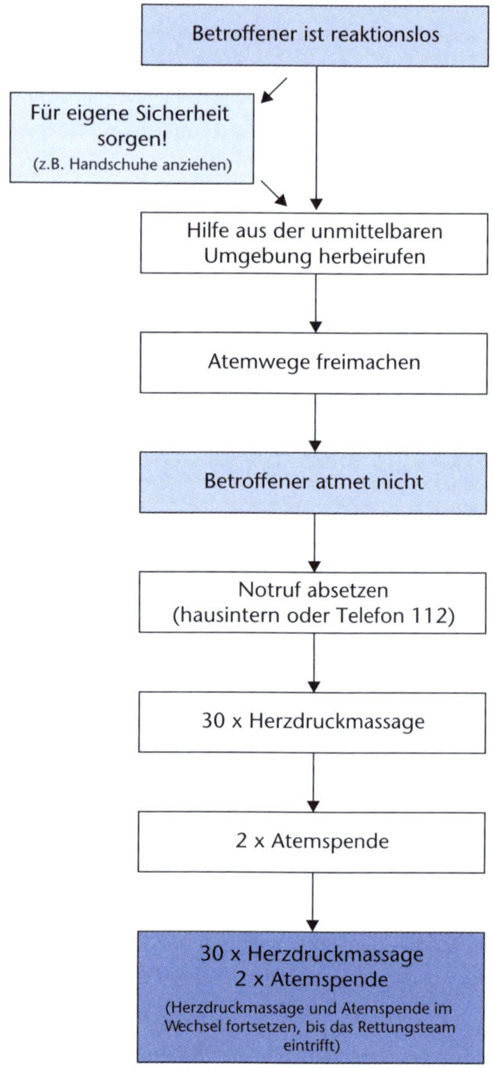

Abb. 7.7 Schema für die Wiederbelebung [M294]

7.3.9 Notfallmaßnahmen bei Schlaganfall

Mögliche Symptome

- Sensibilitätsstörungen, Kraftverlust oder Lähmungen an Armen und Beinen einer Körperseite
- Einseitige Gesichtsnervenlähmung: einseitig herabhängender Mundwinkel, hängendes Augenlid
- Sprach- und Schluckstörungen mit Erstickungsgefahr
- Sehstörungen
- Drehschwindel, Erbrechen
- Störungen des vegetativen Nervensystems, z. B. Schwitzen, Inkontinenz, Speichelfluss, hoher Blutdruck
- Bewusstlosigkeit, Atem- und Kreislaufstörungen.

Sofortmaßnahmen

- Ruhe bewahren und möglichst einen zweiten Helfer beauftragen, sofort den Rettungsdienst zu alarmieren
- Sofortiger Notruf:
  - Angabe der Adresse
  - Schilderung der Symptome
  - Meldende Person
- Bis zum Eintreffen des Arztes alten Menschen beobachten und ggf. lebensrettende Sofortmaßnahmen durchführen:
  - Bewusstsein, Atmung und Kreislauf kontrollieren (➤ Kap. 7.3.8)
  - Wenn der alte Mensch bei Bewusstsein ist, Oberkörper hochlagern, beruhigen, evtl. gelähmte Körperseite polstern
  - Bei Bewusstlosigkeit mit erhaltener Atmung und funktionierendem Kreislauf: zum Freihalten der Atemwege stabile Seitenlagerung (➤ Abb. 7.6), Zahnprothese entfernen
  - Bei Bewusstlosigkeit ohne vorhandene Atmung: Herz-Lungen-Wiederbelebung (➤ Abb. 7.7).

7.3.10 Notfallmaßnahmen bei akuten Bauchschmerzen

Akute Bauchschmerzen sind keine Krankheit, sondern ein Symptom, hinter dem sich zahlreiche, oft lebensbedrohliche Erkrankungen verbergen können. Ursache können Entzündungen (z. B. „Blinddarm"-Entzündung), Verschluss eines Hohlorgans (z. B. durch Gallensteine), Blutungen (z. B. aus Magengeschwür) oder Durchblutungsstörungen sein. Auch Erkrankungen der Wirbelsäule, ein Herzinfarkt oder Nierenerkrankungen können akute Bauchschmerzen verursachen.

Mögliche Symptome

- Akute Bauchschmerzen können von unterschiedlicher Art sein, z. B.:
  - Dumpf, stechend, schneidend, brennend, klopfend, ziehend oder drückend
  - Krampfartig, an- und abschwellend, auf Druck, gleichbleibend andauernd oder kontinuierlich zunehmend
  - Ausstrahlend, z. B. in den Arm, die Schulter, den Rücken
  - In Abhängigkeit von Ruhe und Bewegung oder von der Nahrungsaufnahme
- Weitere Symptome:
  - Übelkeit, Erbrechen (Magensaft, Galle, Darminhalt)
  - Durchfall (z. B. massiv, blutig, wässerig, schaumig)
  - Obstipation (Stuhlgang und Windabgang fehlt), Veränderungen des Stuhlgangs (z. B. Unregelmäßigkeit, Formveränderungen, Farbveränderungen, Geruchsveränderungen)
  - Harnverhalt oder blutiger Urin
  - Fieber, Unruhe
  - Bewusstseinseintrübung bis hin zur Bewusstlosigkeit.

Sofortmaßnahmen

- Ohne ausdrückliche Anordnung des Arztes keine Schmerzmittel verabreichen
- Sofort Hausarzt anrufen, bei Unerreichbarkeit sofortiger Notruf:
  - Angabe der Adresse
  - Beschreibung der Schmerzen und der Begleitsymptome
  - Meldende Person
- Der Helfer bleibt beim alten Menschen und führt bis zum Eintreffen des Arztes lebensrettende Sofortmaßnahmen durch:
  - Bewusstsein, Atmung und Kreislauf kontrollieren (➤ Kap. 7.3.8)
  - Bei Bewusstlosigkeit mit funktionierender Atmung und tastbarem Puls stabile Seitenlage (➤ Abb. 7.6)
  - Bei Atemstillstand Herz-Lungen-Wiederbelebung (➤ Abb. 7.7).

Ergänzende Maßnahmen

- Bei erhaltenem Bewusstsein alten Menschen nach seinen Wünschen lagern (meist leicht erhöhter Oberkörper, evtl. Seitenlage)
- Bei Erbrechen alten Menschen unterstützen, Papiertaschentücher und Auffanggefäß bereithalten
- Erbrochenes, Urin und Stuhl aufbewahren
- Fieber messen
- Nüchtern lassen (wegen eventueller Notfalloperation).

7.3.11 Notfallmaßnahmen bei Verletzungen

Mögliche Symptome

Verletzungen können sofort sichtbar, durch die Kleidung verdeckt oder ganz verborgen sein. Deshalb bei einer vermuteten Verletzung gezielt nach Verletzungszeichen suchen.

- Blutung
  - Venös: dunkelrot, langsam blutend
  - Arteriell: hellrot, spritzend
- Schmerzen und dadurch bedingte Schonhaltung des verletzten Körperteils
- Schwellung
- Schmauchspuren bei Stromverletzungen
- Fehlstellungen von Knochen oder Gelenken
- Schockzeichen:
  - Hoher Puls (mehr als 100 Schläge/Min.) und niedriger Blutdruck (systolisch unter 100 mmHg)
  - Schnelle Atmung
  - Haut feucht, kalt blass bis grau
  - Unruhe, Angst
  - Benommenheit bis Bewusstlosigkeit.

Sofortmaßnahmen

- Bei erhaltenem Bewusstsein nach möglicher Unfallursache fragen
- Hinweise auf Unfallursache wahrnehmen (z. B. Herzinfarkt, Schlaganfall)
- Sofortiger Notruf:
  - Angabe der Adresse
  - Schilderung der Symptome und der möglichen Unfallursachen
  - Meldende Person
- Beim alten Menschen bleiben und bis zum Eintreffen des Arztes lebensrettende Sofortmaßnahmen durchführen:
  - Bewusstsein, Atmung und Kreislauf kontrollieren (➤ Kap. 7.3.8)
  - Bei erhaltenem Bewusstsein und Schocksymptomen Beine hochlagern, zudecken
  - Wunden mit steriler Kompresse abdecken
  - Bei stärkerer Blutung Druckverband und zuführende Arterie der Extremität (Oberarminnenseiten, Oberschenkelinnenseiten, Leiste) abdrücken, Extremität hochlagern, insbesondere bei Schockzeichen Beine hochlagern
  - Verletzte Knochen und Gelenkverletzungen ruhig lagern
  - Bei Bewusstlosigkeit mit funktionierender Atmung und tastbarem Puls stabile Seitenlagerung (➤ Abb. 7.6), zudecken
  - Bis zum Eintreffen des Arztes alten Menschen beobachten
  - Falls erforderlich Herz-Lungen-Wiederbelebung (➤ Abb. 7.7).

7.3.12 Notfallmaßnahmen bei Krampfanfällen (z. B. Epileptischem Anfall)

Symptome

- Evtl. kurz vor dem Anfall Veränderungen der Gefühls-, Geruchs-, Geschmacks- und Lichtwahrnehmung (sogenannte „Aura“)
- Plötzliches Hinfallen, evtl. mit „Initialschrei“ (hohe Verletzungsgefahr!)
- Zunächst Streckkrampf und Atemstillstand für einige Sekunden
- Danach Zuckungen, Verkrampfungen, evtl. Zungenbissverletzung, schaumiger Speichel vor dem Mund, unwillkürlicher Urinabgang
- Anschließend tiefer Schlaf
- Bewusstlosigkeit.

Sofortmaßnahmen

- Den betroffenen Menschen vor Verletzungen schützen, Kopf auf Decke oder Kissen legen
- Nach dem Anfall stabile Seitenlagerung zur Aspirationsprophylaxe (➤ Abb. 7.6) und Bewusstsein, Atmung und Kreislauf kontrollieren (➤ Kap. 7.3.8)
- Arzt benachrichtigen und krampflösende Medikamente, z. B. Diazepam (Valium®), bereitstellen
- Falls erforderlich Herz-Lungen-Wiederbelebung (➤ Abb. 7.7)
- Anfallsbeginn und Anfallsende notieren.

TIPP

Menschen mit bekannter Epilepsie können durch regelmäßige Medikamenteneinnahme und einen Schutzhelm ihre Sicherheit erhöhen.

7

7.3.13 Notfallmaßnahmen bei Vergiftungen

Gifte können über den Verdauungskanal, über die Atemwege oder über die Haut ins Blut gelangen und so den gesamten Organismus schädigen.

Mögliche Symptome

- Zentralnervensystem und Psyche: z. B. Kopfschmerzen, Schwindel, Wahnvorstellungen (Halluzinationen), Angst, Erregung, Lähmungen, Krämpfe, Bewusstseinsstörungen bis hin zur Bewusstlosigkeit
- Magen-Darm-Trakt und Stoffwechsel: Mundtrockenheit, Übelkeit, Erbrechen, Durchfall, Bauchschmerzen
- Herz-Kreislauf-System: Pulsverlangsamung oder -beschleunigung, Blutdruckanstieg oder -abfall, Herzrhythmusstörungen, Herz-Kreislaufstillstand
- Atmung: Atemnot, Blaufärbung der Haut (Zyanose), Atemstillstand
- Haut: Rötung, Blässe, Blasenbildung
- Schwitzen, Fieber.

Sofortmaßnahmen

- Bei erhaltenem Bewusstsein nach möglicher Vergiftungsursache fragen, bei Bewusstlosen Hinweise auf Vergiftungsursache in der Umgebung der Betroffenen suchen, z. B. Tablettenröhrchen, Behälter, Flaschen und dem Rettungsdienst telefonisch mitteilen
- Sofortiger Notruf:
  - Angabe der Adresse
  - Schilderung der Symptome und der möglichen Vergiftungsursache
  - Meldende Person
- Bis zum Eintreffen des Arztes lebensrettende Sofortmaßnahmen durchführen:
  - Vitalfunktionen kontrollieren (➤ Kap. 7.3.8)
  - Bei Bewusstlosigkeit mit erhaltenem Puls und funktionierender Atmung: stabile Seitenlagerung (➤ Abb. 7.6), alten Menschen zudecken
  - Bei Bewusstlosigkeit ohne Puls und Atmung: Herz-Lungen-Wiederbelebung (➤ Abb. 7.7); **Vorsicht**: bei Vergiftungen z. B. durch Schädlingsbekämpfungsmittel wegen der Selbstgefährdung Beatmung nur mit Beatmungsgerät
- Aufbewahren von Erbrochenem, Stuhl oder Urin, da sie Rückschlüsse auf die Vergiftungsursache geben können (Zum Selbstschutz Schutzhandschuhe tragen).

Vorsicht! Ohne Anweisungen des Rettungsdienstes oder einer Giftnotrufzentrale (Auskunft über Telekom) keine Getränke verabreichen, kein Erbrechen herbeiführen.

Vorbeugung

7

Alle Substanzen, die zu Vergiftungen führen können
- gut sichtbar kennzeichnen, von Lebensmitteln getrennt aufbewahren und
- für verwirrte Menschen unzugänglich aufbewahren.

7.4 Standards bei AEDL „Essen und Trinken"

7.4.1 Unterstützung beim Essen und Trinken

Richtungsweisend ist hierzu der nationale Expertenstandard „Ernährungsmanagement zur Sicherstellung und Förderung der oralen Ernährung in der Pflege".

Ziele

- Expertenstandard: „Jedem Patienten/Bewohner mit pflegerischem Unterstützungsbedarf oder einem Risiko für oder Anzeichen von Mangelernährung ist die orale Nahrungsaufnahme entsprechend seinen Bedürfnissen und seinem Bedarf sichergestellt"
- Der alte Mensch nimmt Flüssigkeit entsprechend seinen Bedürfnissen und seines Bedarfs auf

- Der alte Mensch ist über Hilfsmittel zum Essen und Trinken informiert und benützt diese
- Der alte Mensch verletzt sich nicht mit Besteck oder Trinkgefäßen und aspiriert nicht
- Der alte Mensch erhält Hilfestellung entsprechend seiner Probleme bei der Nahrungsaufnahme
- Der alte Mensch bewahrt Selbstbestimmung und Würde bei der Nahrungsaufnahme.

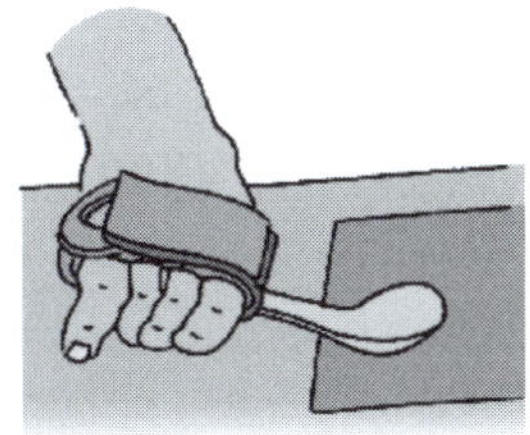

Abb. 7.8 Im Besteckhalter können alle Bestecke mit flachem Griff befestigt werden. [A500-119]

Material

- Anamnesebogen zur Bestimmung des Ernährungszustandes, z. B. MNA (Mini Nutritional Assessment)
- Nährwerttabelle, Berechnungsformeln, z. B. BMI, Ernährungsplan, Trinkplan, Ernährungsprotokoll, Trinkprotokoll, Ein- und Ausfuhrprotokoll
- Geeignete Hilfsmittel zum Essen und Trinken, z. B. rutschfeste Teller, Antirutschmatte, Teller mit Randerhöhung, Einhandschneidebrettchen, Besteck gebogen, mit Griffverstärkungen (➤ Abb. 7.8), Schnabelbecher, Becher mit Griffverstärkung, Griffmulde oder verschließbarem Trinkhalm
- Kleidungsschutz, z. B. Serviette, Schutztuch, Essschürze.

Durchführung

Zu Beginn der Pflege und in vorher festgelegten Zeiträumen:

- Erfassen und dokumentieren von Ernährungs- und Trinkverhalten, Ernährungszustand, Flüssigkeitsaufnahme; wünschenswerter BMI-Wert bei älteren Menschen: 24-29 kg/m^2; bei einem BMI-Wert von weniger als 18,5 kg/m^2 sind Interventionen aufgrund von Unterernährung erforderlich, wenn dieser Wert nicht konstitutionell bedingt ist
- Errechnen des individuellen Ernährungsbedarfs, z. B. Formelberechnung entsprechend der „Grundsatzstellungnahme des MDS": **Beispiel zum Errechnen des Energiebedarfs** bei einem Mann mit 70 kg:

$$
\begin{aligned}
&\text{Männer: } 0{,}0491 \times 70\,\text{kg Körpergewicht} && = 3{,}4 \\
&\text{Frauen: } 0{,}0377 && + 2{,}46\ (\text{Frauen} + 2{,}75) \\
& && = 5{,}8\ \text{MJ / Tag} \times 239\ (\text{Umrechungsfaktor kcal}) \\
& && 1386\ \text{kcal / Grundumsatz / Tag} \\
& && \times\ 1{,}5\ \text{bei leichter Aktivität}^{*} \\
& && = 2079\ \text{kcal Energiebedarf pro Tag}
\end{aligned}
$$

*bei vollständiger Immobilität 1,2 × Grundumsatz, bei mittlerer Aktivität 1,75 × Grundumsatz, bei schwerer Aktivität 2,0 × Grundumsatz

- **Oder vereinfachte Berechnung**: je nach Mobilität 20–30 kcal/kg Körpergewicht, bei konsumierenden Erkrankungen 35–40 kcal/kg Körpergewicht
- Errechnen des individuellen Flüssigkeitsbedarfs: Beispiel zum Errechnen des Flüssigkeitsbedarfs:

Die ersten 10 kg Körpergewicht	100ml	10	×	100 =	1000ml
die zweiten 10 kg Körpergewicht	50ml	10	×	50 =	500ml
jedes weitere kg Körpergewicht	15ml	50	×	15 =	750ml
Gesamtbedarf bei 70 kg Körpergewicht					2250ml

Hinweis: in der Nahrung enthaltene Flüssigkeit kann nur geschätzt werden

- **Vereinfachte Formel zur Feststellung des Flüssigkeitsbedarfs**: 30 ml/kg Körpergewicht bei körperlicher Aktivität und Fieber und Schwitzen erhöht sich der Flüssigkeitsbedarf entsprechend
- Erfassen von beeinflussenden Faktoren: verändertes Hunger-, Durst- und Sättigungsgefühl, nachlassender Geruchs- und Geschmackssinn, Kaubeschwerden, einseitige Ernährungs- und Trinkgewohnheiten, Nebenwirkungen von Medikamenten, Erkrankungen des Magen-Darmtraktes, Immobilität, Schluckstörung, Vergesslichkeit, Verwirrtheit, Depressionen, Psychosen, finanzielle Situation, Wohnsituation, Hilfsangebote, Hilfsmittel.

Im Zusammenhang mit der Unterstützung beim Essen und Trinken:

- Beratung über geeignete Ess- und Trinkhilfen und ggf. Beschaffung (veranlassen)
- Anleiten bei der Nahrungszubereitung und zum Zerkleinern der Nahrung
- Mundgerechtes Zubereiten der Nahrung, Hilfsmittel, Kostformen und Zerkleinerung den Problemen bei der Nahrungsaufnahme, z. B. motorischen Störungen, Schluckstörungen, eingeschränkter Sehfähigkeit, Verwirrtheit, anpassen
- Ansprechendes, angemessen temperiertes Servieren bei geeignetem Besteck, Tellern
- Unterstützung bei der Aufnahme der Nahrung entsprechend der Probleme bei der Nahrungsaufnahme, z. B. aufrechte Sitzhaltung, Führen der Hand zum Mund, Kissen unter den Arm legen, Anleiten zum Ertasten des Essens und evtl. zum Essen mit den Fingern, Hinweise auf Speisen und Speisenanordnung auf dem Teller, Anbieten von Getränken während des Essens.

Insbesondere bei Schluckstörungen:

- Keine zu großen Nahrungsstücke, keine krümeligen Nahrungsmittel, sondern bevorzugt breiige Kost, Joghurt, falls erforderlich angedickte Flüssigkeiten anbieten, eine Steigerung zu normaler Kost muss, wenn möglich, langsam erfolgen
- Wegen Aspirationsgefahr den alten Menschen nicht durch andere Aktivitäten, Gespräche, Radio, Fernseher etc. ablenken
- Nicht während des Essens sprechen
- Vor dem Essen den Mund von nicht geschluckten Sekreten befreien
- Eine neue Nahrungsportion erst anreichen, wenn vorhergehende Portion geschluckt ist
- Wenn der alte Mensch müde ist, eine Pause einlegen
- Nach Schlucken bei Beendigung des Essens den alten Menschen „Ah“ sagen lassen
- Ein Schluckreiz kann z. B. durch kurzen Druck der Löffelunterseite auf die Zungenmitte ausgelöst werden
- Nach dem Essen prüfen, ob keine Nahrungsreste im Mund verblieben sind.

Verwirrte alte Menschen:

- erinnern sich an die Essensituation durch Sehen von Speisen, Benennen von Speisen, Betasten von Speisen, Besteck etc., Riechen von Nahrungsmitteln und Benetzen der Lippen mit dem Geschmack der Nahrungsmittel,
- müssen durch sichere Gestaltung des Umfeldes davor geschützt werden, nicht essbare oder giftige Dinge zu sich zu nehmen, sich mit dem Besteck zu verletzen und zu wenig zu essen oder zu trinken.

Nach der Mahlzeit:

- Hygienemaßnahmen wie Mundpflege, Händewaschen, Säubern, Wechseln der Kleidung
- Dokumentation der Maßnahme und Führen des Ess-Trinkprotokolls.

Pflegepersonal

- Eine Pflegefachkraft
- Hilfskräfte, Angehörige oder sonstige geeignete Personen können die Pflegekraft unter Anleitung und Aufsicht bei Teilschritten unterstützen.

Ergebnis

- Der alte Mensch nimmt Nahrungsmittel und Flüssigkeit entsprechend seines Bedarfs auf
- Der alte Mensch aspiriert nicht.

TIPP

Die „Grundsatzstellungnahme Ernährung und Flüssigkeitsversorgung älterer Menschen" des MDS Medizinischer Dienst der Spitzenverbände der Krankenkassen steht im Internet unter www.mds-ev.de als download zur Verfügung.

7.4.2 Mund- und Zahnpflege, Soor und Parotitisprophylaxe

Ziele

- Der alte Mensch hat eine gesunde, feuchte, belagfreie Mundschleimhaut und gepflegte Zähne
- Der alte Mensch kann die tägliche Mund- und Zahnpflege selbstständig durchführen
- Der alte Mensch kann den Speichel im Mundbereich selbstständig entfernen
- Der alte Mensch kann Speisereste im Mund selbstständig entfernen
- Der alte Mensch kennt Möglichkeiten der gesundheitsbewussten Ernährung und Flüssigkeitszufuhr, um eine intakte Mundschleimhaut zu erhalten und zu fördern.

7

Material

Zum Zähneputzen

- Zahnbürste, -pasta, evtl. Zahnseide, Bürstchen für Zwischenräume, evtl. Mundwasser
- Becher mit lauwarmem Wasser
- Waschbecken, Nierenschale
- Handtuch.

Zusätzlich zur Zahnprothesenpflege

- Zahnprothesenschale
- Selbstreiniger (Corega-Tabs®, Kukident®)
- Evtl. Haftpulver oder -creme
- Spezielle Pasten bei schmerzhaften Stellen und Zahnprothesendruckstellen.

Zur Mundpflege, Soor- und Parotitisprophylaxe

- Unsterile Handschuhe
- Zur Mundinspektion: Taschenlampe, Zungenspatel
- Zum Spülen: Getränk nach Wunsch, z. B. Wasser, Kamillentee, Malventee, Mineralwasser
- Zur Reinigung von Zähnen, Zunge und Mundschleimhaut: Stücke von frischen Früchten (z. B. Apfel, Orange, Mandarine, Melone oder Gurken)
- Zum Entfernen von Belägen: Zitronenscheibe, Rosenhonig oder Backpulver
- Zum Auswischen der Mundhöhle: Becher mit Lösungen (z. B. Kamille, Salbei, Myrrhe); kompressenumwickelte Klemme
- Zum Anregen des Speichelflusses: Zitronensaft oder gelartige, sich am Gaumen auflösende Plättchen in verschiedenen Geschmacksrichtungen
- Zur Pflege der Mundschleimhaut: z. B. Sonnenblumenöl
- Bei verminderter Speichelproduktion: künstlicher Speichel (z. B. Glandosane®)
- Zum Einfetten der Lippen: je nach Vorliebe des alten Menschen z. B. frische Butter oder Margarine, Lippenpflegestift, Fettsalbe, Bepanthen® oder Vaseline
- Abwurfschale, Papier oder Zellstofftücher, Abfallbeutel
- Luftbefeuchter
- Evtl. Absauggerät mit Zubehör
- Zusätzlich bei Erkrankungen nach ärztlicher Verordnung:
  - Bei Einrissen der Mundwinkel (Rhagaden): Vitamin B-Präparate (z. B. als Salbe)
  - Bei Entzündungen (z. B. Stomatitis, Gingivitis): unverdünntes, desinfizierendes Mundwasser oder Salbeitee oder verdünnte Myrrhentinktur oder Lutschtabletten
  - Bei Soor: antimykotische Lösungen zum Einpinseln der Mundschleimhaut, z. B. Moronal®.

Durchführung

Zähneputzen

- Dreimal täglich nach den Mahlzeiten; Gewohnheiten berücksichtigen, motivieren
- Oberkörper erhöht, sitzend im Bett oder auf dem Stuhl, möglichst am Waschbecken
- Je nach Einschränkung des alten Menschen Material anreichen, zum Putzen anleiten oder übernehmen
- Mit einem Handtuch Hals und Brust abdecken
- Zähne systematisch reinigen: Zuerst bei geschlossenen Zahnreihen in kreisenden Bewegungen vom Zahnfleisch zu den Zähnen, dann bei geöffnetem Mund Zahninnenflächen und Backenzähne bürsten
- Zahnzwischenräume mit Zahnseide oder kleinem Bürstchen reinigen
- Mund mit Wasser oder Tee ausspülen lassen
- 1–2 × jährlich Kontrolle durch Zahnarzt.

Zahnprothesenpflege

- Nach Gewohnheit (ca. dreimal täglich nach dem Essen) Prothese zum Reinigen aus dem Mund nehmen (lassen)
- Je nach Einschränkung des alten Menschen Material anreichen, zur Reinigung anleiten oder übernehmen
- Etwas Wasser in das Waschbecken einlassen, damit Prothese nicht zerbricht, wenn sie herunterfällt
- Prothese mit Schutzhandschuhen unter fließendem Wasser mit Zahnpasta und -bürste reinigen; Selbstreiniger nach Gebrauchsanleitung handhaben und gut mit Wasser abspülen

- Mund mit Getränk spülen lassen oder Mundpflege
- Feuchte Prothese einsetzen (lassen), evtl. Haftpulver oder -creme verwenden
- Prothese tagsüber möglichst immer einsetzen, um Kieferverformungen zu vermeiden
- Kontrollen beim Zahnarzt einmal jährlich.

Mundpflege, Soor- und Parotitisprophylaxe

- Alten Menschen informieren; während gesamter Tätigkeit beibehalten
- Mundpflege nach jeder Mahlzeit durchführen
- Oberkörper leicht erhöht lagern
- Mund ausspülen lassen oder Mund mit Getränk (z. B. Wasser, Kamillentee, Malventee, Mineralwasser) befeuchten
- Einmalhandschuhe zum Selbstschutz anziehen
- Mund und Zähne mit getränkten Tupfern, frischen Früchten oder Gurke reinigen, dabei inspizieren (bei Beschwerden mit Taschenlampe und Mundspatel)
- Beläge z. B. mit Rosenhonig, Zitronenscheiben oder Backpulver entfernen
- Bei erheblichen Speichelansammlungen absaugen (➤ Kap. 7.3.3)
- Mund nochmals mit Getränk ausspülen oder kompressenumwickelte Klemme oder Finger in Getränk tauchen und Mundhöhle, Zähne, Wangeninnenflächen, Wangentaschen, Zunge, unter der Zunge, harten und zum Schluss weichen Gaumen vorsichtig auswischen; Vorgang evtl. wiederholen, neue Kompresse verwenden
- Lippen mit feuchter Kompresse reinigen und mit Pflegestift, etwas Butter, Bepanthen®- oder Fettsalbe einfetten
- Bei trockenem Mund evtl. künstlichen Speichel verwenden oder mehrmals täglich Butter auf die Zunge geben oder Mund mit Getränk anfeuchten; auf ausreichende Flüssigkeitszufuhr achten (!)
- Gebrauchtes Einmalmaterial in Abwurf entsorgen
- Zusätzlich zur *Soor- und Parotitisprophylaxe*:
  - Zum Anregen des Speichelflusses z. B. Dörrobst oder Brotrinde kauen lassen; Wangentaschen und Zunge mit Zitronensaft betupfen oder an Zitrone riechen lassen
  - Leichte Massage der Ohrspeicheldrüse (Wange vor und unter den äußeren Gehörgängen).
- Zusätzlich bei *Erkrankungen* nach Arztanordnung:
  - Einrisse in den Mundwinkeln (Rhagaden) mit Vitamin B-haltiger Salbe bestreichen
  - Bei Entzündungen der Mundschleimhaut z. B. Lutschtabletten lutschen lassen oder kompressenumwickelte Klemme mit Myrrhe, Salbei oder Kamille tränken und Mundhöhle auswischen
  - Bei Soor: Mundschleimhaut z. B. mit Moronal® einpinseln
- Pflegehandlung dokumentieren.

Pflegepersonal

Eine Pflegefachkraft.

Ergebnisse

- Der alte Mensch äußert, dass er sich wohl und schmerzfrei fühlt und mit dem Zustand seiner Schleimhäute im Mundbereich zufrieden ist
- Der alte Mensch kann die tägliche Mundpflege selbstständig durchführen.

7.4.3 Sondenernährung über eine Magenfistel (PEG) (B)

Die **PEG** (**P***erkutane* **E***ndoskopisch kontrollierte* **G***astrostomie)* ist eine im Krankenhaus von einem Arzt gelegte Ernährungssonde, die durch die Bauchdecke einen Zugang zum Magen schafft (➤ Abb. 7.9). Sie dient der Ernährung bei Stenosen im Mund, Hals, Ösophagus oder Mageneingang (z. B. durch Tumoren), bei neurologischen Schluckstörungen (z. B. bei Apoplex ➤ Kap. 5.9.1) oder bei Verwirrtheitszuständen.

Ziele

- Der alte Mensch ist über Sinn und Zweck der Maßnahme sowie über das Vorgehen informiert und mit der Durchführung einverstanden
- Der alte Mensch erhält vollwertige, vitaminreiche Ernährung und ausreichend Flüssigkeit
- Komplikationen, wie z. B. Aspiration und Durchfall, werden vermieden.

Material

- Material zur Mundpflege (➤ Kap. 7.4.2)
- Sondenkost: nach Vorschrift und im Wasserbad auf 30 °C erwärmte Fertignahrung oder selbst hergestellte Sondennahrung
- 50 oder 100 ml Spritze
- Überleitungsgerät mit Ernährungsbeutel oder industriell gefertigte Flaschen; alternativ: Spritzenzylinder oder Trichter
- Händedesinfektionsmittel
- Stethoskop
- Tee
- Medikamente nach Arztanordnung
- Material zur Pflege der Sondenaustrittsstelle an der Bauchdecke
- Abfallbehälter.

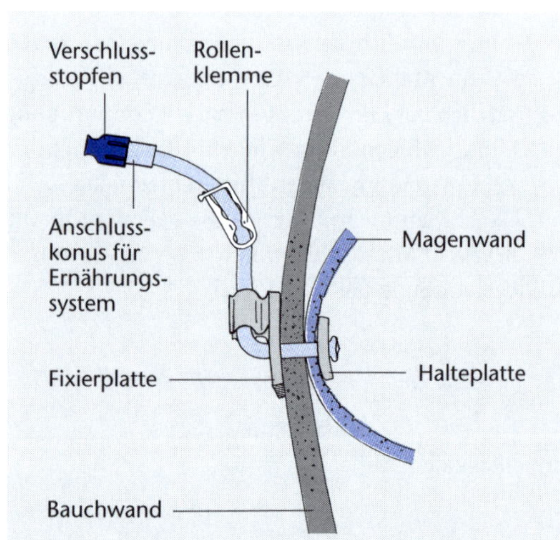

Abb. 7.9 Schema einer PEG. Die Ernährungssonde wird über den Mund in den Magen und durch eine Punktionsstelle nach außen geführt, bis sich die Halteplatte von innen an die Magenwand legt. [A400]

Durchführung

- Eigene Information über Art der Sondenernährung, Nahrungsmenge, Applikationsform, Einlaufgeschwindigkeit, zu verabreichende Medikamente
- Alten Menschen informieren, wenn möglich aufsetzen und mithelfen lassen
- Mundpflege, Soor- und Parotitisprophylaxe (➤ Kap. 7.4.2)
- Hände desinfizieren
- Mit einer Spritze überprüfen, ob Nahrungsreste im Magen sind; werden mehr als 100 ml Sondenkost aspiriert, Arzt informieren

- Sondenkost überprüfen (Aussehen, Farbe, Temperatur)
- Wird Kost mittels *Überleitungsgerät* und ggf. mit Ernährungspumpe verabreicht (➤ Abb. 7.10):
  - Überleitungsgerät an Beutel oder Flasche anschließen, und mit Nährlösung luftfrei füllen, Klemme schließen, ggf. in Ernährungspumpe einlegen
  - An Sonde anschließen, Klemme öffnen
  - Einlaufgeschwindigkeit nach Verordnung einstellen und kontrollieren, Kontrolle mehrmals während des Einlaufens wiederholen
  - Überleitungsgerät täglich wechseln
- Medikamente (in zerkleinerter Form) nach der Nahrung geben
- Sonde nach jeder Nahrungszufuhr, vor und nach Medikamentengabe mit 30 ml Tee oder Wasser spülen; darauf achten, dass keine Luft in die Sonde gelangt
- Sonde verschließen
- Nach der Nahrungszufuhr alten Menschen zur Vorbeugung einer Aspiration ca. 45 Min. mit erhöhtem Oberkörper lagern
- Gebrauchtes Material entsorgen
- Alten Menschen beobachten, Wünsche erfragen und erfüllen
- In der ersten Woche nach Anlegen einer PEG täglicher Verbandswechsel (➤ Kap. 7.9.6), später 1–2 × wöchentlich oder auf ärztliche Anweisung
- Vorgang dokumentieren, Bilanzbogen führen.

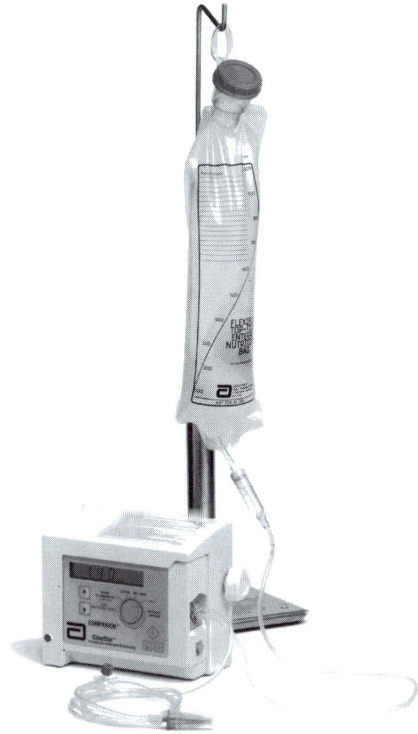

Abb. 7.10 Ernährungspumpe mit angeschlossenem Spezialüberleitungsgerät für Flaschen-Sondenkost. Die Flussrate wird in ml/h eingestellt. Nach Verabreichung der eingegebenen Gesamtmenge schaltet sich die Pumpe ab und gibt ein akustisches Signal. [U142]

TIPP

- Zum Spülen keine Obstsäfte oder Früchtetees verwenden, da Nahrungsbestandteile ausflocken und die Sonde verstopfen können
- Liegt die Sonde im Dünndarm, muss die Sondenkost kontinuierlich mittels Ernährungspumpe verabreicht werden, da die Speicherfunktion des Magens fehlt.

Pflegepersonal

Eine Pflegefachkraft.

Ergebnisse

- Der alte Mensch fühlt sich wohl und ist zufrieden
- Die Kräfte und Abwehrkräfte und Selbstständigkeit des alten Menschen bleiben erhalten
- Er bekommt keine Komplikationen.

7.4.4 Notfallmaßnahmen bei Aspiration und Verschlucken

Symptome

Beim Einatmen eines Fremdkörpers (z. B. Erbrochenes) in die Luftröhre (Aspiration):
- Starker Hustenreiz mit Atemnot, Blaufärbung der Haut (Zyanose) und Erstickungsgefühl
- Atemgeräusche
- Angst
- Evtl. Bewusstlosigkeit.

Beim Verschlucken eines größeren Fremdkörpers (z. B. Fleischstück) in der Speiseröhre:
- Schluckbeschwerden, Brechreiz
- Schmerzen hinter dem Brustbein
- Angst
- Atemnot, Blaufärbung der Haut (Zyanose) – Erstickungsgefahr
- Evtl. Bewusstlosigkeit.

Sofortmaßnahmen

- Bei Einatmung in die Luftröhre den Betroffenen beim Husten unterstützen bzw. zum Husten bringen: Oberkörper vornüber beugen oder über die Tischkante legen lassen und mehrmals kräftig zwischen die Schulterblätter klopfen
- Bei Verschlucken in die Speiseröhre versuchen, den Fremdkörper, sofern er bei Inspektion der Mundhöhle sichtbar ist, mit dem Finger aus dem Rachen zu entfernen
- Wenn kein Erfolg erzielt werden kann: Heimlich-Handgriff:
  - Kann Betroffener stehen: von hinten Arme um den Bauch des alten Menschen schlingen, Oberkörper mit Kopf und Armen vornüber beugen lassen und mit der Faust (andere Hand unterstützt) mehrmals ruckartig in den Oberbauch Richtung Zwerchfell drücken
  - Kann Betroffener nicht stehen: alten Menschen auf den Rücken legen, daneben knien und mit der Faust (andere Hand unterstützt) mehrmals ruckartig in den mittleren Oberbauch Richtung Zwerchfell drücken
- Bei Erstickungsgefahr und Atemstillstand sofortiger Notruf:
  - Angabe der Adresse
  - Schilderung der Symptome und möglichen Ursache
  - Meldende Person
- Bis zum Eintreffen des Arztes Herz-Lungen-Wiederbelebung durchführen (➤ Abb. 7.7).

Vorsicht!

Heimlich-Handgriff nicht leichtfertig anwenden, da er zu inneren Verletzungen führen kann. Deswegen Arzt Bescheid geben, wenn er angewendet wurde, damit der alte Menschen anschließend gründlich untersucht und entsprechend weiterbeobachtet werden kann.

7

7.4.5 Blutzuckermessung (B)

Ziele

- Der alte Mensch ist über Sinn und Zweck der Maßnahme sowie über das Vorgehen informiert und mit der Durchführung einverstanden
- Der alte Mensch erkennt seine veränderten Blutzuckerwerte
- Er kann zur Vermeidung von Komplikationen durch die veränderten Blutzuckerwerte entsprechend handeln.

Material

- Händedesinfektionsmittel
- Blutzuckermessgerät mit Bedienungsanleitung
- Teststreifen zum Messgerät gehörig, codiert
- Lanzette oder Lanzettenautomat mit Aufsatzkappe (z. B. Penlet®)
- Kleines Pflaster
- Diabetiker-Tagebuch.

Durchführung

- Information des alten Menschen
- Händedesinfektion
- Gerät einschalten, Code von Gerät und Teststreifen überprüfen
- Je nach Gerät Teststreifen einlegen, bereithalten
- Einstich mit Stechautomat an sauberer Fingerbeere oder Ohrläppchen
- Blutstropfen auf das Testfeld des Teststreifens auftragen
- Messergebnis bei ins Gerät eingelegtem Teststreifen abwarten und ablesen
- Kleines Pflaster auf die Einstichstelle kleben
- Messergebnis dokumentieren, bei pathologischen Werten Arzt informieren
- Gebrauchtes Material unfallverhütend entsorgen
- Alten Menschen beobachten (Reaktion, Atmung, Haut).

Ergebnis

- Der alte Mensch reagiert angemessen auf seinen Blutzuckerwert.

7.4.6 Notfallmaßnahmen bei hypoglykämischem Schock (Unterzuckerung)

Symptome

Die Symptome entwickeln sich schnell innerhalb weniger Minuten:
- Heißhunger, Unruhe, Zittern
- Blasse, kaltschweißige Haut

- Konzentrationsschwäche, Seh- und Sprachstörungen
- Verwirrtheit
- Bewusstlosigkeit, häufig verbunden mit Krämpfen.

Sofortmaßnahmen

- Bei den ersten Zeichen einer Unterzuckerung und bei erhaltenem Bewusstsein sofort Kohlenhydrate verabreichen (Zucker, gesüßter Tee, süße Säfte)
- Bei Bewusstlosigkeit Atmung und Kreislauf kontrollieren (➤ Kap. 7.3.8), bei funktionierender Atmung und tastbarem Puls stabile Seitenlagerung (➤ Abb. 7.6)
- Blutzuckermessung, zweiter Helfer Notruf auslösen lassen
- Sofortiger Notruf:
  - Angabe der Adresse
  - Schilderung der Symptome, außerdem mitteilen, dass Betroffener Diabetiker ist und welche Insulintherapie (wie oft, wieviel, welches) er bekommt
  - Meldende Person
- Beim alten Menschen bleiben und bis zum Eintreffen des Arztes Vitalfunktionen kontrollieren, bei Atemstillstand Herz-Lungen-Wiederbelebung (➤ Abb. 7.7).

TIPP

Bei Unklarheit, ob eine Überzuckerung (diabetisches Koma) oder eine Unterzuckerung (hypoglykämischer Schock) vorliegt, nie Insulin geben. Bei erhaltenem Bewusstsein Zucker essen oder trinken lassen (Glukose schadet nicht, Insulin kann bei einer Unterzuckerung tödlich sein).

7.4.7 Notfallmaßnahmen bei diabetischem Koma

Symptome

Die Symptome entwickeln sich langsam über Stunden bis Tage:
- Erhöhte Urinausscheidung (Polyurie) und starker Durst
- Schwäche, Übelkeit, Erbrechen
- Trockene, warme Haut
- Schneller Puls (Tachykardie) und niedriger Blutdruck
- Evtl. vertiefte Atmung (Kussmaulsche Atmung) und Azetongeruch (Fruchtgeruch) der Atemluft
- Allmählich zunehmende Bewusstseinseintrübung bis zur tiefen Bewusstlosigkeit (Koma)
- Stark erhöhte Blutzuckerwerte.

Sofortmaßnahmen

- Bewusstsein, Atmung und Kreislauf kontrollieren (➤ Kap. 7.3.8)
- Bei Bewusstlosigkeit stabile Seitenlagerung (➤ Abb. 7.6)
- Blutzuckermessung, bei stark erhöhten Werten: Verabreichung der vom Arzt festgelegten Menge des Insulins
- Hausarzt oder diensthabenden Arzt anrufen

- Bei Nichtvorliegen einer Bedarfsanordnung, Nichterreichbarkeit des Hausarztes oder Herz-Kreislauf-Stillstand sofortiger Notruf:
  - Angabe der Adresse
  - Schilderung der Symptome; außerdem mitteilen, dass Betroffener Diabetiker ist und welche Insulintherapie (wie oft, wieviel, welches) er bekommt
  - Meldende Person
- Beim alten Menschen bleiben und bis zum Eintreffen des Arztes Vitalfunktionen kontrollieren und falls erforderlich Herz-Lungen-Wiederbelebung durchführen (> Abb. 7.7).

TIPP

Darauf achten, dass für Diabetiker immer die entsprechende Insulinart ausreichend verfügbar ist.

7.5 Standards bei AEDL „Ausscheiden"

7.5.1 Unterstützung beim Ausscheiden

Ziele

- Der alte Mensch kann die Ausscheidung und die damit verbundenen Tätigkeiten mit Unterstützung oder selbstständig durchführen
- Die Intimsphäre des alten Menschen ist im Rahmen des Möglichen gewahrt
- Der alte Mensch behält trotz seiner Hilfsbedürftigkeit seine Würde und Selbstbestimmung
- Der alte Mensch ist über Hilfsmittel und angepasste Bekleidung informiert und benützt diese
- Die Sicherheit des alten Menschen ist gewährleistet.

7

Material

- Leicht zu öffnende Kleidung
- Toilettenstuhl, Ausscheidungsgefäße oder ableitende Hilfsmittel oder aufsaugende Inkontinenzhilfsmittel je nach Inkontinenzgrad
- Zellstoff oder Taschentücher und Abfallbeutel zum Auffangen und Entsorgen von Sputum
- Einmalhandschuhe zum Selbstschutz
- Abfallbeutel/Eimer zum Entsorgen von Inkontinenzmaterialien
- Materialien zur Intimhygiene, z. B. Schüssel mit Wasser, Einmalwaschlappen, Pflegeschaum
- Materialien zur Hautpflege.

Durchführung

Die individuelle Situation einschätzen und berücksichtigen

- In die Situation des alten Menschen einfühlen: diese ist häufig geprägt von Gefühlen des Ausgeliefertseins und großer Scham; die Unterstützung beim Ausscheiden bietet aber auch eine Möglichkeit, sich die Zu-

wendung der Pflegenden zu beschaffen; für eher immobile Menschen ist sie eine nicht zu unterschätzende Möglichkeit zur Mobilisation
- Aktiv zuhören, Gefühle aussprechen lassen, Zuwendung signalisieren
- Verzahnung des Toilettengangs mit dem individuellen Bewegungsplan
- Den alten Menschen informieren, beraten und zur Mitarbeit motivieren und anleiten; dabei Schamgefühle und Selbstbestimmung respektieren
- Kontinenzförderung ➤ Kap. 7.5.4.

Unterstützen beim Toilettengang

- Zur Toilette begleiten (zum Gebrauch von Haltepunkten, Orientierungshilfen anleiten) bzw. im Rollstuhl fahren (lassen oder anleiten)
- Transfer vom Rollstuhl zur Toilette oder Anleitung/Beaufsichtigung des Transfers (Haltegriffe benutzen lassen)
- Auskleiden je nach Grad der Selbstständigkeit (vollständige Übernahme, teilweise Übernahme, Anleitung, Beaufsichtigung)
- Sturzgefährdete alte Menschen auch während des Benutzens der Toilette im Auge behalten
- Beobachtung der Ausscheidungen, Toilette spülen ggf. reinigen
- Intimpflege je nach Grad der Selbstständigkeit
- Ankleiden je nach Grad der Selbstständigkeit (Haltegriffe benutzen lassen)
- Händehygiene je nach Grad der Selbstständigkeit durchführen (lassen)
- Transfer zum Rollstuhl oder Anleitung/Beaufsichtigung des Transfers
- Eigene Händehygiene, Dokumentation.

Einlagenwechsel

- Alten Menschen informieren, anleiten, vor Blicken schützen
- Schutzhandschuhe anziehen
- Alten Menschen im Bett auf die Seite lagern oder einen festen Haltepunkt, Griff anbieten
- Teilweise auskleiden (lassen)
- Verschmutzte Einlage entfernen, in den Abfallbeutel entsorgen, Ausscheidungen beobachten
- Intimhygiene von der Symphyse zum Anus, Haut beobachten, Hautfalten trocknen
- Hautpflege mit W/O-Produkten oder Inkontinenzpflegeprodukten
- Neue Einlage anlegen, Handschuhe entsorgen
- Abfallbeutel verschließen und entsorgen, Zimmer lüften
- Eigene Händedesinfektion
- Maßnahme und Beobachtungen dokumentieren.

Hilfestellung beim Ausscheiden mit Ausscheidungsgefäßen

- Alten Menschen informieren, vor Blicken schützen
- Schutzhandschuhe anziehen
- Alten Menschen teilweise auskleiden (lassen)
- Entsprechend dem Ausscheidungsgefäß (➤ Abb. 7.11) lagern
- Während der Ausscheidung abdecken, Glocke reichen, möglichst allein lassen
- Beobachtung der Ausscheidungen (krankhafte Veränderungen, evtl. Menge)
- Intimhygiene von der Symphyse zum Anus, bei Bedarf Hautpflege durchführen (lassen)
- Ausscheidungsgefäß entleeren, desinfizieren

- Schutzhandschuhe entsorgen
- Zimmer evtl. lüften
- Eigene Händedesinfektion
- Maßnahme und Beobachtungen dokumentieren.

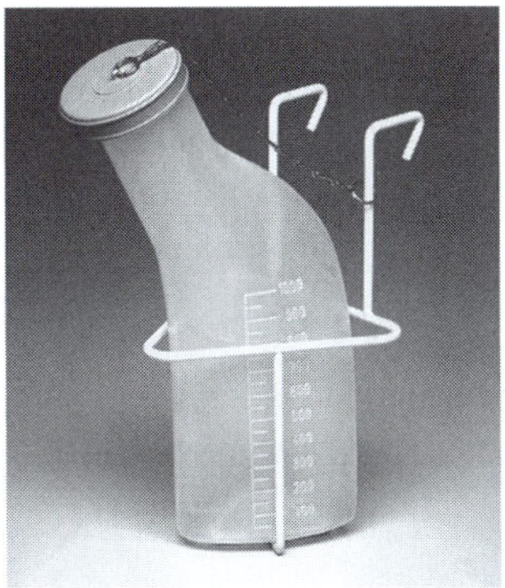

Abb. 7.11 Urinflasche mit Betthalterung [K183]

Pflegepersonal

- Eine Pflegefachkraft
- Angeleitete Hilfskräfte.

Ergebnis

- Kann die Ausscheidung und die damit verbundenen Tätigkeiten mit Unterstützung oder selbstständig durchführen
- Die Intimsphäre des alten Menschen ist im Rahmen des Möglichen gewahrt
- Der alte Mensch behält trotz seiner Hilfsbedürftigkeit seine Würde und Selbstbestimmung
- Die Haut des alten Menschen ist sauber und trocken und intakt
- Der alte Mensch hat keine Folgeerkrankungen.

7.5.2 Obstipationsprophylaxe

Ziele

- Der alte Mensch kann seinen Stuhl regelmäßig und beschwerdefrei absetzen
- Der alte Mensch kennt Bedingungen, die eine Obstipation begünstigen können, und wirkt diesen aktiv entgegen.

Durchführung

- In die Situation des alten Menschen einfühlen, genau beobachten (Stuhlmenge, Häufigkeit, Konsistenz, Farbe, Geruch, Beimengungen und Befinden des alten Menschen) und dokumentieren
- Aktiv zuhören, Ängste aussprechen lassen
- Den alten Menschen informieren, beraten und zur Mitarbeit motivieren und anleiten.

Ernährung

- Ernährungsgewohnheiten überprüfen und evtl. umstellen: regelmäßig und ohne Zeitdruck essen, gut kauen
- Ballaststoffreiche Nahrungsmittel (Vollkornprodukte, Obst, Gemüse) bevorzugen; Absprache mit dem Küchenpersonal
- Pflanzliche Mittel, wie Leinsamen oder Weizenkleie, anbieten, dazu immer viel Flüssigkeit geben (Quellmittel)
- Verzicht auf stopfende Nahrungsmittel (z. B. Tee, Schokolade) nahe legen

- Überprüfung und evtl. Korrektur der Flüssigkeitszufuhr auf mindestens 1,5–2 Liter pro Tag; ständig Flüssigkeiten anbieten, die der alte Mensch gerne mag, zuckerhaltige Getränke meiden
- Trinken eines Glases Wasser vor dem Frühstück fördert den gastrokolischen Reflex mit anschließender Darmentleerung.

Bewegung

- Zu körperlicher Bewegung, Spaziergängen, Gymnastik anhalten
- Wenn möglich, alten Menschen mobilisieren (➤ Kap. 7.2.3).

Stuhlentleerung

- Gewohnheiten fördern (regelmäßiger, pünktlicher Gang zur Toilette)
- Für Ruhe und Zeit zur Stuhlentleerung sorgen, Hektik und Stress abbauen
- Defäkationsreiz nicht unterdrücken
- Intimsphäre wahren
- Keine Erwartungshaltung zeigen
- Bauchmassage durchführen (in kleinen Kreisen entlang des Dickdarmes von rechts unten nach rechts oben fahren, weiter entlang des Querkolons zum linken Oberbauch und weiter nach links unten), evtl. Öl verwenden.

Medikamente

- Mit dem Arzt Möglichkeit besprechen, evtl. obstipationsfördernde Medikamente wie Schmerzmittel (Opiate), codeinhaltige Hustenmittel oder aluminiumhaltige Antazida absetzen
- Übermäßigen Gebrauch von Abführmitteln vermeiden, denn sie verstärken die Obstipation
- Eine Therapie der Obstipation muss vom Arzt angeordnet sein.

TIPP

- Wechseln sich Obstipation und Diarrhö ab oder tritt die Obstipation plötzlich auf, muss der Arzt informiert werden
- Auf ein funktionstüchtiges, gut sitzendes Gebiss achten, da ballaststoffreiche Lebensmittel (Vollkornbrot, Obst, Gemüse) gut gekaut werden müssen.

Pflegepersonal

Alle an der Pflege beteiligten Personen und der betroffene alte Mensch selbst.

Ergebnis

Der alte Mensch fühlt sich wohl und klagt nicht über Beschwerden beim Stuhlgang.

7.5.3 Reinigungseinlauf (B)

Ziele

- Der alte Mensch ist über Sinn und Zweck der Maßnahme sowie über das Vorgehen informiert und mit der Durchführung einverstanden
- Eingedickter Stuhl im Darm des alten Menschen löst sich und kann ausgeschieden werden
- Der Darm des alten Menschen wird schonend vom Stuhl gereinigt.

Material

- Darmrohr
- Irrigator mit Schlauchsystem und Verschluss oder Klemme
- 1 l Wasser mit Zusatz nach Anordnung: z. B. kann angeordnet werden 20 ml Glyzerin, 20 ml Olivenöl, 5 ml Kamillosan je 1 Liter Wasser, ca. 37 °C warm, evtl. Badethermometer
- Gleitmittel (z. B. Vaseline), Spatel
- Toilettenstuhl, Steckbecken
- Einmalhandschuhe
- Nierenschale
- Gummiertes Molton, Einmalunterlage, Zellstoff
- Waschlappen, evtl. Waschschüssel, Seife, Handtuch
- Inkontinenzhilfe
- Abwurf.

Durchführung

- Eigene Information (Einlauf nur auf ärztliche Anordnung, kein Einlauf bei Unterleibserkrankungen, Bauchschmerzen, Erbrechen, Gefahr von Blutungen)
- Information des alten Menschen über Sinn des abführenden Einlaufs, Information während der ganzen Handlung beibehalten
- Sichtschutz aufstellen; MitbewohnerIn bitten, das Zimmer zu verlassen
- Toilettenstuhl oder Steckbecken bereitstellen
- Irrigator mit warmem Wasser bereitstellen
- Darmrohr überprüfen (Hygiene, funktionstüchtig) und mit Vaseline einfetten
- Gesäß frei machen, alten Menschen im flachen Bett auf die linke Seite drehen, Beine leicht anwinkeln, Körper bedecken
- Gummiertes Molton unter Gesäß einziehen oder Bett mit Einmalunterlage schützen
- Einmalhandschuhe anziehen
- Darmrohr mit Schlauchsystem des Irrigators verbinden, Verschluss bzw. Klemme öffnen und Darmrohr entlüften
- Alten Menschen ruhig und tief durchatmen lassen
- Darmrohr unter leichten Drehungen vorsichtig 8–10 cm einführen
- Irrigator bis zu 60 cm über Anushöhe halten oder aufhängen
- Klemme oder Verschluss öffnen und Flüssigkeit langsam einlaufen lassen
- Durch kleine Bewegungen des Darmrohres Flüssigkeitszufuhr sichern
- Beobachtung des alten Menschen (Befinden, Vitalzeichen, Reaktionen)

- Darmrohr abklemmen und entfernen
- Alten Menschen auffordern, Flüssigkeit 5–10 Min. zu halten
- Während dieser Zeit beim alten Menschen bleiben und ihn unterstützen
- Hilfe bei Benutzung des Toilettenstuhls oder Steckbeckens
- Stuhl inspizieren
- Intimpflege durchführen und evtl. frische Inkontinenzhilfe einlegen
- Für Entspannung sorgen, Klingel griffbereit legen, Wünsche erfragen
- Material entsorgen bzw. desinfizieren und reinigen
- Irrigator mit hartem Wasserstrahl durchspülen und mit geöffnetem Schlauchsystem zum Trocknen aufhängen
- Eigene Handhygiene
- Dokumentation (Datum, Uhrzeit, Ergebnis, Beobachtungen, Handzeichen).

Pflegepersonal

Eine Pflegefachkraft.

Ergebnisse

- Der alte Mensch fühlt sich bezüglich seiner Darmentleerung wohl und ist zufrieden
- Er bekommt keine Komplikationen.

TIPP

- Ausführungslöcher des Darmrohrs nicht mit Vaseline verstopfen
- Darmrohr nie gegen Widerstand oder mit Gewalt einführen (Gefahr der Darmperforation), evtl. Darmrohr herausziehen und unter leichten Drehbewegungen Position korrigieren
- Darmrohr kann durch Stuhl blockiert sein, dann herausziehen und säubern
- Obstipationsprophylaxe (➤ Kap. 7.5.2).

7.5.4 Kontinenzförderung

Richtungsweisend ist der nationale Expertenstandard „Förderung der Harnkontinenz in der Pflege"

Ziele

- Der alte Mensch nimmt einen Urin- und Stuhldrang rechtzeitig wahr
- Der alte Mensch kann sich selbstständig und rechtzeitig zur Toilette (Nachtstuhl) begeben oder bei Immobilität Hilfe anfordern
- Der alte Mensch kann Stuhl und Urin entsprechend seiner Gewohnheiten kontrolliert und beschwerdefrei und vollständig ausscheiden
- Der alte Mensch kann über mögliche Probleme bei der Ausscheidung sprechen
- Der alte Mensch wirkt bei der Erfassung möglicher Kontinenzprobleme mit

- Der alte Mensch kann sich rechtzeitig vor der Stuhl- oder Harnentleerung selbstständig entkleiden und anschließend wieder ankleiden
- Der alte Mensch kennt die Auswirkungen seines Ess- und Trinkverhaltens auf seine Ausscheidung und kann sich kontinenzfördernd verhalten, er kann sein Trinkverhalten dem Blasenfassungsvermögen anpassen
- Der alte Mensch kennt die dem Grad seiner Inkontinenz angemessenen Hilfsmittel und kann diese selbstständig einsetzen und bei Verschmutzung wechseln
- Der alte Mensch wirkt bei den Maßnahmen zur Kontinenzförderung mit oder akzeptiert die Maßnahmen, die bei seinem Kontinenzprofil eine Kontinenz fördern
- Die Haut des alten Menschen im Intimbereich ist trocken und gesund
- Der alte Mensch kann über die Bedeutung der Inkontinenz für ihn sprechen und eine Sinnhaftigkeit für seinen Lebensweg erkennen.

Material

- Leicht zu öffnende und ausreichend warme Kleidung
- Inkontinenzhilfsmittel (z. B. Vorlagen, Kondomurinale)
- Kennzeichnungshilfen für Toilette für sehende und sehbehinderte alte Menschen (z. B. Großbuchstaben, deutliche Symbole, Kreppbänder)
- Hindernisfreie Wege zur Toilette (auch für alte Menschen mit Gehilfen oder Rollstuhl)
- Saubere, gut belüftete und temperierte Toiletten
- Rufanlage in der Toilette
- Dem alten Menschen in der Höhe angepasster Toilettensitz sowie Haltegriff(e) zum Aufstehen
- Protokoll über die Ausscheidungszeiten und -mengen
- Gut sichtbare Uhr.

7

Durchführung

- Auf die Bitte um Hilfe bei der Ausscheidung unverzüglich reagieren
- Erfassen von Problemen im Zusammenhang mit der Ausscheidung
- Kontinenzeinschätzung zu Beginn der Pflege ➤ Kap. 5.5.3
- Mit dem alten Menschen einfühlsam über Ursachen, Pflege- und Behandlungsmöglichkeiten der Inkontinenz (Stuhlinkontinenz ➤ Kap. 5.3.7; Harninkontinenz ➤ Kap. 5.5.3) sprechen, ihn beraten und informieren
- Individuelles Kontinenzassessment in Kooperation mit dem Arzt, z. B. Harninkontinenztest
- Koordinieren der multidisziplinären Behandlung (z. B. durch Ärzte, Physiotherapeuten, Psychologen)
- Kontinuierliches Umsetzen des Maßnahmenplans
- Wenn gewünscht, Kontakte zu ähnlich Betroffenen herstellen
- Ruhe und Selbstbestimmung in allen Lebensbereichen gewährleisten.

Kontinenztraining bei Harninkontinenz

- Täglich mindestens 30 ml/kg Körpergewicht Flüssigkeitszufuhr; Haupttrinkmenge bis 16.00 Uhr, danach nur 1–2 Tassen, um eine ungestörte Nachtruhe zu ermöglichen
- Trinkmengen und -zeiten sowie Ausscheidungszeiten und -mengen beobachten und anhand eines **Miktionsprotokolls** dokumentieren, bis ein individueller Entleerungsrhythmus erkennbar wird
- Toilettentraining
  - Ausscheidungszeiten anpassen:

Beispiel: Der alte Mensch nässt nach 2¼ Stunden ein; ihn auffordern, bereits nach 2 Stunden zur Toilette zu gehen (bei Bedarf dorthin begleiten oder Steckbecken reichen), Zeitplan genau einhalten, bei Geh- oder Sehbehinderung Glocke in Reichweite, damit eine Pflegeperson beim Toilettengang behilflich sein kann
  - Ausscheidungsintervalle verlängern:
  Beispiel: Bleibt der alte Mensch so über 1–2 Wochen kontinent, Ausscheidungsintervalle verlängern, Ziel ist eine kontrollierte Blasenentleerung ca. viermal am Tag und eine nächtliche Kontinenz
- Nach Wunsch des alten Menschen Inkontinenzeinlagen (z. B. Gelbildner), evtl. auch InCogyn® oder Kondomurinale benutzen, da sie ihm die Peinlichkeit verschmutzter Kleidung ersparen, zum selbstständigen Umgang mit Inkontinenzhilfsmitteln anleiten
- Alten Menschen wiederholt gezielt fragen, ob er das Gefühl verspürt, Wasser lassen zu müssen (fördert Wahrnehmung)
- Bei zwischenzeitlicher Inkontinenz auf gute Hautpflege achten
- Bei Stressinkontinenz (➤ Kap. 5.5.3) mindestens zweimal täglich *Beckenboden- und Schließmuskeltraining:* alten Menschen auffordern, einzuatmen, Gesäß- und Beckenbodenmuskulatur zusammenzupressen, die Spannung 5–10 Sek. zu halten und anschließend zu entspannen; beim Wasserlassen Gesäßbacken zusammenkneifen und das Wasserlassen mehrmals unterbrechen; Beckenbodengymnastik kann auch in Gruppen oder bei Bettlägerigen durchgeführt werden
- Bei Reflexinkontinenz (z. B. Querschnittsgelähmte, MS-Kranke ➤ Kap. 5.9.3) Blasenklopftraining täglich ca. 4–6 ×: der gelähmte Mensch setzt sich auf die Toilette und beklopft zu festgelegten Zeiten ca. 10 Minuten über der Blasenregion seinen Bauch, bis eine reflektorische Harnentleerung erfolgt; als Alternative kann ein Gerät operativ eingesetzt werden, das elektrische Impulse zur Blasenentleerung gibt
- Bei unvollständiger Blasenentleerung Einmalkatheterisierung (➤ Kap. 7.5.5)
- Nach ärztlicher Anordnung: Restharnbestimmungen mittels Einmalkatheterisieren oder Ultraschall.

Kontinenztraining bei Stuhlinkontinenz

- Ballaststoffreiche, eiweißreiche, vitaminreiche Ernährung, evtl. Gewichtsreduktion
- Beckenboden- und Schließmuskeltraining
- Reflektorische Darmentleerungen können bei Querschnittsgelähmten erreicht werden, wenn zu bestimmten Zeiten der Analring mit dem Finger kreisend ca. 10 Minuten stimuliert wird
- Pflegehandlung dokumentieren.

TIPP

Wichtig für den Erfolg des Kontinenztrainings sind die Motivation des alten Menschen, seine geistigen und körperlichen Fähigkeiten und psychisches Wohlbefinden.

Pflegepersonal

- Beratung und Planung: Pflegefachkraft
- Durchführung: Gesamtes Pflegepersonal, der alte Mensch und seine Angehörigen.

Ergebnisse

- Der alte Mensch kann Stuhl und Urin entsprechend seinen Gewohnheiten kontrolliert und beschwerdefrei ausscheiden
- Der alte Mensch hat die individuell gesetzten Teilziele bis zur völligen Kontinenz erreicht.

7.5.5 Katheterisieren und Pflege bei Harnableitung (B)

Ziele

Dauerkatheter

- Der alte Mensch ist über Sinn und Zweck der Maßnahme sowie über das Vorgehen informiert und mit der Durchführung einverstanden
- Die Selbstständigkeit und Mobilität des alten Menschen bleiben erhalten
- Der Urin kann ungehindert abfließen
- Veränderungen des Urins werden sofort erkannt; der alte Mensch erhält im Falle von Urinveränderungen die erforderliche ärztliche Hilfe
- Der alte Mensch bekommt keine Komplikationen, insbesondere keine Verletzungen der Urethra oder Harnwegsinfektion.

Einmalkatheterisieren

- Gewinnung von Urin für Untersuchungszwecke
- Restharnbestimmung
- Leerung einer überfüllten Blase z. B. bei Gelähmten oder akutem Harnverhalt bei alten Menschen z. B. mit Prostataadenom (➤ Kap. 5.5.4).

Material

- Waschset für Intimpflege
- Steriles Katheterset (➤ Abb. 7.12); gibt es in verschiedenen Setvarianten: wasserdichte Schutzunterlage, Tuch für eine sterile Arbeitsfläche, Schlitz-, Lochtuch, ein Paar Handschuhe, 1–2 Pinzetten, anästhesierendes Gleitgel, Schleimhautdesinfektionsmittel (z. B. 30 ml Betaisodona®), sechs Tupfer, Auffangschale (meist mit großer und kleiner Kammer), Spritze mit 10 ml Aqua destillata (für das Blocken eines Dauerkatheters)
- Zwei sterile Katheter, davon einen als Reserve (Durchmesser für Frauen 12–14, für Männer 14–18 Charrière; Material: Silikon oder Silikon-Latex, Einmalkatheter aus PVC)
- Steril verpacktes, geschlossenes Urinauffangsystem mit Rückflussventil
- Evtl. sterile Auffanggefäße mit Verschluss für Labor
- Evtl. graduiertes Messgefäß zur Restharnmessung
- Bei der Frau zusätzlich: Kleines Kissen für leichte Hochlagerung des Beckens
- Händedesinfektionsmittel
- Abwurfbehältnis.

Legen eines Katheters

Durchführung

- Strengstes aseptisches Vorgehen wegen hoher Infektionsgefahr der Harnwege, nur sterile Materialien verwenden
- Eigene Information

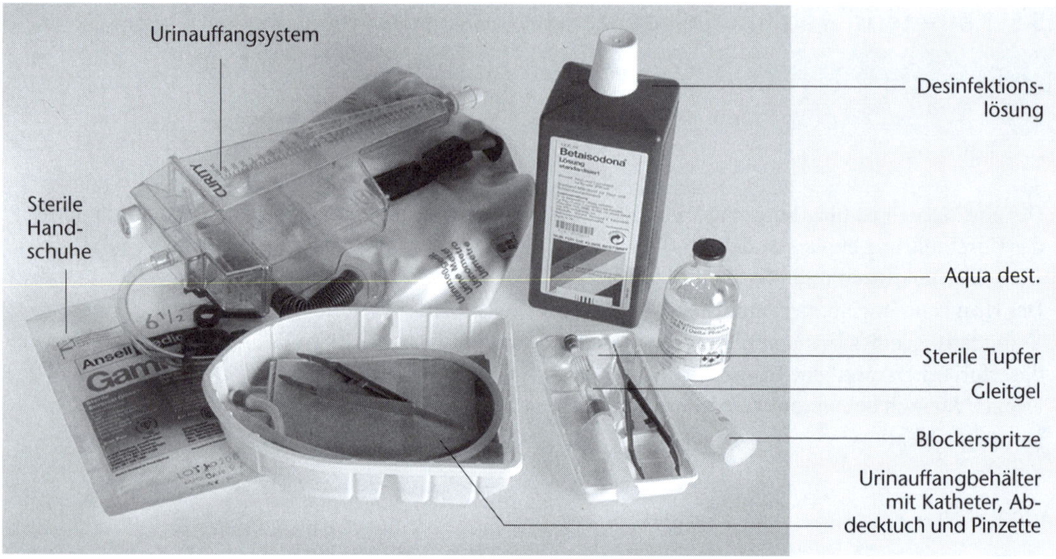

Abb. 7.12 Dauerkatheterset [K183]

- Information des alten Menschen über Sinn und Zweck des Katheters, Information während ganzer Durchführung beibehalten
- Intimsphäre wahren (Sichtschutz, MitbewohnerIn möglichst aus dem Zimmer bitten)
- Intimpflege
- Hände desinfizieren (➤ Tab. 7.2).

Tab. 7.2 Legen eines Katheters bei der Frau und beim Mann

Bei der Frau	Beim Mann
Frau in Rückenlage flach auf Schutzunterlage lagern, Becken durch kleines Kissen etwas erhöhen, Oberkörper zudecken, Beine angewinkelt und gespreizt aufstellen (lassen)	Mann in Rückenlage flach lagern, Oberkörper zudecken, Beine im Liegen spreizen (lassen)
Schutzunterlage und Loch- oder Schlitztuch aus dem Katheterset entnehmen, ohne die anderen Materialien zu berühren	
Schutzunterlage unter das Gesäß legen, Schlitztuch zwischen die Beine legen, so dass Vulva gut zugänglich ist (➤ Abb. 7.14.2)	Lochtuch so auflegen, dass es nur den Penis freilässt (evtl. Tuch ohne Loch zwischen die Oberschenkel legen)
Katheter aus der Packung nehmen und auf der sterilen Arbeitsfläche ablegen	
Sterile Handschuhe anziehen	
Tütchen oder Spritze mit anästhesierendem Gleitgel öffnen	
Tupfer in der kleinen Kammer der Auffangschale mit Schleimhautdesinfektionsmittel übergießen (➤ Abb. 7.14.1)	
Auffangschale zwischen die Beine des alten Menschen stellen	
Mit zwei Fingern einer Hand: Schamlippen spreizen (bis zum Ende des Katheterisierens), mit der anderen Hand (evtl. mit Pinzette): mit vier Tupfern die äußere rechte, äußere linke, innere rechte und innere linke Schamlippe von vorne nach hinten abwischen; für jedes Abwischen neuen Tupfer nehmen (➤ Abb. 7.14.3), benutzte Tupfer abwerfen (Abwurfgefäß), mit fünftem Tupfer Harnröhrenöffnung desinfizieren, Vagina mit letztem Tupfer abdecken	Mit einer Hand Penisschaft fassen, Vorhaut zurückschieben und Harnröhrenmündung spreizen, mit der anderen Hand (evtl. mit Pinzette): Tupfer entnehmen und Glans Penis desinfizieren (➤ Abb. 7.13.1)

Tab. 7.2 Legen eines Katheters bei der Frau und beim Mann (Forts.)

Bei der Frau	Beim Mann
Desinfektionsmittel ausreichend lange (je nach verwendetem Mittel) einwirken lassen	
Evtl. Gleitgel auf die Kathetersprítze geben	Gleitgel auf die Harnröhrenmündung (➤ Abb. 7.13.2) geben und in die Harnröhre spritzen (➤ Abb. 7.13.3), Lokalanästhetikum ca.5 Min. einwirken lassen
Katheter von der sterilen Arbeitsfläche nehmen, evtl. von einer Hilfskraft geben lassen	
Katheter leicht drehend einführen, bis Urin fließt (➤ Abb. 7.14.4); *Abbrechen:* bei spürbarem Widerstand	Katheter bei deckenwärts gestrecktem Penis leicht drehend einführen (➤ Abb. 7.13.4), bei geringem Widerstand (nach ca.10 cm) Penis senken und Katheter weiterschieben, bis Urin fließt (➤ Abb. 7.13.5); *Abbrechen:* bei stärkerem Widerstand, Schmerzen
Einmalkatheterisieren: Urin in die große Kammer der Auffangschale fließen lassen, Katheter vorsichtig herausziehen, für Untersuchungszwecke Urin in bereitgestellte, sterile Röhrchen auffangen, erste Tropfen verwerfen	
Beim *Dauerkatheter:* Nach Beginn des Urinflusses Katheter noch 1–2 cm weiter einführen, festhalten und mit 5–10 ml Aqua destillata Ballon auffüllen (blocken ➤ Abb. 7.13.6, 7.14.5)	

Urinauffangsystem am Bett befestigen und an Dauerkatheter anschließen (➤ Abb. 7.14.6)

- Bei der Frau: Tupfer von Vagina entfernen, Schleimhautdesinfektionsmittel abwischen
- Utensilien aus dem Bett entfernen, Handschuhe ausziehen
- Alten Menschen bequem lagern
- Für Ruhe und Erholung sorgen
- Wünsche erfragen, Klingel griffbereit
- Material entsorgen
- Eigene Handhygiene
- Dokumentation: Datum, Uhrzeit, Blockmittel (ml), Spontanurin, nächster Wechsel, Handzeichen.

Pflegepersonal

Eine Pflegefachkraft, evtl. eine Hilfskraft mit Sicherheit und Routine bei dieser Tätigkeit.

TIPP

- Beim Einführen des Katheters niemals Gewalt anwenden, Arzt zu Hilfe rufen
- Blasenentleerung *nicht* durch Druck mit der Hand auf den Bauch über der Blasenregion unterstützen, da so Urin in die Nieren gepresst werden kann.

Pflege bei liegendem Dauerkatheter

Ziele

- Verhindern einer Infektion der Harnröhre (Urethritis), des Nierenbeckens (Pyelonephritis) und der Blase (Zystitis) (➤ Kap. 5.5.2)
- Verhindern von Verletzungen und Druckstellen durch zu starken Zug.

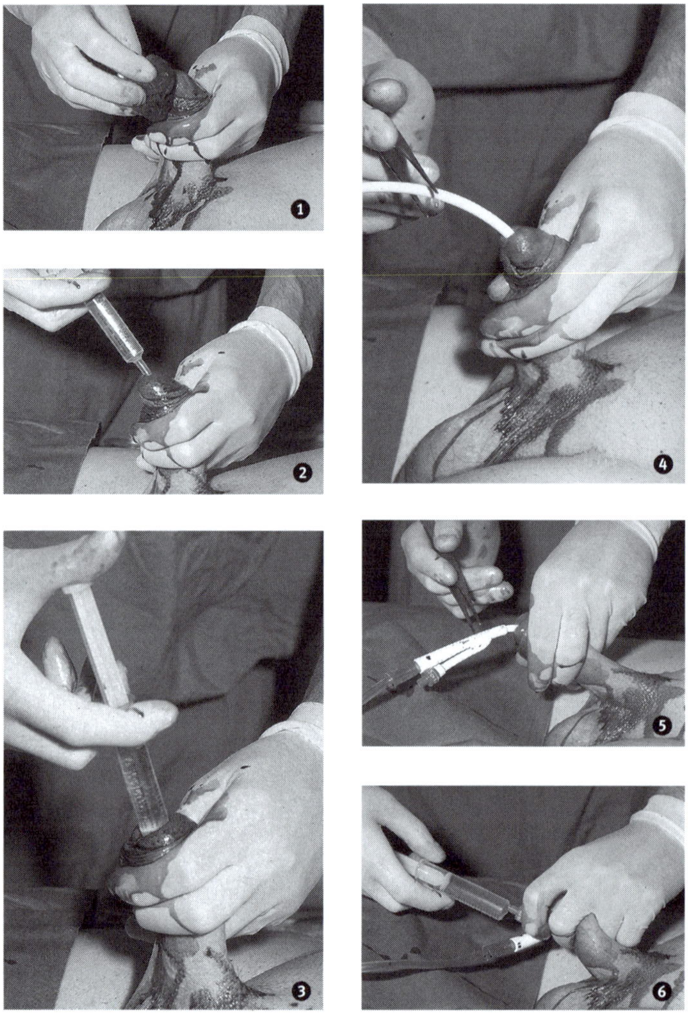

Abb. 7.13 Katheterisieren eines Mannes [K183]

Durchführung

- Alle Manipulationen am Katheter unter *streng aseptischen Bedingungen* durchführen, vor Pflegemaßnahmen am Katheter immer Hände desinfizieren
- Je nach Verschmutzung mehrmals täglich Intimbereich pflegen und Katheter von Verschmutzungen und Verkrustungen reinigen
- Katheter bei Bedarf locker am Körper mit hautfreundlichem Pflaster fixieren, um Zug und Druckstellen zu vermeiden, darauf achten, dass der Schlauch nicht abgeknickt oder zusammengedrückt wird
- Auf hygienischen Umgang mit Urinauffangsystem achten: Urin nur aus geeigneter Urinentnahmestelle abpunktieren; nach Ablassen des Urins Ablassöffnung mit alkoholischem Desinfektionsmittel besprühen und in Schutzkappe stecken; System nicht auf den Fußboden ablegen
- Aufgesetzte Katheterventile bei mobilen alten Menschen sind durch Druck auf kleinen Hebel am Ventil zum Ablassen des Urins zu öffnen, beim Loslassen schließen sie sich wieder

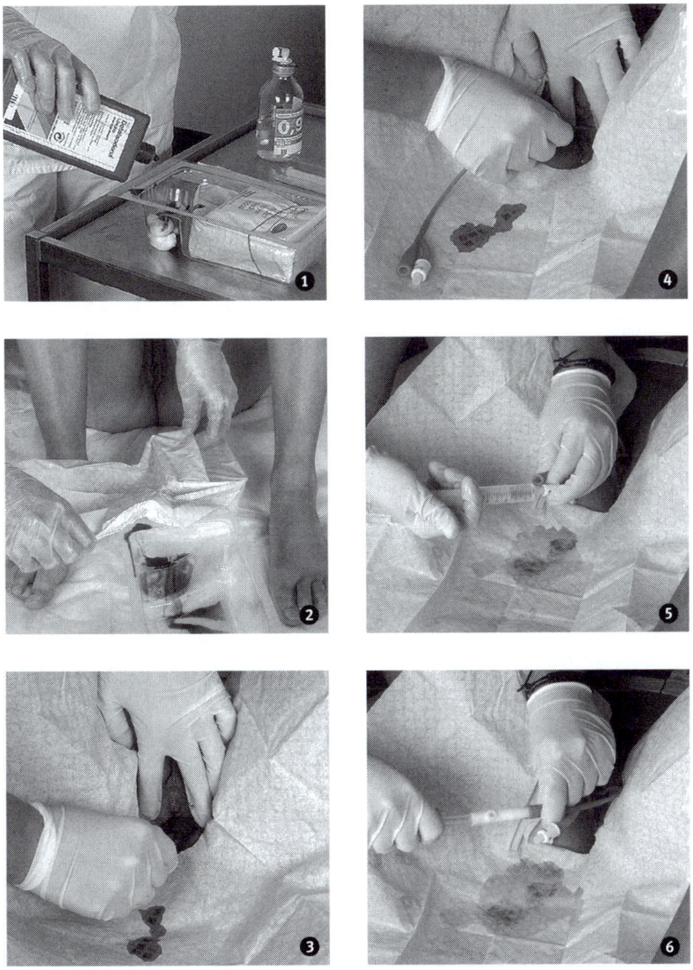

Abb. 7.14 Katheterisieren einer Frau [K183]

- **Beobachtung**: Harnröhreneingang (Entzündungen, Abgang von Urin), Befinden (Schmerzen, Körpertemperatur), Urin (Menge, Aussehen), Durchgängigkeit des Katheters (Verkrustungen)
- Bei Veränderungen Arzt informieren und evtl. Katheter entfernen bzw. wechseln
- Blasenspülungen oder Instillationen nur nach schriftlicher ärztlicher Anordnung zur Behandlung von Entzündungen
- *Katheterwechsel* je nach Material und schriftlicher ärztlicher Anordnung, ohne Komplikationen meist nach 2–6 Wochen: alten Menschen flach lagern, Auffangschale zwischen die Beine stellen, Hände desinfizieren und Einmalhandschuhe anziehen, Abblockflüssigkeit mit 20 ml-Spritze abziehen, Katheter vorsichtig herausziehen und abwerfen; Legen eines neuen Katheters.

Pflege eines suprapubischen Blasenkatheters

Das Legen und der Wechsel eines suprapubischen Blasenkatheters ist Aufgabe des Arztes.

Durchführung

- Katheter sicher fixieren
- Sterilen Verband alle ein bis drei Tage unter aseptischen Bedingungen wechseln (➤ Kap. 7.9.6)
- **Beobachtung**: Einstichstelle (Entzündungen, Abgang von Urin), Befinden (Schmerzen, Körpertemperatur), Urin (Menge, Aussehen), Durchgängigkeit des Katheters.

Ergebnisse

- Der alte Mensch kennt Sinn und Zweck der Maßnahme und ist damit einverstanden
- Er kann Fragen, Sorgen und Ängste und mögliche Begleiterscheinungen mitteilen
- Die Selbstständigkeit und Mobilität des alten Menschen bleiben erhalten
- Der Urin kann ungehindert abfließen
- Der alte Mensch bekommt keine Komplikationen.

7.5.6 Wechseln eines Stoma-Beutels (B)

Ziele

- Der alte Mensch fühlt sich sicher und kann am sozialen Leben teilnehmen
- Der alte Mensch ist über Sinn und Zweck der Maßnahme sowie über das Vorgehen informiert und mit der Durchführung einverstanden
- Die Selbstständigkeit und Mobilität des alten Menschen bleiben erhalten
- Die Haut um das Stoma ist intakt
- Mögliche Komplikationen werden rechtzeitig erkannt.

Material

- Stomabeutel mit Rastring in passender Größe
- Stomahautschutzplatte und evtl. Schere
- Zellstoff zur Entfernung von Stuhl
- Kompressen oder Waschlappen zur Stomareinigung
- Evtl. Stomareinigungslösung
- Evtl. Stomapaste zum Ausgleich von Hautunebenheiten
- 1–2 Paar Einmalhandschuhe zum Selbstschutz der Pflegeperson
- Abwurfbehälter (Verschließbarer Plastiksack).

Durchführung

- Materialien bereit legen
- Information des alten Menschen
- Alten Menschen möglichst auf den Rücken legen lassen
- Einmalhandschuhe anziehen
- Stomabeutel entfernen und sofort in Abfallsack entsorgen

- Bei Undichtigkeit auch Stomaplatte entfernen
- Stuhlreste entfernen
- Stoma und umgebende Haut mit klarem Wasser reinigen
- Handschuhe ausziehen und entsorgen
- Bei Bedarf Speziallösung für die Stomaumgebung verwenden
- Beobachtung des Stuhls, des Stomas und der umgebenden Haut
- Neue Hautschutzplatte (bei Bedarf) und Stomabeutel vorsichtig andrücken
- Alten Menschen bequem lagern
- Zimmer lüften
- Gebrauchte Materialien entsorgen
- Durchführung und beobachtete Veränderungen dokumentieren.

TIPP

- Beim liegenden alten Menschen soll der Stuhl seitlich, bei Mobilität von unten abgeleitet werden
- Zur besseren Abdichtung bei Unebenheiten etwas Stomapaste um das Stoma oder in Hautfalten auftragen.
- Einmalhandschuhe schützen das Pflegepersonal vor Infektionen und verhindern eine Keimverschleppung
- Wenn der alte Mensch im häuslichen Bereich den Stomabeutel selbst wechselt, genügt für ihn die hygienische Händewaschung nach dem Beutelwechsel.

Ergebnis

- Der alte Mensch fühlt sich wohl und nimmt am sozialen Leben im Rahmen seiner Möglichkeiten und Wünsche teil
- Die Haut um das Stoma ist intakt und reizlos.

7.6 Standards bei AEDL „Sich waschen, kleiden und pflegen" und AEDL „Sich als Frau oder Mann fühlen und verhalten"

7.6.1 Ganzwaschung eines bettlägerigen alten Menschen

Ziele

- Der alte Mensch ist entspannt und fühlt sich wohl
- Die Bedürfnisse und Gewohnheiten des alten Menschen sind berücksichtigt
- Die Selbstständigkeit und Wahrnehmungsfähigkeit des alten Menschen werden entsprechend der individuellen Ziele gefördert
- Die Haut des alten Menschen ist intakt und gepflegt
- Hautveränderungen werden vom alten Menschen oder von den Pflegenden wahrgenommen und dokumentiert
- Der alte Mensch erhält bei Hautveränderungen ärztliche Behandlung.

Material

- Sichtschutz, z. B. „Spanische Wand“ oder Vorhang, falls erforderlich
- Freie Ablagefläche für Waschutensilien (z. B. Nachttisch) und Lagerungshilfsmittel (z. B. Beistelltisch oder Stuhl)
- Steckbecken, Papier
- Zwei Handtücher
- Zwei Waschlappen
- Zahnbürste, Zahnpasta, Zahnbecher mit lauwarmem Wasser, evtl. Mundwasser, Zahnprothesenschale
- Nierenschale zum Mundspülen
- Waschschüssel
- PH-neutrale Seife oder Syndet
- Hautlotion (W/O Präparat oder pflanzliche Öle)
- Einmalhandschuhe, Wandspender (für Händehygiene)
- Abfallbehälter
- Frisches Nachthemd oder frischer Schlafanzug
- Kamm, Bürste, Haarspangen, Spiegel
- Rasierapparat, evtl. Rasierwasser
- Evtl. Make up, Eau de Toilette.

Durchführung

- Eigene Information
- Begrüßung und Information des alten Menschen, Information während ganzer Handlung beibehalten
- Fenster schließen, Wünsche erfragen, z. B. Blasen-, Darmentleerung
- Intimsphäre schützen, während des gesamten Vorgangs Mimik, Gestik und Hautzustand beobachten
- Bett auf Arbeitshöhe einstellen
- Lagerungshilfsmittel aus Bett entfernen
- Alten Menschen auf Rücken lagern
- Kopfteil hochstellen
- Handtuch unter Kinn legen
- Mundpflege, bei Bedarf Prothese reinigen und einsetzen (lassen); bei Kontakt mit Mund oder Zahnprothese Schutzhandschuhe tragen
- Alten Menschen Wassertemperatur testen lassen
- Handtuch unter den Kopf legen
- Gesicht und Ohren waschen (lassen) mit untergelegtem Handtuch abtrocknen (lassen)
- Evtl. äußere Gehörgänge mit Wattestäbchen reinigen, in den Abwurf legen
- Bett je nach Wunsch (Schmerzen, Atmung) flachstellen
- Kopfkissen aus dem Bett nehmen, Nackenkissen belassen
- Decke bis zu den Leisten zurückschlagen
- Nachthemd oder Schlafanzugjacke ausziehen, möglichst lange auf Oberkörper belassen
- Hände und Arme waschen (lassen), jeweils Handtuch unterlegen und abtrocknen (lassen)
- Hals, Brust, Achselhöhlen und Bauch waschen und abtrocknen (lassen)
- Hautfalten gut trocknen und beobachten, Intertrigoprophylaxe (➤ Kap. 7.6.3)
- Alten Menschen auf die Seite drehen (alternativ Oberkörper vorbeugen lassen)
- Handtuch auf die Bettfläche am Rücken legen, Nacken und Rücken bis in Höhe der großen Rollhügel waschen, abtrocknen und eincremen

- Zum tiefen Durchatmen auffordern
- Auf den Rücken drehen, Oberkörper eincremen
- Frisches Nachthemd oder Schlafanzugjacke anziehen (lassen)
- Decke ganz aus dem Bett entfernen
- Intimbereich abdecken
- Beine und Füße waschen, jeweils Handtuch unterlegen, abtrocknen und eincremen
- Waschwasser wechseln und alten Menschen Wassertemperatur testen lassen
- Bauchdecke, Leisten und Oberschenkel waschen und abtrocknen
- Wenn möglich Intimbereich durch alten Menschen selbst waschen lassen; wenn nicht:
  - Schutzhandschuhe bei Intimhygiene und bei Kontakt mit Blut und Ausscheidungen anziehen
  - Bei der Frau: Genitalbereich vorsichtig von vorne nach hinten waschen und trocknen
  - Beim Mann: Penis waschen, Vorhaut zurückschieben und Eichel waschen, Vorhaut über die Eichel schieben, Hoden waschen, abtrocknen
- Alten Menschen auf die Seite drehen
- Handtuch auf die Bettfläche am Gesäß legen, Gesäß und Analregion von vorn nach hinten waschen, und abtrocknen und eincremen
- Kurz auf andere Seite drehen, zweite Gesäßhälfte waschen und trocknen
- Nachthemd herunterstreifen oder Schlafanzughose anziehen
- Bequem lagern und zudecken
- Gesichtspflege:
  - Bei der Frau: auf Wunsch Make up, Eau de Toilette, Haare kämmen, Frisur legen
  - Beim Mann: Rasieren, auf Wunsch Rasierwasser auftragen, Haare kämmen
- Wünsche erfragen, Klingel in Reichweite legen
- Material entsorgen, reinigen und aufräumen
- Eigene Händehygiene
- Durchführung, Besonderheiten und Beobachtungen in Dokumentationssystem eintragen.

Ganzwaschung bei wahrnehmungsbeeinträchtigten alten Menschen (Basale Stimulation nach Christel Bienstein und Andreas Fröhlich)

Die Ganzwaschung wird wie beim bettlägerigen alten Menschen durchgeführt. Zusätzlich beachten:
- Ruhig arbeiten, berühren und klare Informationen geben
- Gleiche Arbeitsweise und -ablauf (Ritual) von allen Betreuenden anwenden
- Möglichst am Körperstamm beginnen, von der Körpermitte zur Peripherie arbeiten
- Deutlich und flächig beginnen und enden, Finger dürfen nicht dominieren, keine punktuellen Berührungen (diffuse Wahrnehmungen mobilisieren Abwehr und Spastik)
- Mit konstantem Druck arbeiten
- Symmetrisch arbeiten
- Waschen in Richtung des Haarwuchses beruhigt, gegen den Haarwuchs regt an
- Stimulation der Blasenregion kann Harnentleerung hervorrufen
- Vibrationen einsetzen (Elektrorasierer, Zahnbürste, Vibrax)
- Evtl. Schaukelbewegungen
- Angehörige einbeziehen
- Dokumentation und Einhaltung über einen längeren Zeitraum.

Bei halbseitengelähmten Menschen wird nach dem Bobath-Konzept von der gesunden zur gelähmten Seite hin gewaschen und getrocknet.

Pflegepersonal

Eine Pflegefachkraft und evtl. eine Hilfsperson.

Ergebnisse

- Der alte Mensch ist zufrieden und fühlt sich wohl
- Der Grad der Selbstständigkeit des alten Menschen nimmt entsprechend der individuellen Ziele zu.

7.6.2 Teilwaschungen im Bett – Körperpflege am Waschbecken

Ziele

- Der alte Mensch ist entspannt und fühlt sich wohl
- Die Bedürfnisse und Gewohnheiten des alten Menschen sind berücksichtigt
- Die Selbstständigkeit und Wahrnehmungsfähigkeit des alten Menschen werden entsprechend der individuellen Ziele gefördert
- Die Haut des alten Menschen ist intakt und gepflegt
- Hautveränderungen werden vom alten Menschen oder von den Pflegenden wahrgenommen und dokumentiert
- Der alte Mensch erhält bei Hautveränderungen ärztliche Behandlung.

Material

Je nach Art und Umfang der Teilwaschung:
- Sichtschutz, z. B. „Spanische Wand" oder Vorhang, falls erforderlich
- Freie Ablagefläche für Waschutensilien (z. B. Nachttisch) und Lagerungshilfsmittel (z. B. Beistelltisch oder Stuhl)
- Steckbecken, Papier
- 1–2 Handtücher
- 1–2 Waschlappen
- Zahnbürste, Zahnpasta, Zahnbecher mit lauwarmem Wasser, evtl. Mundwasser, Zahnprothesenschale
- Nierenschale zum Mundspülen
- Waschschüssel
- PH-neutrale Seife oder Syndet
- Hautlotion (Wasser-in-Öl-Präparat oder pflanzliche Öle)
- Einmalhandschuhe, Wandspender (für Händehygiene)
- Abfallbehälter
- Bekleidung
- Kamm, Bürste, Haarspangen, Spiegel
- Rasierapparat, evtl. Rasierwasser
- Evtl. Make up, Eau de Toilette.

Durchführung

Beine und Füße im Bett waschen

- Eigene Information
- Begrüßung und Information des alten Menschen, Information während ganzer Handlung beibehalten
- Fenster schließen, Wünsche erfragen, z. B. Blasen-, Darmentleerung
- Intimsphäre schützen, während des gesamten Vorgangs Mimik, Gestik und Hautzustand beobachten
- Bett auf Arbeitshöhe einstellen
- Lagerungshilfsmittel aus dem Bett entfernen
- Bekleidung an den Beinen und Füßen entfernen (lassen)
- Alten Menschen Wassertemperatur testen lassen
- Decke ganz oder teilweise aus dem Bett entfernen
- Intimbereich abdecken
- Unter das zu waschende Bein jeweils ein Handtuch legen
- Beine und Füße waschen, abtrocknen und eincremen
- Zustand von Haut, Hornhaut und Nägeln beobachten, insbesondere im Hinblick auf Entzündungen und Druckstellen und sonstigen Veränderungen
- Bei Diabetikern ist eine regelmäßige, gezielte Inspektion der Füße erforderlich, wenn der alte Mensch nicht in der Lage ist, Veränderungen selbst zu erkennen und mitzuteilen
- Evtl. anschließend Wasserwechsel und Intimpflege
- Ankleiden
- Material entsorgen, reinigen und aufräumen
- Eigene Händehygiene
- Durchführung, Besonderheiten und Beobachtungen in Dokumentationssystem eintragen.

TIPP

Anstatt der Waschung der Füße kann ein Fußbad im Bett oder am Waschbecken vorgenommen werden.

7

Intimpflege im Bett

- Eigene Information
- Begrüßung und Information des alten Menschen, Information während ganzer Handlung beibehalten
- Fenster schließen, Wünsche erfragen z. B. Blasen-, Darmentleerung
- Intimsphäre schützen, während des gesamten Vorgangs Mimik, Gestik und Hautzustand beobachten
- Bett auf Arbeitshöhe einstellen
- Lagerungshilfsmittel aus dem Bett entfernen
- Alten Menschen auf Rücken lagern (lassen)
- Bekleidung im Intimbereich entfernen (lassen)
- Alten Menschen Wassertemperatur testen lassen
- Bauchdecke, Leisten und Oberschenkel waschen und abtrocknen
- Wenn möglich Intimbereich durch alten Menschen selbst waschen lassen; wenn nicht:
  - Schutzhandschuhe bei Intimhygiene und bei Kontakt mit Blut und Ausscheidungen anziehen
  - Bei der Frau: Genitalbereich vorsichtig von vorne nach hinten waschen und trocknen
  - Beim Mann: Penis waschen, Vorhaut zurückschieben und Eichel waschen, Vorhaut über die Eichel schieben, Hoden waschen, abtrocknen

- Hautfalten gut trocknen und beobachten, Intertrigoprophylaxe (➤ Kap. 7.6.3), Haut im Hinblick auf Veränderungen beobachten
- Alten Menschen auf die Seite drehen
- Handtuch auf die Bettfläche am Gesäß legen, Gesäß und Analregion von vorn nach hinten waschen, und abtrocknen und eincremen
- Kurz auf andere Seite drehen, zweite Gesäßhälfte waschen und trocknen
- Alten Menschen ankleiden
- Bequem lagern und zudecken *oder*
- Mobilisation, ggf. Rollator bereitstellen, Transfer in den Rollstuhl, Begleiten zum Waschbecken
- Material entsorgen, reinigen und aufräumen
- Eigene Händehygiene
- Durchführung, Besonderheiten und Beobachtungen in Dokumentationssystem eintragen.

Kleine Toilette im Bett

- Eigene Information
- Begrüßung und Information des alten Menschen, Information während ganzer Handlung beibehalten
- Intimsphäre schützen, während des gesamten Vorgangs Mimik, Gestik und Hautzustand beobachten
- Bett auf Arbeitshöhe einstellen
- Lagerungshilfsmittel aus dem Bett entfernen
- Mundpflege, bei Bedarf Prothese reinigen und einsetzen oder entfernen (lassen); bei Kontakt mit Mund oder Zahnprothese Schutzhandschuhe tragen
- Zu waschende Körperteile mit einem Handtuch unterlegen
- Alten Menschen Wassertemperatur testen lassen
- Hände waschen (lassen) oder Handbad
- Gesichtspflege:
  - Bei der Frau: auf Wunsch Make up, Eau de Toilette, Haare kämmen, Frisur legen
  - Beim Mann: Rasieren, auf Wunsch Rasierwasser auftragen, Haare kämmen
- Evtl. Oberkörper waschen (lassen)
- Material entsorgen, reinigen und aufräumen
- Eigene Händehygiene
- Durchführung, Besonderheiten und Beobachtungen in Dokumentationssystem eintragen.

Körperpflege am Waschbecken

- Eigene Information
- Begrüßung und Information des alten Menschen, Information während ganzer Handlung beibehalten
- Waschraum nach Wunsch des alten Menschen temperieren
- Fenster schließen, Wünsche erfragen, z. B. Blasen-, Darmentleerung
- Intimsphäre schützen, während des gesamten Vorgangs Mimik, Gestik und Hautzustand beobachten
- Mobilisation, ggf. Transfer oder zum Waschbecken begleiten; je nach Wunsch und Befinden steht oder sitzt der alte Mensch während der Teilwaschung
- Mundpflege, bei Bedarf Prothese reinigen und einsetzen (lassen); bei Kontakt mit Mund oder Zahnprothese Schutzhandschuhe tragen
- Alten Menschen Wassertemperatur testen lassen
- Gesicht und Ohren waschen (lassen) abtrocknen (lassen)
- Evtl. äußere Gehörgänge mit Wattestäbchen reinigen, in den Abwurf legen
- Nachthemd oder Schlafanzugjacke ausziehen, möglichst lange auf Oberkörper belassen

- Hände und Arme waschen (lassen) und abtrocknen (lassen)
- Hals, Brust, Achselhöhlen und Bauch waschen und abtrocknen (lassen)
- Hautfalten gut trocknen und beobachten, Intertrigoprophylaxe (➤ Kap. 7.6.3)
- Zum tiefen Durchatmen auffordern
- Oberkörper eincremen
- Oberkörper ankleiden (lassen)
- Beine und Füße waschen, beobachten, abtrocknen, eincremen, ggf. Unterhose, Strümpfe, Hose ankleiden
- Waschwasser wechseln und alten Menschen Wassertemperatur testen lassen
- Intimbereich entkleiden, saubere Kleidung des Unterkörpers mit Handtuch vor Nässe schützen
- Bauchdecke, Leisten und Oberschenkel waschen und abtrocknen
- Wenn möglich Intimbereich durch alten Menschen selbst waschen lassen; wenn nicht:
  - Schutzhandschuhe bei Intimhygiene und bei Kontakt mit Blut und Ausscheidungen anziehen
  - Bei der Frau: Genitalbereich vorsichtig von vorne nach hinten waschen und trocknen
  - Beim Mann: Penis waschen, Vorhaut zurückschieben und Eichel waschen, Vorhaut über die Eichel schieben, Hoden waschen, abtrocknen
- Gesäß und Analregion von vorn nach hinten waschen, abtrocknen und eincremen (lassen)
- Ankleiden (lassen)
- Gesichtspflege:
  - Bei der Frau: auf Wunsch Make up, Eau de Toilette, Haare kämmen, Frisur legen
  - Beim Mann: Rasieren, auf Wunsch Rasierwasser auftragen, Haare kämmen
- Wünsche erfragen, an den gewünschten Ort begleiten, z. B. Aufenthaltsraum
- Material entsorgen, reinigen und aufräumen
- Eigene Händehygiene
- Durchführung, Besonderheiten und Beobachtungen in Dokumentationssystem.

Pflegepersonal

Eine Pflegefachkraft und evtl. eine Hilfsperson.

Ergebnisse

- Der alte Mensch ist zufrieden und fühlt sich wohl
- Der Grad der Selbstständigkeit des alten Menschen nimmt entsprechend der individuellen Ziele zu.

7.6.3 Intertrigoprophylaxe

Ziele

- Der alte Mensch hat eine gesunde Haut
- Der alte Mensch kennt Maßnahmen zur Gesunderhaltung der Haut an Stellen, an denen Haut auf Haut liegt und führt diese je nach Grad seiner Selbstständigkeit aus.

7

Material

- Waschlappen, Handtuch, Wasser
- Pflegeschaum
- Schutzhandschuhe zum Selbstschutz
- Hautpflegepräparate, Hautschutzpräparate
- Mullkompressen
- Kleidungsstücke, die ein Liegen von Haut auf Haut verhindern.

Durchführung

- Hautumschlagfalten besonders beobachten (Feuchtigkeit? Rötung? Hautdefekte?)
- Haut schonend mit lauwarmem Wasser, Pflegeschaum und Waschlappen reinigen und gut abtrocknen
- Haut mit Pflegecreme pflegen
- Haut durch Hautschutzsalbe vor aggressiven Ausscheidungen schützen
- Saugfähige, atmungsaktive Unterwäsche anziehen (lassen)
- Bei Bettlägerigen darauf achten, dass nicht Haut auf Haut liegt; ist das durch Lagern nicht zu erreichen, saugfähiges, atmungsaktives Material (z. B. Mullkompressen) so zwischen die Hautfalten (z. B. in Zehenzwischenräume, Brustfalten) legen, dass es nicht verrutschen kann.

TIPP

Intertrigogefährdet sind insbesondere Diabetiker, Übergewichtige, Abwehrgeschwächte und Menschen, die stark schwitzen (z. B. bei Fieber).

Pflegepersonal

Eine ausgebildete Pflegefachkraft oder eine Hilfskraft.

Ergebnis

Die Haut des alten Menschen ist überall, insbesondere an Stellen, an denen Haut auf Haut liegt, sauber, trocken und gesund.

7.6.4 Reinigungsbad

Ziele

- Der alte Mensch ist entspannt und fühlt sich wohl (➤ Abb. 7.15)
- Die Bedürfnisse und Gewohnheiten des alten Menschen sind berücksichtigt
- Die Sicherheit des alten Menschen ist gewährleistet

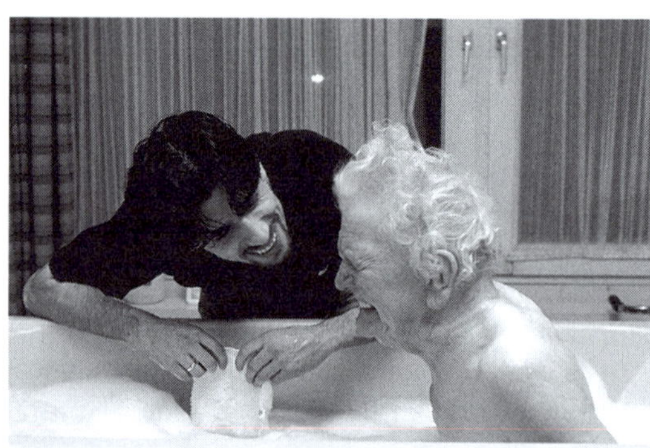

Abb. 7.15 Baden fördert nicht nur das körperliche Wohlbefinden [K157]

- Die Haut des alten Menschen ist intakt und gepflegt
- Hautveränderungen werden vom alten Menschen oder den Pflegenden wahrgenommen und dokumentiert
- Der alte Mensch erfährt bei Hautveränderungen ärztliche Behandlung.

Material

- Badeplan und Information der HeimbewohnerInnen über Bademöglichkeit
- Gut zugängliche, evtl. höhenverstellbare Badewanne mit intakter Mischbatterie
- Hebelifter für gehbehinderte Menschen
- Einsteigehilfen für leicht gehbehinderte Menschen
- Bei kleinen Menschen Wannenverkürzungsteil, um ein Hinunterrutschen zu vermeiden
- Sanitärflächen-Desinfektionsmittel zur Wannendesinfektion (Konzentration beachten)
- Hygienisch einwandfreie Antirutschmatte, Badethermometer
- Evtl. Kopfstütze (kleines Schaumgummikissen mit Saugnäpfen)
- Bei Bedarf Sitz zum Einhängen in die Badewanne
- Krankentrage für Notfälle in erreichbarer Nähe
- „Besetzt"-Schild, Notfallglocke
- Badezusatz (z. B. Ölbad, nachfettendes Reinigungsbad, Heilzusätze wie Melisse, Eukalyptus, Baldrian, Heublumen)
- Haarshampoo
- Nagelpflegeset
- Evtl. Schutzschürze für Pflegeperson
- Hygienische Fußmatte oder frisches Handtuch für Boden
- Desinfizierbarer Hocker mit hygienischer Auflage
- Hygienische Ablagefläche für Wäsche und Kleidung
- Wäscheabwurf für verschmutzte Kleidung und Abwurf für Inkontinenzhilfsmittel
- Ein Badehandtuch, ein Handtuch, zwei Waschlappen, evtl. Massagebürste
- Bei Bedarf passende Inkontinenzeinlagen
- Frische Leibwäsche und Kleidung
- Wärmequelle zum Vorwärmen der Wäsche und Handtücher
- Pflegecreme (Wasser-in-Öl-Basis) oder Pflegeöl
- Kamm, Föhn, evtl. Lockenwickler.

Durchführung

- Fenster schließen, Sichtschutz, Badezimmer auf ca. 25 °C wärmen
- Antirutschmatte in Badewanne legen
- Wasser einlassen (je nach Wunsch 36–37 °C) und mit Badethermometer (oder durch Eintauchen des Ellenbogens) kontrollieren (Verbrennungsgefahr bei sensibilitätsgestörten Menschen); bei Menschen mit Herz-Kreislauf-Erkrankungen Wassertemperatur 34–36 °C; Wanne nur halb füllen
- Der alte Mensch kommt selbst zum Baden oder wird vom Pflegepersonal erinnert, evtl. mit Lifter, Rollstuhl abgeholt
- Wünsche und Befinden erfragen und alten Menschen beobachten
- Während der gesamten Handlung Zuwendung, Einfühlung und bedürfnisabhängige Kommunikation
- Handtücher und Wäsche vorwärmen

- Zusätze und Pflegematerialien bereitstellen
- „Besetzt"-Schild anbringen
- Toilettengang
- Den möglichst selbstständig entkleideten alten Menschen (➤ Kap. 7.6.5) selbst die Wassertemperatur prüfen und in die Wanne steigen (evtl. mit Hilfe, Lifter) lassen
- Den alten Menschen sich so weit er kann selbst waschen lassen; ansonsten dabei helfen
- Bei gutem Allgemeinzustand je nach Erkrankung und notwendigen Prophylaxen Bewegungsübungen oder basale Stimulation durch Massage
- Kopf- und Haarwäsche auf Wunsch
- Normalbadezeit: ca. 10–15 Min.
- Danach Wasser auslaufen lassen und evtl. alten Menschen kurz abduschen
- Der alte Mensch verlässt die Badewanne, setzt sich auf den vorbereiteten Hocker und trocknet sich (je nach Behinderung mit Hilfe) ab
- Hautfalten sorgfältig trocknen, evtl. eine trockene Kompresse zwischenlegen (Intertrigoprophylaxe ➤ Kap. 7.6.3)
- Massierende Hautpflege mit basaler Stimulation bei wahrnehmungseingeschränkten alten Menschen (➤ Kap. 7.6.1)
- Frische Wäsche anziehen bzw. anziehen lassen (➤ Kap. 7.6.5)
- Fingernägel pflegen
- Haare trocknen (Elektrische Geräte nie mit Feuchtigkeit in Berührung bringen)
- Den alten Menschen auf sein Zimmer begleiten und ausruhen lassen
- Hilfsmittel und Material aufräumen und entsorgen
- Badewanne, Lifter, Antirutschmatte nach Vorschrift reinigen und desinfizieren
- Pflegehandlung dokumentieren.

TIPP

- Frühestens 30 Min. nach dem Essen baden
- Während des ganzen Bades Beobachtung von Atmung, Hautfarbe, Mimik, Beweglichkeit, evtl. Puls, Hautzustand
- Kreislaufkollaps kündigt sich oft mit Blässe an
- Menschen in schlechtem Allgemeinzustand nur nach ärztlicher Erlaubnis und zu zweit baden, evtl. den alten Menschen auf einem Lifter nur über der Badewanne oder in der Dusche abduschen.

Verhalten bei Kreislaufkollaps

- Notruf betätigen
- Atmung, Kreislauf überwachen und aufrechterhalten, Ruhe bewahren
- Wasser ablaufen lassen, Menschen sitzend aufrichten und kühl abduschen (Wassertemperatur *langsam* senken)
- Kalten Waschlappen auf den Brustkorb legen
- Den alten Menschen zu zweit auf eine Trage legen, abtrocknen und zudecken
- Sollte sich Befinden nicht unmittelbar bessern, Arzt rufen.

Pflegepersonal

Eine Pflegefachkraft, evtl. eine Hilfsperson.

Ergebnisse

- Der alte Mensch ist zufrieden und fühlt sich wohl
- Der Grad der Selbstständigkeit des alten Menschen nimmt entsprechend der individuellen Ziele zu.

7.6.5 An- und Auskleiden

Ziele

- Der alte Mensch fühlt sich in seiner Bekleidung wohl
- Die Bekleidung des alten Menschen gewährleistet Würde und Sicherheit
- Die Selbstständigkeit des alten Menschen beim An- und Auskleiden wird gefördert und ggf. mit Hilfsmitteln unterstützt.

Material

- Stuhl mit gerader Rückenlehne
- Evtl. Fußschemel
- Hilfsmittel (z. B. Strumpf- bzw. Strumpfhosenanzieher, Zuknöpfhilfe ➤ Abb. 5.23, Greifzange)
- Bevorzugte Kleidung: mit Reißverschluss vorn, großen Knöpfen, Klettverschlüssen, Gummibändern.

7

Durchführung

An- und Auskleiden desorientierter alter Menschen

- Täglich möglichst mehrmals üben (z. B. auch bei jedem Umkleiden)
- Kleidungsstücke in Reichweite legen
- Kurze, klar verständliche Anweisungen geben
- Wo nötig Hilfestellungen geben (Absprache im Team)
- Immer wieder motivieren und loben.

An- und Auskleiden alter Menschen mit Halbseitenlähmung

- Kleidungsstücke verwenden, die ein bis zwei Nummern größer sind als die, die der alte Mensch vor seiner Behinderung getragen hat
- Der alte Mensch sitzt auf einem Stuhl.

Anziehen offener Oberbekleidung, z. B. Bluse, Hemd, Jacke:

- Kleidungsstück am Kragen halten und ausschütteln, damit es sich nicht verdrehen kann
- Kleidungsstück auf die Oberschenkel des Pflegebedürftigen legen (Kragen zeigt zum Körper, linke Seite nach oben)
- Mit seiner gesunden Hand legt der alte Mensch seine gelähmte Hand in den dafür vorgesehenen Ärmel und zieht ihn bis über den Ellenbogen hoch
- Den gesunden Arm in den Ärmel stecken, Arm hochhalten, dadurch rutscht der Ärmel über den Ellenbogen
- Mit der gesunden Hand das Kleidungsstück in der Mitte des Rückens vom Saum bis zum Kragen zusammenraffen und über den Kopf heben

- Kopf nach unten, Oberkörper nach vorne neigen, das Kleidungsstück über den Kopf ziehen
- Das Kleidungsstück mit der gesunden Hand über den Schultern und am Rücken in Form ziehen
- Die Vorderteile zum Knöpfen zurechtlegen, mit dem Knopf beginnen, den der alte Mensch am besten sieht
- Manschette auf der gesunden Seite lässt sich schließen, indem
  - die Manschette vor dem Anziehen zugeknöpft wird (bei zu enger Manschette Gummiband einsetzen oder Manschetten mit elastischem Verbindungsteil kaufen),
  - ein kleines Stück Klettverschluss auf der Manscheteninnenseite angebracht wird, Arm leicht hin-und herrollen, um den Klettverschluss zu schließen

Ausziehen offener oder geschlossener Oberkleidung, z. B. Hemd, Bluse, Jacke oder Pullover:
- Das Kleidungsstück aufknöpfen, mit der gesunden Hand den Stoff hinten am Hals zusammenraffen, den Kopf und Oberkörper nach vorne neigen, das Kleidungsstück über den Kopf ziehen, erst mit dem gesunden, dann mit dem gelähmten Arm aus dem Ärmel schlüpfen oder
- Das Kleidungsstück aufknöpfen, zuerst von der gesunden Schulter fallen lassen und zurückstreifen, den Ärmel fallen lassen und den Arm herausziehen, den Ärmel vom behinderten Arm ziehen.

Anziehen geschlossener Oberbekleidung, z. B. Pullover:
- Das Kleidungsstück so auf die Oberschenkel legen, dass das Rückenteil nach oben und der Saum zum Körper zeigt
- Mit der gesunden Hand den Saum bis zum Ärmel hochstreifen, das Armloch liegt frei
- Ebenfalls mit der gesunden Hand den gelähmten Arm in die Ärmelöffnung legen und das Kleidungsstück über den Ellenbogen ziehen
- Mit der gesunden Hand in den Ärmel schlüpfen
- Den Ärmel des gelähmten Armes bis zur Schulter hochziehen
- Das Rückenteil mit der gesunden Hand zusammenraffen
- Den Oberkörper nach vorne, den Kopf nach unten beugen und das Kleidungsstück darüber ziehen und in Form bringen.

Anziehen einer Hose im Sitzen mit Aufstehen:
- Mit gesunder Hand das gelähmte Bein am Knie fassen und über das gesunde Bein legen
- Die Hose so weit über das gelähmte Bein streifen, dass der Fuß ganz aus dem Hosenbein herausschaut (nicht über das Knie ziehen, weil es sonst Schwierigkeiten beim Hineinschlüpfen mit der gesunden Seite gibt)
- Das gelähmte Bein neben das gesunde stellen
- Mit dem gesunden Fuß in das Hosenbein schlüpfen und die Hose so weit wie möglich hochziehen
- Aufstehen und die Hose über die Hüfte ziehen, damit die Hose beim Aufstehen nicht herunterrutscht:
  - die gelähmte Hand in die Hosentasche stecken oder
  - ein Finger der gelähmten Hand in die Gürtelschlaufe stecken oder
  - Hosenträger vor dem Aufstehen über die Schultern ziehen
  - Hose verschließen (Knopfleiste ist oft einfacher zu handhaben als Reißverschluss).

Das Ausziehen der Hose im Sitzen:
- Die Hose öffnen und so weit wie möglich über die Hüften schieben
- Das Becken hochstemmen und die Hose mit Hilfe einer Pflegekraft nach unten ziehen
- Zuerst mit dem gesunden Bein aus der Hose schlüpfen
- Das gelähmte Bein über das gesunde legen und die Hose ausziehen.

Das Anziehen der Hose im Liegen:
- Kopfteil des Bettes so einstellen, dass der Oberkörper in eine halbsitzende Position kommt
- Mit der gesunden Hand das gelähmte Bein beugen und über das gesunde legen, dabei das gesunde Bein etwas anwinkeln, damit das gelähmte nicht wegrutscht
- Die Hose bis zum Knie über das gelähmte Bein ziehen

- Beide Beine wieder nebeneinander legen
- Die Hose über das gesunde Bein so weit wie möglich bis zur Hüfte hochziehen, Becken hochstemmen und mit Hilfe der Pflegekraft Hose über die Hüften ziehen, oder der Pflegebedürftige rollt sich von einer Seite auf die andere und zieht dabei die Hose hoch.

Das Ausziehen der Hose im Liegen:

- Das Becken hochstemmen, die Pflegekraft zieht die Hose über die Hüften nach unten
- Zuerst mit dem gesunden Bein herausschlüpfen, dann mit dem gelähmten
- Abschließend Pflegehandlung dokumentieren.

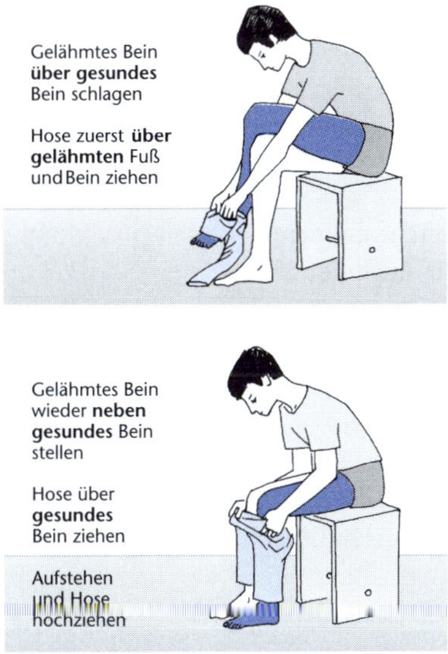

Abb. 7.16 Anziehen einer Hose im Sitzen bei Hemiplegie [L215]

Pflegepersonal

Eine Pflegefachkraft oder eine darin unterwiesene Pflegehilfskraft.

Ergebnisse

- Der alte Mensch ist mit seiner Bekleidung zufrieden
- Der Grad der Selbstständigkeit beim An- und Auskleiden des alten Menschen nimmt entsprechend der individuellen Ziele zu.

7.7 Standards bei AEDL „Ruhen und schlafen"

7.7.1 Bettwäschewechsel

Ziele

- Der alte Mensch fühlt sich beim Ruhen und Schlafen im Bett wohl
- Die Bedürfnisse und Gewohnheiten des alten Menschen bezüglich der Auswahl und Benutzung von Bettwäsche sind berücksichtigt
- Der alte Mensch kann beim Bettwäschewechsel, so weit ihm dies möglich ist, mitwirken.

Material

- Händedesinfektionsmittel bei Infektionsgefahr
- Evtl. Schutzkleidung
- Frische Bettwäsche
- Schmutzwäscheabwurfbehälter
- Abfalleimer

- Bei Bedarf Material zur Ganz- oder Teilwaschung (➤ Kap. 7.6.1)
- Pflegehilfsmittel (z. B. Hautpflegecreme, Inkontinenzeinlagen je nach Bedarf).

Durchführung

- Absprache mit dem Betreuungsteam und Information des alten Menschen über Ablauf und Möglichkeiten der Mithilfe
- Information während der gesamten Handlung beibehalten
- Raum wärmen (Fenster zu, Heizung aufdrehen), Zugluft vermeiden
- Vor Blicken schützen (Vorhänge, Besucher hinaus bitten) und Schamgefühl des Pflegebedürftigen berücksichtigen
- Ablagefläche für Bettdecke, Lagerungsmittel (2 Stühle am Bettende)
- Hygienische Vorkehrungen (Schmuck/Uhr ablegen, lange Haare zusammenbinden, evtl. Schutzkleidung anziehen, Hände bei Infektionsgefahr desinfizieren).

Beim alten Menschen, der kurzzeitig auf einem Stuhl sitzen kann

- Mobilisation (➤ Kap. 7.2.3)
- Schonender, sicherer Transfer vom Bett auf den Stuhl bzw. Rollstuhl (➤ Abb. 7.24)
- Alten Menschen ausreichend bekleiden oder zudecken, sicherstellen, dass er nicht vom Stuhl fallen kann und beobachten
- Lagerungshilfsmittel entfernen, wenn nötig frisch beziehen
- Bett flach auf Arbeitshöhe stellen
- Schmutzige Bettwäsche, ohne Staub aufzuwirbeln, abziehen und sofort in den Wäschesack entsorgen
- Saubere Bettwäsche faltenfrei einstecken und beziehen
- Alten Menschen, wenn nötig, waschen und pflegen (➤ Kap. 7.6.1) bzw. dabei helfen
- Transfer vom Stuhl ins Bett (evtl. einige Zeit im Stuhl belassen; beobachten)
- Funktionsbereiter Notruf, Tisch oder Nachttisch in Reichweite
- Wünsche erfragen und erfüllen, ruhen lassen
- Kurz lüften
- Hände waschen oder desinfizieren, evtl. Schutzkleidung wechseln.

Beim bettlägerigen alten Menschen

- Lagerungshilfsmittel entfernen, evtl. neu beziehen
- Bett flach stellen, Bettdecke entfernen
- HelferIn auf der Gegenseite dreht alten Menschen zu sich, vermittelt Sicherheit und beobachtet ihn aufmerksam
- Gebrauchtes Laken auf der Rückenseite des Pflegebedürftigen herausziehen und zu dessen Rücken hin aufrollen
- Neues Laken einstecken und ebenfalls zum Rücken des Pflegebedürftigen rollen
- Pflegebedürftigen auf die andere Seite drehen, so dass dessen Rücken jetzt zur HelferIn zeigt
- HelferIn entfernt gebrauchtes Laken in den bereitstehenden Wäscheabwurf und steckt sauberes Laken faltenfrei ein
- Bei Bedarf Pflegebedürftigen waschen (➤ Kap. 7.6.1) und/oder das Nachthemd wechseln (➤ Kap. 7.6.5)
- Bettdecke und Kopfkissen bei Bedarf abziehen, sofort in den Wäschesack entsorgen und neu beziehen
- Pflegebedürftigen bequem lagern und zudecken

- Wünsche erspüren, erfragen und erfüllen
- Notruf und Nachtkästchen in Reichweite geben
- Das Zimmer aufräumen und kurz lüften
- Verabschieden und ruhen lassen
- Hände waschen, evtl. Schutzkleidung wechseln
- Dokumentieren.

Die Bettwäsche lässt sich in ähnlicher Weise auch von „oben nach unten" wechseln. Dazu muss der Pflegebedürftige sich aufsetzen und, nachdem er sich wieder hingelegt hat, das Becken hochstemmen können.

TIPP

- Vorher herausfinden, was der Pflegebedürftige selbst kann
- Beim Drehen zur Seite, wenn möglich, Knie anziehen
- Methoden der Kinästhetik® erleichtern das Bewegen des alten Menschen, die Methode muss durch Fort- und Weiterbildungsveranstaltungen erlernt werden, Informationen bei: Gesellschaft für Kinästhetik®, Erkstraße 11, 12043 Berlin
- Auf nonverbale Mitteilungen des Pflegebedürftigen achten (Mimik, Gestik, Haltung, Laute)
- Durch Körperkontakt Sicherheit, Ruhe, Nähe und Geborgenheit vermitteln
- Auf Katheter, Sonden, Verbände achten.

Pflegepersonal

Zwei Pflegekräfte sind wegen schonender und schneller Arbeitsweise sinnvoll.

Ergebnisse

- Der alte Mensch kann ein faltenfreies, trockenes, seinen Hygienebedürfnissen entsprechendes Bett benutzen und fühlt sich wohl
- Der Grad der Selbstständigkeit des alten Menschen nimmt entsprechend der individuellen Möglichkeiten und Ziele zu.

7

7.7.2 Nächtlicher Kontrollgang – Schlaffördernde Maßnahmen

Ziele

- Die Sicherheit des alten Menschen ist in der Nacht gewährleistet
- Der alte Mensch fühlt sich nicht gestört
- Der alte Mensch schläft ausreichend und erholt sich während des Schlafs
- Der alte Mensch kennt Faktoren, die seinen Schlaf verhindern oder stören, und kann diese verändern
- Der alte Mensch erhält Unterstützung durch individuelle Maßnahmen zur Schlafförderung und nutzt diese.

Material

- Taschenlampe
- Schlaftagebuch
- Ohrstöpsel
- Schlaffördernde Getränke

- Musik oder Literatur zum Einschlafen
- Evtl. kleines Nachtlicht, z. B. zum Einstecken in die Steckdose
- Gegebenenfalls ärztlich verordnete Medikamente, wenn der alte Mensch dies wünscht.

Durchführung

- Lüftung und Temperatur des Schlafzimmers den Bedürfnissen des alten Menschen anpassen
- Geräuschfreies bzw. geräuscharmes Umfeld gewährleisten
- Dem Menschen die Möglichkeit geben, sich entsprechend seiner individuellen und biografischen Gewohnheiten auf das Einschlafen vorzubereiten, z. B. trinken manche Menschen vor dem Einschlafen eine Tasse Kaffee
- Materialien zur Schlafförderung bereitstellen, z. B. Getränke, Ohrstöpsel, Medikamente und ggf. verabreichen
- Lichtquellen auf ein Minimum reduzieren, der alte Mensch muss jedoch den Lichtschalter, evtl. auch einen beleuchteten Wecker finden und nachts evtl. mit einer kleinen Nachtbeleuchtung zur Toilette finden, beim Kontrollgang Taschenlampe benützen
- Häufigkeit der nächtlichen Kontrollgänge nach dem Gesundheitszustand und den Risiken des alten Menschen ausrichten
- Je nach Bewegungsplan beim alten Menschen Mikrobewegungen oder Umlagerungen vornehmen
- Je nach Miktionsprotokoll und Kontinenzförderungsplan einen Toilettengang anbieten oder Einlagenwechsel vornehmen
- Die Beobachtungen während des Kontrollganges, z. B. auf Atmung, evtl. Puls, Schmerzäußerungen, mögliche Verwirrtheit, Ausscheidungen wie Urin, Stuhl, Schweiß und Risiken wie Sturzgefahr richten
- Evtl. Anleitung zum Führen eines Schlaftagebuches
- Evtl. helfendes oder beratendes Gespräch (➤ Kap. 7.10.1).

Pflegepersonal

Eine Pflegefachkraft.

Ergebnis

- Der alte Mensch äußert, dass er sich ausgeruht fühlt
- Die Sicherheit des alten Menschen wurde gewährleistet.

7.8 Standards bei AEDL „Sich beschäftigen"

7.8.1 Tagesstrukturierende Maßnahmen

Ziele

- Die alten Menschen sind über tagesstrukturierenden Maßnahmen informiert
- Die tagesstrukturierenden Maßnahmen entsprechen den Bedürfnissen und Fähigkeiten der alten Menschen

- Sensomotorische Fähigkeiten, z. B. Fertigkeiten, körperliche Ausdauer, Entspannungsfähigkeit, Feinmotorik und tägliche Verrichtungen, werden gefördert
- Orientierungsfähigkeit, z. B. zu Person, Zeit, Ort und Situation sowie zu Alltagssituationen, wird gefördert
- Sinnesfunktionen, z. B. Sehen, Hören, Tasten, Riechen, Schmecken, werden gefördert
- Psychische Fähigkeiten, z. B. Wahrnehmen eigener Gefühle, Einstellungen und Haltungen, Verarbeiten, Regulieren und Kontrollieren eigener Gefühle, werden gefördert
- Kognitive Fähigkeiten, z. B. Repetieren, Erlernen, Vernetzen, Bewerten und Anwenden von Wissen werden gestärkt
- Soziale Fähigkeiten, z. B. Kommunikationsfähigkeit, Interesse, Selbstsicherheit, Beziehungsfähigkeit, werden erweitert
- Die Sicherheit der alten Menschen ist gewährleistet.

Rahmenbedingungen und Materialien

- Zielgruppenanalyse, Thema, Inhalte festlegen
- Zeitrahmen festlegen: Zeitaufwand insgesamt, günstige Tageszeiten für die Durchführung
- Zeitlich gegliederten Verlaufsplan mit Methoden und Sozialformen, z. B. Frontal-, Kreis-, Partner- und Gruppenarbeit, festlegen
- Stichwortkonzept erarbeiten
- Bekanntmachung an gut sichtbaren Stellen anbringen und ggf. alte Menschen ansprechen und zur Teilnahme motivieren
- Räume ausreichend groß mit guten Licht- und Luftverhältnissen, variable Möblierung, gut erreichbar, Zugang deutlich markiert, Toiletten gut erreichbar, Weg zu den Toiletten deutlich markieren
- Räume ggf. themenbezogen dekorieren, z. B. gemeinsam mit alten Menschen
- Sitzordnung entsprechend der Sozialform und Methode
- Pausenzeiten und Pausenräume, Raucherecken/-räume festlegen
- Erfrischungsgetränke und Zwischenmahlzeiten für die Pausen vorbereiten
- Informationen und Unterlagen für Teilnehmer bereitstellen
- Benötigte Materialien und Medien bereitstellen und auf Funktionstüchtigkeit überprüfen, z. B. Videogerät, CD-Player und CD-Auswahl; Flipcharts und Stifte, Bilder, Laptop, Powerpoint-Präsentation, Beamer, Materialien zur Demonstration, Sinnesförderung, Gedächtnisförderung, motorische Förderung, Förderung von Alltagsaktivitäten
- Pflege- und Schutzmaterialien, z. B. Taschentücher, Servietten, Schutzhandschuhe, bereitlegen.

Durchführung

Zielgruppenanalyse

- Biografie
- Kompetenzen, Fähigkeiten
- Probleme.

Methoden

- 10-Minuten-Aktivierung
- Präsentation, Vortrag, Vorführung: Ziele und Inhalte gliedern und benennen, anhand Stichwortkonzept präsentieren, Unterlagen für TeilnehmerInnen
- Freies Gespräch, z. B. TeilnehmerInnen bringen spontan Themen ein, Wechsel des Themas ist möglich
- Diskussion: Eröffnen, Wortmeldungen erteilen, zwischen unterschiedlichen Positionen vermitteln, zusammenfassen, beenden
- Themenorientiertes Gespräch, z. B. Musik, Reisen, Erkrankungen und Behandlung, Bewältigung von Lebenskrisen, Essen, Kultur, Religion, Schmuck
- Spiele, z. B. Gesellschaftsspiele, Ratespiele, Rollenspiele situations- oder handlungsbezogen
- Sinnesschulung, z. B. Fühlkästen, Geräuschkassetten oder CD zum heiteren Geräuscheraten, Nahrungsmittel zum Riechen, Tasten oder Schmecken
- Ergotherapie
- Entspannen, z. B. Snoezelen, Malen, Musik hören, selbst Singen, Musizieren, geselliges Beisammensein, Feste und Feiern
- Gymnastik, z. B. zur Sturzprophylaxe, zur Osteoporoseprophylaxe, Sitztanz, Ballspiele, Tanz, Bewegungsspiele
- Lebenspraktische Tätigkeiten, z. B. Einkaufen gehen, Tisch decken, Raumdekoration, Blumenpflege, Plakate gestalten
- Tagesausflüge.

Zeitlich gegliederte Verlaufsplanung

- **Einleitung ca. 15 %**:
  - Teilnehmer begrüßen, ggf. sich selbst vorstellen
  - Motivierender Einleitungsgedanke, z. B. Anknüpfen an biografische Ereignisse, aktuelles Ereignis, kurze Anekdote, Zitat, Sinnspruch, Frage, Bedeutung des Themas
  - Thema nennen und abgrenzen
  - Information zum Ablauf: Gliederung, zeitlicher Rahmen (➤ Tab. 7.3)
- **Hauptteil ca. 75 %**: In kleineren Schritten und Zeiteinheiten (ca. 5–20 Min) Inhalte, Methoden, Sozialformen, Anleiteraktivitäten und Teilnehmeraktivitäten festlegen, z. B. Demonstration, Üben, Korrigieren, Impuls, Teilinhalte nennen, Entscheidungen treffen
- **Schlussteil ca. 10 %**:
  - Zusammenfassung visualisieren, z. B. das haben wir heute gelernt, gesehen, gehört, erlebt
  - Ausblick, z. B. Hinweis auf das nächste Treffen, die nächsten Themen, Appell, Überleitung in die Diskussion oder in den geselligen Ausklang.

Tab. 7.3 Verlaufsplanung einer Tanzveranstaltung nach Hansen

Zeit	Lernziele	Themen, Inhalte	Aktivitäten	Vermittlungsformen Sozialformen Medien
19.30 bis 19.35	5.1	Begrüßung Vorstellung der Aktivitäten des heutigen Abends	AA: Motivation, Impuls	darstellend frontal
19.35 bis 19.40	5.2	Aufwärmübung	AA: Impuls, Aufgabenstellung TA: Aktivität AA: Ende ansagen	darstellend frontal Recorder, Kassette Einzelarbeit, entdeckend darstellend frontal

Tab. 7.3 Verlaufsplanung einer Tanzveranstaltung nach Hansen (Forts.)

Zeit	Lernziele	Themen, Inhalte	Aktivitäten	Vermittlungsformen Sozialformen Medien
19.40 bis 20.00	5.3	Tanz 1: Sirtaki	AA: Demonstration, Schritte vorstellen TA: üben AA: korrigieren, verstärken	darstellend Recorder, Kassette Einzelarbeit, erarbeitend darstellend
20.00 bis 20.15		Pause	AA: Impuls	Getränke zur Erfrischung
20.15 bis 20.35	5.4	Tanz 2: Langsamer Walzer	AA: Impuls, Demonstration, Schritte vorstellen TA: üben AA: korrigieren, verstärken	darstellend frontal Demonstration mit einer TeilnehmerIn Partnerarbeit, erarbeitend darstellend
20.35 bis 20.40		Pause	AA: Impuls	darstellend
20.40 bis 20.55	5.5	Tanz nach Wahl	AA: Impuls, Motivation TA: Tänze nennen AA: sammeln, verstärken TA: Entscheidung treffen AA: Impuls TA: Aktivität	darstellend Gruppenarbeit, erarbeitend darstellend Partnerarbeit, entdeckend Recorder, Kassette
20.55 bis 21.00	5.6	Verabschiedung Hinweis auf das nächste Treffen und den folgenden geselligen Ausklang	AA: zusammenfassen, Motivation	darstellend frontal

AA = Anleiteraktivität; TA = Teilnehmeraktivität

Pflegepersonal

Eine Pflegefachkraft.

Ergebnis

- Die alten Menschen und deren Angehörige sowie alle MitarbeiterInnen kennen Zeiten und Themen der tagesstrukturierenden Maßnahmen in der Einrichtung
- Die tagesstrukturierenden Maßnahmen entsprechen den Bedürfnissen und Fähigkeiten der alten Menschen
- Die alten Menschen nehmen gerne und zahlreich an den tagestrukturierenden Maßnahmen der Einrichtung teil
- Sensomotorische Fähigkeiten, Orientierungsfähigkeit, Sinnesfunktionen, psychische, kognitive und soziale Fähigkeiten der alten Menschen werden durch das Angebot gefördert
- Herz- und Kreislauf und Atmung werden angeregt
- Der alte Mensch kann sich entspannen, Gefühle wie Freude und Trauer ausdrücken, sich von Krankheiten und Sorgen ablenken, Kontakte mit anderen Menschen knüpfen
- Der alte Mensch hat schöne Erlebnisse und Erinnerungen und ein gesteigertes Selbstwertgefühl.

7.8.2 Feste und Veranstaltungsangebote

Ziele

- Die alten Menschen sind über Feste und Veranstaltungsangebote sowie die Möglichkeiten zur Mitwirkung informiert worden
- Die Feste und Veranstaltungsangebote und deren Mitwirkungsmöglichkeiten entsprechen den Bedürfnissen und Fähigkeiten der alten Menschen, z. B. Geburtstagsfeier, Feste im Jahreskreis, Theater, Vortragen von Gedichten und Texten, Besuch von Veranstaltungen, Märkten
- Sensomotorische Fähigkeiten, z. B. Fertigkeiten, körperliche Ausdauer, Entspannungsfähigkeit, Feinmotorik werden durch die Teilnahme und Mitwirkung gefördert
- Orientierungsfähigkeit, z. B. zu Person, Zeit, Ort und Situation sowie zu Alltagssituationen, wird gefördert
- Sinnesfunktionen, z. B. Sehen, Hören, Tasten, Riechen, Schmecken, werden gefördert
- Psychische Fähigkeiten, z. B. Wahrnehmen eigener Gefühle, Einstellungen und Haltungen, Verarbeiten, Regulieren und Kontrollieren eigener Gefühle, werden gefördert
- Kognitive Fähigkeiten, z. B. Repetieren, Erlernen, Vernetzen, Bewerten und Anwenden von Wissen, werden gestärkt
- Soziale Fähigkeiten, z. B. Kommunikationsfähigkeit, Interesse, Selbstsicherheit, Beziehungsfähigkeit, werden erweitert
- Die Sicherheit der alten Menschen ist gewährleistet.

Rahmenbedingungen und Materialien

- Plakate zur Bekanntmachung sind vorhanden
- Bei Veranstaltungen in der Einrichtung: Räume und Ausstattung entsprechen der Teilnehmerzahl und den Bedürfnissen der alten Menschen
- Benötigte Materialien und Medien sind vorhanden und funktionstüchtig
- Pflege- und Schutzmaterialien, z. B. Taschentücher, Servietten, Schutzhandschuhe, sind vorhanden
- Transportdienst ist organisiert.

Durchführung

- Bekanntmachung an gut sichtbaren Stellen anbringen und ggf. alte Menschen ansprechen und zur Teilnahme motivieren
- Einladung
- Teilnehmerkreis (Biografie), Ressourcen und Probleme ermitteln
- Alte Menschen entsprechend ihren Fähigkeiten in die Vorbereitung mit einbeziehen
- Texte auswählen, formulieren oder dichten (lassen)
- Benötigte Materialien herstellen, z. B. Raumschmuck, Kleidung
- Raumgestaltung
- Evtl. hygienische Vorbereitung, Weg zu Toiletten kennzeichnen
- Verpflegung bereitstellen
- Sicherheitsvorkehrungen treffen
- Funktionsfähigkeit der benötigten Medien prüfen
- Transport der alten Menschen, wo erforderlich.

Pflegepersonal

Eine Pflegefachkraft und mehrere Pflegekräfte.

Ergebnis

- Die alten Menschen und deren Angehörige sowie alle MitarbeiterInnen kennen Feste und Veranstaltungsangebote innerhalb der Einrichtung und außerhalb der Einrichtung
- Die alten Menschen und deren Angehörige haben die Möglichkeit, an der Planung, Vorbereitung und Durchführung von Festen und Veranstaltungsangeboten innerhalb der Einrichtung mitzuwirken
- Die alten Menschen haben die Möglichkeit, an Festen und Veranstaltungsangeboten außerhalb der Einrichtung teilzunehmen
- Die alten Menschen können sich entspannen, sich von Krankheiten und Sorgen ablenken, Kontakte mit anderen Menschen knüpfen
- Die Sicherheit der alten Menschen ist gewährleistet
- Die alten Menschen haben schöne Erlebnisse und Erinnerungen und ein gesteigertes Selbstwertgefühl.

7.9 Standards bei AEDL „Für Sicherheit sorgen"

7.9.1 Infektionsprophylaxe, Hygieneleitlinien bei MRSA

Ziele

- Der alte Mensch kennt Gefahren und kann sich davor schützen
- Der alte Mensch erlernt hygienisches Verhalten, z. B. Händedesinfektion
- Der alte Mensch wird vor Infektionen und Folgeschäden wirksam geschützt
- Der alte Mensch fördert seine Abwehrkräfte
- Eintrittspforten für Erreger werden streng nach aseptischen Gesichtspunkten behandelt
- Alle an Pflege und Behandlung Beteiligten und Besucher von alten Menschen mit MRSA sind über die speziellen Hygienerichtlinien informiert und halten sie strikt ein
- MRSA-Patienten sind darüber aufgeklärt, dass sie kein Risiko für gesunde Kontaktpersonen, wohl aber für Kontaktpersonen mit offenen Wunden oder ekzematöser Haut darstellen.

Material

- Hygieneplan
- Hygienerichtlinien bei MRSA (multiresistenter Staphylococcus aureus)
- Desinfektionsmittel gemäß Hygieneplan bzw. Hygienerichtlinien.

Durchführung

- Immer ursachenbezogenen Hygieneplan erstellen und umsetzen
- Händedesinfektion als wichtigste Maßnahme
- Bei Verdacht oder Auftreten von MRSA ärztliche Diagnostik und Behandlung veranlassen
- „Erkannte MRSA-Träger sind in Deutschland gemäß RKI-Richtlinie bis zur antiseptischen Sanierung oder Entlassung zu isolieren, die Sanierung ist ohne synchrone Durchführung von Desinfektions- und Distanzierungsmaßnahmen im patientennahen Bereich sowie auf weiteren kontaminationsgefährdeten Flächen, z. B. persönliche Utensilien, Fußboden im Patientenzimmer, allerdings nicht oder nur verzögert erreichbar, auch das wird in der RKI-Richtlinie gefordert, durch konsequente Händedesinfektion muss eine Weiterverbreitung verhindert werden." (DGKH Deutsche Gesellschaft für Krankenhaus-Hygiene), diese Vorgabe beinhaltet, dass der alte Mensch bis zu seiner Sanierung in einem *Einzelzimmer* untergebracht wird
- Ein Patient gilt als saniert, wenn z. B. bei nachgewiesenem MRSA im Nasen-Rachenbereich frühestens 3 Tage nach Abschluss einer Mupirocin-Behandlung an 3 aufeinander folgenden Tagen MRSA-negative Abstriche den Sanierungserfolg bestätigen
- Beim Auftreten von mehr als einem MRSA-Fall, also ab dem 2. Fall, eine Meldung an das Gesundheitsamt machen (Meldung nach § 6 IFSG – Infektionsschutzgesetz)
- Bei MRSA ggf. in Absprache mit Arzt und evtl. Gesundheitsamt gesonderten Hygieneplan erstellen und umsetzen, z. B. Richtlinien für die Händedesinfektion, Tragen von Kittel und Mundschutz, Aufhängen des Kittels, Wechseln des Kittels, Information für die Besucher und Angehörigen und ggf. anderen alten Menschen der Einrichtung
- Bei MRSA zur Körperpflege möglichst anstatt der sonst üblichen Körperreinigungsmittel antiseptische, desinfizierende Mittel verwenden
- Zu jedem Waschen, Duschen, Baden frische Handtücher verwenden
- Täglich Bettwäsche und Nachthemd wechseln
- Benutzte Handtücher, Unterwäsche, Bettwäsche mit 80–90 °C waschen
- Nach Möglichkeit Verlegungen von MRSA-positiven alten Menschen innerhalb der Einrichtung
- Verabreichen ärztlich verordneter Medikamente
- Eintrittspforten für Erreger streng nach aseptischen Gesichtspunkten behandeln
- Kontaminiertes Material ordnungsgemäß entsorgen oder fachgerecht desinfizieren, reinigen, sterilisieren
- Über Möglichkeiten zur Stärkung der körpereigenen Abwehr informieren, beraten, z. B. vitaminreiche Ernährung, ausreichend Schlaf, Schutzimpfung bei Grippe
- „Nach Entlassung der Patienten ist eine gründliche Scheuerdesinfektion mit desinfizierender Reinigung von Matratzen, Decken, Kissen, Vorhängen vorzunehmen" (Anlage 5.1 der Richtlinie für Krankenhaushygiene und Infektionsprävention des RKI – Robert-Koch-Institutes).

Pflegepersonal

Eine Pflegefachkraft.

Ergebnis

- Alle an der Pflege und Behandlung Beteiligten setzen den Hygieneplan um
- Der alte Mensch hat keine Infektionen.

7.9.2 Verabreichung von Medikamenten (B)

Ziel

- Der alte Mensch führt sich die ärztlich verordneten Medikamentezur richtigen Zeit zu.

Material

- Dokumentationssystem mit einwandfreier ärztlicher Anordnung: Medikamentenname, Medikamentenform, genaue Dosierung, Verabreichungsart, Unterschrift des Arztes
- Ärztlich verordnete Medikamente
- Sauberer Verabreichungsbehälter mit Namenskennzeichnung des alten Menschen (für Einzel-, Tages- oder Wochendosis)
- Händedesinfektionsmittel
- Bei oral einzunehmenden Medikamenten: Flüssigkeit zum Einnehmen (wegen der Neutralität am besten Wasser)
- Bei rektal oder vaginal zu verabreichenden Medikamenten: Tupfer, Einmalhandschuh oder Fingerling
- Bei Injektionen (➤ Kap. 7.9.3, 7.9.4)

Durchführung

- Händedesinfektion
- Kontrollen
  - Ärztliche Anordnung
  - Medikament: Lagerung, Verfallsdatum, optische Veränderungen, 5-R-Regel (richtiges Medikament, richtige Dosis, richtige Verabreichungsart, richtiger Patient, richtige Zeit)
- Hygienisches Umfüllen in das Verabreichungsgefäß, Tropfen wegen Gefahr der chemischen Veränderung erst unmittelbar vor der Verabreichung umfüllen
- Information und ggf. aufrechte Lagerung des alten Menschen
- Bereitstellung von Flüssigkeit zur Einnahme
- Hilfe und Unterstützung beim Schluckakt, evtl. anschließende Inspektion des Mundes
- Dokumentation der Verabreichung
- Beobachtung der Wirkung und evtl. auftretenden Nebenwirkungen
- Sicherungsmaßnahmen bei Sturzgefahr und anderen Gefahren, die durch Wirkung auf das zentrale Nervensystem hervorgerufen werden können.

TIPP

- Medikamente aus der Verpackung herausdrücken, dabei nicht anfassen
- Flüssige Arzneimittel nicht mischen
- Dragees und Kapseln, Retard- und Depot-Tabletten *auf keinen Fall* zerkleinern oder mit einem Mörser zerreiben
- Tabletten mit Bruchrillen können geteilt werden, einfache Tabletten können mit einem Mörser zerrieben werden.

7

Ergebnisse

- Die erwünschte Wirkung der Medikamente tritt ein
- Der alte Mensch erleidet keinen zusätzlichen Schaden durch unerwünschte Wirkungen der Medikamente.

7.9.3 Subkutane (s.c.) Injektion (B)

In das Unterhautfettgewebe werden Medikamente verabreicht, deren Wirkungverzögert eintreten soll, z. B. Heparin, Insulin.

Ziele

- Der alte Mensch ist über Sinn und Zweck der Maßnahme sowie über das Vorgehen informiert und mit der Durchführung einverstanden
- Die Selbstständigkeit und Mobilität des alten Menschen bleibt erhalten
- Die erwünschte Wirkung des Medikamentes tritt beim alten Menschen ein
- Der alte Mensch bekommt keine Komplikationen
- Unerwünschte Wirkungen des Medikamentes werden sofort erkannt
- Der alte Mensch erhält im Falle von unerwünschten Wirkungen die erforderliche ärztliche Hilfe.

Material

- Händedesinfektionsmittel
- Spritzentablett
- Entsorgungsgefäß für Kanülen
- Hautdesinfektionsmittel
- Tupfer
- Spritze oder Pen
- Evtl. Kanüle zum Aufziehen des Medikaments
- Injektionskanüle
- Ärztlich schriftlich verordnetes Medikament.

Durchführung

- Eigene Information
- Medikament kontrollieren nach der „5 R"-Regel:
  - **R**ichtiges Medikament
  - **R**ichtige Dosierung
  - **R**ichtige Verabreichungsart
  - **R**ichtiger Zeitpunkt
  - **R**ichtige Person
  - Außerdem: Wurden Lagerungsvorschriften beachtet? Verfalldatum noch nicht abgelaufen? Ampulle und Inhalt optisch einwandfrei?

- Händedesinfektion
- Medikament aseptisch aufziehen
- Injektionskanüle aufsetzen
- Alten Menschen informieren
- Injektionsorte regelmäßig wechseln (➤ Abb. 7.17), um Vernarbungen des Unterhautgewebes zu vermeiden
- Bei Insulininjektionen möglichst immer zur gleichen Zeit nach einem festgelegten Injektionsschema (täglich wechselnde Injektionsorte) spritzen; Faustregel: abends in den Oberschenkel (langsamerer Wirkungseintritt), tagsüber in den Bauch (schnellerer Wirkungseintritt)
- Einstichstelle desinfizieren, Einwirkzeit beachten; bei Insulininjektion kann Hautdesinfektion entfallen, da dem Insulin ein Desinfektionsmittel beigemischt ist und kaum Bakterien an der silikonüberzogenen Nadel haften
- Hautfalte mit Daumen und Zeigefinger einer Hand abheben, um sie von der darunter liegenden Muskelschicht abzuheben
- Mit der anderen Hand Kanüle im Winkel von 45° (bei ca. 19 mm langer Kanüle) in subkutanes Gewebe einstechen, Kanülen für die Insulin- und Heparininjektion sind besonders kurz (12 mm lang), deshalb im 90°-Winkel einstechen (Ausnahme: bei dünnem Fettgewebe ebenfalls im 45°-Winkel einstechen)
- Evtl. vorsichtig aspirieren (entfällt bei Insulin-, Heparininjektion), bei Blutaspiration erneute Injektion mit neuer Kanüle an anderer Stelle
- Medikament langsam injizieren
- Tupfer auf Einstichstelle legen, Kanüle herausziehen und Einstichstelle komprimieren
- Spritze und Tupfer in den Abwurfbehälter geben
- Auf Wirkung und Nebenwirkung (z. B. allergische Reaktionen wie Juckreiz, Hautausschlag, Hitzegefühl, Übelkeit) achten
- Alten Menschen bequem lagern und Wünsche erfragen. Ca. 30 Min. nach Insulininjektion Nahrungsaufnahme sicherstellen (Beipackzettel des Insulins beachten!)
- Dokumentation.

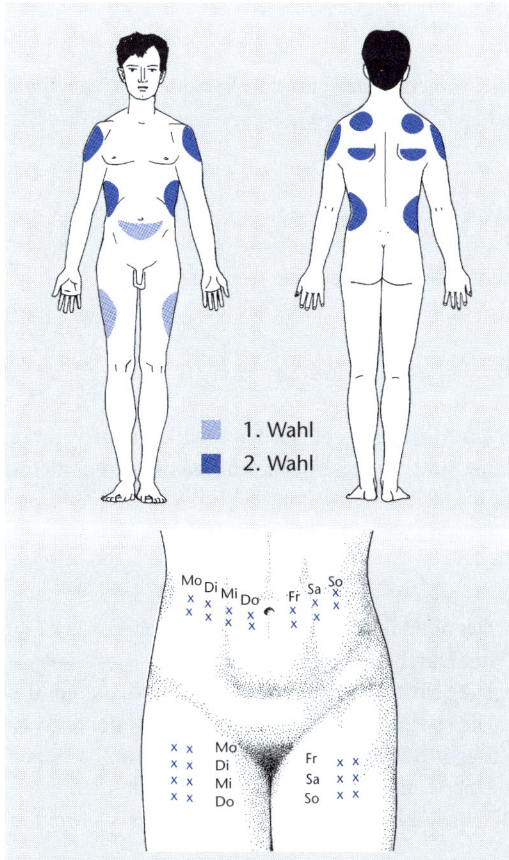

Abb. 7.17 *Oben*: Injektionsorte für die Insulingabe. Bauch und Oberschenkel können von alten Menschen gut erreicht werden, die sich selbst spritzen (1. Wahl). *Unten*: Um Schäden des Unterhautgewebes zu vermeiden, Injektionsorte regelmäßig wechseln. [A400]

TIPP

- Um größtmögliche Unabhängigkeit zu erreichen, Diabetiker zum selbstständigen Umgang mit der täglichen Insulinspritze anleiten, die Verwendung eines Pen-Applikators, der mit einer Insulinpatrone geladen wird, vereinfacht die Handhabung
- Es dürfen nur wässrige Lösungen subkutan gespritzt werden, da sonst Nekrosen (Gewebszerstörung) des Unterhautgewebes entstehen können
- Nicht in ödematöses Gewebe, Hautveränderungen und Hämatome injizieren.

Pflegepersonal

Injektionen dürfen nur von Personen durchgeführt werden, von deren Befähigung sich ein Arzt überzeugt hat.

Ergebnis

Alle Ziele der Maßnahme werden erreicht.

7.9.4 Intramuskuläre (i.m.) Injektion (B)

In das Muskelgewebe werden Medikamente verabreicht, die für diese Verabreichungsart ausdrücklich vorgesehen sind und deren Wirkung leicht verzögert eintreten soll.

Ziele

- Der alte Mensch ist über Sinn und Zweck der Maßnahme sowie über das Vorgehen informiert und mit der Durchführung einverstanden
- Die Selbstständigkeit und Mobilität des alten Menschen bleiben erhalten
- Die erwünschte Wirkung des Medikamentes tritt beim alten Menschen ein
- Der alte Mensch bekommt keine Komplikationen
- Unerwünschte Wirkungen des Medikamentes werden sofort erkannt.

Der alte Mensch erhält im Falle von unerwünschten Wirkungen die erforderliche ärztliche Hilfe.

Material

- Hände- und Hautdesinfektionsmittel
- Spritzentablett
- Tupfer, Pflaster
- Spritze, Aufziehkanüle und Kanüle Nr. 1 oder länger zum Spritzen, evtl. Ampullensäge
- Handschuhe
- Ärztlich schriftlich verordnetes Medikament
- Entsorgungsgefäß für Kanülen.

Durchführung

- Eigene Information
- Medikament kontrollieren („5 R"-Regel ➤ Kap. 7.9.3) und aufziehen
- Intimsphäre schützen (Sichtschutz, MitbewohnerInnen aus dem Zimmer bitten)
- Alten Menschen informieren und in entspannte Seitenlage bringen, Knie leicht angewinkelt
- Händedesinfektion
- Injektionsstelle aufsuchen:

- Ventroglutäale Injektion nach von Hochstetter (➤ Abb. 7.18): gedachtes Dreieck zwischen vorderem Darmbeinstachel, Beckenkamm und Rollhügel (Trochanter major)
- Injektion in den Oberschenkelmuskel nach von Hochstetter (➤ Abb. 7.19): alten Menschen in Rückenlage bringen, Beine nach innen gewendet; Injektionsort: Mitte einer gedachten Linie zwischen Rollhügel und Knie

- Desinfektionsmittel am Einstichort mit sterilem Tupfer in die Haut einreiben (2 ×) oder aufsprühen und mindestens 30 Sekunden warten
- Kanüle im 90°-Winkel senkrecht bis zum Muskel einstechen
- Unbedingt aspirieren, bei Blutaspiration erneute Injektion mit neuer Kanüle an anderer Stelle
- Medikament langsam (2 ml/Min.) injizieren
- Kanüle schnell und gerade herausziehen, Injektionsort mit sterilem Tupfer komprimieren und kreisend massieren (evtl. Pflaster)

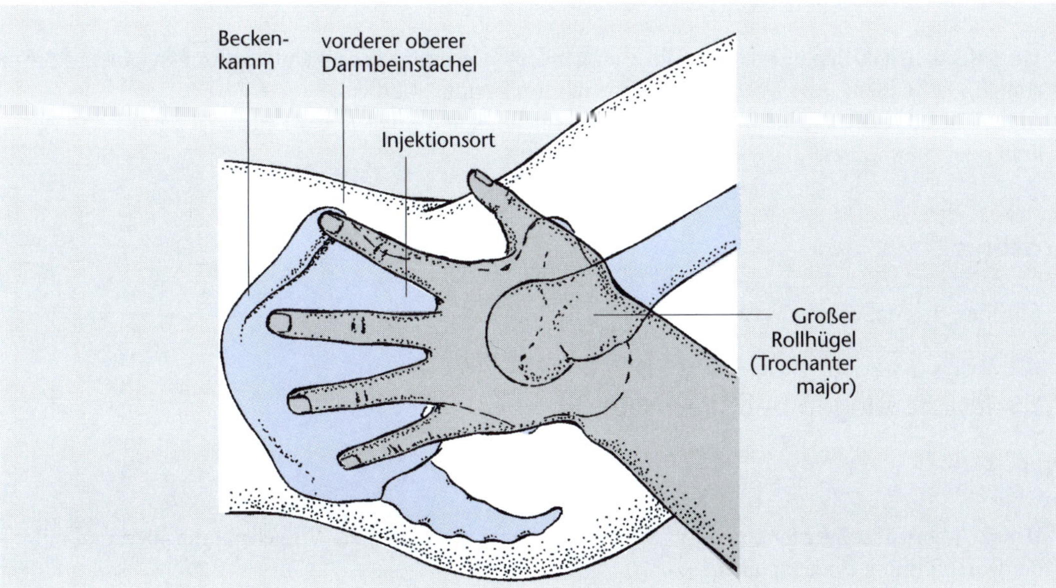

Abb. 7.18 Ventroglutäale Injektion nach von Hochstetter [A300–190]

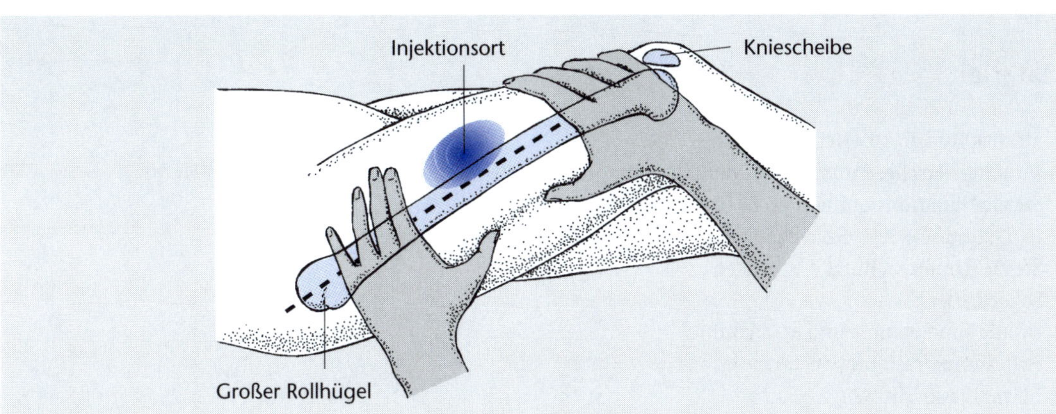

Abb. 7.19 Injektion in den Oberschenkel nach von Hochstetter [A300-190]

7

- Alten Menschen wieder umlagern
- Utensilien aufräumen, Kanülen unfallverhütend (z. B. in Medibox oder leeren Flaschen) entsorgen
- Auf Wirkung und Nebenwirkungen achten (z. B. Blutungen, Hämatome, Entzündungen, Abszess, Nekrosen, Lähmungen oder Empfindungsstörungen der Beinen, allergische Reaktionen wie Juckreiz, Ausschläge, Übelkeit, Hitzegefühl).

TIPP

- Keine i.m. Injektion bei blutgerinnungshemmenden Medikamenten, entzündetem Gewebe, Ödemen, Hautveränderungen, Hämatomen oder Verdacht auf einen Herzinfarkt (Laborwerte werden verfälscht)
- Trifft die Kanülenspitze auf Knochen, Kanüle ca. 1 cm zurückziehen.

Pflegepersonal

- I.m. Injektionen dürfen nur von dreijährig ausgebildeten, staatlich geprüften Pflegekräften (AltenpflegerInnen, Gesundheits- und KrankenpflegerInnen) durchgeführt werden
- Auszubildende erlernen die Injektion nur unter Anleitung und Aufsicht einer staatlich geprüften Pflegekraft oder eines Arztes.

Ergebnis

- Alle Ziele der Maßnahme werden erreicht.

7

7.9.5 Infusion legen und wechseln (B)

Ziele

- Der alte Mensch ist über Sinn und Zweck der Maßnahme sowie über das Vorgehen informiert und mit der Durchführung einverstanden
- Der alte Mensch erhält die vom Arzt verordneten Infusionen
- Komplikationen, wie z. B. Infektion, Embolie, Hämatom, Blutung, Allergie, werden vermieden.

Material

- Steriles Infusionsbesteck (➤ Abb. 7.20)
- Infusionsflasche; Infusionsständer bzw. entsprechende Befestigungsmöglichkeit am Bett
- Sterile Punktionskanülen (z. B. Braunülen®) verschiedener Größe
- Evtl. sterile Spritze, Röhrchen zur Blutentnahme für Laboruntersuchungen
- Sterile Tupfer, Schlitzkompressen
- Schere, Pflaster
- Hände- und Hautdesinfektionsmittel
- Evtl. Einmalrasierer
- Einmalhandschuhe
- Schutzunterlage

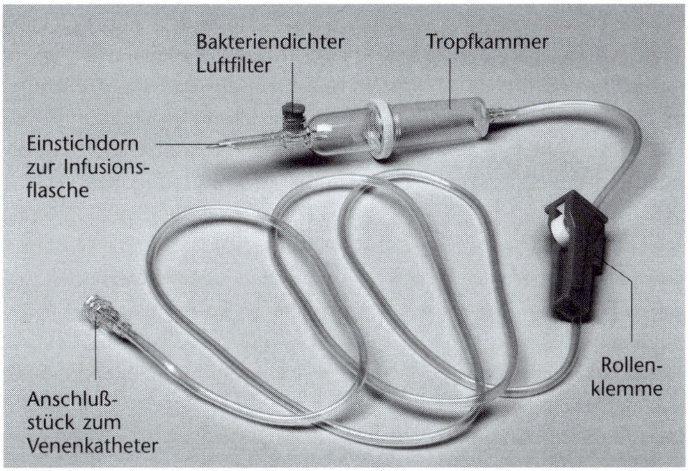

Abb. 7.20 Infusionsbesteck [K183]

- Stauschlauch
- Evtl. Lagerungskissen, Schiene, elastische Binden
- Geeigneter Abfallbehälter (Unfallverhütung).

Durchführung

Vorbereitung und Anschließen der Infusion

- Eigene Information
- Infusion vorbereiten:
  - „5 R"-Regel zur Kontrolle: **R**ichtiges Medikament? **R**ichtige Dosierung? **R**ichtige Verabreichungsart? **R**ichtige Zeit? Am **R**ichtigen Menschen?
  - Lagerungshinweise und Verfallsdatum überprüfen, Inhalt auf Trübung und Kristallisation prüfen
- Händedesinfektion
- Schutzkappe der Infusionsflasche entfernen, Verschluss mit Hautdesinfektionsmittel desinfizieren, Infusionsbesteck entnehmen, Rollenklemme schließen
- Dorn in vorgesehene Stelle des Verschlussgummis der Infusionsflasche einstechen
- Tropfenkammer durch Drücken zur Hälfte füllen
- Rollenklemme langsam öffnen und Infusionslösung blasenfrei in Schlauch einlaufen lassen
- Rollenklemme schließen und Infusionsflasche mittels Aufhängevorrichtung z. B. an den Infusionsständer hängen
- Information des Kranken, evtl. Toilettengang
- Raum vorbereiten (Beleuchtung, Störungen)
- Einstichstelle vorbereiten, evtl. rasieren
- Schutzunterlage unterlegen
- Bequem und funktionsgerecht lagern
- Legen der Punktionskanüle und Anschließen der Infusion durch den Arzt
- Punktionskanüle mittels Pflaster befestigen
- Einstichstelle und liegende Braunüle® verbinden

7

- Tropfgeschwindigkeit nach Arztanordnung einstellen
- Information und Lagerung des alten Menschen, Klingel griffbereit legen
- Unfallverhütende Abfallentsorgung
- Dokumentation der Maßnahme
- Überwachung bei laufender Infusion: Befinden des alten Menschen, Tropfgeschwindigkeit, Schwellung oder Hämatom an Einstichstelle, Ausschlag, Puls, Blutdruck, Temperatur, Schmerzen, evtl. Flüssigkeitsbilanz.

Wechsel der Infusion

- Rollenklemme schließen
- Dorn aus leerer Infusionsflasche ziehen und, ohne ihn zu kontaminieren, in neue Infusionsflasche stechen; auf blasenfreies Schlauchsystem achten
- Rollenklemme öffnen, Tropfengeschwindigkeit einstellen.

Wechsel des Infusionsbestecks

- Schutzhandschuhe anziehen
- Verbandmaterial und Pflaster vorsichtig entfernen
- Wechsel der Schutzhandschuhe
- Einstichstelle und Verbindungsstelle inspizieren, desinfizieren, evtl. reinigen (bei Rötung und anderen Entzündungszeichen sowie bei Schmerzen des alten Menschen an der Infusionsstelle muss Punktionskanüle entfernt werden)
- Punktionskanüle neu befestigen, Einstichstelle verbinden
- Sterile Kompresse unter Verbindungsstelle legen
- Altes Infusionssystem entfernen und auf der Verpackung der Kompresse ablegen
- Schutzkappe des neuen, sterilen Infusionssystems entfernen
- Vorbereitetes Infusionssystem mit Infusionsflasche anschließen
- Rollenklemme öffnen und Tropfgeschwindigkeit einstellen
- Kompresse unter der Verbindungsstelle entfernen, Infusionsschlauch sichern
- Information und Lagerung des alten Menschen, Wünsche erfüllen, Klingel griffbereit
- Material entsorgen
- Durchführung der Maßnahme und Aussehen der Einstichstelle dokumentieren.

Pflegepersonal

Eine Pflegefachkraft.

Ergebnisse

- Der alte Mensch fühlt sich wohl und ist zufrieden
- Die Kräfte, Abwehrkräfte und Selbstständigkeit des alten Menschen bleiben erhalten
- Er bekommt keine Komplikationen.

7.9.6 Verbandwechsel (B)

Ziele

- Der alte Mensch ist über Sinn und Zweck der Maßnahme sowie über das Vorgehen informiert und mit der Durchführung einverstanden
- Die Selbstständigkeit und Mobilität des alten Menschen bleiben erhalten
- Der alte Mensch bekommt keine Komplikationen
- Die Wundheilung des alten Menschen verläuft rasch und komplikationslos.

Material

- Abwurfbeutel
- Haut- und Händedesinfektionsmittel
- Unterlage und evtl. Abdecktuch
- Unsterile Handschuhe, sterile Handschuhe
- Bei größeren Wunden Schutzkittel, evtl. Mundschutz, Kopfhaube
- Verbandschere und sterile Schere
- Sterile Pinzetten
- Sterile und unsterile Nierenschale
- Evtl. Wundabstrichröhrchen
- Sterile Tupfer, Kompressen, Gaze
- Lösung zur Wundreinigung bzw. Wundspülung, z. B. 0,9 %ige Kochsalzlösung oder Ringer-Lösung
- 20 ml Spritze für Wundspülung
- Nicht klebende, genügend saugende Wundabdeckung
- Verbandbefestigung (Binden, Schlauchverbände, Pflaster, Vlies).

Verbandwechsel bei septischen (infizierten) Wunden

Durchführung

Prinzipien

- Die vorhandenen Krankheitskeime müssen reduziert werden
- Neue Krankheitskeime dürfen keinesfalls in die Wunde gelangen
- Die ungehinderte Durchblutung der Wunde und der Sekretabfluss müssen gewährleistet sein
- Materialien zur Wundreinigung und Desinfektion und Behandlung sowie sterile Verbandmaterialien sind Arzneimittel und bedürfen der ärztlichen Verordnung
- Der Verlauf der Wundheilung muss genau beobachtet und dokumentiert werden (evtl. Fotodokumentation)
- Krankheitskeime aus der Wunde bzw. Verbandmaterialien dürfen nicht verschleppt werden
- Für Pflegepersonen besteht das Recht und die Pflicht zum Selbstschutz vor Infektionen.

- Alten Menschen informieren, evtl. Gabe von Schmerzmitteln (Arztanordnung)
- Keine Zugluft, keine Tätigkeiten, die Staub aufwirbeln
- Hände desinfizieren

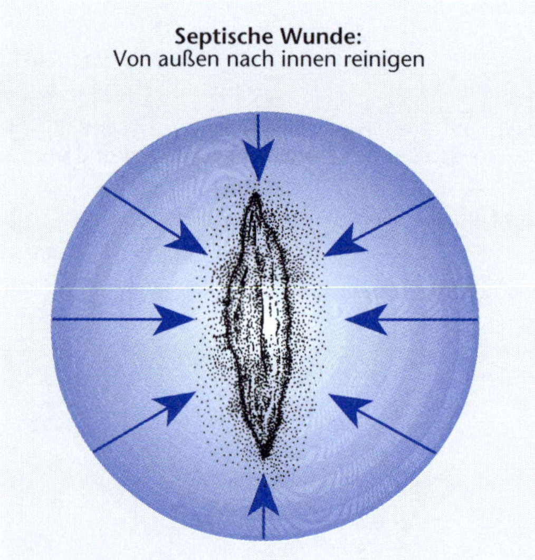

Abb. 7.21 Reinigen einer septischen Wunde [A300–157]

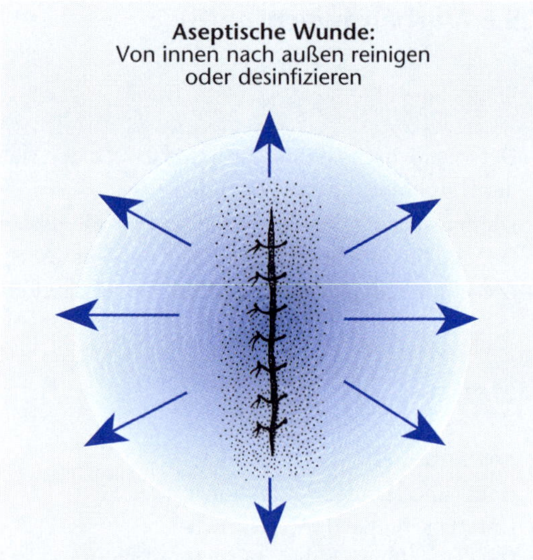

Abb. 7.22 Reinigen einer aseptischen Wunde [A300–157]

- Eine sterile und eine unsterile Arbeitsfläche richten
- Kompressen und Lösung zur Wundreinigung und Desinfektion bereitstellen und öffnen, steriles Material zur Wundbehandlung und Wundabdeckung griffbereit halten
- Unsterile Schutzhandschuhe anziehen
- Unterlage unterlegen
- Verband entfernen und sofort in Abwurfbeutel werfen, unsterile Handschuhe ebenfalls
- Hände desinfizieren
- Sterile Handschuhe anziehen
- Wundauflage mit steriler Pinzette entfernen
- Größe, Tiefe, Beschaffenheit, Heilungstendenz der Wunde (Sekretion, Entzündungszeichen, Granulation) beurteilen
- Wunde von außen nach innen (➤ Abb. 7.21), z. B. mit Betaisodona®oder Rivanol® desinfizierend reinigen
- Je nach Arztanordnung: Wundtaschen mit Wasserstoffperoxid, Kochsalzlösung spülen, Medikamente einbringen, Wundränder mit hautschützenden Präparaten behandeln
- Wunde mit geeignetem Verbandmaterial steril abdecken, nässende Wunden feucht und offen halten
- Verband befestigen
- Unterlage entfernen, Handschuhe ausziehen
- Alten Menschen wieder bequem lagern, Wünsche erfüllen
- Abfallsack mit septischem Material sofort verschließen und entsorgen
- Gebrauchte Instrumente sofort in Desinfektionslösung legen
- Versehentlich verunreinigte Gegenstände und Flächen desinfizieren
- Verbandwechsel und Zustand der Wunde dokumentieren.

TIPP

- Bei größeren Wunden Kittel, Kopfhaube, Gesichtsmaske tragen
- Nicht über sterilem Material hantieren und sprechen, sterile Fläche fern vom alten Menschen halten
- Sprays, Pflaster usw. nicht ins Bett legen
- Auf Luftdurchlässigkeit des Verbandes achten, nässende Verbände häufiger wechseln

- Verband soll Beweglichkeit nicht beeinträchtigen
- Bei bekannten Allergien des alten Menschen hypoallergene Pflaster verwenden
- Bei Temperaturerhöhung, Blutung, verstärkter Sekretion Arzt rufen.

Verbandwechsel aseptischer (nicht infizierter) Wunden

Aseptische Wunden sind nicht infizierte, durch Naht versorgte Schnitt- und Operationswunden, die trocken und reizfrei heilen.

Durchführung

- Wie beim septischen Verbandwechsel, jedoch Wundreinigung von innen nach außen (➤ Abb. 7.22)
- Trockene Wunden trocken behandeln.

Verbandwechsel Hydrokolloidverband/Hydrogelverband

Hydrokolloidverbände werden durch Feuchtigkeit des Wundsekretes und Wärme aktiviert. Hydrogelverbände müssen nicht erst durch Wundsekret aktiviert werden und sind besonders für trockene Wunden geeignet. In die selbstklebenden Hydrokolloid- und Hydrogelverbände sind stark quellfähige feuchtigkeitsaktive Substanzen (z. B. Zellulosederivate, Pektine, Gelatine) eingebettet.

Bei tiefen Wunden muss durch spezielle Salben oder Kompressen Kontakt zum Wundgrund hergestellt werden. Der Verbandwechsel wird erst bei Blasenbildung in Wundgröße oder Verfärbung, ansonsten nach sieben Tagen vorgenommen.

Material

- Hydrokolloidverband/Hydrogelverband in richtiger Größe, für Problemzonen (z. B. Sakralbereich) gibt es anpassungsfähige Spezialprodukte
- Bei Platten ohne Kleberand zusätzliches Fixiermaterial
- Stift zur Beschriftung des Verbandes (Datum)
- Sonstiges Material wie septischer und aseptischer Verbandwechsel.

Durchführung

- Wie septischer/aseptischer Verbandwechsel (je nach Wundart)
- Der Hydrokolloidverband/Hydrogelverband wird so dicht an die Wunde angelegt, dass er direkten Kontakt zum Wundgrund hat und keine Luftblasen sichtbar sind (evtl. z. B. mit Stomahaesive-Salbe® oder Sorbalgon-Kompressen®, die sich später selbst auflösen, auffüllen)
- Der Verband soll die Wundränder ca. 1–2 cm überlappen
- Danach mit Hand 2–3 Minuten andrücken
- Wenn notwendig, Ränder zusätzlich mit Pflaster befestigen
- Umrisse der Wunde mit Stift auf den Verband aufmalen, damit man erkennt, wann die entstehende Blase oder Verfärbung die Wundgröße erreicht hat und ein Verbandswechsel vorgenommen werden muss
- Datum auf dem Verband vermerken.

TIPP

- Durch Auflösung von geschädigtem Gewebe, das gesund aussah, erscheint die Wunde evtl. anfangs etwas ausgedehnter als ursprünglich
- Durch zu späten Verbandwechsel (länger als sieben Tage) kann umliegendes gesundes Gewebe geschädigt werden.

Ergebnisse

- Alle Ziele der Maßnahme werden erreicht
- Der alte Mensch fühlt sich wohl, hat eine intakte Haut und keine Schmerzen.

7.9.7 Pflege von Menschen mit chronischen Wunden

Grundlage bildet der Expertenstandard „Chronische Wunden in der Pflege". Hier sind die Kriterien für ein wundspezifisches Assessment festgelegt.

Ein wundspezifisches Assessment besteht aus zwei Teilen:
- Wunddokumentation
- Einschätzung der wund- und therapiebedingten Einschränkungen und der Selbstmanagementfähigkeiten des Wundpatienten und seiner Angehörigen.

Wundfotografie: Obwohl die Fotografie von einigen Leitlinien und juristischen Urteilen gefordert wird, ist sie laut Expertenstandard kein Ersatz für die schriftliche Dokumentation, da die Dreidimensionalität von Wunden, Unterminierungen, Fisteln und Farben nur mangelhaft dargestellt wird.

Die Expertenarbeitsgruppe hat auf Grundlage internationaler Leitlinien folgende Kriterienliste für ein wundspezifisches Assessment zusammengestellt.

Kriterien für die Wunddokumentation

1. Medizinische Wunddiagnose:
- Grunderkrankung, z. B. Diabetes mellitus
- Wundart, z. B. Dekubitus, Ulcus cruris venosum
- Schweregradeinteilung der Wunde
- Bisherige diagnostische und therapeutische Maßnahmen.

2. Lokalisation:
- Benennen
- In einem Körperschema darstellen.

3. Zeitpunkt der Wundentstehung und Verlauf der Wundheilung bisher

4. Größe:
- Länge und Breite, Tiefe
- Taschen, Fisteln.

5. Wundgrund, Wundränder und Wundumgebung:
- Dominierende Gewebeart des Wundgrundes, z. B. Wundgrund mit Fibringewebe, Granulationsgewebe, Epithelgewebe, Nekrose, Muskel, Knochen, Sehne, Fettgewebe
- Gewebeart und Aussehen der Wundränder, z. B. unregelmäßige, glatte, gerötete, mazieriert, Wundränder
- Aussehen und Beschaffenheit der Wundumgebung, z. B. Rötung, Schwellung, Wärme.

6. **Exsudat/Transsudat**:
- Menge, z. B. Häufigkeit der Verbandswechsel sowie Anzahl der durchnässten Kompressen, viel oder wenig Exsudat/Transsudat
- Aussehen, z. B. serös, blutig.

7. **Wundgeruch**:
- Ja/nein
- Frei beschreiben, z. B. faulig, süßlich.

8. **Infektionszeichen**:
- Rötung, Schwellung, Schmerz, Überwärmung, Funktionseinschränkung und Exsudatmenge, Geruch

Kriterien zur Einschätzung der wund- und therapiebedingten Einschränkungen sowie der Selbstmanagementkompetenzen von Patienten/innen, Bewohnern/innen und Angehörigen

1. **KlientInnen- und Angehörigenwissen**:
- Zur Ursache der Wunde
- Zu Symptomen, z. B. Juckreiz, Exsudat, Geruch
- Zur Heilung der Wunde und Vorstellung zur Wundheilungszeit
- Zur Bedeutung spezieller Maßnahmen, z. B. Druckentlastung, Bewegung, Kompression.

2. **Wund- und therapiebedingte Einschränkungen**:
- Mobilitäts- und Aktivitätseinschränkungen
- Schwierigkeiten bei der Aufrechterhaltung der persönlichen Hygiene
- Schwierigkeiten bei Kleidungs- und Schuhwahl
- Abhängigkeit von professioneller Hilfe
- Schmerzen, z. B. Stärke, Schmerzqualität, Häufigkeit und Dauer, Situationen, die mit Schmerzen einhergehen, Schmerzort, Erfahrungen mit Maßnahmen zur Verbesserung der Schmerzen
- Schlafstörungen
- Hautjucken, Schwellungen
- Psychosoziale Probleme, z. B. Angst, Vermindertes Selbstwertgefühl, Hoffnungslosigkeit, Trauer, Machtlosigkeit, Isolation.

3. **Vorhandene wundbezogene Hilfsmittel**:
- Druckentlastende Lagerungshilfsmittel, Kompressionsstrümpfe.

4. **Selbstmanagementkompetenzen** von PatientInnen, BewohnerInnen und Angehörigen:
- Zum Erhalt der Alltagsaktivitäten, z. B. hauswirtschaftliche Versorgung, Behördengänge, Hobbys
- Zum Umgang mit Einschränkungen
- Zum Verbandswechsel
- Zur Wundbeobachtung
- Druckentlastung der Wunde mit Hilfsmitteln (z. B. Orthesen, Matratzen, Kissen) und durch Bewegungsförderung und Umlagerung
- Zu Hautschutz, Hautpflege
- Umgang mit Kompressionsstrümpfen
- Hochlegen der Beine
- Venengymnastik
- Raucherentwöhnung
- Ernährung, Blutzuckereinstellung Gewichtsreduktion
- Zu präventiven Maßnahmen bei diabetischem Fußsyndrom, z. B. Fußpflege und -inspektion.

7.9.8 Schaffung eines förderlichen und sicheren Wohnraums und Wohnumfelds

Ziele

- Das Wohnumfeld entspricht den Bedürfnissen und den Behinderungen des alten Menschen
- Die Sicherheit und Selbstversorgung des alten Menschen sind in seinem Wohnumfeld gewährleistet
- Der alte Mensch kennt Institutionen, die ihn zur Wohnraumanpassung informieren
- Der alte Mensch weiß, wo er sich über finanzielle Hilfen für die Wohnraumanpassung informieren kann
- Der alte Mensch kennt Alternativen zur stationären Altenpflege, z. B. Tagespflege, Betreutes Wohnen und Leistungen der Pflegeversicherung.

Material

- Auflistung von Institutionen, die über Wohnraumanpassung und finanzielle Hilfen informieren, z. B. KDA Kuratorium für deutsche Altenhilfe, An der Pauluskirche 3, 50677 Köln; Bundesarbeitsgemeinschaft Wohnungsanpassung e. V., Beratungsstelle altengerechtes Wohnen, Korbiniansplatz 15 a, 80807 München; Krankenkassen, Pflegekassen, Sozialämter, und Wohnungsämter, Integrationsämter, Sanitätshäuser, Sozialstationen bzw. ambulante Pflegedienste
- Informationsmaterialien zum barrierefreien Wohnen
- Informationsmaterialien über Notrufsysteme, z. B. Rotes Kreuz oder Arbeiter-Samariter-Bund
- DIN 18025 für barrierefreies Wohnen des Landes Baden-Württemberg
- Internetadressen zum Thema barrierefreies Wohnen, z. B. www.barrierefrei.de und www.barrierefreileben.de.

7

Durchführung

Beratendes Gespräch (➤ Kap. 7.10.2) mit möglichen Inhalten:
- In der Wohnung einschließlich Bad und WC sollten überall Haltepunkte sein, ggf. Anbringen von Griffen oder Geländer, Möbel müssen standsicher sein
- Hindernisse wie Teppiche und Türschwellen müssen entfernt oder entschärft werden, evtl. müssen zusätzliche Steckdosen angebracht werden
- Die Böden sollte wenig Rollwiderstand bieten, rutschhemmend und leicht zu reinigen sein, Teppichböden sind hierzu nur bedingt geeignet
- Scharfe Kanten müssen abgerundet werden oder mit Polstermaterial versehen werden
- Balkonschwellen können mit Rampen und Stützgriffen am Türrahmen überwunden werden
- Das Bett sollte höhenverstellbar und kopfteil- und fußteilverstellbar sein, eine punktelastische Matratze mit abgestimmtem Rost bietet Entspannung und beugt Schmerzen vor, vor dem Bett muss genügend Platz sein. neben dem Bett sollte ein Telefon installiert sein, möglichst mit großer Tastatur, Hörverstärker und Freisprecheinrichtung
- Ein Notruf sollte stets durch ein griffbereites Gerät ausgelöst werden können
- Ein körpergerechter Sessel genügend hoch kann am Lieblingsplatz, z. B. am Fenster, stehen, daneben eine gut erreichbare Ablage. Sitzmöbel sind körpergerecht, in der Höhe angepasst, haben ggf. eine Aufstehhilfe
- Die Beleuchtung ist individuell regulierbar, sie darf keine Stolperfalle sein
- Fenster, Lichtschalter und Türen können z. B. durch Verlängerung des Griffes erreichbar gemacht werden

- Technische Hilfsmittel, z. B. sprachgesteuerte Systeme „Das intelligente Haus", können ermöglichen, dass sehr viele Funktionen in Wohnung und Haushalt, wie Fenster öffnen und schließen, Türe öffnen und schließen, erleichtert werden
- Hochgestellte Küchengeräte wie Kühlschrank oder Backofen und mit dem Rollstuhl unterfahrbare Arbeitsplatten ermöglichen auch Küchenarbeit im Rollstuhl, Unterschränke mit leitgängigen Schüben, hydraulisch höhenverstellbare Oberschränke mit Einlegeböden aus Glas (Lebensmittel sind besser sichtbar), Greifhilfen, Stehhilfen, Herdzeitschaltuhr mit einstellbarer automatischer Abschaltung
- Vor dem Waschbecken muss genügend Platz sein, hier muss man auch sitzen können und vom Sitzen in den Spiegel sehen können (kippbarer Spiegel)
- Die WC-Höhe kann durch Umbau oder Sitzerhöhungen angepasst werden, WC-Automat mit Vaginal- oder Analdusche mit Föhn erleichtern die Reinigung, Armlehen erleichtern das Aufstehen
- Eine bodengleiche Dusche mit Stützgriffen, Toilettenstuhl oder Duschhocker, Verbrühschutz dienen der Sicherheit in der Dusche (➤ Abb. 7.23)
- Begehbare oder mit einem Lifter unterfahrbare Badewannen, Einsteigegriff, Badebrett, Haltegriffe zum Umgreifen oder Wannenlift ermöglichen auch behinderten Menschen das Baden, die Türen zu Badzimmer und WC müssen auch von außen zu öffnen sein
- Die Treppe sollte Handläufe auf beiden Seiten haben, bei Gehunfähigkeit kann ein Treppenlift eingebaut werden, ein so genanntes „Skalamobil" ermöglicht es, mit einer Hilfsperson Treppen aller Art zu überwinden
- Eine Rampe kann Rollstuhlfahrern bei Stufen das Verlassen der Wohnung ermöglichen
- Soziale Dienste, wie Essen auf Rädern, ambulante Pflegedienste, Fahrdienste, Einkaufsdienste, gewährleisten die pflegerische und soziale Betreuung und die Versorgung im Haushalt
- Die Türglocke muss von den alten Menschen gehört werden, z. B. Zweiton-Gong, Lichtsignale verstärken bei Schwerhörigen die Klingel, Türsicherung und Sprechanlage schützen vor ungebetenen Besuchern
- Veranstalter von Seniorenreisen sorgen für schöne Erlebnisse außerhalb des häuslichen Wohnumfeldes
- Für behinderte Menschen gibt es je nach Art der Behinderung behindertengerechte Autos zum Mitfahren oder selbst fahren
- Im öffentliche Nahverkehr müssen gehbehinderte Menschen mit entsprechendem Ausweis und deren Begleitpersonen kostenlos befördert werden
- Das Internet bietet alten Menschen mit erhaltenen geistigen Fähigkeiten die Möglichkeit, sich zu informieren, zu kommunizieren, einzukaufen, verschiedene Dienste anzufordern
- Alternative oder ergänzende Angebote wie Tagespflege oder Betreutes Wohnen
- Leistungen der Pflegeversicherung zum Umbau der Wohnung
- Steuererleichterungen für behinderte Menschen.

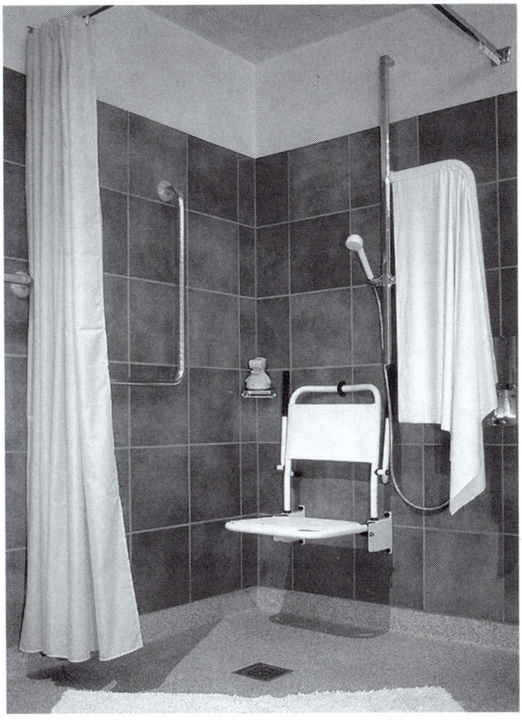

Abb. 7.23 Ausstattung eines behindertengerechten Bades. [K157]

7

Pflegepersonal

Eine Pflegefachkraft.

Ergebnis

- Der alte Mensch hat sich über Institutionen, die ihn über die Wohnraumanpassung beraten, informiert
- Der alte Mensch kennt Möglichkeiten der Wohnraumanpassung und Hilfsmittel für seine Situation
- Der alte Mensch kennt finanzielle Hilfen für die Wohnraumanpassung in seiner Situation, z. B. Leistungen aus der Pflegeversicherung
- Der alte Mensch kennt Alternativen zur stationären Altenpflege, z. B. Tagespflege, Betreutes Wohnen und Leistungen der Pflegeversicherung.

7.10 Standards bei AEDL „Soziale Bereiche des Lebens sichern"

7.10.1 Gespräch und Biografiearbeit

Ziele

- Der alte Mensch äußert sich über seine Lebenssituation und damit verbundene positive und negative Gefühle
- Die individuelle Lebenssituation, die Ressourcen und Probleme werden im Rahmen einer fördernden Pflege berücksichtigt
- Die individuelle Lebenssituation, Bedürfnisse und Ressourcen des alten Menschen sind zu Beginn der Pflege anhand von Kriterien erfasst und laufend vervollständigt und aktualisiert
- Sensomotorische Fähigkeiten, z. B. Fertigkeiten, körperliche Ausdauer, Entspannungsfähigkeit, Feinmotorik und tägliche Verrichtungen, werden gefördert
- Die Orientierungsfähigkeit, z. B. zu Person, Zeit, Ort und Situation sowie zu Alltagssituationen, wird gefördert
- Psychische Fähigkeiten, z. B. Wahrnehmung eigener Gefühle, Einstellungen und Haltungen, Verarbeiten, Regulieren und Kontrollieren eigener Gefühle, werden gefördert
- Kognitive Fähigkeiten, z. B. Repetieren, Erlernen, Vernetzen, Bewerten und Anwenden von Wissen, werden gestärkt
- Soziale Fähigkeiten, z. B. Kommunikationsfähigkeit, Interesse, Selbstsicherheit, Beziehungsfähigkeit, werden erweitert.

Rahmenbedingungen und Materialien

- Zeitrahmen festlegen: Zeitaufwand insgesamt, günstige Tageszeiten für die Durchführung
- Dokumentationssystem mit Biografiebogen
- Biografiebezogene Materialien, z. B. Erinnerungskiste
- Materialien zur Förderung der Fähigkeiten/Kompetenzen.

Durchführung

Biografiearbeit

- Führen eines Gespräches zu Beginn der Pflege
- Erstellen eines Biografiebogens zu Beginn der Pflege mit Kriterien, z. B.:
  - Erziehung, Schule, Beruf
  - Tagesgestaltung früher und heute
  - Vorlieben in einzelnen Lebensphasen (Farben, Bilder, Kultur, Blumen, Kleidung, Bewegung, Kontakte, Reisen, Essen, Trinken, Gerüche, Musik)
  - Heutige Interessen
  - Motivation, Aufmerksamkeit, Konzentrationsfähigkeit, Befinden, Bewältigung von Veränderungen oder Behinderungen im Alter
  - Gedächtnisleistung, Orientierung, Sprachfähigkeit, Sinnesfunktionen
  - Familienbeziehungen und soziale Netzwerke
  - Bedeutung von Glaubens- und Lebensfragen
  - Geäußerte Erlebnisse, Belastungen und Konflikte, Konfliktbewältigungsstrategien
  - Eigene Rolle und Rolle der Angehörigen
- Vervollständigen des Biografiebogens im Verlauf der Pflege
- Den alten Menschen ermöglichen und ermutigen, sich in Form von Gesprächen, tagesstrukturierenden Maßnahmen und sonstigen Aktivitäten biografieorientiert zu beschäftigen und zu fördern
- Biografische Inhalte, Wünsche, Interessen, Ressourcen und Probleme dokumentieren und im Sinne einer fördernden Pflege berücksichtigen.

Gespräch

- Ein Gespräch sollte so geführt werden, dass der alte Mensch bereit ist, von sich aus zu erzählen, z. B. aktives Interesse zeigen und Impulse setzen; offene Fragen, z. B.: „Womit haben Sie sich in Ihrem Leben am liebsten beschäftigt?", helfen weiter; geschlossen Fragen, die mit „ja" oder „nein" oder nur mit einer Antwort beantwortet werden können, sollten die Ausnahme sein; lediglich bei Aphasie können sie hilfreich eingesetzt werden
- Bei allen Gesprächen Offenheit zeigen, aktiv zuhören, wiederholen, paraphrasieren oder validieren, nicht überfordern
- Reaktionen und nonverbale Äußerungen des alten Menschen wahrnehmen und darauf eingehen
- Informationsbedarf des alten Menschen erfassen und ggf. ein Informations- und Beratungsgespräch führen.

Pflegepersonal

Eine Pflegefachkraft.

Ergebnis

- Alle an der Pflege Beteiligten sind über die individuelle Lebenssituation, individuelle Gewohnheiten und Wünsche, Ressourcen, Probleme des alten Menschen informiert

- Die individuelle Lebenssituation, Gewohnheiten und Wünsche, Ressourcen und Probleme werden im Rahmen einer fördernden Pflege berücksichtigt
- Der alte Mensch und seine Angehörigen wirken im Rahmen ihrer Möglichkeiten aktiv an der Lösung oder Minderung von Problemen und an der Förderung von Fähigkeiten und Kompetenzen mit.

7.10.2 Information, Anleitung und Beratung

Ziele

- Die individuelle Lebenssituation, Bedürfnisse und Ressourcen des alten Menschen sind zu Beginn der Pflege anhand von Kriterien erfasst und laufend vervollständigt und aktualisiert worden
- Der alte Mensch kann seine individuelle Lebenssituation, Ressourcen und Probleme erfassen und im Rahmen seiner Möglichkeiten aktiv an der Förderung von Ressourcen und Minderung von Problemen mitarbeiten.

Rahmenbedingungen und Materialien

- Zeitrahmen für ein oder mehrere Informations- oder Beratungs- und Anleitungsgespräche festlegen
- Informationsquellen, z. B. Internet, Fachliteratur und Informationsmaterialien
- Materialien zur Förderung der Fähigkeiten/Kompetenzen.

Durchführung

- Beobachten und Beurteilen von Sprachverständnis und kognitiven Fähigkeiten
- Informationsbedarf des alten Menschen erfassen und ggf. ein Informations- und Beratungsgespräch führen
- Situation, Probleme, Ressourcen des alten Menschen erfassen, analysieren und dokumentieren
- Alten Menschen je nach Bedarf informieren, ggf. mit Hilfe von Informationsmaterialien
- Über mögliche Ursachen und Zusammenhänge und Lösungsmöglichkeiten des Gesundheitsproblems informieren
- Über das Erkennen und Beseitigen von Komplikationen und Gefahren beraten
- Über das Verhalten im Notfall informieren
- Möglichkeiten zur Problemlösung gemeinsam mit dem alten Menschen und den Angehörigen erörtern und bewerten
- Gemeinsam mit dem alten Menschen und den Angehörigen Anleitungs- und Beratungsziele und Beratungsschritte formulieren und dokumentieren
- Zur Mithilfe bei der Durchführung der Maßnahme oder zur selbstständigen Durchführung der Maßnahme anleiten
- Kontakte zu Kooperationspartnern aus anderen Berufen, Selbsthilfegruppen, Übungen, tagesstrukturierende Maßnahmen festlegen und dokumentieren
- Anleitung oder Beratung entsprechend der Schritte durchführen
- Ergebnisse der Anleitung überprüfen und dokumentieren.

Pflegepersonal

Eine Pflegefachkraft.

Ergebnis

- Die Pflegenden kennen den Beratungsbedarf des alten Menschen
- Alle an der Pflege Beteiligten sind über die individuelle Lebenssituation, individuellen Gewohnheiten und Wünsche, Ressourcen, Probleme des alten Menschen informiert
- Der alte Mensch erhält angemessene Informationen und Anleitung und versteht diese
- Der alte Mensch und seine Angehörigen wirken im Rahmen ihrer Möglichkeiten aktiv an der Lösung oder Minderung von Problemen und an der Förderung von Fähigkeiten/Kompetenzen mit.

7.11 Standards bei AEDL „Mit existenziellen Erfahrungen des Lebens umgehen"

7.11.1 Schmerzmanagement

Ziele

- Alle Pflegefachkräfte kennen die Inhalte des „Expertenstandards Schmerzmanagement in der Pflege"
- Die Pflegefachkräfte sind in der Lage, Schmerzen systematisch einzuschätzen, die erforderlichen Interventionen zur Schmerzlinderung durchzuführen, Schmerzen zu beschreiben und anhand einer Skala zu dokumentieren und in Kooperation mit dem behandelnden Arzt Maßnahmen zur Schmerzlinderung durchzuführen
- Der alte Mensch kann seine Schmerzen einschätzen, mitteilen, beeinflussen
- Der alte Mensch erhält notwendige Medikamente und sonstige schmerzlindernde Behandlungen
- Der alte Mensch ist schmerzfrei oder hat Schmerzen von nicht mehr als 3/10 der nummerischen Rangskala
- Der alte Mensch kennt schmerzmittelbedingte Nebenwirkungen und teilt sie mit.

Material

- Schmerzskala (➤ Tab. 7.4)
- Materialien zu schmerzlindernden Behandlungen, z. B. Lagerungshilfsmittel, Wärmeanwendung nach ärztlicher Absprache, Einreibungen, Wickel.

Tab. 7.4 Schmerzskala

Datum:	Medikamente: Präparat und Dosierung	Lokalisation	Dauer	Schmerzskala: 0 = kein Schmerz 10 = starker Schmerz											Besonderheiten
morgens Uhrzeit:				0	1	2	3	4	5	6	7	8	9	10	
mittags Uhrzeit:															
abends Uhrzeit:															
nachts Uhrzeit:															

Durchführung

- Schmerzeinschätzung (Intensität, schmerzbedingte Probleme in Ruhe und bei Belastung oder Bewegung) zu Beginn der Pflege und in festzulegenden Zeitabständen
- Schmerzeinschätzung zu den festgelegten Zeitpunkten
- Durchführen der ärztlich verordneten Schmerztherapie und Behandlung von Nebenwirkungen
- Information des alten Menschen und der Angehörigen über erwünschte und unerwünschte Wirkung der Schmerztherapie und der Maßnahmen zur Prophylaxe und Behandlung von schmerzmittelbedingten Nebenwirkungen in Absprache mit dem behandelnden Arzt
- Anleitung des alten Menschen und seiner Angehörigen zur Schmerzeinschätzung und ggf. Dokumentation anhand der Schmerzskala.

Pflegepersonal

Eine Pflegefachkraft.

Ergebnis

- Die Schmerzen wurden zu Beginn der Pflege und zu individuell festgelegten Zeitpunkten systematisch eingeschätzt
- Der alte Mensch kann seine Schmerzen und die damit verbundenen Probleme äußern und anhand einer nummerischen Schmerzskala einschätzen
- Der alte Mensch äußert, dass sich die angewendeten Maßnahmen positiv auf seine Schmerzen und seine Eigenaktivität ausgewirkt haben.

7.11.2 Aktivierende Pflege bei Schlaganfall

Ziele

- Der alte Mensch kann sich über sein Erleben äußern und seine neue Lebenssituation annehmen
- Der alte Mensch kennt für ihn geeignete Rehabilitationsmaßnahmen, Übungen, Hilfsmittel und deren Beschaffung und wendet diese an
- Der alte Mensch kann beide Körperhälften gleichermaßen wahrnehmen und normale Bewegungsabläufe durchführen
- Die Muskulatur des alten Menschen ist im Ruhezustand entspannt, Muskelanspannungen erfolgen gleichmäßig und symmetrisch
- Der alte Mensch kann Risiken von Immobilität und von asymmetrischen Bewegungsabläufen abschätzen und arbeitet aktiv an seiner Rehabilitation mit
- Der alte Mensch kann über die Bedeutung der aktuellen Situation für ihn sprechen und eine Sinnhaftigkeit für seinen Lebensweg erkennen.

Material

Zur Lagerung

- Eigene Bettwäsche
- Lagerungsmaterialien zur druckentlastenden Lagerung (➤ Kap. 7.2.1)
- Feste Matratze (fördert Wahrnehmung).

Zur Mobilisation

- Bettleiter am Fußende des Bettes
- Rollstuhl, Lehnstuhl mit gepolsterten Armlehnen
- Für Gehübungen: feste Schuhe, rutschfester Boden, Möglichkeiten zum Festhalten (z. B. Handläufe), Gehhilfen.

Zur Körperpflege

- Seifenhalter mit Saugnäpfen
- Einhebelmischbatterie
- Haltegriffe
- Dusche mit flachem Einstieg, Duschstuhl, rutschhemmende Einlage
- Einsteighilfe für die Badewanne, Badewannenlift, verlängerbare Badebürste, rutschhemmende Einlage
- Verlängerbare Haarbürste, Rasierapparatehalter, Zahnbürstenhalter, Kipp-Spiegel, Nagelbürste und -feile mit Saugnäpfen.

Zum An- und Auskleiden

- Leicht zu öffnende und zu schließende Kleidungsstücke und Schuhe (z. B. mit Klettverschlüssen) bevorzugen
- Greifhilfe, Strumpfanziehhilfe, Knöpfhilfe (➤ Abb. 5.23).

Zum Essen, Trinken und zur Nahrungszubereitung

- Rutschfeste Unterlage für Teller
- Nagelbrettchen zum Brotschneiden, Brotmesser mit Spezialgriff
- Kombinationsbesteck (Messergabel, Messerlöffel)
- Moosgummischläuche zum Beziehen von Besteckgriffen (zur Griffverdickung)
- Teller mit hohem Rand, Trinkbecher mit Handgriff
- Saugnäpfe, z. B. an Eierbechern, Brettchen, Küchenreibe, Zwiebelschneider, Kartoffelschäler
- Haltebrett für Obst, Gemüse, Schneidgut
- An Schrankunterseite befestigter Öffner (z. B. für Flaschen, Dosen, Gläser)
- Im Spülbecken mit Saugnäpfen befestigte Geschirrspülbürste.

Zum Ausscheiden

- Toilettenstuhl mit Armlehne
- Toilettensitzerhöhung
- Toilettenpapierhalter
- Haltegriffe.

Zur Kommunikation

- Schreib-, Symbol- und Bildtafeln
- Vom Logopäden erarbeitet Anleitungsschemata.

Zur Beschäftigung und Rehabilitation

- Bälle aus verschiedenen Materialien, z. B. Igelbälle (Training der Wahrnehmung)
- Dominospiele aus verschiedenen Materialien (Training von Wahrnehmung, Feinmotorik, Denken)
- Therapiekitt zum Kneten
- Kartenhalter, Stickrahmen, Näh- und Stopfhilfen
- Spezielle Gartengeräte, Klappkehrschaufel.

Durchführung

- Mit Rehabilitationsmaßnahmen sofort nach Diagnosestellung beginnen
- Alle prophylaktischen Maßnahmen durchführen (Pneumonieprophylaxe ➤ Kap. 7.3.1, Thromboseprophylaxe ➤ Kap. 7.2.5, Dekubitusprophylaxe ➤ Kap. 7.2.1, Kontrakturenprophylaxe ➤ Kap. 7.2.2, Sturzprophylaxe ➤ Kap. 7.2.4, Intertrigoprophylaxe ➤ Kap. 7.6.3, Parotitisprophylaxe ➤ Kap. 7.4.2)
- Alten Menschen über alle Maßnahmen informieren und zur Mitarbeit anleiten
- Gebrauchsgegenstände (z. B. Telefon, Nachttisch), Reizeinflüsse (z. B. vom Fenster, von der Tür, Fernseher), Ansprechen und Pflegehandlungen von der gelähmten Seite aus.

Ruhen und Schlafen

- Möglichst Einzelzimmer
- Einschlafgewohnheiten erfragen und berücksichtigen
- Bett möglichst flach stellen, kein Haltegriff von oben
- *Lagerung auf der gelähmten Seite:* (➤ Abb. 5.27 unten) um die Wahrnehmung zu fördern, alten Menschen häufig auf gelähmter Seite lagern
- *Lagerung auf der gesunden Seite:* (➤ Abb. 5.27 oben)
- *Lagerung auf dem Rücken:* Bett flach stellen, ein Kissen unter den Kopf, ein Kissen unter gelähmte Schulter und Arm (bei gestrecktem Ellenbogen und geöffneter Hand) und gelähmter Gesäßhälfte, der gelähmte Arm kann abwechselnd neben dem Körper oder neben dem Kopf gelagert werden; Schulter immer auf einem Kissen lagern, unter Kniekehle und Achillessehne leicht abpolstern, keine harte Fußstütze, da sie zum Streckspasmus des Fußes führen kann
- Häufige kleine Lageveränderungen zur Druckentlastung
- Klingel in Reichweite legen
- Alle 2–3 Std. Lagewechsel, vor Umlagern Gelenke lockern, nicht gegen Widerstand bewegen
- Bettwäschewechsel (➤ Kap. 7.7.1)
- Dekubitusprophylaxe (➤ Kap. 7.2.1).

Mobilisation

- Kontrakturenprophylaxe und Mobilisation (➤ Kap. 7.2.2, 7.2.3)
- Sturzprophylaxe (➤ Kap. 7.2.4)

- Alten Menschen von der Rückenlage aus mit dem gesunden Bein „Radfahren" lassen, gesundes Bein passiv bewegen (dient gleichzeitig der Thromboseprophylaxe (➤ Kap. 7.2.5)
- *Sitzen im Bett:* Zuerst gesundes Bein an Gesäß ziehen und aufstellen lassen, gelähmtes dabei unterstützen, Arme in Richtung Füße ausstrecken, aufgestellte Beine an den Füßen festhalten, mit dem anderen Arm den Oberkörper aufrichten, Rücken gut abstützen, evtl. Bettleiter als Hilfe benutzen, nur kurze Zeit sitzen lassen (z. B. zum Essen), da alter Mensch sonst wieder herunterrutscht
- *Aufsitzen an der Bettkante:* An gelähmte Seite stellen und alten Menschen zu sich drehen, Beine anziehen (lassen) und beide Unterschenkel nacheinander über den Bettrand hängen (gelähmtes Bein zuerst), gesunde Hand stützt sich in Brusthöhe auf der Unterlage ab, gelähmten Arm mit den eigenen stützen, mit dem zweiten Arm um die Schultern fassen und alten Menschen aufrichten
- *Transfer vom Bett in den Stuhl* (➤ Abb. 7.24): Stuhl neben das Bett stellen, bei einem Rollstuhl Bremsen feststellen, alten Menschen auf Bettkante setzen, durch Gewichtsverlagerung von einer Gesäßhälfte auf die andere an die äußere Bettkante bringen, damit er seine Füße parallel auf den Boden stellen kann, vor den alten Menschen stellen und mit den eigenen Füßen und Knien die Füße und Knie des alten Menschen außen abstützen, Hände des alten Menschen auf eigene Schultern legen, ihn umfassen und hochziehen und über die gelähmte Seite in den Stuhl schwenken, der Transfer vom Stuhl ins Bett erfolgt in umgekehrter Reihenfolge
- *Sitzen im Stuhl am Tisch:* Füße fest auf den Boden stellen lassen, gelähmten Arm auf einem Kissen auf den Tisch legen, auf eine aufrechte Sitzhaltung achten, anfänglich nur kurze Zeit auf dem Stuhl sitzen lassen, die Sitzdauer allmählich steigern
- *Gehen:* Erste Gehversuche unter Anleitung einer PhysiotherapeutIn, später auch durch Pflegekräfte, Voraussetzung ist ein wiedererlangtes Gleichgewichtsgefühl, neben gelähmte Seite des alten Menschen stellen, seine Hüfte umfassen, den ersten Schritt mit dem gesunden Bein ausführen lassen, Einsatz von Gehilfen erwägen.

Körperpflege und Kleiden

- Ganzwaschung mit Basaler Stimulation (➤ Kap. 7.6.1)
- Anleiten, mit dem gesunden Arm den gelähmten Arm zu waschen und zu bewegen
- Gelähmten Arm nach dem gesunden entkleiden, aber vor dem gesunden ankleiden (➤ Kap. 7.6.5)
- Den alten Menschen anleiten, mit dem gesunden Arm die gelähmte Seite an- und auszukleiden sowie Hilfsmittel zu benutzen
- Anleiten, Schuhe durch eine spezielle Einfädeltechnik selbst zuzubinden, evtl. Schuhe mit Klettverschlüssen bevorzugen.

Essen, Trinken und Nahrungszubereitung

- Alten Menschen in eine sichere Sitzposition mit leicht vorgebeugtem Kopf bringen, wenn möglich, ihn an Stuhl und Tisch setzen
- Rutschfeste Teller mit hohem Rand, Besteck mit Griffverstärkung und Trinkbecher mit Handgriff verwenden, um selbstständiges Essen und Trinken zu fördern
- Feste Nahrung bevorzugen (z. B. Kartoffelbrei, Gemüse, Hackfleisch, Obstsalat), da der alte Mensch sich bei flüssiger Kost leicht verschluckt (Aspirationsgefahr)

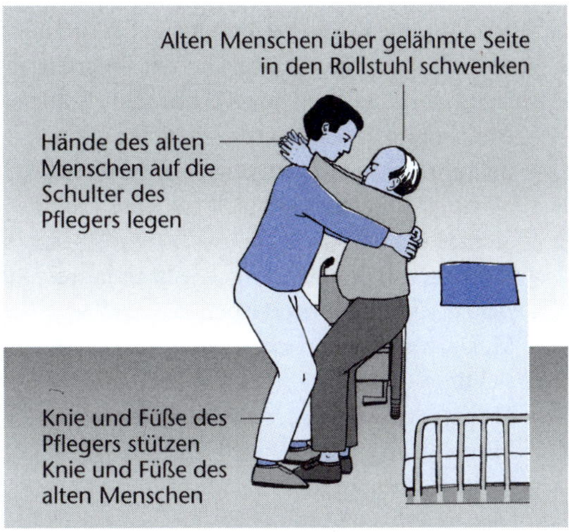

Abb. 7.24 Transfer vom Bett in den Rollstuhl [L215]

7

- Nur wenig Nahrung auf den Löffel nehmen
- Beim Schlucken muss der Mund geschlossen sein, evtl. mit der Hand den Unterkiefer vorsichtig gegen den Oberkiefer drücken
- Evtl. mit der Hand vom Kinn abwärts den Hals entlang streichen, um den Schluckakt anzuregen
- Nach jedem Bissen nachschlucken lassen (Kehlkopfbewegung beobachten)
- Nach dem Essen Mundhöhle reinigen (➤ Kap. 7.4.2)
- Bei schweren Schluckstörungen kann unter Anleitung einer Logopädin der Schluckakt angebahnt werden (Wahrnehmung des Rachens, Bewegungsempfindung der Zunge)
- Zum Umgang mit Hilfsmitteln anleiten.

Ausscheiden

- Intimbereich nach jeder Ausscheidung sorgfältig pflegen (➤ Kap. 7.5.1)
- Obstipationsprophylaxe (➤ Kap. 7.5.2)
- Bei Inkontinenz Kontinenzförderung (➤ Kap. 7.5.4)
- Mit Besserung des Allgemeinzustandes Beweglichkeit und Selbstständigkeit durch Handgriffe, Stützen sowie Anpassung der Toilettensitzhöhe (➤ Abb. 5.22) fördern.

Kommunikation

- Auf Körpersprache achten (Augen, Mimik, Gestik, Haltung)
- Kommunikation durch Tafeln und Symbole unterstützen
- Direkte Fragen stellen (keine „W"-Fragen wie z. B. wie, was, warum, wo)
- Ruhig und deutlich sprechen, kurze, klare Sätze bevorzugen, alte Menschen beim Sprechen anschauen
- Einfache, formelhafte Sätze üben
- Sprachübungen unter Anleitung einer Logopädin.

Beschäftigung und Rehabilitation

- Tastsinn fördern, z. B. durch Ertastenlassen von Gegenständen unterschiedlicher Form und Beschaffenheit (z. B. Igelbälle), Hautkontakte, Basale Stimulation (➤ Kap. 7.6.1)
- Wahrnehmung von Gerüchen und Geräuschen fördern, z. B. Blumen, Speisen, Duftöle, früher vertraute Musik, Stimmen von Angehörigen auf dem Tonband
- Beschäftigungsmöglichkeiten aus der Biografie ableiten, fördern und dazu anleiten, z. B.:
  - Haushaltstätigkeiten mit Hilfsmitteln einüben (Material zur Nahrungszubereitung)
  - Arbeiten im Freien (Laub rechen, fegen)
  - Bei sportlicher Veranlagung Arbeit mit dem Gymnastikband, Bällen und anderen Geräten
  - Spiele, z. B. Bewegungsspiele im Kreis (Hände geben, Gegenstände weiterreichen), Domino
  - Sitztänze
  - Werken, z. B. Raumschmuck je nach Jahreszeit herstellen, Arbeiten mit Therapiekitt, später mit Ton
  - Malen, z. B. mit Fingerfarben
  - Musik, z. B. mit einfachen Zupf-, Blas-, Schlag-, Streich- und Tasteninstrumenten, Biografie berücksichtigen
  - Mitgestalten von Festen und Feiern
  - Mitgestalten einer Heimzeitschrift
  - Evtl. Tiere versorgen.

TIPP

- Alte Menschen über Selbsthilfegruppen vor Ort beraten
- Auf keinen Fall zu viele und zu hohe Ziele setzen (Gefahr der Überforderung)
- Auch kleinste Schritte sind ein Erfolg und Rückschläge kein Misserfolg, auch Gesunde haben gute und schlechte Zeiten
- Kostenlose Broschüren, die weiterhelfen:
  - Schlaganfall – Aktivierende häusliche Pflege durch Angehörige und Hilfsmittelversorgung im Alltag (herausgegeben vom Bundesministerium für Gesundheit, Referat Öffentlichkeitsarbeit, 53108 Bonn)
  - Hilfe und Pflege im Alter – Informationen und Ratschläge für die Pflege zu Hause (herausgegeben vom Kuratorium Deutsche Altershilfe, Wilhelmine-Lübke-Stiftung e. V., An der Pauluskirche 3, 50677 Köln, www.kda.de

Pflegepersonal

Gesamtes Pflegeteam.

Ergebnisse

- Die Selbstständigkeit des alten Menschen nimmt in allen Lebensbereichen zu bis hin zur völligen Selbstständigkeit
- Der alte Mensch arbeitet aktiv an den Rehabilitationsmaßnahmen mit
- Der alte Mensch verhält sich selbstbewusst und kann Restbehinderungen, die nicht behoben werden können, mit Hilfsmitteln kompensieren
- Der alte Mensch kann seine Situation annehmen und ist zufrieden.

7.11.3 Begleitung von verwirrten Menschen

Ziele

- Der alte Mensch bewahrt Würde und Integrität und weitestgehende Selbstständigkeit
- Der alte Mensch fühlt sich sicher und geborgen und kann sich in seiner Umgebung orientieren
- Er erlebt und verarbeitet Situationen, die ihn an seine Vergangenheit erinnern und er kann dieses Erleben ausdrücken
- Der alte Mensch hat Vertrauen zu den Pflege- und Betreuungspersonen
- Der alte Mensch kann über die Bedeutung seiner Situation für ihn sprechen und eine Sinnhaftigkeit für seinen Lebensweg erkennen
- Der alte Mensch kann sich entsprechend seinen Gewohnheiten und Fähigkeiten bewegen und erwünschte Beziehungen aufrecht erhalten
- Der Gesundheitszustand des alten Menschen bleibt erhalten und wird gefördert.

Material

- Großer Wandkalender
- Große Uhren
- Farbsysteme zur Gestaltung der Räume
- Visualisierung eines für den Raum typischen Gegenstandes (z. B. für das Bad Fotografie einer Badewanne)

- Besondere Wegezeichen, Rundläufe, Drehtüren
- Gute Beleuchtung
- Gut lesbare Namensschilder an den Zimmertüren und an der Arbeitskleidung des Personals
- Andenken und Bilder aus der Vergangenheit der alten Menschen
- ROT (Realitätsorientierungstrainings-)-Tafeln (z. B. Datum, Wetter, Veranstaltungen)
- Tageszeitung
- Radio, Fernseher
- Heimzeitung (Mitgestaltung durch BewohnerInnen)
- Gestaltung der Räume entsprechend der Jahreszeit
- Hilfsmittel, die zur Sicherheit beitragen (z. B. Polstermaterial, bruchfestes Geschirr, ungiftige Materialien, elektronische Hilfsmittel).

Durchführung

Verhalten des Pflegepersonals

- Über Gegenstände oder Situationen aus dem Leben des alten Menschen sprechen
- Über Blickkontakt und Mimik Zuwendung vermitteln, nonverbale Zeichen des alten Menschen erspüren und diese bei der Pflege und Betreuung als Aussage berücksichtigen (➤ Abb. 7.25)
- Ruhige, deutliche Sprache und einfache Sätze verwenden
- Den alten Menschen respektvoll mit seinem Namen ansprechen und bei allen Verrichtungen mitteilen, was Sie als Pflegeperson machen und in welcher Form er ggf. mithelfen soll
- Auf unangemessenes Verhalten mit Humor und Gelassenheit reagieren, da verwirrte Menschen für ihr Verhalten nicht verantwortlich gemacht werden können und natürliche Barrieren oft erkrankungsbedingt verloren gegangen sind
- In die Realität des verwirrten Menschen einfühlen und diese akzeptieren
- Ablehnende Haltung erspüren und respektieren
- Vertrauensvolle, angstfreie Beziehung aufbauen und erhalten
- Wertschätzung spüren lassen und Selbstbestimmung ermöglichen
- Gefühle, die hinter verwirrten Äußerungen oder Handlungen liegen könnten, erspüren und ansprechen
- Einfühlsame Gesprächshaltung mit teilweise realitätsnahen Inhalten, z. B. „Wenn Sie jetzt gleich nach Hause wollen, sind Sie vielleicht müde (hungrig, ängstlich) und suchen ihr Bett (ihr Essen, ihre Kinder)?“
- Biografische Gegebenheiten und Ressourcen aufgreifen und einbeziehen
- Bettlägerige, sprachgestörte oder apathisch reagierende alte Menschen sind meist auf emotionale und geistige Anregungen und liebevolle Zuwendung besonders angewiesen.

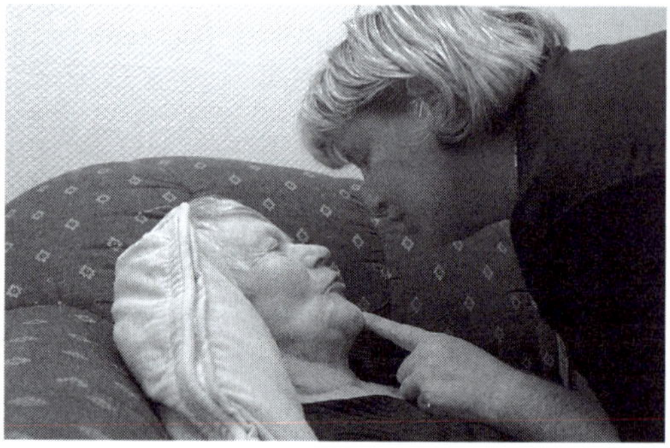

Abb. 7.25 Über Blickkontakt, Mimik und Berührung finden die Pflegenden auch den Zugang zu stark verwirrten alten Menschen. [K157]

Wohlbefinden, Vertrauen und Geborgenheit des alten Menschen

- Den alten Menschen einfühlsam und verständnisvoll in seine neue Umgebung einführen
- Angebot an Lieblingsmusik, falls dies aufgrund der Reaktion des alten Menschen erwünscht und/oder mit ihm singen

- Angebote zur Bewegung entsprechend des individuellen Bewegungsdranges des alten Menschen schaffen
- Der Aufenthalt in einer Umgebung, die den Bedürfnissen und biografischen Lebensgewohnheiten des alten Menschen entspricht, ermöglichen, z. B. Spaziergänge in der Natur, offenes Fenster, Raumschmuck, Gesprächspartner, kulturelle Angebote
- Der alte Mensch hat die Möglichkeit, sich so zu kleiden, wie es seinen Wünschen nach schöner und sauberer Kleidung entspricht
- Der alte Mensch hat die Möglichkeit, auf sich als Mann oder Frau aufmerksam zu machen, z. B. durch Schminken und sich Partnern anzunähern, die diese Nähe ebenfalls wünschen
- Tagsüber Beschäftigung und Gespräche ermöglichen, damit eine natürliche Müdigkeit eintritt
- Beim Zubettgehen das Ausüben bekannter Rituale ermöglichen
- Über mögliche positive Ereignisse im Leben sprechen lassen oder sprechen, z. B. berufliche Erfolge, geglückte Beziehung zum/zur Ehe- oder Lebenspartner/in oder Kindern und Freunden
- Sorgen, Ängste und Trauer aussprechen oder ausagieren lassen, auch wenn dies manchmal in Form von Aggressionen geschieht
- Den alten Menschen bei Einschränkung der Selbstpflege unterstützen, anleiten, beaufsichtigen
- Verwirrtes Verhalten nicht kritisieren
- Mit Lob für angemessenes Verhalten und Erfolge ermutigen
- Vertrauensvolle Umgebung und Atmosphäre schaffen (z. B. durch kleinere Wohneinheiten, Fördern des Zusammengehörigkeitsgefühls durch Sitzgruppen), Zuwendung und Geborgenheit geben, Beziehung aufbauen
- Alten Menschen nicht überfordern, Überforderung schafft Angst
- Auf Bedürfnisse des alten Menschen eingehen, Wünsche möglichst erfüllen
- Selbstbestimmung des alten Menschen.

Sicherheit des alten Menschen

- Planung, Gestaltung und Dokumentation des Pflegeprozesses in erster Linie durch die im Rahmen der Beziehungspflege für den alten Menschen verantwortlichen Pflegepersonen
- Sicheres Bewegen durch Anleitung und Unterstützung, Haltegriffe, Gehhilfen, Beleuchtung bei Tag und Nacht ermöglichen
- Bei Trinkmenge unter 1,5–2 l pro Tag häufiger Lieblingsgetränk anbieten
- Gesundheitszustand in allen Lebensbereichen beobachten und fördern, z. B. durch Unterstützung in der Körperpflege, durch Kontinenztraining
- Behandlungsbedürftige Veränderungen des Gesundheitszustandes dem Arzt mitteilen und dokumentieren
- Vor Selbst- und Fremdgefährdung schützen, evtl. hinterherlaufen, bei Sturzgefahr kritische Stellen abpolstern
- Wenn möglich, Schutzvorrichtungen verwenden, die sichern, aber nicht beeinträchtigen; Beispiel: statt ein Bettgitter zu verwenden, eine Matratze auf den Boden legen; Spaziergänge mit ruhelosen Verwirrten; beruhigende Beschäftigung in beschützenden Wohngruppen
- Vitalzeichen, Ernährung, Flüssigkeitszufuhr, Ausscheidungen, Schlaf, Schmerz beobachten
- Bewusstsein beobachten (Merkfähigkeit, Reaktionsfähigkeit, Wahrnehmungsfähigkeit, Urteilsvermögen, Handlungsfähigkeit)
- Orientierung beobachten (Zeit, Ort, Situation, Person)
- Sinnesfunktionen, Antrieb, Beweglichkeit und Motorik beobachten
- Therapiewirkung und Nebenwirkungen überwachen.

Hilfen zur Orientierung des alten Menschen

- Mit dem alten Menschen über alltägliche Ereignisse und das, was ihn gerade beschäftigt, sprechen
- Dem alten Menschen im Rahmen einer Beziehungspflege intensiven Kontakt mit der für ihn verantwortlichen AltenpflegerIn ermöglichen
- Den Tagesablauf nach einem klaren Zeitplan gestalten, der die Wünsche des alten Menschen berücksichtigt
- Aktivitäten in einem Wochenplan festhalten
- Umgebung mit möglichst vielen Orientierungshilfen ausstatten
- Lesen und Verstehen der Orientierungshilfen üben
- Jede Pflegekraft erinnert bei jeder Tätigkeit an Ort, Zeit, Person und Situation; Beispiel: „Guten Tag Herr Müller, ich bin Frau Meier. Heute ist Samstag, der 30. Juli 1995, jetzt ist es 12.00 Uhr und Zeit zum Mittagessen."
- Desorientiertes verbales und nonverbales Verhalten möglichst nur bei Fremd- oder Selbstgefährdung korrigieren; Beispiel: alter Mensch uriniert in das Waschbecken; „Herr Müller, das ist nicht die Toilette. Schauen Sie, dort ist das WC, sehen Sie das Schild an der Tür?"

Hilfen zur Selbstständigkeit des alten Menschen

- Der alte Mensch erhält die Möglichkeit, je nach Grad seiner Selbstständigkeit alle Verrichtungen des täglichen Lebens selbstständig auszuüben
- Je nach Tageszeit führt der alte Mensch die begleitende Pflegeperson zum Zimmer, zum Aufenthaltsraum, zum Speiseraum
- Emotionale, geistige und taktile Stärken aufgreifen und realitätsnah ausbauen
- Eigenständiges Verhalten des alten Menschen durch Lob fördern; Beispiel: „Es ist schön, dass Sie heute alleine auf die Toilette gegangen sind."
- Spontane Aktionen von Seiten des Pflegepersonals vermeiden, da sie Angst auslösen
- Spontane Aktivitäten von Seiten des alten Menschen aufgreifen und ausbauen.

Gruppenübungen

- Zum gemeinsamen Kochen, Ausüben hauswirtschaftlicher oder handwerklicher Tätigkeiten oder zur Betreuung von Tieren anregen
- Angebot von Gruppensitzungen (alte Menschen mit möglichst ähnlichem Verwirrtheitsgrad) 30–40 Min. Dauer nach dem Prinzip: Motivation erkennen, anregen, selbst bestimmen lassen, üben
- In Gruppen mit 5–6 alten Menschen werden täglich Übungen zur Förderung der Orientierung, des Gedächtnisses und von noch vorhandenen Fähigkeiten durchgeführt
- Vorstellen der Gruppenmitglieder; Beispiel: jedes Gruppenmitglied stellt sich mit Namen vor, der Nachbar wiederholt den genannten Namen, anschließend begrüßen sich beide mit Handschlag
- Lesen und Abfragen der ROT-Tafeln
- Rechenaufgaben lösen, Linien nachziehen zur Förderung von Aufmerksamkeit und Konzentration
- Unterhaltung über bestimmte Lebensphasen, z. B. Schulzeit zur Förderung der Erinnerungsfähigkeit
- Fotos der Angehörigen gemeinsam anschauen
- Gespräche z. B. über die Vergangenheit des alten Menschen führen, damit diese besser bewältigt werden kann, oder Kränkungen und persönliche Verluste angenommen und besser ertragen werden können; Beispiel: „Es hat Ihnen sicher unvorstellbar wehgetan, sich von Heimat, Freunden und Ihrem ganzen Hab und Gut zu trennen. Doch nach dem Krieg haben Sie bewundernswerte Aufbauarbeit geleistet. Möchten Sie etwas darüber erzählen?"

- Geschichten oder Witze erzählen zur Förderung der Merkfähigkeit
- Neues lernen (z. B. Lieder, Spiele)
- Beschäftigungen (z. B. Zeitung lesen, Märchen erzählen, Kreuzworträtsel lösen, basteln, malen, singen)
- Abschluss mit einem Lied, neuen Termin vereinbaren.

Pflegepersonal

Gesamtes Pflegeteam.

Ergebnisse

- Die Würde und Integrität des alten Menschen sowie seine Sicherheit sind gewahrt
- Der alte Mensch kann die Verrichtungen des Alltags weitestgehend selbstständig durchführen
- Der alte Mensch hat Vertrauen zu seinen Pflege- und Betreuungspersonen und kann dies verbal und nonverbal ausdrücken
- Der alte Mensch äußert verbal und nonverbal Wohlbefinden
- Der Gesundheitszustand des alten Menschen bleibt erhalten und wird gefördert.

7.11.4 Versorgung eines Toten

Ziele

- Die Würde des verstorbenen Menschen ist auch nach seinem Ableben gewahrt
- Die Versorgung des Toten wird nach Grundregeln der Hygiene und Ästhetik durchgeführt
- Die Wünsche, die der Verstorbene für die Situation nach seinem Ableben geäußert hat, werden, so weit dies möglich ist, berücksichtigt, insbesondere im Hinblick auf religiöse Wünsche und Zugehörigkeit
- Angehörige, Freunde und Bekannte und das Pflegepersonal haben die Möglichkeit, in Würde Abschied von dem Verstorbenen zu nehmen und zu trauern
- Die formalrechtlichen Erfordernisse nach Eintritt des Todes werden berücksichtigt.

Material

- Waschset
- Zellstoff
- Tupfer
- Einmalhandschuhe
- Abfallbeutel
- Schutzkleidung
- Leintuch oder spezielles Einwegtuch
- Nachthemd oder Kleidung und religiöse Kultgegenstände (z. B. Rosenkranz) nach Wunsch
- Blumen, Kerzen.

Durchführung

- Stille, evtl. Zeit für Gebet
- Verstorbenen flach lagern, sämtliche Hilfsmittel (z. B. Katheter, Sonden) entfernen
- Teil- oder Ganzwäsche
- Frisches Nachthemd oder Kleidung nach früher geäußertem Wunsch anziehen
- Augenlider schließen, evtl. mit Tupfer beschweren
- Vorhandene Zahnprothese, wenn möglich, einsetzen
- Herunterhängenden Unterkiefer mit einer unter das Kinn geklemmten Zellstoffrolle stützen
- Haare kämmen; wenn erforderlich Bart rasieren
- Schmuck und Wertgegenstände entfernen und gegen Quittung den Angehörigen aushändigen
- Beim Ehering sind die Wünsche des Verstorbenen oder der Angehörigen zu berücksichtigen
- Hände entweder über dem Körper falten oder seitlich anlegen
- Gewünschte religiöse Kultgegenstände geben
- Mit Leintuch oder speziellem Einwegtuch zudecken
- Entweder in seinem Zimmer oder in einem Aufbewahrungsraum so legen, dass Angehörige, Freunde, MitbewohnerInnen und das Personal von ihm Abschied nehmen können
- Nachlasssicherung durch einen Angehörigen und einen Mitarbeiter des Pflegepersonals oder durch zwei Pflegekräfte, dafür Sorge tragen, dass vorhandene Testamente dem Nachlassgericht zugeleitet werden.

Alle weiteren Formalitäten werden in der Regel von den MitarbeiterInnen des Bestattungsunternehmens in Absprache mit den Angehörigen durchgeführt.

Pflegepersonal

Eine Pflegefachkraft, eine Hilfskraft.

Ergebnisse

- Der Verstorbene ist entsprechend seinen Wünschen unter Wahrung seiner Würde versorgt
- Die formalrechtlichen Erfordernisse nach Eintritt des Todes wurden eingehalten
- Die nächsten Angehörigen, evtl. MitbewohnerInnen und das Pflegepersonal können sich vom Verstorbenen verabschieden
- Die Trauer von Hinterbliebenen wird zugelassen, sie erfahren Trost und Unterstützung.

Anhang

Literaturverzeichnis

Agnes Karll-Institut für Pflegeforschung Eschborn: Forschungsbericht „Die Bedeutung des Pflegeplanes für die Qualtitätssicherung in der Pflege". Bundesministerium für Arbeit und Sozialordnung 1996.

Agnes Karll-Institut für Pflegeforschung Eschborn: AKI-Studie zur Entwicklung eines Pflegedokumentationssystems,1998.

Berghoff, I.: Förderpflege von Dementen. München 2002.

Bundesministerium für Familie, Senioren, Frauen und Jugend, Bonn: Handbuch Pflegedokumentation, 2007.

Bundesministerium für Gesundheit, Referat Öffentlichkeitsarbeit Ratgeber Pflege, 3. Auflage Oktober 2008.

Collier, J.; McCasch, K.; Bartram, J.: Arbeitsbuch Pflegediagnosen. München 2002.

Deutsches Netzwerk für Qualitätsentwicklung in der Pflege (Hrsg.): Expertenstandards Dekubitusprophylaxe , Entlassungsmanagement, Schmerzmangagement und Sturzprophylaxe in der Pflege, Pflege von Menschen mit chronischen Wunden, Ernährungsmanagement zur Sicherstellung und Förderung der oralen Ernährung in der Pflege, Förderung der Harnkontinenz in der Pflege. In: http//www.dnqp.de

Ehmann, M.; Völkel, I.: Pflegediagnosen in der Altenpflege. München 2004.

Erlemeier, N.: Alternspsychologie. Grundlagen für Sozial- und Pflegeberufe. Forschung, Waxmann 2002

Fawcett, J.: Konzeptuelle Pflegemodelle im Überblick. Bern 1998.

Galow: Qualität von Anfang an. In: Pflegen Ambulant, Ausgabe 3/1998.

Gordon, M.: Handbuch Pflegediagnosen. München 2003.

Hayder D, Kuno E, Müller M: Kontinenz – Inkontinenz – Kontinenzförderung, Verlag Hans Huber 2008.

Hansen, Marita, in: Stanjek, K.: Altenpflege konkret: Sozialwissenschaften. München 2005.

Hatch, F. u. a.: Kinästhetik. Interaktion durch Berührung und Bewegung. Eschborn 1996.

Johnson, M. u. a.: Nursing Diagnoses, Interventions and Outcomes. Bern 2000. Kuratorium Deutsche Altenhilfe: Bundeseinheitliche Altenpflegeausbildung. Materialien zur Umsetzung der Stundentafel. Köln 2002.

Lauber: Verstehen & pflegen 4, Prävention und Rehabilitation, Georg Thieme Verlag KG, 2007.

Lindner, E.: Aktivierung in der Altenpflege. München 2005.

MDS e.V.: „Grundsatzstellungnahme Dekubitusprophylaxe" 2001.

MDS e.V.: „Grundsatzstellungnahme Ernährung und Flüssigkeitsversorgung älterer Menschen" 2003.

MDS e.V.: Grundsatzstellungnahme „Pflegeprozess und Dokumentation" 2005.

Oelke, U.: Schlüsselqualifikationen als Bildungsziele für Pflegende. In: Pflegepädagogik, Ausgabe 2/1998.

Peter-Egger Gabriela: Assessmentinstrumente von BESA und ihre Auswirkungen auf die Pflege, in angewandte Pflegeforschung , -entwicklung & -evaluation GmbH, 2008.

Riesner, Christine Personenzentrierte Pflege im Spiegel von Broschüren zur Demenz. Eine Beurteilung kostenlos zugänglicher Schriften aus pflegewissenschaftlicher Sicht. KDA-Schriftenreihe thema 187. Kuratorium Deutsche Altershilfe, Köln 2004: Rotes Kreuz: Erste Hilfe, 4. Auflage.

Runge. M.: Geriatrische Rehabilitation im therapeutischen Team. Stuttgart 2000.

Schäffler, A.: Pflege Konkret: Innere Medizin. München 1997.

Schäffler, A. u. a.: Pflege heute. München 2004.

Schmidt, U.: Das Qualitätskonzept von BESA, -entwicklung & -evaluation GmbH, Nidau/Biel, 2004.

Schulz-Hausgenoss, A.; Schönberg, F.; Naegele, G. Erfassen des „patient view" von Demenzkranken in vollstationären Einrichtungen. Zeitschrift für Gerontologie und Geriatrie, 2004.

Schuntermann, M.: Internationale Klassifikation der Funktionsfähigkeit, Behinderung und Gesundheit (ICF) der Weltgesundheitsorganisation (WHO), Entwurf der deutschen Fassung, WHO, 2001.

Snoweley u. a.: Pflegestandard und Pflegeprozess. Bern 1998.

Stähling: Die Selbstfürsorge-Defizit-Theorie von Dorothea Orem. In: Pflegen Ambulant, Ausgabe 3/1998.

Stanjek, K.: Altenpflege konkret: Sozialwissenschaften. München 2005.

Urbas, L.: Pflege eines Menschen mit Hemiplegie nach dem Bobath-Konzept. Stuttgart 2005.

Van der Bruggen, H.: Pflegeklassifikationen. Bern 2002.

Völkel, I.: Praxisanleitung in der stationären und ambulanten Altenpflege. München 2009.

Verbände (Adressen)

Wohlfahrtsverbände

Arbeiterwohlfahrt-Bundesverband
Heinrich-Albertz-Haus
Blücherstraße 62/36, 10961 Berlin
Tel.: 030 26309-0
www.awo.org

Deutscher Caritasverband e.V.
Karlstraße 40, 79104 Freiburg
Tel.: 0761 200-0
www.caritas.de

Deutsches Rotes Kreuz e.V.
Carstennstraße 58, 12205 Berlin
Tel.: 030 85404-0
www.drk.de

Deutscher Paritätischer Wohlfahrtsverband Gesamtverband e.V.
Oranienburger Straße 13-14, 10178 Berlin
Tel.: 030 24636-0
www.paritaet.org

Diakonisches Werk der evangelischen Kirche in Deutschland e.V.
Reichensteiner Weg 24, 14195 Berlin
Tel.: 030 83001-0
www.diakonie.de

Zentralwohlfahrtsstelle der Juden Deutschland e.V.
Hauptgeschäftsstelle
Hebelstraße 6, 60318 Frankfurt
Tel.: 069 944-3710
www.zwst.org

Altersfragen

Bundesinteressenvertretung der Altenheimbewohner e.V. (BIVA)
Vorgebirgsstraße 1, 53913 Swisttal-Heimerzheim
Tel.: 02254 7045
www.biva.de

Bundesarbeitsgemeinsaft der Senioren-Organisationen e.V. (BAGSO)
Bonngasse 10, 53111 Bonn
Tel.: 0228 249993-0
www.bagso.de

Deutsche Gesellschaft für Geriatrie
Winzerstr. 7, 65207 Wiesbaden
Tel.: 06122 705236
www.dggeriatrie.de

Deutsche Gesellschaft für Gerontologie und Geriatrie
Geschäftsstelle
Seumestraße 8, 10245 Berlin
Tel.: 030 52137271
www.dggg-online.de

Deutsches Zentrum für Altersfragen e.V.
Manfred-von-Richthofen-Straße 2, 12101 Berlin
Tel.: 030 2607400
www.dza.de

Deutsche Alzheimer Gesellschaft e.V.
Friedrichstraße 236, 10969 Berlin
Tel.: 030 2593795-0
Alzheimer-Telefon 01803-171017 (0,09 ct./min.)
www.deutsche-alzheimer.de

Kuratorium deutsche Altershilfe e.V.
An der Paulskirche 3, 50677 Köln
Tel.: 0221 9318470
www.kda.de

Berufsverband „Graue Panther“ e.V.
Lüderitzstraße 26, 13561 Berlin
Tel.: 030 2041229
www.graue-panther-ev.de

Alten- und Krankenpflege

Arbeitgeber- und Berufsverband privater Pflege e.V.
Goseriede 13, 30159 Hannover
Tel.: 0511 33898-0
www.abvp.de

Arbeitskreis Ausbildungsstätten für die Altenpflege
c/o SPI
Hallesches Ufer 32–38, 10963 Berlin
Tel.: 030 25389282
www.aaa-deutschland.de

Bundesarbeitsgemeinschaft Hauskrankenpflege e.V.
Berufsverband für freiberufliche Hauskrankenpflege
Cicerostraße 37, 10709 Berlin
Tel.: 030 3699245-0
www.bah-web.de

Bundesverband ambulante Dienste und stationäre Einrichtungen (bad) e.V.
Annastraße 58-64, 45130 Essen
Tel.: 0201/354001
www.bad-ev.de

Dachorganisation deutscher Bundespflegeverbände (DdB)
Spitzenverband für private Pflege
Vahrenwalder Straße 205-207,
30165 Hannover
Tel.: 0511 632360

Deutscher Berufsverband für Altenpflege e.V.
Sonnenwall 15, 47051 Duisburg
Tel.: 0203 299427
www.dbva.de

Deutscher Berufsverband für Pflegeberufe (DBfK)
Salzufer 6, 10587 Berlin
Tel.: 030 21915700
www.dbfk.de

Deutscher Pflegeverband (DOV)
Mittelstraße 1, 56564 Neuwied
Tel.: 02631 8388-0
www.dpv-online.de

Deutscher Verband der Leitungskräfte von Alten- und Behinderteneinrichtungen (DVLAB)
Alt-Tempelhof 32, 12103 Berlin
Tel.: 030 3830-3830
www.dvlab.de

Gewerkschaft Pflege, Bundesgeschäftsstelle
Höllturm-Passage 5-6, 78315 Radolfzell
Tel: 07732 52573

Verband Deutscher Alten- und Behindertenhilfe (VDAB)
Im Teelbruch 132, 45219 Essen
Tel.: 02054 9578-0
www.vdab.de

Stichwortverzeichnis